普通高等教育案例版系列教材

案例版

供临床、预防、基础、口腔、麻醉、影像、药学、检验、护理、法医等专业使用

传 染 病 学

第 2 版

U0389232

主　编　陈永平　程明亮　邓存良
副主编　郑明华　吴亚云
编　委　（按姓氏笔画排序）

毛　青（第三军医大学）　　　　　　　　　张文宏（复旦大学）
邓存良（西南医科大学）　　　　　　　　　陈永平（温州医科大学）
卢明芹（温州医科大学）　　　　　　　　　林　锋（海南省人民医院）
冯　萍（四川大学）　　　　　　　　　　　郑明华（温州医科大学）
李　骥（温州医科大学）　　　　　　　　　黄　燕（中南大学）
李用国（哈尔滨医科大学）　　　　　　　　黄建荣（浙江大学）
杨东亮（华中科技大学）　　　　　　　　　彭　亮（中山大学）
杨永平（中国人民解放军第三〇二医院）　　程明亮（贵州医科大学）
吴亚云（贵州医科大学）　　　　　　　　　穆　茂（贵州医科大学）

其他编写人员

蒋卫民（复旦大学）　　　　　　　　　　　王春平（中国人民解放军第三〇二医院）
黄玉仙（复旦大学）　　　　　　　　　　　赵　雷（华中科技大学）
刘月英（浙江大学）　　　　　　　　　　　童巧霞（华中科技大学）
许文雄（中山大学）　　　　　　　　　　　陈　文（西南医科大学）
高旭东（中国人民解放军第三〇二医院）　　刘　明（海南省人民医院）

科 学 出 版 社

北 京

郑 重 声 明

为顺应教学改革潮流和改进现有的教学模式，适应目前高等医学院校的教育现状，提高医学教学质量，培养具有创新精神和创新能力的医学人才，科学出版社在充分调研的基础上，首创案例与教学内容相结合的编写形式，组织编写了案例版系列教材。案例教学在医学教育中，是培养高素质、创新型和实用型医学人才的有效途径。

案例版教材版权所有，其内容和引用案例的编写模式受法律保护，一切抄袭、模仿和盗版等侵权行为及不正当竞争行为，将被追究法律责任。

图书在版编目 (CIP) 数据

传染病学 / 陈永平，程明亮，邓存良主编 . —2 版 . —北京：科学出版社，2017.1
　ISBN 978-7-03-051499-8

　Ⅰ . ①传… Ⅱ . ①陈… ②程… ③邓… Ⅲ . ①传染病 - 医学院校 - 教材
Ⅳ . ① R51

　中国版本图书馆 CIP 数据核字（2017）第 002488 号

责任编辑：朱 华 / 责任校对：赵桂芬
责任印制：李 彤 / 封面设计：陈 敬

科 学 出 版 社 出版
北京东黄城根北街 16 号
邮政编码：100717
http://www.sciencep.com
北京中科印刷有限公司 印刷
科学出版社发行 各地新华书店经销
*
2008 年 5 月第 一 版 开本：850×1168 1/16
2017 年 1 月第 二 版 印张：19 1/2
2022 年 8 月第十二次印刷 字数：690 000
定价：99.00元
（如有印装质量问题，我社负责调换）

前　言

　　传染病一直是严重危害和威胁人类健康的重要疾病，传染病学是研究微生物传染性疾病和寄生虫病在人体内、外环境中发生发展传播和防治规律的一门科学。

　　《传染病学》（案例版）是科学出版社为了顺应深化教育改革、推进创新教育、加强教材建设、改进教学模式的要求，统一部署出版的医学类专业案例版教材之一。其特点是：病例分析和讨论，教学与互动，用案例引导教学理论联系实际，既丰富教学内容，又有助于提高学生的学习兴趣，学习效率和思考能力，根据病种增加许多图表，使传染病的典型特征呈现在学生面前，生动活泼、形象容易记忆，对疾病的认识有一个整体的概念和一目了然的感觉。自2006年至2008年出版的全国第一套案例版医学系列教材，深受教师和学生好评，国内医学院校陆续选用案例版教材，其灵活生动、卓有成效的教学效果得到了教师和学生的好评。案例版教材带动了全国高等院校案例式教学改革，高校教师开展案例教学、申报研究课题、撰写教学论文等，促进了一线教学研究的活跃发展。许多院校在教学活动中纷纷选用案例教材，开展案例教学，进一步得到了师生的充分认可。案例教材能够有效地激发学生自主学习的积极性，对培养创新型和实用型医学卫生人才发挥了重要作用。

　　教材建设是个长期的过程，需要不断地积累和完善。为了更好地适应和满足国家高等医学教育教学改革的需要，培养高素质、创新型和实用型医学人才，为此，对第1版教材进行了修订。

　　第2版教材的修订，秉承了第1版案例教材的特点，吸纳国内外传染病学发展的临床经验和研究成果，借鉴优秀传染病学教科书的优点和特色，融典型案例于教材中，以案例引导教学，突出其新颖、准确、精炼的特色，有较强的针对性、启发性和趣味性。

　　本版教材按照现行教学大纲的要求，除加强对本科生的基本理论、基本知识和基本技能的培养和训练，兼顾教材的系统性和完整性之外，还紧密结合执业医师考试和研究生入学考试的要求。

　　着重进行了以下几方面内容的修订：

　　案例进行了大量的更新替换。

　　每章前增加了重点知识点介绍。

　　文中增加了温馨提示，对知识点做一个简单的介绍。

　　每节后面增加了，学习要点和习题精选。

　　本教材在科学出版社的大力支持下，在国内10余所医学院校近30名专家教授的共同努力下完成，借此机会对他们为本教材付出的辛勤劳动和贡献，表示崇高的敬意和衷心的感谢。由于我们的能力和水平有限，书中的错误和不足，恳请广大师生、同行专家及其他读者不吝赐教和指正。

陈永平　程明亮　邓存良

2016年8月

目　　录

第一章　总　　论

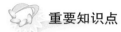

掌握传染病、感染性疾病、感染、免疫的概念；掌握传染病的特征、预防及治疗原则。理解传染病、感染性疾病的含义并正确区分两者的异同。通过学习传染病的临床特征、发病机制和流行特点，掌握传染病的病史采集要点和诊断思路。

传染病（communicable diseases）是指由病原微生物（如病毒、细菌、真菌、衣原体、立克次体、支原体、螺旋体）和寄生虫（如原虫、蠕虫、医学昆虫）感染人体后产生的有传染性、在一定条件下可致流行的疾病。

人类的历史进程中不乏与传染病的斗争史。我国古代称传染病为疫、瘟疫、温病等，古代医学家在传染病的防治中积累了丰富的经验。远在两千多年前，《内经·素问》就有记载未病先预防的重要性，唐代孙思邈的《千金方要》、明代李时珍的《本草纲目》对传染病的预防有明确而具体的阐述。16世纪我国民间就采用人痘接种预防天花，开创了免疫学方法预防传染病的先河。东汉张仲景的《伤寒论》，明末吴有性的《瘟疫论》，清代叶天士的《温热伦》、吴鞠通的《温病条辨》等著作，对传染病的病因、发病机制、辨证施治等形成了系统的论述。我国历代医学家对传染病防治的探索、为传染病学的发展做出重大贡献。在中华人民共和国成立前，卫生条件低下，医药水平落后，传染病流行猖獗，中华人民共和国成立初期我国就有1100余万人患血吸虫病、3000多万人患疟疾、2400多万人感染丝虫病、50余万人患黑热病。新中国成立后，在"预防为主"的卫生方针指引下，开展了以除害灭病为中心的爱国卫生运动，推行预防接种，传染病防治工作取得了巨大成就，天花已被消灭，鼠疫已基本控制，五大寄生虫病（疟疾、血吸虫病、丝虫病、钩虫病及黑热病）的发病数大幅下降。目前，虽然传染病已不再是引起死亡的首位疾病，但很多传染病，如病毒性肝炎、流行性出血热和感染性腹泻等仍广泛存在；已被消灭的传染病仍有死灰复燃的可能；新发传染病包括变异病原体感染也蠢蠢欲动，如传染性非典型肺炎及甲型H7N9禽流感的肆虐。因此，对传染病的防治研究仍要坚持和强化，为了维护全人类的健康而奋斗！

传染病学（lemology）是研究传染病在人体内发生、发展、转归的原因和规律，并不断研究其早期诊断和治疗的方法，促使患者恢复健康，进而控制传染病在人群中发生的一门临床学科。其重点在于研究这些疾病的发病机制、临床表现、诊断和治疗方法，同时兼顾流行病学和预防措施的研究，做到防治结合。流行病学是研究特定人群中疾病、健康状况的分布及其影响因素，并研究防治疾病和促进健康的策略与措施的科学。传染病学与流行病学虽然研究对象和任务各异，但彼此关系密切，最终分别从个体和群体水平消灭传染病。另外，传染病学与微生物学、免疫学、人体寄生虫学、流行病学、病理学、药理学和诊断学等学科有密切的联系，掌握这些学科的基本理论及技能对学好传染病学必有巨大的补益。

第一节　传染病的特征

一、基本特征

传染病具有以下四个基本特征是与其他疾病的主要区别，但在临床实践中，医务工作者应综合考虑这些基本特征。

（一）病原体

每种传染病均有其特异的病原体（pathogen），病原体可以是微生物或寄生虫。历史上大多传染病都是先认识其临床和流行病学特征，然后才认识其病原体的。特定病原体的检出在传染病的诊治中具有重大的意义。随着显微镜的发明和病原微生物学的发展，对传染病病原体的认识也逐渐加深，并有可能发现新型病原体。

（二）传染性

传染性（infectivity）是传染病与其他感染性疾病的主要区别。传染性意味着有活性的病原体能排出体外，并能通过特定途径感染他人。因而，传染病患者必须隔离，而其他感染性疾病患者不需隔离。传染期是传染病患者有传染性的时期，此期在某种特定传染病中相对恒定，可作为隔离患者的依据之一。

（三）流行病学特征

传染病的流行过程在自然因素和社会因素的影

响下，表现出一定的流行病学特征（epidemiologic feature）。

（1）流行性：传染病的流行可表现为散发性发病、流行、大流行和暴发流行。散发性发病指传染病在某地的发病率仍处于常年水平；当某传染病的发病率显著高于近年来的一般水平时称为流行；若某传染病的流行范围甚广，超出国界或洲界时称为大流行；传染病病例高度集中在某一时间内发生称为暴发流行。

（2）季节性：由于受气温、湿度等环境因素的影响，某些传染病的发病率在每年一定季节出现升高的现象，如呼吸道传染病好发于冬春季节，而肠道传染病多发于夏秋季节。

（3）地方性：因地理气候，人民生活习惯等自然因素或社会因素的影响，某些传染病常局限于一定的地理范围内发生，如血吸虫病好发于钉螺繁殖的水域地区。

（四）感染后免疫

人体显性或隐性感染病原体后，针对病原体和（或）其产物（如毒素）产生的特异性免疫称为感染后免疫（postinfection immunity）。由于感染后免疫的存在，传染病痊愈后，机体可对同一种传染病病原体产生一定的不感受性。感染后免疫可以通过抗体检测获知。感染后免疫的持续时间在不同传染病病原体中有所不同。有些病毒性传染病（如麻疹、水痘、脊髓灰质炎等）的感染后免疫持续时间长，甚至终身免疫；而有些病毒性传染病（如流行性感冒）则可反复感染。细菌、螺旋体、原虫性传染病的感染后免疫时间通常较短，仅为数月至数年，但也有例外，如伤寒愈后可获得终身免疫。蠕虫病感染后通常不产生保护性免疫。

二、临床特点

（一）病程发展的阶段性

急性传染病的发生、发展和转归通常分为以下五个阶段。

1. 潜伏期 从病原体侵入人体起至临床症状开始出现之间的一段时间称为潜伏期。每一个传染病的潜伏期都有一个范围（最短、最长），并呈常态分布，也是检疫工作观察、留验接触者的重要依据。潜伏期相当于病原体在体内定位、繁殖和转移、引起组织损伤和功能改变导致临床症状出现之前的整个过程。

2. 前驱期 从起病至症状明显前的时期称为前驱期。在前驱期中的临床表现通常是非特异性的，

如头痛、发热、疲乏、食欲缺乏和肌肉酸痛等，为许多传染病所共有，一般持续1～3天。起病急骤者，可无前驱期。

3. 症状明显期 急性传染病患者度过前驱期后，某些传染病，如麻疹、水痘患者绝大多数转入症状明显期。在此期间该传染病所特有的症状和体征通常都获得充分的表现，如具有特征性的皮疹、黄疸、肝脾大和脑膜刺激征等。然而，某些传染病（如脊髓灰质炎、乙型脑炎等）大部分患者可随即进入恢复期，临床上称为顿挫型（abortive type），仅少部分患者进入症状明显期。

4. 恢复期 当机体的免疫力增长至一定程度，体内病理生理过程基本终止，患者的症状及体征基本消失，临床上称为恢复期。在此期间，体内可能还有残余病理改变或生化改变，病原体尚未能被完全清除，但临床表现基本消失，食欲和体力逐渐恢复，血清中抗体效价也逐渐上升至最高水平。但有些传染病患者在病程中可出现再燃（recrudescence）或复发（relapse）。再燃是指当传染病患者的临床症状和体征逐渐减轻，但体温尚未完全恢复正常的缓解阶段，由于潜伏于血液或组织中的病原体再度繁殖，使体温再次升高，初发病的症状与体征再度出现的情形。复发是指当患者进入恢复期后，已稳定退热一段时间，由于体内残存的病原体再度繁殖而使临床表现再度出现的情形。再燃和复发可见于伤寒、疟疾和细菌性痢疾等传染病。

5. 后遗症期 是指有些传染病患者在恢复期结束后，某些器官功能长期都未能恢复正常的情形。后遗症多见于以中枢神经系统病变为主的传染病，如乙型脑炎和流行性脑脊髓膜炎等。

（二）传染病常见的症状与体征

1. 发热 大多数传染病都可引起发热，如流行性感冒、恙虫病、结核病和疟疾等。

（1）发热程度：临床上可在口腔舌下、腋下或直肠探测体温。以口腔温度为标准，发热的程度可分为：低热，体温为37.5～37.9℃；中度发热，体温为38～38.9℃；高热，体温为39～40.9℃；超高热，体温达41℃以上。

（2）发热过程：可分为三个阶段。

1）体温上升期：指患者于病程中体温上升的时期。若体温逐渐升高，患者可出现畏寒，可见于伤寒、细菌性痢疾等；若体温急剧上升至39℃以上，则常伴寒战，可见于疟疾、登革热等。

2）极期：指体温上升至一定高度后持续较长时间的时期。

3）体温下降期：指升高的体温缓慢或快速下降

的时期。有些传染病，如伤寒、结核病等多需经数天后才能降至正常水平；有些传染病，如疟疾、败血症等则可于数十分钟内降至正常水平，常伴大量出汗。

（3）热型及其意义：热型是传染病的重要特征之一，具有鉴别诊断意义。较常见的有以下五种热型。

1）稽留热（sustained fever）：体温升高达 39℃ 以上而且 24 小时相差不超过 1℃，可见于伤寒、斑疹伤寒等的极期。

2）弛张热（remittent fever）：24 小时体温相差超过 1℃，但最低点未达正常水平，常见于败血症。

3）间歇热（intermittent fever）：24 小时内体温波动于高热与正常体温之下，可见于疟疾、败血症等。

4）回归热（relapsing fever）：是指高热持续数日后自行消退，但数日后又再出现，可见于回归热、布鲁菌病等。若在病程中反复出现并持续数月之久时称为波状热（undulant fever）。

5）不规则热（irregular fever）：是指发热患者的体温曲线无一定规律的热型，常见于流行性感冒、败血症等。

2. 皮疹 许多传染病在发热时伴有皮疹称为发疹性传染病。疹（rash）分为外疹和内疹（黏膜疹）两大类。出疹时间、部位和先后次序对诊断和鉴别诊断有重要的参考价值。例如，水痘、风疹多于病程的第 1 天出皮疹，猩红热多于第 2 天，麻疹多于第 3 天，斑疹伤寒多于第 5 天，伤寒多于第 6 天等。水痘的皮疹主要分布于躯干；麻疹的皮疹先出现于耳后、面部，然后向躯干、四肢蔓延，同时有科氏斑（Koplik spot）；幼儿急疹则初起于躯干，很快波及全身。

皮疹的形态可分为以下四大类：

（1）斑丘疹：斑疹呈红色，不凸出于皮肤，可见于斑疹伤寒、猩红热等。丘疹呈红色，凸出皮肤，可见于麻疹、恙虫病和传染性单核细胞增多症等。玫瑰疹属于丘疹，呈粉红色，可见于伤寒、沙门菌感染等。斑丘疹是指斑疹与丘疹同时存在，可见于麻疹、登革热、风疹、伤寒及柯萨奇病毒感染等传染病。红斑疹为广泛成片的红斑，其中可见密集而形似凸起的点状出血性红疹，压之褪色，见于猩红热。

（2）出血疹：又称瘀点，压之不褪色。多见于流行性出血热、登革热和流行性脑脊髓膜炎等传染病。出血疹可相互融合形成瘀斑。

（3）疱疹：表面隆起，疹内含浆液，多见于水痘、单纯疱疹和带状疱疹等病毒性传染病，亦可见于立克次体痘等。若疱疹液呈脓性则称为脓疱疹，可见于金黄色葡萄球菌败血症。

（4）荨麻疹：为不规则或片块状的瘙痒性皮疹。可见于病毒性肝炎、蠕虫蚴移行症和丝虫病等。

有些疾病，如登革热、流行性脑脊髓膜炎等，可同时出现斑丘疹和出血疹。焦痂发生于昆虫传播媒介叮咬处，可见于恙虫病、北亚蜱媒立克次体病等。

3. 毒血症状 病原体的各种代谢产物，包括细菌毒素在内，可引起除发热以外的多种症状，如疲乏、全身不适，畏食，头痛，肌肉、关节和骨骼疼痛等。严重者可有意识障碍、谵妄、脑膜刺激征、中毒性脑病、呼吸衰竭及休克等表现，有时还可引起肝、肾损害，表现为肝、肾功能的改变。

4. 单核吞噬细胞系统反应 在病原体及其代谢产物的作用下，单核吞噬细胞系统可出现充血、增生等反应，临床上表现为肝脾大和淋巴结肿大。

（三）临床类型

传染病有各种临床类型，其临床类型的识别对估计病情、判定预后、确定治疗方案和开展流行病学调查分析有重要意义。传染病的临床类型按传染病临床过程的长短可分为急性型、亚急性型和慢性型；按病情轻重可分为轻型、典型（也称中型或普通型）、重型和暴发型。

第二节 感染与免疫

一、感 染

感染（infection）是病原体与人体相互作用的过程。引起感染的病原微生物可来自宿主体内，也可来自宿主体外。来自宿主体外的病原体通过一定方式引起的感染称为传染。有些病原体是宿主体内的正常菌群，在长期进化过程中已与人体达到了相互适应、互不损害对方的共生状态（commensalism），如肠道的大肠杆菌。某些以前认为不致病的或毒力弱的细菌在某些特定条件下发生感染称为条件致病菌（conditional pathogen），其感染具有条件依赖性，如寄居的位置改变（如肠道埃希菌从肠道进入腹腔或泌尿道）。

二、感染过程的表现

病原体经各种途径进入人体后便开始了感染的过程。感染后的转归主要受病原体的致病力和人体的免疫功能的影响，也同内外界的干预如劳累、药物、放射治疗和管理等有关。病原体的感染过程主要有以下五种表现。

（一）清除病原体

病原体进入人体后，在机体防御第一线的非特异性免疫屏障的作用下，如皮肤黏膜的屏障作用、胃酸的杀菌作用、组织细胞的吞噬作用及多种体液成分的溶菌、杀菌作用等，在体内被消灭或通过鼻咽、气管、肠或肾排出体外，人体不出现任何症状。

（二）隐性感染

隐性感染又称亚临床感染，指病原体侵入人体后，仅诱导机体产生特异性免疫应答，而不引起或只引起轻微的组织损伤，在临床上不显示出任何症状、体征甚至生化的改变，只能通过免疫学检查才能发现。在大多数传染病中，隐性感染是最常见的表现，隐性感染过程结束后，大多数人获得不同程度的特异性免疫，病原体被清除，而少数人可转变为病原携带者，病原体持续存在，成为无症状携带者。

（三）显性感染

显性感染又称临床感染，指病原体侵入人体后，不但诱导机体产生免疫应答，且通过病原体自身或机体的变态反应导致组织损伤，引起严重的病理改变和临床表现。在大多数传染病中，显性感染只占全部受感染者的小部分，但在少数传染病如麻疹、水痘等中，多数受感者表现为显性感染。显性感染结束后，病原体可被清除，感染者可获得较为稳固的免疫力，如麻疹、伤寒等；但有些病原体被清除后，感染者获得的免疫力不牢固，可以再受感染而发病，如细菌性痢疾、流行性感冒等。少数显性感染者可转为病原携带者，成为传染源。

（四）病原携带状态

病原携带状态指病原体侵入人体后，停留、存在于机体的一定部位生长繁殖，引起轻度的病理损害，而人体不出现疾病的临床表现。所有病原携带者都有一个共同的特点，即无明显临床症状而携带病原体，因而在许多传染病中，如伤寒、细菌性痢疾、霍乱、乙型肝炎等，成为重要的传染源。按病原体种类不同，病原携带者可以分为带病毒者、带菌者或带虫者等；按病原携带状态发生和持续时间的长短，病原携带者一般又分为健康携带者、潜伏期携带者、恢复期携带者。携带病原体持续时间短于3个月者称为急性携带者，若长于3个月者则称为慢性携带者。

（五）潜伏性感染

病原体感染人体后寄生于某些部位，由于机体免疫功能虽能将其局限化不引起显性感染，但又不能将其完全清除，从而长期潜伏起来，人体不出现临床出现，当人体防御功能降低时可引起显性感染。潜伏性感染期间，病原体一般不排出体外，这是与病原携带状态不同之处。潜伏性感染并不是在每种传染病中都存在，常见的潜伏性感染有单纯疱疹病毒、水痘病毒、疟原虫和结核杆菌等感染。

三、感染过程中病原体的作用

病原体侵入人体后的作用，取决于病原体的致病能力和人体的免疫功能这两个因素。病原体的致病能力包括以下四个方面。

（一）侵袭力

侵袭力指病原体侵入机体并在机体内生长、繁殖的能力。有些病原体可直接侵入人体，如钩端螺旋体及钩虫丝状蚴等；有些则需借助其产生的肠毒素（如霍乱弧菌）、细菌荚膜（如炭疽杆菌）、细菌表面的成分（如伤寒杆菌的Vi抗原）及酶（如阿米巴原虫分泌的溶组织酶）等致病。

（二）毒力

毒力包括毒素和其他毒力因子。毒素包括外毒素与内毒素。外毒素主要指革兰阳性菌在生长繁殖过程中分泌到细胞外，具有酶活性的毒性蛋白，以白喉外毒素和破伤风外毒素为代表。少数革兰阴性菌也能产生外毒素，如霍乱弧菌。内毒素主要是革兰阴性菌细胞壁中的一种脂多糖，菌体自溶或死亡后裂解释放出来，如伤寒杆菌、痢疾杆菌等。外毒素通过与靶细胞的受体结合，进入细胞内而起作用。内毒素则通过激活单核-吞噬细胞、释放细胞因子而起作用。许多细菌都能分泌抑制其他细菌生长的细菌素以利于本身生长、繁殖。

（三）数量

在同一种传染病中，入侵病原体的数量一般与致病力成正比。但在不同的传染病中，能引起疾病的最低病原体数量可有较大差异，如伤寒需10万个菌体，而细菌性痢疾仅需10个菌体。

（四）变异性

病原体可因环境、药物或遗传等因素而发生变异。一般来说，经人工培养多次传代，病原体的致病力会减弱，如用于结核病预防的卡介苗；在宿主间反复传播则可使致病力增强，如肺鼠疫。病原体的抗原变异可获得逃逸机体的特异性免疫的功能，继而引起疾病或使疾病慢性化,如流行性感冒病毒、丙型肝炎病毒和人类免疫缺陷病毒等。

四、感染过程中免疫应答的作用

机体的免疫应答对感染过程的表现和转归起着重要的作用。免疫应答可分为有利于机体抵抗病原体的保护性免疫应答和促进病理改变的变态反应两大类。保护性免疫应答分为非特异性免疫和特异性免疫两种。变态反应都是特异性免疫。非特异性免疫和特异性免疫都有可能引起机体保护和病理损伤。

(一)非特异性免疫

非特异性免疫是机体对侵入病原体的一种清除机制。它不牵涉对抗原的识别和二次免疫应答的增强。

1. 天然屏障 包括外部屏障,即皮肤、黏膜及其分泌物(如溶菌酶、气管黏膜上的纤毛等)以及内部屏障(如血脑屏障和胎盘屏障等)。

2. 吞噬作用 单核吞噬细胞系统包括血液中的游走大单核细胞,肝、脾、淋巴结、骨髓中固有的吞噬细胞和各种粒细胞(尤其是中性粒细胞)。它们都具有非特异性吞噬功能,可清除机体内的病原体。

3. 体液因子 主要是单核-吞噬细胞和淋巴细胞被激活后释放的一类有生物活性的肽类物质。这些体液因子能直接或通过免疫调节作用而清除病原体。与非特异性免疫有关的细胞因子主要有以下五种等。

(1)补体(complement):是存在于人体内血清中的一组球蛋白,在抗体存在下,参与灭活病毒,杀灭与溶解细菌,促进吞噬细胞吞噬与消化病原体。抗原体复合物能激活补体系统,加强对病原体的杀伤作用。过强时可起免疫病理损伤。

(2)溶菌酶(lysozyme):是一种低分子质量、不耐热的蛋白质,存在于组织与体液中,主要对革兰阴性菌起溶菌作用。

(3)备解素(properdin):是一种糖蛋白,能激活C3,在镁离子的参与下,能杀灭各种革兰阳性菌,并可中和某些病毒。

(4)干扰素(interferon):是由病毒作用于易感细胞产生的大分子糖蛋白。细菌、立克次体、真菌、原虫、植物血凝素、人工合成的核苷酸多聚化合物均可刺激机体产生干扰素。对病毒性肝炎病毒、单纯疱疹病毒、带状疱疹病毒、巨细胞病毒以及流感病毒、腺病毒均有抑制其复制的作用。

(5)白细胞介素-2(interleukin-2,IL-2):是具有生物功能的小分子蛋白质,是在促有丝分裂素或特异性抗原刺激下,由辅助性T淋巴细胞分泌的一种淋巴因子,其功能是通过激活细胞毒性T淋巴细胞、LAK细胞、NK细胞、肿瘤浸润淋巴细胞,从而杀伤病毒、肿瘤细胞及细菌等,并能促进和诱导γ干扰素产生。

(二)特异性免疫

特异性免疫指由于对抗原特异性识别而产生的免疫。通过细胞免疫和体液免疫的相互作用而产生免疫应答,分别由T淋巴细胞与B淋巴细胞介导。

1. 细胞免疫 T细胞是参与细胞免疫的淋巴细胞,受到抗原刺激后,转化为致敏淋巴细胞,并表现出特异性免疫应答,免疫应答只能通过致敏淋巴细胞传递,故称为细胞免疫。免疫过程通过感应、反应、效应三个阶段,在反应阶段致敏淋巴细胞再次与抗原接触时,便释放出多种淋巴因子(转移因子、移动抑制因子、激活因子、皮肤反应因子、淋巴毒、干扰素)与巨噬细胞、杀伤性T细胞协同发挥免疫功能。细胞免疫主要通过抗感染、免疫监视、移植排斥、参与迟发型变态反应起作用,其次辅助性T细胞与抑制性T细胞还参与体液免疫的调节。

2. 体液免疫 致敏B细胞在相同的抗原再次刺激下转化为浆细胞,合成免疫球蛋白,能与靶抗原结合的免疫球蛋白即为抗体,从而发挥体液免疫。免疫球蛋白(immunoglobulin,Ig)分为五类:①IgG是血清中含量最多的免疫球蛋白,唯一能通过胎盘的抗体,对毒性产物起中和、沉淀、补体结合作用,临床上所用丙种球蛋白即为IgG。②IgM是相对分子质量最大的免疫球蛋白,是个体发育中最先合成的抗体,是一种巨球蛋白,不能通过胎盘。血清中检出特异性IgM,作为传染病早期诊断的标志,揭示新近感染或持续感染。③IgA有两型,即分泌型与血清型。分泌型IgA存在于鼻、支气管分泌物、唾液、胃肠液及初乳中,其作用是将病原体黏附于黏膜表面,阻止扩散。血清型IgA免疫功能尚不完全清楚。④IgE是出现最晚的免疫球蛋白,可致敏肥大细胞及嗜碱粒细胞,使之脱颗粒,释放组胺。寄生虫感染时血清IgE含量增高。⑤IgD免疫功能尚不清楚。

第三节 传染病的发病机制

一、传染病的发生与发展

传染病的发生与发展都有一个共同的特征,就是疾病发展的阶段性。发病机制中的阶段性与临床表现的阶段性大多数是互相吻合的，但有时并不一致，如在伤寒第一次菌血症时还未出现症状，而第4周体温下降时肠壁溃疡尚未完全愈合。

（一）入侵部位

病原体的入侵部位与发病机制有密切关系，入侵部位适当，病原体才能定植、生长、繁殖及引起病变。例如，志贺杆菌和霍乱弧菌都必须经口感染，破伤风杆菌必须经伤口感染才能引起病变。

（二）机体内定位

病原体侵入并定植机体后，可在入侵部位直接引起病变；也可在远离入侵部位引起病变。各种病原体的机体内定位都有其各自的特殊规律性。

（三）排出途径

各种传染病都有其病原体排出途径，是患者、病原携带者和隐性感染者有传染性的重要原因。有些病原体的排出途径是单一的，如志贺杆菌只通过粪便排出；有些病原体通过多种途径排出，如脊髓灰质炎病毒既可通过粪便排出，又可通过飞沫排出；有些病原体则存在于血液中，当虫媒叮咬或输血时才离开人体（如疟原虫）。病原体排出体外的持续时间有长有短，因而不同传染病有不同的传染期。

二、组织损伤的发生机制

在传染病中，导致组织损伤的发生方式有下列三种：

（一）直接损伤

病原体借助其机械运动和（或）所分泌的酶可直接破坏组织（如溶组织内阿米巴滋养体）或通过细胞病变而使细胞溶解（如脊髓灰质炎病毒）。

（二）毒素作用

有些病原体能分泌毒力很强的外毒素，可选择性损害靶器官（如肉毒杆菌的神经毒素）或引起功能紊乱（如霍乱肠毒素）。革兰阴性杆菌裂解后产生的内毒素则可激活单核 - 吞噬细胞分泌肿瘤坏死因子（TNF-α）和其他细胞因子，继而导致发热、休克及弥散性血管内凝血（disseminated intravascular coagulation，DIC）等现象。

（三）免疫机制

许多传染病的发病机制与免疫应答有关。有些传染病能抑制细胞免疫（如麻疹）或直接破坏 T 细胞（如艾滋病），更多的病原体则通过变态反应而导致组织损伤，其中以Ⅲ型（免疫复合物）反应（如流行性出血热）及Ⅳ型（细胞介导）反应（如结核病）最为常见。

三、重要的病理生理变化

（一）发热

发热常见于传染病，但并非传染病所特有。外源性致热原（病原体及其产物、免疫复合物、异性蛋白、大分子化合物或药物等）进入人体后，激活单核 - 吞噬细胞、内皮细胞和 B 淋巴细胞等，促使其释放内源性致热原，如白细胞介素 -1（interleukin-1，IL-1）、TNF、IL-6 和干扰素（IFN）等。内源性致热原通过血脑屏障刺激体温调节中枢使得体温调定点升高，产热超过散热从而引起发热。

（二）代谢改变

传染病患者发生的代谢改变主要为进食量下降，能量吸收减少、消耗增加，蛋白质、糖原和脂肪分解增多，水、电解质平衡紊乱和内分泌改变。疾病早期，胰高血糖素和胰岛素的分泌有所增加，血液甲状腺素水平下降；疾病后期随着垂体反应刺激甲状腺素分泌而升高。恢复期，各种物质的代谢逐渐恢复正常。

第四节　传染病的流行过程与影响因素

传染病的流行过程就是传染病在人群中发生、发展和转归的过程。流行过程的发生需要有三个基本条件：传染源、传播途径和人群易感性。流行过程本身又受社会因素和自然因素的影响。

一、流行过程的基本条件

（一）传染源

传染源指病原体已在体内生长、繁殖并能将其排出体外的人和动物。传染源包括以下四种。

1. 患者　通过咳嗽、呕吐、腹泻等方式促进病原体播散，慢性患者可长期排出病原体，隐性感染者数量多而不易被发现，在不同传染病中其流行病学重要性各异。

2. 隐性感染者　在某些传染病中，如流行性脑脊髓膜炎、脊髓灰质炎等，隐性感染者是重要的传染源。

3. **病原携带者** 慢性病原携带者无明显临床症状而长期排出病原体，在某些传染病中，如伤寒、细菌性痢疾等，有重要的流行病学意义。

4. **受感染动物** 某些动物间的传染病，如狂犬病、鼠疫等，也可传给人类，引起严重疾病。还有一些传染病，如钩端螺旋体病、恙虫病等，受感染动物是主要传染源。

（二）传播途径

病原体离开传染源到达另一个易感者的途径称为传播途径。传染病的传播途径主要有以下六种：

1. **呼吸道传播** 病原体存在于空气中的飞沫或气溶胶中，易感者吸入时获得感染，如麻疹、白喉、结核病、禽流感和传染性非典型肺炎等。

2. **消化道传播** 病原体污染食物、水源或食具，易感者于进食时获得感染，如伤寒、细菌性痢疾和霍乱等。

3. **接触传播** 易感者与被病原体污染的水或土壤接触时获得感染，如钩端螺旋体病、血吸虫病和钩虫病等。伤口被污染，有可能患破伤风。日常生活的密切接触也有可能获得感染，如麻疹、白喉、流行性感冒等。

4. **虫媒传播** 被病原体感染的吸血节肢动物，于叮咬时把病原体传给易感者，如疟疾、流行性斑疹伤寒、地方性斑疹伤寒、黑热病、莱姆病和恙虫病可分别通过蚊、人虱、鼠蚤、白蛉、硬蜱和恙螨传播。

5. **血液、体液传播** 病原体存在于携带者或患者的血液或体液中，通过应用血制品、分娩或性交等传播，如疟疾、乙型病毒性肝炎、丙型病毒性肝炎和艾滋病等。

6. **母婴传播** 指婴儿出生前已从母亲或父亲获得的感染，如梅毒、弓形虫病，属于垂直传播，其他途径传播统称为水平传播。

有些传染病只有一种传播途径，如伤寒只经消化道传播；有些传染病则有多种传播途径，如疟疾可经虫媒传播、血液传播和母婴传播。

（三）人群易感性

对某种传染病缺乏特异性免疫力的人称为易感者，他们都对该病原体具有易感性。当易感者在某一特定人群中的比例达到一定水平，若又有传染源和合适的传播途径时，则很容易发生该传染病流行。某些病后免疫力很巩固的传染病（如麻疹、水痘、乙型脑炎），经过一次流行之后，需待几年当易感者比例再次上升至一定水平时，才会发生另一次流行。这种现象称为传染病流行的周期性。在普遍推

行人工主动免疫的情况下，可把某种传染病的易感者水平始终保持很低，从而阻止其流行周期性的发生。有些传染病还有可能通过全民长期坚持接种疫苗而被消灭，如天花、脊髓灰质炎、乙型脑炎和麻疹等。

二、影响流行过程的因素

（一）自然因素

自然环境中的各种因素，包括地理、气象和生态等对传染病流行过程的发生和发展都有重要影响。寄生虫病和由虫媒传播的传染病对自然条件的依赖尤为明显。传染病的地区性和季节性与自然因素有密切关系，如我国北方有黑热病地方性流行区，南方有血吸虫病地方性流行区，疟疾的夏秋季发病率较高等。自然因素可直接影响病原体在外环境中的生存能力，如钩虫病少见于干旱地区。自然因素也可通过降低机体的非特异性免疫力而促进流行过程的发展，如寒冷可减弱呼吸道抵抗力，炎热可减少胃酸的分泌等。某些自然生态环境为传染病在野生动物之间的传播创造了良好条件，如鼠疫、恙虫病和钩端螺旋体病等，人类进入这些地区时也可被感染，称为自然疫源性传染病或人畜共患病。

（二）社会因素

社会因素包括社会制度、经济状况、生活条件和文化水平等，对传染病流行过程有决定性的影响。新中国成立后，社会主义制度使人民生活、文化水平不断提高，实行计划免疫，已使许多传染病的发病率明显下降或接近被消灭。由于改革开放、市场化经济政策的实施，在国民经济日益提高的同时，因人口流动、生活方式、饮食习惯的改变和环境污染等，有可能使某些传染病的发病率升高，如结核病、艾滋病、并殖吸虫病和疟疾等。

第五节 传染病的诊断

早期正确地诊断传染病有利于患者的隔离和治疗。传染病的诊断要综合分析下列三个方面的资料：

一、临床资料

全面而准确的临床资料来源于详尽的病史询问和细致的体格检查。发病的诱因和起病的方式对传染病的诊断有重要参考价值，需加以注意。热型及伴随症状，如腹泻、头痛和黄疸等都要从鉴别诊断

的角度来加以描述。进行体格检查时不要忽略有重要诊断意义的体征，如玫瑰疹、焦痂、腓肠肌压痛和科氏斑等。

二、流行病学资料

流行病学资料在传染病的诊断中占重要地位。了解流行病学资料可以解决两个问题：一是有无感染某种传染病的可能；二是有无发病的可能。由于某些传染病在发病年龄、职业、季节、地区及生活习惯方面有高度特异性，诊断时必须取得有关流行病学资料作为参考。预防接种史和过去病史有助于了解患者的免疫状况。当地或同一集体中传染病的发生情况也有助于诊断。

三、实验室及其他检查资料

实验室检查对传染病的诊断具有特殊的意义，因为病原体的检出或被分离培养可直接确定诊断，而免疫学检查也可提供重要依据。

（一）一般常规检查项目

1. 血常规 大部分细菌性传染病白细胞总数及中性粒细胞增多，唯伤寒减少，布鲁菌病减少或正常。绝大多数病毒性传染病白细胞总数减少且淋巴细胞比例增高，但流行性出血热、流行性乙型脑炎总数增高。血中出现异型淋巴细胞，见于流行性出血热、传染性单核细胞增多症。原虫病白细胞总数偏低或正常。

2. 尿常规 流行性出血热、钩端螺旋体病患者尿内有蛋白、白细胞、红细胞，且前者尿内有膜状物。黄疸型肝炎尿胆红素阳性。

3. 粪常规 细菌性痢疾、肠阿米巴病呈黏脓血便和果浆样便；细菌性肠道感染多呈水样便、血水样便或混有脓及黏液。病毒性肠道感染多为水样便或混有黏液。

4. 生化检查 有助于病毒性肝炎和流行性出血热等病的诊断和病情判定。

（二）病原体检查

1. 直接检查 脑膜炎双球菌、疟原虫、微丝蚴、溶组织阿米巴原虫及包囊、血吸虫卵、螺旋体等病原体可在镜下查到并及时确定诊断。

2. 病原体分离 依不同疾病取血液、尿、粪、脑脊液、骨髓、鼻咽分泌物、渗出液、活检组织等进行培养与分离鉴定。细菌能在普通培养基或特殊培养基内生长，病毒及立克次体必须在活组织细胞内增殖，培养时根据不同的病原体，选择不同的组织与培养基或动物接种。

（三）免疫学检查

免疫学检查是一种特异性的诊断方法，广泛用于临床检查，以确定诊断和流行病学调查。血清学检查可用已知抗原检查未知抗体，也可用已知抗体检查未知抗原。抗体检查抗原的试验称为反向试验，抗原抗体直接结合称为直接反应，抗原和抗体利用载体后相结合称为间接反应。测定血清中的特异性抗体需检查双份血清，恢复期抗体滴度需超过病初滴度4倍才有诊断意义。免疫学检查包括：

1. 特异抗体检测 ①直接凝集试验；②间接凝集试验；③沉淀试验；④补体结合试验；⑤中和试验；⑥免疫荧光检查；⑦放射免疫测定；⑧酶联免疫吸附试验。

2. 细胞免疫功能检查 常用的有皮肤试验、E玫瑰花形成试验、淋巴细胞转化试验、血液淋巴细胞计数、T淋巴细胞计数及用单克隆抗体检测T细胞亚群以了解各亚群T细胞数和比例。

（四）分子生物学检测

利用同位素 ^{32}P 或生物素标记的分子探针可以检出特异性的病毒核酸。近年发展起来的聚合酶链反应技术（polymerase chain reaction，PCR）是利用人工合成的核苷酸序列作为"引物"，在耐热DNA聚合酶的作用下，通过变化反应温度、扩增目的基因，用于检测体液、组织中相应核酸的存在并在扩增循环中使DNA片段上百万倍增加，这是很特异和非常灵敏的方法。随着分子生物学技术的进步发展，可以设想分子生物学技术在传染病诊断方面有着光辉的前景。

（五）其他

其他检查包括气相色谱、鲎试验、诊断性穿刺、乙状结肠镜检查、活体组织检查、生物化学检查、X线检查、超声检查、同位素扫描检查、电子计算机体层扫描（CT）等。

第六节 传染病的治疗

一、治疗原则

治疗传染病的目的不仅在于促进患者康复，而且还在于控制传染源，防止疾病在人群中的进一步传播。要坚持综合治疗的原则，即治疗与护理、隔离与消毒并重，一般治疗、对症治疗与病原治疗并重的原则。

二、治疗方法

（一）一般治疗及支持治疗

一般治疗及支持治疗指非针对病原而对机体具有支持与保护的治疗。

1. 隔离 根据传染病传染性的强弱，传播途径的不同和传染期的长短，可将患者收住相应隔离病室。隔离分为严密隔离、呼吸道隔离、消化道隔离、接触与昆虫隔离等。隔离的同时要做好消毒工作。

2. 护理 病室保持安静清洁，空气流通新鲜，使患者保持良好的休息状态。良好的基础与临床护理，可谓治疗的基础。对休克、出血、昏迷、惊厥、窒息、呼吸衰竭、循环障碍等进行专项特殊护理，对降低病死率，防止各种并发症的发生有重要意义。

3. 饮食 保证一定热量的供应，根据不同的病情给予流质、半流质软食等饮食，并补充各种维生素。对进食困难的患者需喂食、鼻饲或静脉补给必要的营养品。

（二）对症治疗

1. 降温 对高热患者可采用头部放置冰袋、乙醇擦浴、温水灌肠等物理疗法，也可针刺合谷、曲池、大椎等穴位，超高热患者可用亚冬眠疗法，也可间断使用肾上腺皮质激素。

2. 纠正酸碱失衡及电解质紊乱 高热、呕吐、腹泻、大汗、多尿等所致失水、失盐酸中毒等，通过口服和静脉输注等方式及时补充纠正。

3. 镇静止惊 因高热、脑缺氧、脑水肿、脑疝等发生的惊厥或癫痫，应立即采用降温、镇静药物及脱水剂等进行处理。

4. 心功能不全 应给予强心药，改善血液循环，纠正与解除引起心功能不全的诸因素。

5. 微循环障碍 补充血容量，纠正酸中毒，调整血管舒缩功能。

6. 呼吸衰竭 去除呼吸衰竭的原因，保持呼吸道通畅，吸氧，应用呼吸兴奋药及人工呼吸器。

（三）病原与免疫治疗

1. 抗生素疗法 抗生素在病原疗法中的应用最为广泛。选用抗生素的原则包括：①严格掌握适应证。先用针对性强的抗生素。②病毒感染性疾病使用抗生素无效，不宜选用。③用抗生素前需要做病原培养，并按药敏试验选药。④多种抗生素治疗无效的未明热患者，不宜继续使用抗生素；因抗生素的使用发生菌失调或严重副作用者，应停用或改用其他合适

的抗生素。⑤对疑似细菌感染又无培养结果的危急患者或免疫力低下的传染病患者可试用抗生素。⑥预防性应用抗生素必须目的性明确。

2. 免疫疗法 ①抗毒素（antitoxin）：用于治疗白喉、破伤风、肉毒杆菌中毒等外毒素引起的疾病；②免疫调节剂（immunomodulator）：用于临床的有左旋咪唑，胎盘肽，白细胞介素 -1 等。

3. 抗病毒疗法 ①金刚烷胺、金刚烷乙胺可改变膜表面电荷阻止病毒进入细胞，用于甲型流感的预防；②碘苷（疱疹净）、阿糖腺苷、利巴韦林等用于疱疹性脑炎、乙型脑炎、乙型肝炎、流行性出血热等治疗，此类药可阻止病毒基因的复制；③干扰素、骤肌胞等药用于乙型肝炎、流行性出血热等疾病的治疗，此类药物通过抑制病毒基因而起作用。

4. 化学疗法 常有磺胺药治疗流行性脑脊髓膜炎，伯氨喹治疗疟疾，吡喹酮治疗血吸虫病和肺吸虫病，甲硝唑治疗阿米巴病，乙胺嗪治疗丝虫病。喹诺酮类药物如吡哌酸、培氟沙星、环丙沙星、氧氟沙星、依诺沙星等对沙门菌、各种革兰阴性菌、厌氧菌、支原体、衣原体有较强的杀菌作用。

（四）康复治疗

某些传染病，如脊髓灰质炎、脑炎和脑膜炎等可引起某些后遗症，需要采取康复训练、理疗、高压氧、针灸等治疗措施，以促进功能恢复。

（五）中医治疗

传染病在祖国医学属温病范畴。卫、气、营、血分别代表传染病的病期、病程发展的不同阶段。依次来用解表宣肺、清气泻下、清营开窍及滋阴化淤的治则施以治疗。常用的方剂有银翘散、桑菊饮、白虎汤、至宝丹、安宫牛黄丸、紫雪散等。许多中草药具有抗菌、抗毒、调节免疫功能的作用。中西医结合治疗流行性乙型脑炎、病毒性肝炎、流行性出血热、晚期血吸虫病等都取得了较好的效果。针灸疗法在传染病的治疗中应用范围广泛，对退热、止惊、止痛、肢体瘫痪及其他后遗症的治疗，均有不同程度的效果。

第七节 传染病的预防

传染病的预防也是传染病临床工作者的一项重要任务。作为传染源的传染病患者总是由临床工作者首先发现，因而及时报告和隔离患者就成为临床工作者不可推卸的责任。同时，应当针对构成传染病流行过程的三个基本环节采取综合性措施，并且根据各种传染病的特点，针对传播的主导环节，采

取适当的措施，防止传染病继续传播。

一、管理传染源

传染病报告制度是早期发现、控制传染病的重要措施，必须严格遵守。根据《中华人民共和国传染病防治法》，将法定传染病分为甲类、乙类和丙类。

甲类包括：鼠疫、霍乱。为强制管理的传染病，城镇要求发现后 2 小时内通过传染病疫情监测信息系统上报，农村不超过 6 小时。

乙类包括：传染性非典型肺炎（严重急性呼吸综合征）、艾滋病、病毒性肝炎、脊髓灰质炎、人感染高致病性禽流感、麻疹、流行性出血热、狂犬病、流行性乙型脑炎、登革热、炭疽、细菌性和阿米巴痢疾、肺结核、伤寒和副伤寒、流行性脑脊髓膜炎、百日咳、白喉、新生儿破伤风、猩红热、布鲁菌病、淋病、梅毒、钩端螺旋体病、血吸虫病、疟疾、甲型 H1N1 流感。为严格管理传染病，城镇要求发现后 6 小时内上报，农村不超过 12 小时。

丙类包括：流行性感冒、流行性腮腺炎、风疹、急性出血性结膜炎、麻风病、流行性和地方性斑疹伤寒、黑热病、棘球蚴病、丝虫病、手足口病，以及除霍乱、痢疾、伤寒和副伤寒以外的感染性腹泻病。为监测管理传染病，要求发现后 24 小时内上报。

值得注意的是，在乙类传染病中，传染性非典型肺炎、炭疽中的肺炭疽、人感染高致病性禽流感和脊髓灰质炎必须采取甲类传染病的报告和控制措施。

对传染病的接触者，应分别按具体情况采取检疫措施，密切观察，并适当作药物预防或预防接种。

应尽可能地在人群中检出病原携带者，进行治疗、教育、调整工作岗位和随访观察。

对动物传染源，如属有经济价值的家禽、家畜，应尽可能加以治疗，必要时宰杀后加以消毒处理；如无经济价值者则设法消灭。

二、切断传播途径

对于各种传染病，尤其是消化道传染病、虫媒传染病和寄生虫病，切断传播途径通常是起主导作用的预防措施。其主要措施包括隔离和消毒。

（一）隔离

隔离指将患者或病原携带者妥善地安排在指定的隔离单位，暂时与人群隔离，积极进行治疗、护理，并对具有传染性的分泌物、排泄物、用具等进行必要的消毒处理，防止病原体向外扩散的医疗措施。隔离的种类有：①严密隔离：对传染性强、病死率

高的传染病，如霍乱、鼠疫、狂犬病等，患者应住单人房，严格隔离；②呼吸道隔离：对由患者的飞沫和鼻咽分泌物经呼吸道传播的疾病，如传染性非典型肺炎、流行性感冒、流行性脑脊髓膜炎、麻疹、白喉、百日咳、肺结核等，应做呼吸道隔离；③消化道隔离：对由患者的排泄物直接或间接污染食物、食具而传播的传染病，如伤寒、细菌性痢疾、甲型肝炎、戊型肝炎、阿米巴病等，最好能在一个病房中只收治一个病种，否则应特别注意加强床边隔离；④血液 - 体液隔离：对于直接或间接接触感染的血及体液而发生的传染病，如乙型肝炎、丙型肝炎、艾滋病、钩端螺旋体病等，在一个病房中只住由同种病原体感染的患者；⑤接触隔离：对病原体经体表或感染部位排出，他人直接或间接与破损皮肤或黏膜接触感染引起的传染病，如破伤风、炭疽、梅毒、淋病和皮肤的真菌感染等，应做接触隔离；⑥昆虫隔离：对以昆虫作为媒介传播的传染病，如乙型脑炎、疟疾、斑疹伤寒、回归热、丝虫病等，应做昆虫隔离。病室应有纱窗、纱门，做到防蚊、防蝇、防螨、防虱和防蚤等；⑦保护性隔离：对抵抗力特别低的易感者，如长期大量应用免疫抑制剂者、严重烧伤的患者、早产婴儿和器官移植的患者等，应做保护性隔离。在诊断、治疗和护理工作中，尤其应注意避免医源性感染。

（二）消毒

消毒是切断传播途径的重要措施。狭义的消毒是指消灭污染环境的病原体。广义的消毒则包括消灭传播媒介在内。消毒有疫源地消毒（包括随时消毒与终末消毒）及预防性消毒两大类。消毒方法有物理消毒法和化学消毒法两种，可根据不同的传染病选择采用。

开展爱国卫生运动、搞好环境卫生是预防传染病的重要措施。

三、保护易感人群

保护易感人群的措施包括特异性和非特异性两个方面。非特异性保护易感人群的措施包括改善营养、锻炼身体和提高生活水平等，可提高机体的非特异性免疫力。但起关键作用的还是通过预防接种提高人群的主动或被动特异性免疫力。接种蛋白疫苗之后可使机体对相应的病毒、衣原体、细菌和螺旋体等感染具有特异性主动免疫能力。

人类由于普遍接种牛痘苗，现已在全球范围内消灭了曾对人类危害很大的天花。由于我国在儿童中坚持实行计划免疫，全面推广口服脊髓灰质炎疫苗，目前我国已基本消灭脊髓灰质炎。免疫预防接

种对传染病的控制和消灭起着关键性作用。

复习要点

1. 构成传染过程必须具备的三个因素 传染源、传播途径、易感人群。

2. 传染过程的表现

（1）病原体被消灭或排出体外。

（2）病原携带状态：包括带菌、带病毒及带虫状态，具有传染性。

（3）隐性感染：最常见的，只能通过免疫检测方能发现的一种感染过程。

（4）潜在性感染：相对状态，不出现临床症状，不排出病原体。

（5）显性感染：即传染病发作，比例最低，但是最容易识别。

3. 感染过程的免疫应答

（1）非特异性免疫：天然屏障、吞噬作用、体液因子。

（2）特异性免疫：细胞免疫、体液免疫。

IgM：近期感染；IgG：恢复期出现；IgE：原虫、蠕虫感染。

4. 传染病的诊断

（1）临床资料。

（2）流行病学资料。

（3）实验室检查

1）一般实验室检查：白细胞总数及中性粒细胞增多（细菌性），白细胞总数减少且淋巴细胞比例增高（绝大多数病毒性传染病），白细胞总数偏低或正常（原虫病），嗜酸粒细胞增多（蠕虫感染），嗜酸粒细胞减少（伤寒、流行性脑脊髓膜炎）。

2）病原学检查。

3）分子生物学检查。

4）免疫学检查。

5）其他检查。

5. 传染源的管理 甲类传染病，要求城市必须在2小时之内上报卫生防疫机构，农村不得超过6小时；乙类传染病要求城市必须在6小时内上报卫生防疫机构；农村不得超过12小时。

甲类：鼠疫、霍乱。

乙类：传染性非典型肺炎、人感染高致病性禽流感、甲型 H1N1 流感、病毒性肝炎、细菌性和阿米巴性痢疾、伤寒与副伤寒、艾滋病、淋病、梅毒、脊髓灰质炎、麻疹、百日咳、白喉、流行性脑脊髓膜炎、猩红热、流行性出血热、狂犬病、钩端螺旋体病、布鲁菌病、炭疽、流行性和地方性斑疹伤寒、流行性脑炎、黑热病、疟疾、登革热、肺结核、新生儿破伤风。

丙类：血吸虫病、丝虫病、棘球蚴病、麻风病、流行性感冒、流行性腮腺炎、风疹、急性出血性结膜炎，除霍乱、痢疾、伤寒和副伤寒以外的感染性腹泻。

6. 传染病治疗原则 综合治疗：遵循治疗、护理与消毒、隔离并重，一般治疗、对症治疗与特效治疗并重的原则。

7. 传染病传播途径

（1）水与食物传播：细菌性痢疾、伤寒、霍乱、甲型病毒性肝炎。

（2）空气飞沫传播：流行性脑脊髓膜炎、猩红热、百日咳、流行性感冒、麻疹。

（3）吸血节肢动物传播：疟疾、斑疹伤寒。

（4）手、用具、玩具传播：即日常接触传播。

（5）血液、体液、血制品传播：乙型肝炎、丙型肝炎、艾滋病。

（6）土壤传播：破伤风、炭疽、钩虫、蛔虫。

习题精选

1-1 关于病原携带者的论述，正确的是（　　）

 A. 所有的传染病均有病原携带者

 B. 病原携带者不是重要的传染源

 C. 发生于临床症状之前者称为健康携带者

 D. 病原携带者不显出临床症状而能排出病原体

 E. 处于潜伏性感染状者就是病原携带者

1-2 传染过程中，下列感染类型增多对防止传染病的流行有积极意义的是（　　）

 A. 病原体被清除   B. 隐性感染者

 C. 病原携带者   D. 潜伏性感染

 E. 显性感染

1-3 表现为"显性感染"占优势的疾病是（　　）

 A. 流行性乙型脑炎   B. 天花

 C. 流行性脑脊髓膜炎   D. 百日咳

 E. 脊髓灰质炎

1-4 用于检测病原体核酸的方法是（　　）

 A. 聚合酶链式反应（PCR）

 B. 血清生化检验

 C. 特异性抗体检查

 D. 影像学检查

 E. 放射免疫测定（RIA）

1-5 伤寒患者经治疗后体温渐降，但未降至正常，体温再次升高，血培养阳性，属于（　　）

 A. 复发   B. 再燃

 C. 重复感染   D. 混合感染

 E. 再感染

（陈永平）

第二章 病毒感染

第一节 流行性感冒

重要知识点

掌握流行性感冒的流行病学特点、临床表现、诊断和鉴别诊断、治疗和预防原则；熟悉流行性感冒的病原学分型、变异特点、并发症及预后。

案例 2-1

患者，男性，20 岁，学生。因"发热、寒战、全身酸痛 1 天"于 2014 年 11 月 20 日就诊。患者既往体健，无慢性病史，无冶游史，无传染病史。近 1 周，患者有多名同学出现相似症状。

患者 1 天前无明显诱因出现寒战、发热，体温最高达到 39.5℃，伴鼻塞，全身酸痛，食欲减退，无流涕、咳嗽，无气促、呼吸困难，无头晕、乏力，无恶心、呕吐、腹痛、腹泻，无胸闷、心悸等不适。辅助检查：血常规示白细胞计数为 3.62×10^9/L，中性粒细胞 0.42，淋巴细胞 0.45；肝肾功能、心肌酶谱均未见异常，X 线胸片检查未见异常。

体格检查：体温 39.1℃，脉搏 10^2 次 / 分，呼吸 19 次 / 分，血压 117/80mmHg，神志清，精神委靡。急性病面容，皮肤、巩膜无黄染，无发绀，咽部无充血，扁桃体未见肿大，全身浅表淋巴结未及肿大。心、肺无殊，腹软，无压痛，四肢感觉、肌力正常。生理反射存在，病理反射不能引出，脑膜刺激征阴性。

[问题]

1. 该患者首先考虑诊断为什么疾病？
2. 需要完善哪些辅助检查？
3. 如何进一步治疗？

流行性感冒（influenza）简称流感，是流行性感冒病毒引起的急性呼吸道传染病。流感的流行病学特点是突然暴发、迅速扩散，造成不同程度的流行，具有季节性，发病率高但病死率低（除人禽流感外，一般只有 0.003% ~ 0.03%）。流感病毒的传染性强，尤其是甲型流感病毒易发生变异，曾多次引起世界范围的大流行。临床表现上，流感具有上呼吸道症状较轻，而发热和全身中毒症状较重的特点。

【病原学】 流感病毒属正黏病毒科，是一种有包膜的单股负链 RNA 病毒。病毒颗粒呈球形，直径 80 ～ 120nm（图 2-1-1）。包膜由基质蛋白、脂质双层膜和糖蛋白突起组成。糖蛋白突起由植物血凝素（hemagglutinin，H）和神经氨酸酶（neuraminidase，N）构成，且两者均有抗原性和亚型特异性。

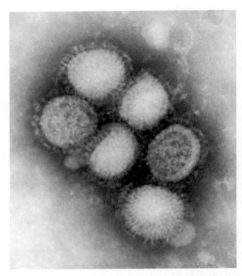

图 2-1-1 H1N1 甲型流感病毒电子显微镜照片

流感病毒可根据核蛋白和基质蛋白分为甲、乙、丙三型，其中甲、乙两型对人类具有流行病学意义。甲型流感病毒根据表面的 H 和 N 结构，可分为 16 个 H 亚型（H1 ～ H16）和 9 个 N 亚型（N1 ～ N9）。针对 H 的抗体为中和抗体，能够结合宿主细胞的病毒受体，可预防流感的传染。抗 N 的抗体不具有保护性，但是能在一定程度上抑制病毒的复制，减轻病情的严重程度。

甲型流感病毒和乙型流感病毒易发生 H 和 N 的变异，是引起新流行的病原基础。丙型肝炎病毒较少变异。变异的形式主要有抗原漂移（antigenic drift）和抗原转换（antigenic shift）两种。抗原漂移的出现频率较高且有累积效应，当达到一定程度后产生新的流行株，因人群对之不再具有免疫力，可引起暴发流行。抗原转换为甲型流感病毒所特有，造成变异较大，通常产生新的强毒株引起大流行，但是其发生频率低，发生过程也缓慢。流感病毒也感染多种动物，不仅可以在动物体内储存，而且可以与动物流感病毒共同感染长期存在，经重组产生新基因，再返回人类造成新的流行。人和动物甲型流感病毒虽有部分共同抗原成分，但不发生交叉感染。一般需经过共同感染中间动物宿主，发生抗原转换后再感染人类。但近年已证实禽流感病毒某些型发生抗原变异后可直接感染人类。

流感病毒很容易被紫外线和加热途径灭活，56℃下30分钟可被灭活。在pH < 5或PH > 9的环境下，其感染性很快被破坏。流感病毒有包膜，对影响膜的试剂如离子和非离子清洁剂、氯化剂和有机溶剂均敏感。但对于寒冷和干燥有相当的耐受力，在真空干燥或 -20℃以下环境中可以长期保存。

【流行病学】

1. 传染源 流感患者和隐性感染者是流感的主要传染源。从潜伏期末至发病的急性期均有传染性。动物也可能为重要储存宿主和中间宿主。

2. 传播途径 流感病毒主要通过空气飞沫传播，也可通过口腔、鼻、眼等处黏膜的直接或间接接触传播。接触被病毒污染的物品也有可能引起感染。

3. 人群易感性 人群普遍易感，虽在感染后获得一定的免疫力，但不同亚型间无交叉免疫。由于流感病毒常常发生变异，人类可反复发病。

🍁 **温馨提示**

在人群免疫压力下，甲型流感病毒每隔2 ~ 3年就会出现重要的抗原变异株，感染率最高的人群通常是青少年人群。

4. 流行特征 流感病毒有较强的传染性，加之以飞沫传播为主要的传播途径，极易引起流行和大流行。流感大流行多不受季节因素影响，传播速度与人类交通方式和人群交流速度相关。散发流行多发生于冬春季，发生突然，传播迅速，主要发生在学校、单位、工厂及公共娱乐场所等人群密集处。一次流行可持续6 ~ 8周，流行后人群获得一定的免疫力。

🍁 **温馨提示**

甲型流感易发生流行，可引起世界性大流行。乙型流感常为局部暴发，不引起世界性大流行。丙型流感一般散发出现，不引起流行。

【发病机制】

流感病毒进入呼吸道黏膜，侵犯纤毛柱状上皮细胞，并在此复制，引起上呼吸道症状。被感染的上皮细胞坏死后排出大量病毒，可再次侵入附近的其他上皮细胞，临床上表现出发热、肌肉酸痛、白细胞下降等全身中毒症状。排出的病毒可伴随呼吸道分泌物排出体外，造成传播流行。同时，也可沿呼吸道向下侵犯气管、支气管，直至肺泡。患者在此基础上可能继发细菌感染，引起细菌性肺炎。

【病理变化】

单纯型流感的病理变化主要表现在上中呼吸道黏膜。病变可引起大量的纤毛上皮细胞发生变性、坏死和脱落，4 ~ 5天后基底细胞层发生上皮细胞化生，2周后纤毛上皮细胞重新修复。婴幼儿、老年人群、原有慢性疾病体弱者或接受免疫抑制剂治疗者可能出现流感病毒性肺炎。此时，全肺呈暗红色，严重水肿，气管与支气管内有血性液体，黏膜下层有灶性出血、水肿和炎性细胞浸润，肺泡腔内含纤维蛋白和渗出液，呈浆液性出血性支气管肺炎。如有继发感染，则肺炎可呈大、小叶实变或片状实变，可发生脓胸、气胸。

【临床表现】

（一）流感的临床症状及体征

潜伏期通常为1 ~ 3天，短者数小时。起病多急骤，全身中毒症状重，发热，可伴畏寒，一般持续2 ~ 3天，呼吸道症状较轻。

1. 单纯型流感 此型最为常见。起病急骤，体温可达39 ~ 40℃，急性病面容，有畏寒或寒战、发热、乏力、全身酸痛、头晕头痛等症状，少数可有食欲缺乏、恶心、呕吐等消化道症状，呼吸道症状轻微，可表现为咽喉痛、干咳、鼻塞、流涕及胸骨后不适等，但是热退后仍持续数日。如未出现并发症，通常呈自限性过程，在发病3 ~ 4天后体温恢复正常，但咳嗽和体力的恢复需要1 ~ 2周。

2. 胃肠型流感 多见于儿童，除发热外，以呕吐、腹泻等消化道症状为显著特点。2 ~ 3天可恢复。

3. 中毒型流感 病死率高，但临床上极少见。表现为高热、循环衰竭、血压降低、出现休克甚至弥散性血管内凝血（DIC）等严重综合征。

（二）重症病例的临床表现

1. 流感病毒型肺炎 表现为高热持续不退、烦躁、咳血痰、呼吸困难和明显发绀等症状。双肺呼吸音低，满布湿啰音，无肺实变音。病程可达3 ~ 4周，外周血白细胞减少。X线胸部平片可观察到双肺弥漫性结节状阴影。病程进行性加重，可发展成急性肺损伤或急性呼吸窘迫综合征，抗菌药物治疗无效，病死率高。

2. 肺外表现

（1）心脏损害：主要有心肌炎和心包炎，可见心电图异常，肌酸激酶水平升高，多可恢复，重症患者可能出现心力衰竭。

（2）神经系统损伤：包括脑脊髓炎、横断性脊髓炎、无菌性脑膜炎、局灶性神经功能紊乱及急性感染性脱髓鞘性多发性神经根神经病。

（3）肌炎和横纹肌溶解综合征：在流感中罕见，主要症状有肌无力及肾衰竭，肌酸激酶升高。危重患者可能发生 DIC 和多器官衰竭，甚至死亡。

（三）并发症

1.继发细菌性肺炎 流感恢复期病情反而加重，出现高热、剧烈咳嗽、咳脓痰和呼吸困难，双肺可闻及干、湿啰音和肺实变体征。X 线胸片检查可发现多种肺部阴影。外周血白细胞总数及中性粒细胞显著升高。病原菌以肺炎链球菌、金黄色葡萄球菌或流感嗜血杆菌等为主。

2.其他病原菌所致肺炎 常见的有支原体、衣原体、嗜肺军团菌及真菌等。

3.其他病毒性肺炎 包括鼻病毒、呼吸道合胞病毒、冠状病毒及副流感病毒等，在慢性阻塞性肺疾病患者中发生率相对较高，可引起病情进展。病原学和血清学检测有助于诊断。

4.急性脑病合并内脏脂肪变性综合征（Reye 综合征） 偶见于 14 岁以下儿童，特别是有水杨酸类解热镇痛药用药史者。

【实验室检查】

1.外周血象 白细胞总数一般不高或降低。

温馨提示

若继发细菌感染，白细胞及中性粒细胞增多。

2.病毒核酸检测 取患者呼吸道病毒标本（咽拭子、鼻拭子、鼻咽或气管抽取物中的黏膜上皮细胞），采用反转录 - 聚合酶链反应（RT-PCR）检测流感病毒核酸，可快速区分病毒类型和亚型，特异性和敏感性好。

3.病毒特异抗原检测 取患者呼吸道标本，采用免疫荧光或酶联免疫法检测流感病毒，用单克隆抗体区分甲型、乙型流感，一般可在数小时内得到结果。

温馨提示

对快读检测结果的解释应综合考虑患者的流行病学史和临床表现。在非流行期，阳性结果可能是假阳性；在流行期，阴性的结果可能是假阴性。此时均应使用 RT-PCR 或病毒分离培养以进一步确认。

4.病毒分离培养 在起病 3 天内，取得患者鼻咽部、气管分泌物或口腔含漱液并接种于鸡胚羊膜腔或尿囊，此为实验室检测的金标准，是确诊的主要依据。

5.血清学诊断 采集血清检测流感病毒特异性 IgG 和 IgM 抗体。动态检测 IgG 抗体在恢复期较急性期升高超过 4 倍具有诊断价值。该检查耗时较久，不适用于早期诊断，多用于回顾性调查。

案例 2-1[临床特点]

1. 患者为青年男性，症状为发热、寒战、鼻塞、全身酸痛、食欲减退。所在班级多名同学发生类似症状。

2. 体征：体温 39.1℃，脉搏 102 次 / 分，精神委靡，急性病面容。

3. 辅助检查：白细胞计数为 $3.62×10^9/L$，中性粒细胞 0.43，淋巴细胞 0.46。

初步诊断：流行性感冒

需完善病毒特异性抗原及基因检查和病毒分离培养，进一步确诊。

【诊断与鉴别诊断】

流感流行期间，根据流行病学史、短时间内出现数量较多的具有相似症状和体征的患者，基本可以确诊。但散发病例诊断困难，需结合流行病史、临床表现进行病毒分离、病毒抗原和基因检测及血清学检查以明确。

流感应与以下疾病鉴别诊断：

1.普通感冒 多为散发，起病较慢，上呼吸道症状显著，全身症状较轻，不发热或仅轻、中度发热，无寒战，病程 5 ～ 7 天，一般不出现并发症。流感病原学检测阴性或可检测到鼻病毒、冠状病毒等感染源。

2.钩端螺旋体病 流感伤寒型钩端螺旋体病的早期中毒症状易与流感相混。该病多发于夏秋季节，有疫水接触流行病史，可有典型的腓肠肌压痛，腹股沟淋巴结肿大、压痛，病原学及血清学检查有助鉴别。

3.其他 应与严重急性呼吸综合征（SARS）、流行性脑脊髓膜炎、细菌性肺炎、支原体肺炎、衣原体肺炎等疾病鉴别。根据临床特征可做出初步判断，根据病原学检查可进一步确诊。

【治疗】

1.支持治疗及对症治疗 注意休息，加强营养，多饮水，饮食应易于消化；高热、中毒症状严重者可酌情给予物理降温或解热镇痛药，但是儿童应避免使用阿司匹林等水杨酸类药物，以免诱发 Reye 综合征。高热和剧烈呕吐患者应给予适当的补液和支持治疗。对继发细菌感染明确者及早应用有效抗生素。对老年人和儿童需积极治疗，避免并发症的发生。中药制剂如感冒冲剂、板蓝根冲剂等在发病最初 1～2 天内使用可以减轻症状，但不具有抗病毒作用。

2. 抗病毒治疗 可抑制病毒复制，减少早期（起病 1～2 天内）应用抗流感病毒药物才能取得最佳疗效。

（1）神经氨酸酶抑制剂：奥司他韦（oseltamivir）和扎那韦（zanamivir），对甲型、乙型流感均有活性，可阻止病毒由被感染细胞释放和入侵邻近细胞，抑制病毒复制。大量临床研究证明神经氨酸酶抑制剂能有效缓解患者症状，缩短病程和住院时长，降低并发症发生率和患者死亡率。奥司他韦的成人用量为 75mg，2 次/天，疗程 5 天。扎那米韦为粉雾吸入剂，用于 9 岁以上患者，剂量为 100mg，2 次/天，疗程 5～7 天。这类药物不良反应少，主要是恶心、呕吐等消化道症状。

（2）离子通道 M_2 阻滞药：包括金刚烷胺（amantadine）和金刚乙胺（rimantadine），仅对甲型流感有效，可阻断病毒吸附于宿主细胞，抑制病毒复制，减少病毒排出，能减轻发热和全身症状。成人用量一般为每日 200mg，疗程 5 日。神经系统不良反应有注意力不集中、焦虑、神经质和轻度头痛等。目前，流感病毒对此类药物广泛耐药，临床上已经较少使用。

案例 2-1[诊断与治疗]

1. 11 月份属于流行性感冒高发时期，且患者近期有类似症状患者的接触史。患者为青年男性，症状表现为高热、寒战、鼻塞、全身酸痛、食欲减退。

2. 体征：体温 39.1℃，脉搏 102 次/分，精神委靡，急性病面容。

3. 血常规提示白细胞总数下降，淋巴细胞比例升高，提示病毒性疾病可能性大。免疫荧光法检测到甲型流感病毒核蛋白抗原。X 线胸片检查未见异常。

[诊断] 流行性感冒

[治疗] 患者暂时不去上学，呼吸道隔离，注意休息，加强营养，多饮水，适宜饮食。奥司他韦 75mg，2 次/天，共 5 天。对乙酰氨基酚 0.3g，若体温反复超过 38.5℃，间隔 6 小时可再次使用，也可结合物理降温。

【预防】

（一）控制传染源

呼吸道隔离患者至病后 1 周或体温正常后 2 天。

单位流行应进行集体检疫。

（二）切断传播途径

流行期间减少集会活动，到公共场所应戴口罩。对剧院、宿舍、工厂等公共场所，应保持空气流通，加强消毒。患者用具及分泌物需彻底消毒。

（三）保护易感人群

1. 疫苗接种 应用于现行流行株一致的流感疫苗接种是目前预防流感的最有效措施。老年人、儿童、慢性病患者和免疫功能抑制者是最适合的接种对象。流感疫苗可分为灭活疫苗和减毒活疫苗两种。灭活疫苗多采用皮下注射，最适合老年人、儿童、免疫力低下者等高危人群，成人 1ml，学龄前儿童 0.2ml，学龄儿童 0.5ml，间隔 6～8 周加强注射 1 次。每年秋季需加强注射 1 次。为获得稳定的保护效果，每年需根据流行病学调查结果补充或更换疫苗抗原组成。减毒活疫苗的接种采用喷雾接种，剂量为两侧鼻腔各喷 0.25ml，可产生呼吸道局部的高滴度抗体水平，接种对象主要为健康成人和儿童。

2. 药物预防 可用金刚烷胺、金刚乙胺或奥司他韦进行预防性治疗，连续 1～2 周。药物预防仅对甲型流感有效。该药物有中枢神经系统不良反应，老年人及血管硬化患者慎用，孕妇和癫痫患者禁用。然而，药物预防不能代替流感疫苗接种。

复习要点

1. 流感与普通感冒的主要区别

项目	流感	普通感冒
致病原	流感病毒	副流感病毒、冠状病毒等
流感病原学检测	阳性	阴性
传染性	强	弱
发病季节性	有明显季节性	季节性不明显
发热程度及持续时间	多高热，39～40℃，可伴寒战；3～5 天	不发热或轻、中度发热，无寒战；1～5 天
全身症状	重；头痛、肌肉酸痛、乏力	轻或无
病程	5～10 天	5～7 天
并发症	可合并中耳炎、肺炎、心肌炎、脑膜炎或脑炎	少见

2. 重症流感的高危人群 出现流感病例后，特定人群较易发展为重症病例，应给予高度重视，尽早进行流感病毒检测及相关检查。高危人群包括：①妊娠期妇女；②伴有慢性呼吸系统疾病、心血

管系统疾病、肝肾疾病、血液系统疾病，免疫功能抑制、＜18岁长期服用阿司匹林者；③肥胖者；④年龄＜5岁的儿童；⑤年龄＞65岁的老年人。

习题精选

2-1　某年12月，北京市某中学18名学生出现类似症状，表现为突发高热，体温39℃左右，伴肌肉酸痛、头痛、乏力、咽痛、轻微流涕、腹痛、腹泻、咳嗽，无痰，无心悸、胸闷及呼吸困难，无寒战。咽部充血1例。胸部X线片均未见异常。

(1) 依据目前的资料，最有可能的诊断是（　　）
    A. 普通感冒　　　　　　　B. 流行性感冒
    C. 流行性脑脊髓膜炎　　　D. 支原体肺炎
    E. 军团病
(2) 对本病诊断意义最大的依据是（　　）
    A. 外周血白细胞总数正常或偏低，淋巴细胞相对增加
    B. 胸部X线片可显示单侧或双侧肺炎，少数可伴有胸腔积液等
    C. 从患者鼻咽分泌物分离出病原体
    D. 脑脊液呈脓性
    E. 抗生素诊断性治疗
(3) 下列用药正确的是（　　）
    A. 红霉素　　　　　　　　B. 青霉素
    C. 利巴韦林　　　　　　　D. 金刚烷胺
    E. 阿司匹林
(4) 关于本病的叙述正确的是（　　）
    A. 主要病理改变为化脓性炎症
    B. 高热、肌肉酸痛等表现是病原体局部入血后引起的毒血症症状
    C. 主要发病机制为致细胞病变效应
    D. 常留下后遗症
    E. 患者需要隔离至热退后5天

2-2　患者，男性，46岁，公务员。因"胃寒、高热、剧烈头痛、肌肉酸痛、乏力、头晕1天"来诊。自服头孢氨苄无效，发病前3天曾出差。体格检查：T 39.5℃，P 122次/分，BP 142/96 mmHg；口角疱疹，咽部充血；双肺呼吸音粗；肝、肾区无叩痛。

(1) 不必要的检查是（　　）
    A. 血常规　　　　　　　　B. 血细菌培养＋药敏试验
    C. 胸部X线片　　　　　　D. 咽拭子分离病毒
    E. 脑膜刺激征检查
(2) 患者经检查发现：血常规 WBC 5.33×10^9/L，N 0.55；胸部X线片提示肺纹理增多，脑膜刺激征阴性。目前应给予的治疗不包括（　　）
    A. 补充液体
    B. 补充维生素和电解质
    C. 给予非甾体消炎药降低体温
    D. 抗菌治疗
    E. 抗病毒治疗
(3) 特异性治疗药物可选择（　　）
    A. 金刚烷胺　　　　　　　B. 金刚乙胺
    C. 阿昔洛韦　　　　　　　D. 奥司他韦
    E. 利巴韦林
(4) 对与患者同行的密切接触者，下列处理正确的是（　　）
    A. 接种疫苗　　　　　　　B. 注射高效价丙种球蛋白
    C. 加强体育锻炼　　　　　D. 抗生素预防感染
    E. 隔离观察7天，并口服奥司他韦1周预防

（陈永平）

第二节　病毒性肝炎

 重要知识点

掌握病毒性肝炎的分类，各型病毒性肝炎的传播途径、诊断和鉴别诊断；掌握慢性乙型肝炎的抗病毒治疗策略、药物选择及随访项目；掌握慢性丙型肝炎的抗病毒治疗方案、不同基因型的疗程；熟悉甲型肝炎、戊型肝炎的诊断和治疗。建立对临床出现肝炎相关症状的患者进行相应的针对性检查项目并做出诊断的思路。

案例 2-2

患者，男性，25岁。因"乏力、厌油、尿黄、眼黄1周"就诊。

患者1周前劳累后出现乏力，休息后不能缓解，食欲减退，厌油，伴尿黄、眼黄，逐渐加重就诊。既往体健，无类似症状，否认"肝炎"病史，无饮酒史，家族中母亲为"乙型肝炎病毒携带者"。

体格检查：T 37℃，神志清，对答切题，定向力良好，面色晦暗。皮肤、巩膜中度黄染，未见肝掌、蜘蛛痣，未见出血点。心肺未见异常。腹部平软，无压痛及反跳痛，肝脏肋下约2cm，剑突下约3cm，质地软，边缘光滑，无明显触痛，脾脏肋下未触及，肝区轻度叩痛，移动性浊音阴性，双下肢无水肿。

[问题]
1. 该患者可能的诊断是什么？
2. 需要做哪些检查？
3. 如何进一步治疗？

病毒性肝炎（viral hepatitis）是由多种不同嗜

肝病毒引起的一组以肝脏损害为主的传染病，根据病原学不同，常见肝炎病毒有 5 种，即甲型肝炎病毒、乙型肝炎病毒、丙型肝炎病毒、丁型肝炎病毒、戊型肝炎病毒，分别引起甲型病毒性肝炎、乙型病毒性肝炎、丙型病毒性肝炎、丁型病毒性肝炎、戊型病毒性肝炎，即甲型肝炎（hepatitis A）、乙型肝炎（hepatitis B）、丙型肝炎（hepatitis C）、丁型肝炎（hepatitis D）及戊型肝炎（hepatitis E）。此外尚有庚型（GBV）病毒性肝炎和输血传播病毒性肝炎，均较少见。其中，甲型和戊型主要表现为急性肝炎，乙型、丙型、丁型主要表现为慢性肝炎并可发展为肝炎肝硬化和肝细胞癌，GB 病毒 C/ 庚型肝炎病毒和 TTV 病毒的致病性问题目前尚有争议。

🍁 **温馨提示**

　　除了上述肝炎病毒外，很多其他病毒如巨细胞病毒、EB 病毒、柯萨奇病毒、艾柯（ECHO）病毒等也可引起肝脏炎症，但这些病毒为非嗜肝病毒，故不属于病毒性肝炎的范畴。

【病原学】

　　1. 甲型肝炎病毒（HAV）　为 RNA 病毒，归类于核糖核酸病毒科，病毒为球形颗粒，直径约 27nm，具有由 32 个壳微粒组成的对称 20 面体核衣壳，内含线型单股 RNA。HAV 具有 4 个主要抗原多肽，即 VP1、VP2、VP3、VP4，其中 VP1 与 VP3 为构成病毒壳蛋白的主要抗原多肽，可诱导产生中和抗体。HAV 在体外抵抗力较强，在 -20℃条件下保存数年（图 2-2-1），其传染性不变，能耐受 56℃ 30 分钟的温度及 pH 3 的酸碱度。

　　2. 乙型肝炎病毒（HBV）　为 DNA 病毒，归类于嗜肝 DNA 病毒科（Hepadnaviridae），病毒为球形

颗粒，又称 Dane 颗粒（图 2-2-2），直径约 42nm，

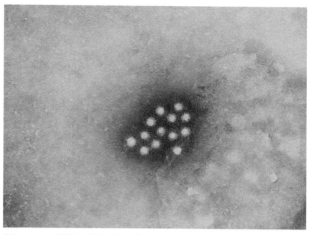

图 2-2-1　耐寒的甲型肝炎病毒电子显微照片，可以在室温下存活 1 个月。可通过被粪便污染的水或食物而进入机体内，通过血流到达肝脏。在第三世界国家甲肝可呈地方性流行，在远东广泛流行

由外壳和核心两部分组成。外壳厚 7 ～ 8nm，主要为表面抗原（HBsAg），核心部分直径约 27nm，基因组为部分双链（图 2-2-3），部分单链的环状 DNA，其次还包括 DNA 聚合酶、核心抗原及 e 抗原。HBV DNA 的基因组约含 3200 个碱基对。当 HBV 复制时，内源性 DNA 聚合酶修补短链，使之成为完整的双链结构，然后进行转录。HBV DNA 的长链有 4 个开放性读框（ORF），即 S 区、C 区、P 区和 X 区。S 区包括前 S1、前 S2 和 S 区基因，编码前 S1、前 S2 和 S 三种外壳蛋白；C 区可分为前 C 区和 C 区，C 区基因编码 HBcAg 蛋白，前 C 区编码一个信号肽，在组装和分泌病毒颗粒以及在 HBeAg 的分泌中起重要作用；P 基因编码 DNA 聚合酶；X 基因的产物是 X 蛋白，其功能尚不清楚。

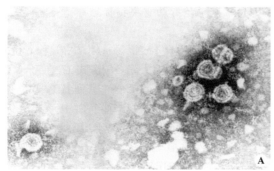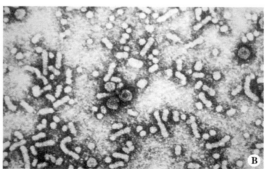

图 2-2-2　有感染性的乙肝病毒颗粒又称为 Dane 颗粒（A）。这些颗粒直径为 42nm，内含 DNA 核心，直径 27nm（小环，见 B）。另外，乙肝病毒还可以产生许多线型的表面和核心蛋白，发挥免疫调节作用

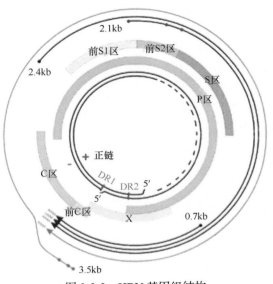

图 2-2-3 HBV 基因组结构

乙型肝炎患者血清在显微镜的观察下可查见三种病毒颗粒：小球形颗粒、管状颗粒和大球形颗粒。小球形颗粒及管状颗粒均为复制过程中过剩的病毒外壳，含表面抗原，大球形颗粒即病毒颗粒。

乙型肝炎的抗原 - 抗体系统（图 2-2-4）：

（1）乙型肝炎表面抗原（HBsAg）和表面抗体（抗 -HBs）：HBsAg 存在于病毒颗粒的外壳以及小球形颗粒和管状颗粒中。其于感染后 2 ～ 12 周，谷丙转氨酶（ALT）升高前，即可在血内测到，一般持续 4 ～ 12 周，至恢复期消失，但感染持续者可长期存在。HBsAg 无感染性而有抗原性，能刺激机体产生抗 -HBs。在 HBsAg 自血中消失后不久，或数星期或数月，可自血中测到抗 -HBs，抗 -HBs 出现后其滴度逐渐上升，并可持续存在多年。抗 -HBs 对同型感染具有保护作用。近期感染者所产生的抗 -HBs

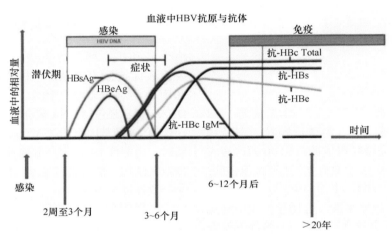

图 2-2-4 急性 HBV 感染自然史

属 IgM，而长期存在血中的为抗 -HBs IgG。

（2）乙型肝炎核心抗原（HBcAg）和核心抗体（抗 -HBc）：HBcAg 主要存在于受染的肝细胞核内，复制后被释至细胞质中，由细胞质中形成的 HBsAg 包裹，装配成完整的病毒颗粒后释放入血。血液中一般不能直接查到游离的 HBcAg。血中的 Dane 颗粒经去垢剂处理后可以查到其核心部分的 HBcAg 和 DNA 聚合酶。

HBV DNA 聚合酶存在于 Dane 颗粒核心内，是一种依赖于 DNA 的 DNA 聚合酶，其功能与修补及延伸双链 DNA 的短链有关。患者血清中 HBV DNA 聚合酶活性增高常伴有 HBV 活动性复制。在急性乙型肝炎的潜伏期内，血清 ALT 升高之前，血清 DNA 聚合酶活力即已升高，因此 DNA 聚合酶活力测定具有早期诊断意义。急性肝炎患者在发病 1 个月后若 HBV DNA 聚合酶活力仍持续升高，是肝炎转为慢性的征兆。

🍁 温馨提示

临床上，常以检测病毒载量即 HBV DNA 定量来判断慢性乙型肝炎患者传染性大小以及作为是否需要抗病毒治疗的重要指标。

（3）乙型肝炎 e 抗原（HBeAg）和 e 抗体（抗 -HBe）：HBeAg 是以隐蔽形式存在于 HBV 核心中的一种可溶性蛋白。在感染 HBV 后，HBeAg 可与 HBsAg 同时或稍后出现于血中，其消失则稍早于 HBsAg。HBeAg 仅存在于 HBsAg 阳性者的血液中，通常伴有肝内 HBV DNA 的复制，血中存在较多 Dane 颗粒，HBV DNA 聚合酶活性增高，因此 HBeAg 阳性是病毒活动性复制的重要指标，传染性高。

🍁 温馨提示

一般情况下，HBeAg 阴转，抗 -HBe 阳转称为 HBeAg 的血清学转换，提示病毒复制减弱，传染性减小，是预后较好的表现，但是在某些情况下例外，如病毒前 C 区变异，导致 HBeAg 不能合成，临床出现 HBeAg 阴性的慢性乙型肝炎，此时 HBV DNA 阳性，仍然有传染性。因此，不能仅仅以"大三阳"或"小三阳"来判断乙肝患者有无传染性。

3. 丙型肝炎病毒（HCV）　是一种具有脂质外壳的 RNA 病毒，归于黄病毒属，为单股正链 RNA 病毒，直径 50 ～ 60nm。HCV 的基因编码区可分为结构区与非结构区两部分，其非结构区易发生变异。HCV 加热 100℃ 10 分钟或 60℃ 10 小时，或甲醛 1：1000 37℃ 96 小时可灭活。HCV 细胞培养尚未成功，但 HCV 克隆已获成功。HCV 感染者血中的 HCV 浓度极低，抗体反应弱而晚，血清抗 -HCV 在感染后平均 18 周阳转，至肝功能恢复正常时消退，而慢性患者抗 -HCV 可持续多年。

4. 丁型肝炎病毒（HDV）　是一种缺陷的嗜肝单链正链 RNA 病毒，需要 HBV 的辅助才能进行复制，因此 HDV 一般与 HBV 同时或重叠感染。病毒为小圆球状颗粒，直径 35 ～ 37nm，其外壳为 HBsAg，内部由 HDAg 和一个 1.7kb 的 RNA 分子组成。HDAg 具有较好的抗原特异性。感染 HDV 后，血液中可出现抗 -HDV。HDV 有高度的传染性及很强的致病力。HDV 感染可直接造成肝细胞损害，实验动物中黑猩猩和美洲旱獭可受染，中国已建立东方旱獭 HDV 感染实验动物模型。

5. 戊型肝炎病毒（HEV）　属于小 RNA 病毒，直径 27 ～ 34nm。在氯化铯中不稳定，在蔗糖梯度中的沉降系数为 183S。HDV 对氯仿敏感，在 4℃ 或 -20℃下易被破坏，在镁或锰离子存在下可保持其完整性，在碱性环境中较稳定。HDV 存在于潜伏末期及发病初期的患者粪便中。实验动物中恒河猴易感，国产猕猴感染已获成功。

【流行病学】

1. 传染源　甲型肝炎的主要传染源是隐性感染者和急性期患者。病毒主要通过粪便排出体外，自发病前 2 周至发病后 2 ～ 4 周内的粪便具有传染性，而以发病前 5 天至发病后 1 周最强，潜伏后期及发病早期的血液中亦存在病毒。唾液、胆汁及十二指肠液亦均有传染性。

乙型肝炎的传染源是急性期患者、慢性患者和病毒携带者。病毒存在于患者的血液及各种体液（汗、唾液、泪乳汁、阴道分泌物等）中。急性期患者自发病前 2 ～ 3 个月即开始具有传染性，并持续于整个急性期。HBsAg（＋）的慢性患者和无症状携带者中凡血清中 HBV DNA（＋）者均具有传染性。

丙型肝炎的传染源是急性期患者、慢性患者和无症状病毒携带者。病毒存在于患者的血液及体液中。

丁型肝炎的传染源是急性期患者、慢性患者和病毒携带者。HBsAg 携带者是 HDV 的保毒宿主和主要传染源。

戊型肝炎的传染源是急性期患者及亚临床型患者，以潜伏末期和发病初期粪便的传染性最高。

2. 传播途径　甲型肝炎主要经粪 - 口途径传播。粪便中排出的病毒通过污染的手、水、苍蝇和食物等经口感染，以日常生活接触为主要方式，通常引起散发性发病，如水源被污染或生食污染的水产品（贝类动物），可导致局部地区暴发流行。通过注射或输血传播的机会很少。乙型肝炎的传播途径包括：①输入血和血制品以及使用污染的注射器或针刺等；②母婴垂直传播（主要通过分娩时产道血液，哺乳及密切接触传播，通过胎盘感染者约 5%）；③性接触传播。丙型肝炎的传播途径与乙型肝炎相同而以输血及血制品传播为主，且母婴传播不如乙型肝炎多见。丁型肝炎的传播途径与乙型肝炎相同。戊型肝炎通过粪 - 口途径传播，水源或食物被污染可引起暴发流行，也可经日常生活接触传播。

❀ 温馨提示

请记住，仅表现为急性肝炎而不慢性化的两类即甲型肝炎和戊型肝炎主要通过消化道即粪 - 口途径传播，其他三型均以血液和体液传播为主，且可引起慢性肝炎。

3. 人群易感性　人类对各型肝炎普遍易感，各种年龄均可发病。甲型肝炎感染后机体可产生较稳固的免疫力，在本病的高发地区，成年人血中普遍存在甲型肝炎抗体，发病者以儿童居多。乙型肝炎在高发地区新感染者及急性发病者主要为儿童，近年由于计划免疫的普及，多数通过疫苗接种产生抗体。成人没有接种疫苗或未产生抗体者也是易感人群。在低发地区，由于易感者较多，可发生流行或暴发。丙型肝炎的发病以成人多见，常与输入血和血制品、药瘾注射、血液透析等有关。丁型肝炎的易感者为 HBsAg 阳性的急、慢性肝炎和（或）无症状携带者。戊型肝炎各年龄普遍易感，感染后具有一定的免疫力。各型肝炎之间无交叉免疫，可重叠感染或先后感染。

4. 流行特征　病毒性肝炎的分布遍及全世界，但在不同地区各型肝炎的感染率有较大差别，中国属于甲型及乙型肝炎的高发地区。甲型肝炎全年均可发病，而以秋冬季为发病高峰，通常为散发，发病年龄多在 14 岁以下，在托幼机构、小学及部队中发病率较高，且可发生大的流行，如水源被污染或生吃污染水中养殖的贝壳类动物食品，可在人群中引起暴发流行。乙型肝炎见于世界各地，人群中HBsAg携带率以西欧、北美及大洋洲最低（0.5%以下），而以亚洲与非洲最高（6%～10%），东南亚地区达10%～20%，中国人群HBsAg携带率目前小于10%，其中北方各省较低，西南方各省较高，农村高于城市。乙型肝炎的发病无明显季节性；患者及HBsAg携带者男性多于女性；发病年龄在低发区主要为成人，在高发区主要为儿童，而成人患者多为慢性肝炎；一般散发，但常见家庭集聚现象。丙型肝炎见于世界各国，主要为散发，多见于成人，尤以输血与血制品者、药瘾者、血液透析者、肾移植者、同性恋者等多见；发病无明显季节性，易转为慢性。丁型肝炎在世界各地均有发现，但主要聚集于意大利南部，在中国各省市亦均存在。戊型肝炎的发病与饮水习惯及粪便管理有关。暴发流行多发生于雨季或洪水泛滥之后，由水源一次污染者流行期较短（约持续数周），如水源长期污染，或通过污染环境或直接接触传播则持续时间较长。发病者以青壮年为多，儿童多为亚临床型。

【发病机制】

各型病毒性肝炎的发病机制并不完全一致。

甲型肝炎病毒感染后，在肝细胞内复制可引起肝细胞轻微损害，机体对病毒出现细胞免疫及体液免疫应答，肝脏出现明显病变，表现为肝细胞坏死和炎症反应。HAV被机体的免疫反应所清除，因此一般不发展为慢性肝炎、肝硬化或病毒性携带状态。

一般认为，HBV在肝细胞内复制并不直接引起细胞损伤，乙型肝炎的肝细胞损伤主要是通过机体一系列免疫应答所造成的，其中以细胞免疫为主。HBV感染以后可引起急性肝炎、慢性肝炎、淤胆型肝炎和肝衰竭，其发病机制分述如下：

1. 急性乙型肝炎 主要由机体的免疫反应介导。HBV急性感染时，可激活多种特异性和非特异性免疫反应，它们协同清除病毒。

（1）特异性免疫引起肝损伤：致敏T淋巴细胞的细胞毒效应是肝细胞损伤的主要机制。细胞毒T细胞（CTL）通过识别表达在肝细胞膜上的HBV核心抗原（HBcAg）和肝特异性脂蛋白而发挥杀伤作用，在清除病毒时杀伤病毒感染的肝细胞。机体免疫反应的强弱及免疫调节功能是否正常与乙型肝炎临床类型及转归有密切关系。在免疫应答和免疫调节功能正常的机体，受染肝细胞被效应细胞攻击而破坏，使感染终止，临床表现为预后好的急性肝炎，且由于病毒数量的多寡及毒力强弱所致肝细胞受损的程度不同而表现为急性黄疸型肝炎或急性无黄疸型肝炎。

（2）抗体依赖的细胞毒作用及细胞因子引起肝细胞损伤：细胞因子如肿瘤坏死因子α（TNF-α）、白细胞介素-1（IL-1）等在肝细胞损伤中有协同作用。

2. 慢性乙型肝炎 其发病机制较复杂，机体由于特异性免疫功能低下，不能充分清除循环中以及受染肝细胞内的病毒，病毒持续在肝细胞内复制，使肝细胞不断受到免疫损伤。若机体针对HBV的特异性体液免疫及细胞免疫功能严重缺损或呈免疫耐受，受染肝细胞未遭受免疫性损伤或仅轻微损伤，病毒未能清除，则表现为无症状慢性带毒者。若机体免疫功能（主要是清除功能）低下，病毒未得彻底清除，肝细胞不断受到轻度损害，则表现为慢性肝炎。此外，HBV编码反转录酶，能将DNA整合到宿主基因组上，逃避免疫系统的识别，使得病毒不能清除而表现为慢性持续性感染。还有一种方式是通过抗原性丢失逃避免疫监视，如HBV前C/C基因突变导致HBeAg不表达，有效地去除免疫反应的一个关键靶位。

丙型肝炎的发病机制类似于乙型肝炎，主要是由免疫介导的肝细胞损伤，可引起急性肝炎、慢性肝炎及肝硬化，但慢性化率较乙型肝炎高而肝衰竭的发生率低。戊型肝炎的发病机制目前了解很少。

丁型肝炎的动物实验研究表明，HDV与HBV重叠感染导致HDV大量复制，明显多于HDV与HBV联合感染者。HDV对肝细胞具有直接致病性，乙型肝炎伴有HDV感染，尤其以两者重叠感染者，肝细胞损伤明显加重。

各型病毒性肝炎之间无交叉免疫。HDV与HBV联合感染或重叠感染可加重病情，易发展为慢性肝炎及重型肝炎，尤以HDV重叠感染于慢性乙型肝炎者。HAV或HBV重叠感染也使病情加重，甚至可发展为重型肝炎。

3. 肝衰竭 其发病机制非常复杂，有多种因素相互影响，具体机制尚不十分清楚。目前认为发病主要是原发性免疫损伤，并继发性微循环障碍。普遍认为，机体对病毒表现出过强的免疫反应，造成肝细胞大范围坏死；另一种细胞因子或内毒素等介导的免疫损伤，如TNF、IL-1及淋巴毒素（LT）等。其中，TNF是内毒素刺激单核/巨噬细胞的产物，并能作用于血管内皮细胞及肝细胞，因而认为TNF是肝衰竭的主要发病机制之一。此外，内毒素血症可加重肝细胞坏死和导致内脏损伤（如肾衰竭）也是一个重要致病因素。

【病理变化】

各型肝炎的肝脏病理改变基本相似。各种临床类型的病理改变如下：

1. 急性肝炎 肝大，表面光滑。镜下可见肝细胞变性和坏死，以气球样变最常见。电镜下可见内质网显著扩大，核糖体脱落，线粒体减少，嵴断裂，糖原减少消失。高度气球样变可发展为溶解性坏死，此外亦可见到肝细胞嗜酸性变和凝固性坏死，电镜下呈细胞器凝聚现象。肝细胞坏死可表现为单个或小群肝细胞坏死，伴局部以淋巴细胞为主的炎性细胞浸润。汇管区的改变多不明显，但有的病例出现较明显的炎性细胞浸润，主要是淋巴细胞，其次是单核细胞和浆细胞。肝窦内库普弗细胞增生肥大。肝细胞再生表现为肝细胞体积增大，有的有核丝分裂，双核现象，以致可出现肝细胞索排列紊乱现象。

黄疸型肝炎的病理改变与无黄疸型者相似而较重，小叶内淤胆现象较明显，表现为一些肝细胞质内有胆色素滞留，肿胀的肝细胞之间有毛细胆管淤胆。

2. 慢性肝炎 分为轻度、中度和重度。

(1) 轻度慢性肝炎：肝脏多较正常略增大，质软。镜下改变有三种情况：①以肝细胞变性、坏死及小叶内炎性细胞浸润为主。汇管区改变不明显。②有轻度的肝细胞变性及坏死，伴以小叶内炎性细胞浸润。汇管区纤维组织伸入小叶内，形成间隔，间隔内炎性细胞很少，无假小叶形成。③肝细胞变性较轻，有少数点状坏死，偶见嗜酸性小体。汇管区有多数炎性细胞浸润，致使汇管区增大。但无界板破坏或碎屑状坏死。

(2) 中度慢性肝炎：肝脏体积增大或不大，质中等硬度。镜下可见小叶周边有广泛的碎屑状坏死和主动纤维间隔形成。小叶内肝细胞变性及坏死均较严重，可见融合性坏死或桥形坏死以及被动性间隔形成。小叶结构大部分保存。

(3) 重度慢性肝炎：桥形坏死范围更广泛，可累及多数小叶并破坏小叶完整性。

3. 肝衰竭

(1) 急性肝衰竭：肝脏体积明显缩小，边缘变薄，质软、包膜皱缩。镜下见到广泛的肝细胞坏死、消失，遗留细胞网支架，肝窦充血。有中性、单核、淋巴细胞及大量吞噬细胞浸润。部分残存的网状结构中可见小胆管淤胆。有的病例以严重的弥漫性肝细胞肿胀为主，细胞相互挤压呈多边形，小叶结构紊乱，小叶中有多数大小不等的坏死灶，肿胀的肝细胞间有明显的毛细胆管淤胆。

(2) 亚急性肝衰竭：肝脏体积缩小或不缩小，质稍硬，肝脏表面和切面均有大小不等的再生结节。镜下可见新旧不等的大片坏死和桥形坏死，网织支架塌陷，有明显的汇管区集中现象。残存的肝细胞增生成团，呈假小叶样结构。

(3) 慢性肝衰竭：在慢性活动型肝炎或肝硬化病变的基础上，有新鲜的大块或亚大块坏死。

4. 淤胆型肝炎 有轻度急性肝炎的组织学改变，伴以明显的肝内淤胆现象。毛细胆管及小胆管内有胆栓形成，肝细胞质内亦可见到胆色素淤滞。小胆管周围有明显的炎性细胞浸润。

【临床表现】

1. 急性肝炎 各型病毒均可引起，但甲型、戊型肝炎不转为慢性，急性乙型肝炎约10%转为慢性，丙型肝炎超过50%、丁型肝炎约70%转为慢性。

(1) 急性黄疸型肝炎：临床经过的阶段性较为明显，可分为三期，总病程一般为2～4个月。

1) 黄疸前期：甲型、戊型肝炎一般急性起病，可有类似于上呼吸道感染症状，如畏寒、发热等，体温在38～39℃，一般不超过3天。乙型、丙型、丁型肝炎缓慢起病，发热少见，少数患者以头痛、发热、四肢酸痛等症状为主。此后逐渐出现全身乏力、食欲减退、恶心、呕吐、厌油、腹胀、肝区痛、尿色加深等。本期持续1～21天，平均5～7天。

2) 黄疸期：黄疸前期过后，自觉症状好转，发热消退，但出现尿黄，尿色可逐渐加深，巩膜和皮肤出现黄染，1～3周内黄疸达高峰。部分患者可有一过性大便颜色变浅、皮肤瘙痒、心动过缓等梗阻性黄疸表现。体格检查可见肝大、质软、边缘锐利，有压痛及叩痛。部分病例有轻度脾大，肝功能异常。本期持续2～6周。

3) 恢复期：症状逐渐消失，黄疸消退，肝、脾回缩，肝功能逐渐恢复正常。本期持续2周至4个月，平均1个月。

(2) 急性无黄疸型肝炎：除无黄疸外，其他临床表现与急性黄疸型相似。相比之下，无黄疸型起病较缓慢，症状较轻。恢复较快，病程大多在3个月内。有些病例无明显症状，易被忽视。

急性丙型肝炎的临床表现一般较轻。

急性丁型肝炎可与乙型肝炎病毒感染同时发生或继发于乙型肝炎病毒感染者中。其临床表现部分取决于乙型肝炎病毒感染状态。其临床表现与急性乙型肝炎相似但更重，大多数表现为黄疸型，少数可发展为重型肝炎。重叠感染者乙型肝炎表面抗原充分装配，使丁型肝炎病毒大量复制，因此病情常较重，肝功能改变可达数月之久，部分可进展为暴发型肝炎，此种类型大多会向慢性化发展。

戊型肝炎与甲型肝炎相似，但黄疸前期较长，平均为10天，症状较重，自觉症状至黄疸出现后4～5天方可缓解，病程较长。晚期妊娠妇女患戊型肝炎时，容易发生肝衰竭，可能与血清免疫球蛋白水平低下有关。乙肝慢性感染者重叠戊型肝炎时病情较重，死亡率增高。一般认为戊型肝炎无慢性化过程也无慢性携带状态。

2. 慢性肝炎 仅见于乙型、丙型、丁型三型。急性肝炎病程超过 6 个月，或原有乙型、丙型、丁型肝炎或乙肝表面抗原（HBsAg）携带史而因同一病原再次出现肝炎症状、体征及肝功能异常者。发病日期不明确或虽无肝炎病史，但根据肝组织病理学或根据症状、体征、实验室检查及 B 超检查综合分析符合慢性肝炎表现者。

（1）轻度慢性肝炎：病情较轻，可反复出现乏力、头晕、食欲有所缺乏、厌油、尿黄、肝区不适、睡眠不佳、肝稍大有轻触痛，可有轻度脾大。部分病例症状、体征缺如。肝功能指标仅 1 或 2 项轻度异常。

（2）中度慢性肝炎：症状、体征、实验室检查居于轻度和重度之间。

（3）重度慢性肝炎：有明显或持续的肝炎症状，如乏力、食欲缺乏、腹胀、尿黄、腹泻等，伴肝病面容、肝掌、蜘蛛痣、脾大，谷丙酶（ALT）和（或）谷草转氨酶（AST）反复或持续升高，白蛋白（A）降低或白蛋白和球蛋白比值（A/G）异常 [A/G 正常为（1.5 ～ 2.5）：1]、丙种球蛋白明显升高。凡血清白蛋白小于或等于 32g/L，胆红素大于正常上限 5 倍，血浆凝血酶原活动度（PTA）40% ～ 60%，胆碱酯酶（CHE）大于 2500U/L，四项中有一项者，可诊断为重度慢性肝炎。

3. 肝衰竭 是病毒性肝炎中最严重的一种类型，占全部肝炎中的 0.2% ～ 0.5%，病死率高。所有肝炎病毒均可引起肝衰竭，以乙型最为多见，甲型、丙型少见。肝衰竭发生的病因及诱因复杂，包括重叠感染（如乙型肝炎重叠戊型肝炎）、机体免疫状况、妊娠、乙肝病毒突变、过度疲劳、精神刺激、饮酒、应用肝损药物、合并细菌感染、有其他合并症（如甲状腺功能亢进、糖尿病）等。

临床主要表现为极度乏力，严重消化道症状如腹胀、恶心、食欲缺乏、呕吐、皮肤黏膜黄染进行性加深，尿色进行性加深，严重凝血功能障碍，包括皮肤黏膜出血、鼻出血、牙龈出血、消化道出血、尿道出血等情况。还可有低热、各种并发症相应的表现等。

根据起病情况临床可分为急性肝衰竭、亚急性肝衰竭、慢加急性肝衰竭及慢性肝衰竭。

（1）急性肝衰竭：既往无肝炎病史，急性起病，2 周内出现Ⅱ度及以上肝性脑病（表现为性格改变、行为异常、精神错乱、意识模糊、睡眠障碍、定向力和理解力减低等）。

（2）亚急性肝衰竭：既往无肝炎病史，起病较急，发病期限为 15 天～ 26 周，除症状体征与急性肝衰竭相同特点外，黄疸迅速加深，由于疾病的病程延长，各种并发症的发生率增加，如腹水、腹腔感染、肝性脑病等，患者会出现腹胀、水肿、意识障碍。诊断上也分为腹水型或脑病型。

（3）慢加急性肝衰竭：既往有慢性肝病表现，短期内发生急性或亚急性肝功能失代偿表现，临床症状比急性肝炎起病要重。

（4）慢性肝衰竭：在肝硬化基础上，肝功能进行性减退和失代偿，存在凝血功能障碍，有腹水、消化道出血、肝性脑病等各种并发症表现。

4. 淤胆型肝炎 是以肝内胆汁淤积为主要表现的一种特殊临床类型，又称为毛细胆管炎型肝炎。急性淤胆型肝炎起病类似急性黄疸型肝炎，但自觉症状较轻。黄疸较深，持续 3 周以上，甚至持续数月或更长。有皮肤瘙痒，大便颜色变浅，肝大。肝功能异常。大多数患者可顺利恢复。在慢性肝炎或肝硬化基础上发生上述表现者，为慢性淤胆型肝炎，其发生率较急性者多，预后较差。

【实验室检查】

1. 谷丙转氨酶和谷草转氨酶 血清谷丙转氨酶和谷草转氨酶水平一般可反映肝细胞损伤程度，最为常用。

2. 血清胆红素 血清胆红素水平通常与肝细胞坏死程度有关，但需与肝内和肝外胆汁淤积所引起的胆红素升高鉴别。肝衰竭患者血清胆红素常且呈进行性升高，每天上升 ≥ 1 倍正常值上限，可 ≥ 10 倍正常值上限；也可出现胆红素与谷丙转氨酶和谷草转氨酶分离现象（酶胆分离）。

3. 凝血酶原活动度 反映肝脏合成功能的重要指标，对判断疾病进展及预后有较大价值，凝血酶原活动度下降至 40% 以下为肝衰竭的重要诊断标准之一，＜ 20% 者提示预后不良。

4. 血清白蛋白 反映肝脏合成功能，慢性乙型肝炎、肝硬化和肝衰竭患者的血清白蛋白下降或球蛋白升高，表现为血清白蛋白 / 球蛋白比值倒置。

> **案例 2-2[临床特点]**
> 1. 患者为青年男性，有劳累等诱因，之后出现黄疸及消化道症状。
> 2. 体检发现面色晦暗，皮肤、巩膜中度黄染，肝大，肝区轻度叩痛。
> 3. 患者母亲为乙肝病毒携带者。
> 初步诊断：乙型肝炎
> 需行肝功能及肝炎病毒标志物检查进一步确诊。

【诊断与鉴别诊断】

（一）急性肝炎

1. 分型

（1）急性肝炎：急性无黄疸型；急性黄疸型。

（2）慢性肝炎：轻度；中度；重度。

（3）肝衰竭：急性肝衰竭；亚急性肝衰竭；慢加急性肝衰竭；慢性肝衰竭。

（4）淤胆型肝炎。

2. 各型急性肝炎的临床诊断

（1）急性无黄疸型肝炎：近期内出现的、持续数天以上但无其他原因可解释的症状，如乏力、食欲减退、恶心等症状；有或无与确诊病毒性肝炎患者（特别是急性期）同吃、同住、同生活或经常接触肝炎病毒污染物（如血液、粪便）或有性接触而未采取防护措施；体格检查可有或无肝大并有压痛、肝区叩击痛；实验室检查血清 ALT 升高。

根据以上流行病学史、临床症状、体征、化验等结果综合判断可做出临床诊断。

（2）急性黄疸型肝炎：凡符合急性肝炎诊断条件，血清胆红素 > 17.1μmol/L，或尿胆红素阳性并排除其他原因引起的黄疸，可诊断为急性黄疸型肝炎。

3. 病原学诊断 甲型肝炎主要根据抗 -HAV IgM 阳性；急性乙型肝炎主要根据 HBsAg 和 HBV DNA 阳性，但需排除慢性乙型肝炎急性发作；急性丙型肝炎根据抗 -HCV 阳性和 HCV RNA 阳性；急性丁型肝炎根据 HBsAg 和 HDVAg 阳性或抗 -HDV IgM 或 HDV DNA 阳性；急性戊型肝炎根据抗 -HEV 或抗 -HEV IgM 两者之一阳性可做出诊断。

（二）慢性肝炎

急性肝炎病程超过 6 个月，或原有乙型肝炎、丙型肝炎、丁型肝炎或 HBsAg 携带史，本次又因同一病原再次出现肝炎症状、体征及肝功能异常者可以诊断为慢性肝炎。发病日期不明或虽无肝炎病史，但肝组织病理学检查符合慢性肝炎，或根据症状、体征、实验室检查及 B 超检查综合分析，亦可做出相应诊断。

1. 慢性肝炎临床分型 慢性肝炎根据肝细胞损伤程度可分为：

（1）轻度慢性肝炎：临床症状、体征轻微或缺如，肝功能指标仅 1 或 2 项轻度异常。

（2）中度慢性肝炎：症状、体征、实验室检查居于轻度和重度之间。

（3）重度慢性肝炎：有明显或持续的肝炎症状，如乏力、食欲缺乏、腹胀、尿黄等，伴有肝病面容、肝掌、蜘蛛痣、脾大并排除其他原因，且无门静脉高压者。实验室检查血清 ALT 和（或）AST 反复或持续升高，白蛋白降低或 A/G 值异常、球蛋白明显升高。除前述条件外，凡白蛋白 ≤ 32g/L、胆红素大于 5 倍正常值上限、凝血酶原活动度下降至 40% ～ 60%，胆碱酯酶 < 2500U/L，四项检测中有一项达上述程度者即可诊断为重度慢性肝炎。B 超检查结果可供慢性肝炎诊断的参考：轻度慢性肝炎时 B 超检查肝、脾无明显异常改变；中度慢性肝炎 B 超可见肝内回声增粗，肝脏和（或）脾脏轻度肿大，肝内管道（主要指肝静脉）走行多清晰，门静脉和脾静脉内径无增宽；重度慢性肝炎 B 超检查可见肝内回声明显增粗，分布不均匀；肝表面欠光滑，边缘变钝，肝内管道走行欠清晰或轻度狭窄、扭曲；门静脉和脾静脉内径增宽；脾脏肿大；胆囊有时可见"双层征"。

2. 慢性肝炎的组织病理诊断 慢性肝炎病理检查结果根据炎症活动度（G）及纤维化程度（S）分为 G0 ～ G4 和 S0 ～ S4，关于炎症活动度和纤维化程度的分期分级标准见表 2-2-1。

表 2-2-1 慢性肝炎的分级、分期标准

| 炎症活动度（G） | | 纤维化程度（S） | |
分级	汇管区及周围	小叶内	分期	汇管区及小叶
0	无炎症	无炎症	0	无
1	轻度炎症	变性或小点、灶状坏死	1	汇管区内纤维化，局限在窦周和小叶内
2	轻度界面肝炎	变性或小点、灶状坏死，或嗜酸性小体形成	2	汇管区周围纤维化，伴纤维间隔形成，小叶结构尚保留
3	中度界面肝炎	变性、融合坏死或桥接样坏死	3	纤维间隔形成，小叶结构紊乱但无肝硬化
4	重度界面肝炎	桥接样坏死范围广，多小叶坏死	4	早期肝硬化

（1）轻度慢性肝炎：肝小叶中出现肝细胞变性，点、灶性坏死或凋亡小体；汇管区无或有单个核细胞浸润、扩大，无或有局限性界面性炎症，而小叶结构完整时，肝组织学改变可为 G1 ～ G2 及 S0 ～ S2。

（2）中度慢性肝炎：小叶内炎症明显，出现融合坏死或少数桥接坏死，汇管区界面性炎症明显，约 50% 的界板被破坏，出现纤维间隔。但小叶结构大部分仍保存时，肝组织的病变为 G3 及 S1 ～ S3。

（3）重度慢性肝炎：汇管区炎症严重或伴重度碎屑坏死；桥接坏死累及多数小叶以及大量纤维间

隔形成，致使肝组织结构破坏时，肝组织病理学诊断为 G4 及 S2 ～ S4。

（三）肝衰竭

1. 急性肝衰竭 以急性黄疸型肝炎起病，2 周内出现极度乏力，消化道症状明显，迅速出现 Ⅱ 度以上（按 Ⅳ 度划分）肝性脑病，凝血酶原活动度低于 40% 并排除其他原因者，肝浊音界进行性缩小，黄疸急剧加深；或黄疸很浅，甚至尚未出现黄疸，但有上述表现者均应考虑本病。

2. 亚急性肝衰竭 以急性黄疸型肝炎起病，15 天至 26 周出现极度乏力，消化道症状明显，同时凝血酶原时间明显延长，凝血酶原活动度低于 40% 并排除其他原因者，黄疸迅速加深，每天上升 ≥ 17.1μmol/L 或血清总胆红素大于正常 10 倍，首先出现 Ⅱ 度以上肝性脑病者称为脑病型（包括脑水肿、脑疝等）；首先出现腹水及其相关综合征（包括胸腔积液等）者称为腹水型。

3. 慢性肝衰竭 既往有慢性肝病或肝硬化病史，随着病情发展而加重，达到肝衰竭诊断标准（凝血酶原活动度低于 40%，血清总胆红素大于正常 10 倍）。

4. 慢加急性肝衰竭 既往有慢性肝病或肝硬化病史，短期内病情迅速进展，达到肝衰竭诊断标准（凝血酶原活动度低于 40%，血清总胆红素大于正常 10 倍）。

🍁 温馨提示

为便于判定疗效及估计预后，慢性肝衰竭可根据其临床表现分为早期、中期、晚期三期。①早期：符合肝衰竭基本条件，如严重乏力及消化道症状，黄疸迅速加深，血清胆红素大于正常 10 倍，凝血酶原活动度 > 30% 而 ≤ 40%，或经病理学证实，但未发生明显的脑病，亦未出现腹水。②中期：有 Ⅱ 度肝性脑病或明显腹水、出血倾向（出血点或瘀斑），凝血酶原活动度 > 20% 而 ≤ 30%。③晚期：有难治性并发症如肝肾综合征、消化道大出血、严重出血倾向（注射部位瘀斑等）、严重感染、难以纠正的电解质紊乱或 Ⅱ 度以上肝性脑病、脑水肿、凝血酶原活动度 ≤ 20%。

（四）淤胆型肝炎

淤胆型肝炎起病类似急性黄疸型肝炎，但自觉症状常较轻，皮肤瘙痒，大便灰白，常有明显肝脏肿大，肝功能检查血清胆红素明显升高，以直接胆红素为主，凝血酶原活动度 > 60% 或应用维生素 K

肌内注射后 1 周可升至 60% 以上，血清胆汁酸、γ 谷氨酰转肽酶、碱性磷酸酶、胆固醇水平可明显升高，黄疸持续 3 周以上，并除外其他原因引起的肝内外梗阻性黄疸者，可诊断为急性淤胆型肝炎。在慢性肝炎基础上发生上述临床表现者，可诊断为慢性淤胆型肝炎。

急性病毒性肝炎应与其他可引起肝细胞损伤的疾病鉴别，如药物性肝炎、巨细胞病毒肝炎、EB 病毒肝炎、钩端螺旋体病等。遇到临床有急性肝炎表现的，应详细询问病史，病原学检查可资鉴别。急性乙型肝炎必须与慢性乙型肝炎急性发作鉴别。慢性肝炎应与酒精性肝病、自身免疫性肝病等鉴别。

> **案例 2-2[病理改变]**
>
> 患者入院后行肝脏穿刺提示：肝小叶结构紊乱，肝细胞浊肿（＋＋＋），水样变性（＋＋＋），气球变（＋＋＋），磨玻璃变（＋），脂肪变性（＋），点状 / 灶性坏死（＋），嗜酸性坏死（＋），碎屑样坏死（＋）。汇管区（5 个）扩大（＋＋），纤维组织增生（＋＋），弓形纤维形成（＋），淋巴、单核细胞浸润（＋＋＋）。
>
> 根据病理学检查，肝脏组织汇管区炎症明显，并存在一定程度的纤维化，提示患者为慢性乙型肝炎，此次为急性发作的过程。

【治疗】

急性治疗原则是休息、营养、保肝治疗和对症治疗；慢性肝炎应根据患者具体情况，采取抗病毒、调整免疫、保护肝细胞、改善肝功能、抗纤维化等治疗措施。

（一）急性肝炎

1. 休息 急性肝炎的早期，应卧床休息；恢复期逐渐增加活动，但要避免过劳。慢性肝炎活动期应适当休息，病情好转后应注意动静结合，不宜过劳，肝衰竭患者应绝对卧床休息。

2. 营养平衡 病毒性肝炎患者宜进食高蛋白质、低脂肪、高维生素类食物，糖类摄取要适量，不可过多，以避免发生脂肪肝。恢复期要避免过食。绝对禁酒，不饮含有乙醇的饮料、营养品及药物。

3. 抗炎保肝治疗 各型急性病毒性肝炎患者有明显食欲缺乏、频繁呕吐及黄疸时，除休息及补充营养外，可静脉滴注 10% ～ 20% 葡萄糖溶液及维生素 C 等。给予甘草酸类制剂如异甘草酸镁、复方甘草酸苷等保肝药物，还原型谷胱甘肽、磷脂酰胆碱等辅助肝脏代谢药进行治疗。

（二）慢性肝炎

重点介绍慢性乙型肝炎和丙型肝炎。除休息、营养、保肝等一般治疗外，重点是抗病毒治疗和调节免疫治疗。

1. 慢性乙型肝炎抗病毒治疗

（1）慢性乙型肝炎治疗的总体目标是：最大限度地长期抑制或消除乙型肝炎病毒，减轻肝细胞炎症坏死及肝纤维化，延缓和阻止疾病进展，减少和防止肝脏失代偿、肝硬化、原发性肝细胞癌及其并发症的发生，从而改善生活质量和延长存活时间。

（2）抗病毒治疗适应证：① HBV DNA ≥ 10^5U/ml（HBeAg 阴性者 ≥ 10^4U/ml）；② ALT ≥ 2×ULN；如用干扰素治疗，ALT 应 ≤ 10×ULN，血总胆红素水平应 < 2×ULN；③如 ALT < 2×ULN，但肝组织学显示 Knodell HAI ≥ 4，或 ≥ G2 炎症坏死。

具有①并有②或③的患者应进行抗病毒治疗；对达不到上述治疗标准者，应监测病情变化，如持续 HBV DNA 阳性，且 ALT 异常者，也应考虑抗病毒治疗。

[链接]

　　抗病毒治疗适应证应注意排除由药物、乙醇和其他因素所致的 ALT 升高，也应排除因应用降酶药物后 ALT 的暂时性正常。

（3）抗病毒药物

1）α 干扰素：抑制病毒复制，促进病毒清除；减轻肝脏炎症及坏死，促进肝细胞修复；抑制纤维化，减少乙型肝炎病毒相关性肝癌的发生率；改善患者的生活质量，延长生存期。目前常用的是聚乙二醇干扰素 α-2a（即长效干扰素）和普通 α 干扰素。

优点：有固定疗程，出现完全病毒学应答后可停药；一般不发生抗药性变异，持久应答率高。

缺点：不良反应明显，少数患者不能耐受。不能用于失代偿肝硬化患者。

剂量：普通干扰素成人每次 3mU 或 5mU，隔日 1 次肌内注射，儿童 6mU/m²。长效干扰素（派罗欣）180μg 或 135μg 皮下注射，每周 1 次。

疗程：疗程 ≥ 6 ～ 12 个月。

2）核苷（酸）类似物：目前在临床使用的药物主要有拉米夫定、阿德福韦酯、恩替卡韦、替比夫定、替诺福韦等（图 2-2-5）。

优点：使用方便，不良反应少；可用于失代偿期肝硬化。

缺点：需长疗程；病毒耐药发生率高；停药后易出现反复。

剂量：各类药物剂量不同。

a. 拉米夫定（lamivudine）：每天口服 100mg 可明显抑制 HBV DNA 水平，HBeAg 血清学转换率随治疗时间延长而提高，长期治疗可以减轻炎症，降低肝纤维化和肝硬化的发生率，拉米夫定治疗儿童

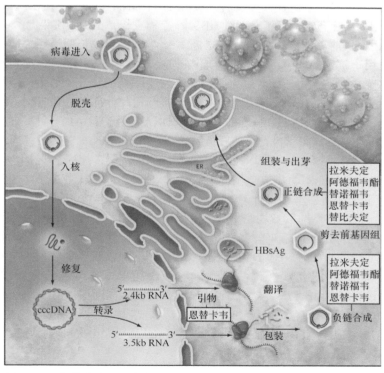

图 2-2-5　各核苷（酸）类似物治疗乙型肝炎的靶点及 HBV 复制模拟图

慢性乙型肝炎的疗效与成人相似，安全性良好。随应用时间延长，耐药性逐年增加，从而限制其长期应用。部分病例在发生病毒耐药变异后会出现病情加重，少数甚至发生肝功能失代偿。另外，部分患者在停用后，会出现 HBV DNA 和 ALT 水平升高，个别患者甚至可发生肝功能失代偿。

b. 阿德福韦酯（adefovir dipivoxil）：目前临床应用的阿德福韦酯是阿德福韦的前体，在体内水解为阿德福韦发挥抗病毒作用。阿德福韦酯是 $5'$ - 单磷酸脱氧阿糖腺苷的无环类似物。在 HBeAg 阳性慢性乙型肝炎患者，口服阿德福韦酯可明显抑制 HBV DNA 复制，耐药发生率较拉米夫定低。在较大剂量时有一定肾毒性，主要表现为血清肌酐的升高和血磷的下降，但每天 10mg 剂量对肾功能影响较小，用法为每天 10mg，口服。

c. 恩替卡韦（entecavir）：是环戊酰鸟苷类似物，成人每天口服 0.5 mg 能有效抑制 HBV DNA 复制，疗效优于拉米夫定，耐药发生率也较低。

d. 替比夫定（telbivudine）：是人工合成的胸腺嘧啶脱氧核苷类抗病毒药。替比夫定在细胞激酶的作用下被磷酸化为有活性的代谢产物——腺苷，腺苷的细胞内半衰期为 14 小时。替比夫定 $5'$ - 腺苷通过与 HBV 中自然底物胸腺嘧啶 $5'$ - 腺苷竞争，从而抑制 HBV DNA 多聚酶的活性。剂量为每天 1 次，每次 600mg，抗病毒效果好，耐药率低，最严重的不良反应是可发生横纹肌溶解。

e. 替诺福韦（tenofovir）：为核苷酸类反转录酶抑制剂，最早为抗 HIV 治疗药物，近年发现对 HBV 也有很好的抑制作用，目前美国已经食品药品监督管理局（FDA）批准用于抗 HBV 治疗，国内目前仅用于 HIV 合并 HBV 感染的抗病毒治疗。

（4）抗病毒治疗方案

1）慢性 HBV 携带者和非活动性 HBsAg 携带者：对慢性 HBV 携带者，应行肝组织学检查，如肝组织学显示 Knodell HAI ≥ 4，或 ≥ G2 炎症坏死者，需进行抗病毒治疗。如肝炎病变不明显或未做肝组织学检查者，建议暂不进行治疗。非活动性 HBsAg 携带者一般不需治疗。上述两类携带者均应每 3 ~ 6 个月进行生化学、病毒学、甲胎蛋白和影像学检查，一旦出现 ALT ≥ 2×ULN，且同时 HBV DNA 阳性，可用 IFN-α 或核苷（酸）类似物治疗。

2）HBeAg 阳性慢性乙型肝炎患者：对于 HBV DNA 定量 ≥ $1×10^5$U/ml，ALT 水平 ≥ 2×ULN 者，或 ALT < 2×ULN 但肝组织学显示 Knodell HAI ≥ 4，或 ≥ G2 炎症坏死者，应进行抗病毒治疗。可根据具体情况和患者的意愿，选用 IFN-α（ALT 水平应 < 10×ULN）或核苷（酸）类似物治疗。对 HBV DNA 阳性但低于 $1×10^5$U/ml 者，经监测病情 3 个月，HBV DNA 仍未转阴，且 ALT 异常，则应行抗病毒治疗。

普通 IFN-α 5mU（可根据患者的耐受情况适当调整剂量），每周 3 次或隔日 1 次，皮下或肌内注射，一般疗程为 6 个月。如有应答，为提高疗效亦可延长疗程至 1 年或更长。应注意剂量及疗程的个体化。如治疗 6 个月无应答者，可改用其他抗病毒药物。

聚乙二醇干扰素 α-2a 180μg，每周 1 次，皮下注射，疗程为 1 年。剂量应根据患者耐受性等因素决定。

拉米夫定 100mg，每天 1 次口服。治疗 1 年时，如 HBV DNA 检测不到或低于检测下限，ALT 复常，HBeAg 转阴但未出现抗 -HBe 者，建议继续用药，直至 HBeAg 血清学转换，经监测 2 次（每次至少间隔 6 个月）仍保持不变者可以停药，但停药后需密切监测肝脏生化学和病毒学指标。

阿德福韦酯 10mg，每天 1 次口服。疗程可参照拉米夫定。

恩替卡韦 0.5mg（对拉米夫定耐药患者为 1mg），每天 1 次口服。疗程可参照拉米夫定。

3）HBeAg 阴性慢性乙型肝炎患者：HBV DNA 定量 ≥ $1×10^4$U/ml，ALT 水平 ≥ 2×ULN 者，或 ALT < 2×ULN，但肝组织学检查显示 Knodell HAI ≥ 4，或 G2 炎症坏死者，应进行抗病毒治疗。由于难以确定治疗终点，因此应治疗至检测不出 HBV DNA（PCR 法），ALT 复常。此类患者复发率高，疗程宜长，至少为 1 年。

因需要较长期治疗，最好选用 IFN-α（ALT 水平应 < 10×ULN）或阿德福韦酯，或恩替卡韦等耐药发生率低的核苷（酸）类似物治疗。对达不到上述推荐治疗标准者，则应监测病情变化，如持续 HBV DNA 阳性，且 ALT 异常，也应考虑抗病毒治疗。

普通 IFN-α 5mU，每周 3 次或隔日 1 次，皮下或肌内注射，疗程至少 1 年。

聚乙二醇干扰素 α-2a 180μg，每周 1 次，皮下注射，疗程至少 1 年。

阿德福韦酯 10mg，每天 1 次口服，疗程至少 1 年。当监测 3 次（每次至少间隔 6 个月）HBV DNA 检测不到或低于检测下限和 ALT 正常时可以停药。

拉米夫定 100mg，每天 1 次口服，疗程至少 1 年。治疗终点同阿德福韦酯。

恩替卡韦 0.5mg（对拉米夫定耐药患者为 1mg），每天 1 次口服。疗程可参照阿德福韦酯。

2. 慢性丙型肝炎抗病毒治疗

（1）抗病毒治疗适应证：① 血清 HCV RNA（+）和（或）抗 -HCV（+）；②血清 ALT 升

高（除外其他原因），或肝活检证实为慢性肝炎。具备上述两项指征即可进行抗病毒治疗。

（2）治疗方案：聚乙二醇干扰素 α-2a 联合利巴韦林为首选方案，其次为普通干扰素 α 联合利巴韦林。如采用聚乙二醇干扰素 α-2a 联合利巴韦林，对基因 1 型疗程为 48 周，2、3 型疗程为 24 周。普通干扰素 α 联合利巴韦林均需 48 周。单用干扰素治疗效果较差，单用利巴韦林无效。

（3）疗效判断标准：①治疗结束时应答，完全应答：ALT 复常及 HCV RNA 转阴；部分应答：ALT 复常但 HCV RNA 未阴转，或 HCV RNA 转阴但 ALT 未复常；无应答：ALT 仍异常，HCV RNA 仍阳性。②停药后 6 ～ 12 个月应答，持续应答：停药 6 ～ 12 个月内仍完全应答者；复发：治疗结束时为完全应答，停药 6 ～ 12 个月内出现 ALT 异常及 HCV RNA 阳转者。

3. 肝衰竭 以综合疗法为主，主要措施是加强护理，进行监护，密切观察病情。加强支持疗法；维持水电解质平衡，补给新鲜血浆和含高支链氨基酸的多种氨基酸，服用抑制炎症坏死及促肝细胞再生药物。改善肝微循环，降低内毒素血症，预防和治疗各种并发症（如肝性脑病、脑水肿、大出血、肾功能不全、继发感染、电解质紊乱、腹水及低血糖等）。在有条件单位可进行人工肝支持系统及肝移植的研究。

案例 2-2[诊断与治疗]

1．HBsAg（+）、HBsAb（-）、HBeAg（+）、HBeAb（-）、HBcAb（+）；HBV DNA 6.5×10^6 copies/ml。

2．抗 -HAV IgM（-）、抗 -HCV（-）、抗 -HEV IgM（-）、抗 -HDV IgM（+）、HDV RNA（+）。肝功能：总胆红素（TBil）80μmol/L，直接胆红素（DBil）50μmol/L，白蛋白（ALB）39g/L，ALT 802 U/L，AST 579U/L，谷氨酰转肽酶（GGT）364U/L，胆碱酯酶（CHE）6467U/L。上腹部 B 超：肝脏体积增大，表面光滑，回声稍增粗，肝内管系走行正常，肝内外胆管未见扩张。

患者无饮酒及特殊药物使用史，不考虑酒精性肝炎及药物性肝炎。查甲型、丙型、戊型肝炎抗体阴性，可排除上述病毒感染。因患者为年轻男性，自身免疫性肝病可能性很小。患者无代谢综合征、高脂血症等原发病，肝脏 B 超也不支持非酒精性脂肪性肝炎诊断。至于感染中毒性肝病等，无全身感染的表现，也不考虑。

[诊断] 乙型肝炎；丁型肝炎

[治疗] 除一般的休息、营养支持及保肝治疗外，最重要的是抗病毒治疗。因 TBil 高于 51μmol/L，不适合选择干扰素治疗。核苷（酸）类似物品种多，各有优势，应当根据患者的病程特点、治疗依从性及经济情况等选择一种药物，并定期随访，复查肝功能及 HBV DNA 以指导治疗。

【预防】

（一）控制传染源

控制传染源包括对患者和病毒携带者的隔离、治疗和管理以及观察接触者和管理献血员。患者从起病后可隔离 3 周，以控制传染源。

（二）切断传播途径

推行健康教育制度；加强血源管理，提倡使用一次性注射器，对医疗器械实行"一人一用一消毒制"等；搞好饮食、饮水及个人卫生，搞好粪便管理、食具消毒等。

（三）保护易感人群

1. 主动免疫

（1）甲型肝炎：甲型肝炎疫苗有减毒活疫苗和灭活疫苗两种苗。

（2）乙型肝炎：应用基因工程重组酵母乙肝疫苗，高危人群可每次 10 ～ 20μg，按 0、1、6 个月程序注射；新生儿在首次接种（必须在出生后 24 小时内完成）后 1 个月和 6 个月再分别接种 1 次疫苗，健康母亲的新生儿和儿童用 10μg/ml；20μg/ml 用于阻断乙型肝炎的病毒围生期母婴的传播。

2. 被动免疫

（1）在暴露于病毒之前或在潜伏期的最初两周内，肌内注射正常人免疫球蛋白，可防止甲型肝炎早期发病或减轻临床症状免疫，但对戊型肝炎无效。

（2）对各种原因已暴露于 HBV 的易感者，包括 HBsAg 阳性母亲所分娩的新生儿，可用高效价乙型肝炎免疫球蛋白（HBIG），使用剂量为新生儿 100U，成人 500U，一次肌内注射，免疫力可维持 3 周。

复习要点

1. 各种类型病毒性肝炎的流行病学特点

	甲肝	乙肝	丙肝	丁肝	戊肝
伟染源	急性期患者和亚临床感染者	急慢性患者和病毒携带者	急慢性患者和病毒携带者	急慢性患者和病毒携带者	急性期患者和亚临床感染者
传播途径	粪-口途径	母婴、血液体液、性接触传播	同乙肝，但较局限于输血及血制品等途径	同乙肝，与其同时或重叠感染	同甲肝，粪便污染水源引起暴发流行
易感人群	抗-HAV 阴性者多为隐性感染可产生持久免疫	抗-HBs 阴性者婴幼儿最危险	人群普遍易感，感染后无保护性免疫	普遍易感	未感染者易感，成年多发生显性感染

2. 重型肝炎的分类与临床特点

(1) 急性重型肝炎：又称暴发型肝炎，2 周内出现肝衰竭、严重消化道症状，迅速出现神经、精神症状，肝性脑病 Ⅱ 度以上，黄疸急剧加深，肝浊音界进行性缩小，有出血倾向，凝血酶原时间明显延长，凝血酶原活动度（PTA）＜ 40%。

(2) 亚急性重型肝炎：又称亚急性肝坏死，以急性黄疸型肝炎起病，15 天至 24 周出现肝衰竭，极度乏力，食欲缺乏，频繁呕吐，腹水征 (+)，黄疸进行性加深，胆红素每天上升 ≥ 17.1μmol/L 或大于正常值 10 倍，肝性脑病 Ⅱ 度以上，有明显出血倾向，凝血酶原时间明显延长，PTA ＜ 40%，晚期可有难治性并发症。

(3) 慢性重型肝炎：临床表现同亚急性，但有以下发病基础。

1) 慢性肝炎或肝硬化病史。

2) 慢性 HBV 携带病史。

3) 无肝病史及无 HBsAg 携带史，但有慢性肝病体征、影像学改变及生化检测改变。

4) 肝穿刺检查支持慢性肝炎。

5) 慢性乙型或丙型肝炎、或慢性 HBsAg 携带者重叠其他肝炎病毒感染。

3. 病毒标志物检测

(1) 甲型肝炎

1) 抗-HAV IgM：现症感染。

2) 抗-HAV IgG：既往感染，获得免疫。

3) HAV 颗粒：粪便中检出。

(2) 乙型肝炎

1) 血清 HBV-M 测定（三大抗原抗体测定）。

2) HBV DNA 定量：血清及肝组织中均可检出。

3) HBV DNAP：不常用。

(3) 丙型肝炎

1) 抗-HCV IgM：急性期及慢性感染复制期。

2) 抗-HCV IgG：非保护性抗体，长期存在。

3) HCV RNA 定量：病毒复制指标，抗病毒药物疗效观察。

4) 肝组织 HCVAg：免疫组化法。

(4) 戊型肝炎

1) 抗-HEV IgM 和 IgG：近期感染指标。

2) HEV 颗粒：粪便中发病 2 周内检出。

(5) 丁型肝炎

血清 HDAg：急、慢性期均可检出。

抗-HDV IgM：急性早期、慢性感染 HDV 复制。

抗-HDV IgG：慢性 HDV 感染持续升高。

HBV + HDV（混合）：抗-HBc IgM (+)。

HBV+HDV（重叠）：抗-HDV IgM (+)，抗-HBc IgG (+)，抗-HBc IgM (−)。

肝组织 HDAg：免疫组化法。

HDV RNA：分子生物学。

4. 病毒性肝炎病原体

(1) 甲型肝炎病毒：RNA 病毒。

(2) 乙型肝炎病毒：DNA 病毒，其外壳中有表面抗原，核心成分中有核心抗原和 e 抗原，分为 L 链和 s 链，L 链有 S、C、P、X 4 个开放读码区，其中 C 区的前 C 区最易出现变异。

1) 乙型肝炎表面抗原（HBsAg）和表面抗体（抗 HBs）：HBsAg 无感染性而有抗原性，能刺激机体产生抗 HBs。抗 HBs 对同型感染具有保护作用。

2) 乙型肝炎核心抗原（HBcAg）和核心抗体（抗 HBc）：血液中一般不能查到游离的 HBcAg。抗 HBc IgM 是近期感染的重要标志，对 HBV 感染无保护作用。

3) 乙型肝炎 e 抗原（HBeAg）和 e 抗体（抗 HBe）：HBeAg 阳性是病毒活动性复制的重要指标，传染性强。抗-HBe 在 HBeAg 消失后很短时间内即在血中出现，其出现表示病毒复制已减少，传染性降低。

(3) 丙型肝炎病毒：RNA 病毒，血清抗 HCV 在感染后平均 18 周阳转，至肝功能恢复正常时消退，而慢性患者抗-HCV 可持续多年。

(4) 丁型肝炎病毒：为缺陷病毒，与 HBV 同时或重叠感染。

(5) 戊型肝炎病毒：RNA 病毒。

5. 慢性 HBsAg 携带者 慢性 HBsAg 携带者指血清 HBsAg (+) 持续超过 6 个月以上者，是最主要的传染源。

6. 病毒性肝炎的流行特征

(1) 散发性发病：甲型肝炎、乙型肝炎、丙型肝炎、戊型肝炎。

（2）流行暴发：常见于甲型肝炎、戊型肝炎。

（3）季节分布：见于甲型肝炎、戊型肝炎。

7. 慢性丙型肝炎治疗 干扰素联合利巴韦林。

8. 乙型肝炎血源疫苗或基因工程乙肝疫苗 凡新生儿出生 24 小时内都应接种（采用 0、1、6 个月的接种方案）。

习题精选

2-3 患者，女性，28 岁，已婚未育，教师。因"发现 HbsAg 阳性 2 年，食欲减退、乏力 1 个月"来诊。否认外伤、手术史，否认输血史，无乙型病毒性肝炎家族史。体格检查：无肝病面容，未见肝掌、蜘蛛痣，皮肤、巩膜无黄染；无腹壁静脉曲张，肝、脾不大，移动性浊音（−）。实验室检查：HBsAg（+），HBcAb（+），抗 -HCV（−），HBV DNA 3.3×10^6 copies/ml；ALT 382U/L，血肌酐（SCr）< 35 mmol/ml，TBil 正常；抗核抗体（ANA）、抗中性粒细胞胞质抗体（ANCA）、红细胞沉降率（ESR）、C 反应蛋白（CRP）正常范围。肝脏 B 超检查：慢性肝病。不适合的治疗措施是（　　）

A. 等待并随访 6 个月　　B. 保肝治疗

C. 干扰素　　　　　　　D. 核苷（酸）类药物

E. 建议休息

2-4 患者，男性，43 岁，某私营企业老总。乏力伴食欲缺乏 3 周，尿黄、身目黄染 1 周。无发热、腹痛，无酱油样尿。无输血及血制品史，无嗜酒史。一年前体检发现 HBsAg 阳性。体格检查：神清，精神差，肝掌征（+），皮肤、巩膜深度黄染，腹部移动性浊音（+），肝、脾未扪及。实验室检查：ALT 230U/L，TBil 360μmol/L，ALB 32g/L，PTA 28%。

（1）本例最可能的临床类型是（　　）

A. 急性黄疸型肝炎　B. 亚急性重型肝炎

C. 酒精性肝炎　　　D. 慢性重型肝炎

E. 慢性肝炎重度

（2）患者入院后第 2 天出现烦躁、乱语，应进行下列检查以明确诊断的是（　　）

A. 腹部 B 超　　　B. X 线检查

C. 血氨测定　　　D. 腰椎穿刺

E. 头颅 CT

（3）下列处理不恰当的是（　　）

A. 20% 甘露醇脱水　B. 静脉滴注肝安

C. 肥皂水灌肠　　　D. 乳果糖口服

E. 应用左旋多巴

（4）患者明显烦躁不安，下列药物可以使用的是（　　）

A. 吗啡　　　　　　B. 水合氯醛

C. 异丙嗪　　　　　D. 哌替啶

E. 副醛

（5）这时最主要的治疗措施是（　　）

A. 缓慢戒酒

B. 应用纳洛酮解除乙醇影响

C. 使用催醒药物

D. 纠正水、电解质平衡紊乱

E. 使用止血药物

2-5 患者，男性，35 岁。乏力、腹痛 4 天，便秘 2 天。体格检查：T 38.5℃，神清，皮肤、巩膜黄染，胸前有一蜘蛛痣，肝掌征（+），肝、脾未扪及，移动性浊音（+）。实验室检查：ALT 250U/L，AST 130U/L，ALB 32g/L，TBil 47μmol/L。腹水常规：黄色，比重为 1.016，蛋白质 25g/L；白细胞计数为 500×10^6/L，中性粒细胞 0.85，1989 年曾因易感冒注射丙种球蛋白。

（1）本例最可能的临床诊断是（　　）

A. 药物性肝炎　　　　B. 丙型肝炎肝硬化

C. 自身免疫性肝炎　　D. 肝吸虫病

E. 慢性乙型肝炎

（2）对明确病因诊断有较大意义的实验室检查是（　　）

A. 自身免疫性肝炎抗体检查

B. 粪便找肝吸虫虫卵

C. 血吸虫抗体检查

D. 肝炎病毒标志物检查

E. 腹部 B 超检查

（3）本例最可能的并发症是（　　）

A. 原发性肝癌　　　　B. 脾栓塞

C. 自发性腹膜炎　　　D. 门静脉血栓形成

E. 结核性腹膜炎

（4）下列处理不恰当的是（　　）

A. 输注肝安注射液　　B. 腹腔穿刺抽液

C. 干扰素抗病毒治疗　D. 乳果糖口服

E. 输注白蛋白

（陈永平）

第三节 艾滋病

 重要知识点

掌握艾滋病的病原学、流行病学、发病机制和病理；掌握艾滋病各期的临床表现及重要机会性感染的表现，艾滋病的实验室检查、诊断和鉴别诊断；掌握艾滋病的抗病毒治疗策略、药物选择及机会感染的治疗。掌握艾滋病的预防策略。

案例 2-3

患者，男性，25岁。因"发热、乏力、咽痛、全身不适1月余"入院。

患者1个月前劳累后乏力，休息后不能缓解，并出现发热，体温在38℃左右，伴咽痛、全身不适，无明显咳嗽咳痰、腹痛腹泻，逐渐加重就诊。既往体健，无类似症状，高中时曾与一男性交往，发生过"同性恋"。

体格检查：T 38.2℃，神志清，精神委靡，对答切题，定向力良好，面色晦暗。皮肤巩膜无明显黄染，未见皮疹及出血点。浅表淋巴结未触及明显肿大，心脏听诊未闻及病理性杂音，两肺听诊呼吸音粗，未闻及明显干湿啰音。腹平软，无压痛及反跳痛，肝、脾脏肋下未触及，移动性浊音阴性，双下肢无水肿。

[问题]

1. 该患者的可能诊断是什么？
2. 需要做哪些检查？
3. 如何进一步治疗？

艾滋病即获得性免疫缺陷综合征（acquired immunod eficiency syndrome，AIDS），是由人类免疫缺陷病毒（human immunodeficiency virus，HIV）引起的严重传染病。病毒主要侵犯并毁损 CD4[+]T 淋巴细胞（辅助性 T 淋巴细胞），造成机体细胞免疫功能受损。感染初期可出现类似感冒样或血清病样症状，然后进入无症状期，持续时间较长，继之发展到艾滋病前期，最后发生各种严重机会性感染和机会性肿瘤，成为艾滋病。艾滋病尚无有效的疫苗，但适时的抗病毒治疗可延长生命、改善生活质量。

温馨提示

艾滋病特指由 HIV 病毒感染引起的获得性免疫缺陷综合征，先天性免疫缺陷及不明原因引起的特发性 CD4 细胞计数减少不属于此范畴。另外，由于罹患肿瘤、糖尿病、肝硬化等疾病或使用免疫抑制剂、抗肿瘤化疗药物等引起的继发性免疫缺陷也不属于此范畴。

【病原学】

自从 1981 年发现首例艾滋病以来，世界各国科学家发现 HIV-1 型病毒是本病的病原体，它对辅助 T 细胞（CD4）免疫系统有很明显的抑制作用，辅助 T 细胞是该病毒的主要攻击目标。另外，巨噬细胞和单核系统也是具有 CD4[+] 受体的细胞群，为靶细胞。

1984 年，国外学者分别从艾滋病患者中分离出了淋巴结病相关病毒，即 LAV 和人类 T 淋巴细胞病毒Ⅲ型，当时曾用 HTLV-Ⅲ型/LAV 代表艾滋病病毒，现已肯定两者是同一病毒，为反转录病毒（retrovirus）。1986 年 7 月其被国际病毒分类委员会（ICTV）统一命名为人类免疫缺陷病毒（HIV），又称艾滋病病毒。

HIV 是 RNA 病毒，属逆反录病毒科（Retroviridae）的慢病毒属（Lentiviridae），是具有转成二倍体的病毒，能使单链病毒 RNA 转成双链 DNA 进入宿主细胞的染色体组里，通过病毒聚合酶及逆性转录酶的催化作用产生这种新合体。HIV 病毒有两型：1 型（HIV-1）和 2 型（HIV-2）。

1. HIV-1 是全球流行的主要类型。电镜下观察 HIV-1 呈圆形颗粒，直径约 110nm。病毒外膜由两层类脂组成，系新形成的病毒从人的细胞芽生至细胞外时形成，既有病毒蛋白成分，也含有宿主细胞膜的蛋白。结构上由两种不同的单位，即病毒包膜（envelope）和病毒角（core）及一层宿主细胞性双层脂质组成（图 2-3-1）。两个大包膜糖蛋白分别为 gp120 和 gp41，由两层联成，为既有蛋白（gp160）进行酶解裂而产生者，并共同形成一个非同价的外围蛋白复合体。gp41 蛋白是分子穿膜部分，而 gp120 蛋白由病毒表面脱出并联接宿主细胞侧。脂质双层也被埋于宿主衍生蛋白中，再联合 gp160 合成。同时，用于 HIV 感染患者诱导更有效的免疫反应。

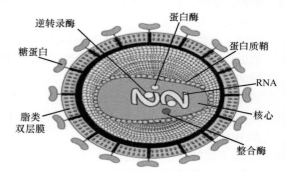

图 2-3-1 人类免疫缺陷病毒病原学示意图

病毒角（virial core）是由核包膜和病毒酶组成。前者由四种蛋白质构成，即 P7、P9、P17 及 P24，全部合成为既存蛋白质，HIV-1 蛋白酶可分解它们。

蛋白质 P7 和 P9 与病毒 RNA 紧密连接在一起并形成核角。蛋白质 P24 是病毒酶周围的内包膜蛋白质。蛋白质 P17 邻接脂质双层内面并在此起稳定病毒微体成分的作用。核包膜里的病毒 RNA 是增添病毒酶的关键：如可逆转递酶（RNA-依赖性、DNA 聚合酶）、成核酸酶、整合酶（integrase）及病毒蛋白酶等。HIV-1 基因组含有 9 个基因，包括 3 个结构基因（gag、pol、env）、2 个调节基因（tat、rev）

和 4 个辅助基因（*nef*、*vpr*、*vpu* 和 *vif*）。HIV-1 有 3 组 13 个亚型。M 组病毒呈全球流行。

2. HIV-2 是 20 世纪 80 年代中期从西非患者中分离到的另一种能引起艾滋病的反转录病毒。限于西非，其他国家也有散在发现。HIV-2 超微结构及细胞嗜性与 HIV-1 相似。HIV-2 与 SIV 分子生物学特性相近，与 HIV-1 的结构蛋白差异较大，特别是外膜蛋白。仅 40%～50% 的核苷酸氨基酸序列与 HIV-1 相似，75% 与某些 SIV 相似。HIV-2 基因组没有 *vpu* 基因，其中央区有一个 *vpx* 基因。HIV-2 也选择性侵犯 CD4+T 淋巴细胞，但毒力不如 HIV-1，疾病进展也相对缓慢。

HIV-1 及 HIV-2 对热敏感，在 56℃下经 30 分钟可被灭活，50% 乙醇或乙醚、0.2% 次氯酸钠、0.1% 含氯石灰、0.3% 过氧化氢溶液、0.5% 甲酚皂溶液处理 5 分钟即可被灭活，但对紫外线不敏感。

【流行病学】

1. 传染源 HIV 感染者是本病的传染源。无症状 HIV 感染者及艾滋病患者均具有传染性。传染源的血液、精液、阴道分泌物、宫颈黏液、唾液、眼泪、脑脊液、乳汁、羊水和尿液中均可分离到 HIV，其中血液、精液和阴道分泌物中病毒含量较多，传染性最强。

2. 传播途径 艾滋病的传播途径多种多样，日常接触不会感染 HIV 病毒。常见的传播途径主要是性接触传播、血液传播与母婴传播。

（1）性接触传播：是本病最主要的传播途径。无论同性还是异性之间的性接触都会导致 HIV 传播。HIV 感染者的精液或阴道分泌物中有大量病毒，在性接触时性交部位摩擦导致生殖器黏膜破损，病毒乘虚而入，进入未感染者血液中。由于直肠壁上皮细胞为柱状上皮更易破损，故肛门性交的危险性比阴道性交危险性更大。外生殖器炎症或溃疡可增加 HIV 传播危险性。

（2）血液传播：输入被 HIV 污染的血液、血浆或其他血制品，如血友病患者输入凝血因子，再生障碍性贫血患者输血等可造成感染。我国有不规范及非法采供血造成 HIV 传播的患者。静脉注射吸毒者之间共用针头或注射器，医院消毒隔离措施不严或使用非一次性注射器，医护或科研人员意外被 HIV 污染的针头、手术刀或其他物品刺伤等均可造成感染。

（3）母婴传播：感染本病的孕妇可在妊娠期间通过胎盘将 HIV 病毒传播给胎儿，引起宫内感染。分娩期因胎盘及阴道分泌物均含有病毒，可使新生儿受到感染。HIV-1 的母婴感染率为 30%～50%，而 HIV-2 的母婴感染率不到 10%，可能与感染者血中 HIV-2 的滴度较低有关。

其他少见的传播途径还有经破损的皮肤、牙刷、刮脸刀片、口腔科操作及应用 HIV 感染者的器官移植或人工授精等。吸血昆虫能否传播尚无定论。

🍂 **温馨提示**

请记住，HIV 的传播途径主要为体液传播。日常生活接触，如握手、拥抱等均不会引起 HIV 的传播。汗液及蚊虫叮咬等也不会传播 HIV。

3. 人群易感性 人类对 HIV 普遍易感，与个人的生活方式、卫生习惯及社会因素影响等有关。成人高危因素包括：静脉注射吸毒者、同性恋者、性滥交者或卖淫嫖娼者、血友病或经常接受输血者、血制品者、器官移植者、非法采供血者。感染者中男女性别差异已接近。发病年龄主要在 40 岁以下。

4. 流行特征 自 1981 年美国报道首例艾滋病患者病例后，全球累计已超过 7000 万人感染了 HIV，超过 3000 万人死于艾滋病。回顾性调查显示，非洲中部国家 1959 年采集保存的血清中检测到 HIV 抗体，支持 HIV 病毒来源于非洲。目前，全球艾滋病的流行仍以非洲为主，特别是撒哈拉以南的非洲国家最为严重。欧美等发达国家的 HIV 感染率已经趋于下降，亚洲地区的感染率和发病率近年来迅速增加。多数 HIV 感染者集中在少数几个国家，流行较严重。

我国自 1985 年 6 月发现首例外籍艾滋病患者以来，大致经历了三个阶段：1985 年至 20 世纪 80 年代末的散发期，90 年代前半期的局部流行期，90 年代后半期到至今的快速增长期。截至 2014 年 10 月底艾滋病病毒感染者和患者达 49.7 万例，死亡人数达 15.4 万。新报告的艾滋病病毒感染者中经性途径传播者所占比例为 91.5%，异性性传播为 66%，同性性传播为 25%。我国艾滋病的流行特点：①低流行状态，但部分地区流行程度较高；②经静脉吸毒和经母婴传播降至较低水平，经性传播成为主要传播途径；③各地流行模式存在差异，中老年人、青年学生等重点人群疫情上升明显；④存活的感染者和患者数明显增多，发病人数增加。

【发病机制】

HIV 对 CD4+T 淋巴细胞有特殊的嗜性。不同的 HIV 亚株对不同类型细胞的趋向性不同，分别被称为嗜 T 细胞毒株、嗜巨噬细胞毒株和双嗜性毒株。发病与 HIV 含量、毒力、变异及 CD4+T 细胞数量、功能和机体免疫状况有关。HIV 可持续、强烈地进行病毒复制，造成长期感染，虽然宿主已产生强烈的特异性免疫反应，但病毒可通过免疫逃逸机制复制（图 2-3-2）。其有五个方面：抗原逃逸；病毒包膜复合物上抗体表位亲和力改变；主要组织相容性复合体（MHC）下调；CD4⁺T 辅助细胞损伤及整合。

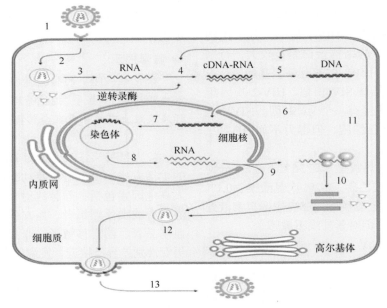

图 2-3-2　HIV 复制全过程

　　HIV 病毒包膜糖蛋白（gp120）与靶细胞表面 CD4 分子结合，导致 gp120 分子内部构象改变，并使 gp120 与靶细胞表面的辅受体结合。gp120 与 CD4 和 CCR5 结合感染巨噬细胞，与 CD4 和 CXCR4 结合感染 T 淋巴细胞。随后 gp41 参与 HIV 外膜和靶细胞膜的融合。病毒即脱去外膜将其核心部分注入细胞质内。单核/巨噬细胞内隐藏大量病毒，成为 HIV 储存库。部分 CD4⁺T 细胞也成为储存库，稳定的不活跃的 HIV 隐藏在其中。

　　HIV-1 感染 CD4⁺ 和 CCR5⁺ 巨噬细胞需要树突状细胞特异的 HIV-1 结合蛋白（DC-SIGN）辅助。HIV-1 侵入人体后，首先感染树突状细胞，借助于 gp120 与 DC-SIGN 特异性结合完成。随后病毒被树突状细胞吞噬进入细胞内，将外来病毒抗原加工处理，并将抗原信息提呈给 T 淋巴细胞，激发抗病毒免疫反应。树突状细胞与 T 细胞直接接触，也将病毒传递给 T 淋巴细胞，造成 T 淋巴细胞感染。

　　细胞质内，HIV RNA 在反转录酶作用下转录成单链 DNA，并在 DNA 聚合酶作用下复制成双链 DNA，在细胞质内转录成 HIV RNA 或移动至细胞核内，整合入宿主染色体，形成"前病毒"。"前病毒"转录产生 HIV 基因组 RNA 和 mRNA，被转移至细胞质。HIV mRNA 翻译成新的 HIV 反转录酶、结构蛋白、调节蛋白、包膜糖蛋白等，并装配成新病毒体，芽生出细胞。

　　共价整合在宿主细胞染色体内的 HIV-1 前病毒成为宿主基因组的一部分，与宿主细胞 DNA 一同复制，遗传至子代细胞，产生大量子代病毒。

　　通过直接损伤、融合性损伤、骨髓干细胞损伤、免疫损伤和细胞凋亡等形式造成 CD4⁺T 淋巴细胞损伤。CD4⁺T 细胞除了数量减少，功能也出现异常，表现为识别功能障碍，淋巴因子产生减少，白细胞受体表达减少，对同种异型抗原反应性减低，对 B 细胞辅助功能减低等。CD8⁺T 细胞因缺少 CD4⁺T 细胞产生的辅助因子，不能正常发挥杀伤作用。

　　HIV 病毒可感染并破坏单核巨噬细胞系统，使巨噬细胞功能出现异常，处理抗原能力减弱，机体对抗 HIV 感染和其他病原体感染的能力降低。B 淋巴细胞功能异常，其数量和功能也发生改变，感染早期，在病毒蛋白刺激下，多克隆 B 细胞激活，外周血 B 淋巴细胞增多，循环免疫复合物、IgG 和 IgA 水平增高。随着病情进展，B 淋巴细胞功能异常，对新抗原刺激反应性降低，出现自身免疫现象。HIV 感染者和艾滋病患者 NK 细胞计数虽正常，但功能缺陷，失去监视病原感染和细胞突变的功能。

　　感染初期，机体对 HIV 病毒有免疫力，CD4⁺T 淋巴细胞内病毒复制呈相对静止状态。没有造成机体免疫功能损伤和耗竭，并在 HIV 抗体转阳后仍保持长期无症状。在此过程中，HIV 基因反复变异，抗原变异使 HIV 病毒逃避机体的体液和细胞的攻击，毒力变异可影响疾病的进程和严重性，不断产生复制快、毒力强的新变异株，使 CD4⁺T 淋巴细胞数量减少、功能受损，最终导致整个免疫系统崩溃。

【病理解剖】

1. 机会性感染和肿瘤引起的病变 由于严重免疫缺陷而表现出的多种机会性病原体反复重叠感染，组织中病原体繁殖多而炎症反应少。病种甚为繁多，常见的有皮肤单纯疱疹、带状疱疹、真菌感染及口腔白假丝酵母菌感染等所致的皮肤黏膜病变，肺孢子虫感染引起的耶氏肺孢子菌肺炎，巨细胞病毒感染引起的视网膜炎、食管炎及溃疡性结肠炎病变，分枝杆菌属引起的肺结核病变等。由于严重免疫缺陷，可有卡波西肉瘤、淋巴瘤或其他全身恶性肿瘤发生。这些机会性感染和肿瘤均可表现为相应的组织病理改变。

2. 淋巴结病变 包括反应性病变和肿瘤性病变。

（1）反应性病变：早期多为滤泡增生性淋巴结肿大，主要是淋巴结生发中心发生淋巴滤泡增生肿大融合。然后是弥漫性淋巴细胞增生，滤泡生发中心模糊不清，大量淋巴细胞浸润，从而成为混有淋巴细胞的免疫母细胞巢。继而为淋巴结纤维性病变，正常结构消失，代之以纤维水肿或纤维病变，含有浆细胞、免疫母细胞性组织细胞、少量淋巴细胞。

（2）肿瘤性病变：如卡波西肉瘤、淋巴瘤等。

3. 中枢神经系统病变 病理变化主要为胶质母细胞瘤增生、灶状坏死、血管周围炎性浸润、合胞体形成及脱髓鞘现象等。

【临床表现】

（一）艾滋病分期

典型的 HIV 感染分为：急性 HIV 感染期、无症状 HIV 感染期、艾滋病前期和艾滋病期。

1. 急性 HIV 感染期 在感染 HIV 后 6 天～6 周内，多数感染者出现急性症状，类似感冒样表现，如发热、淋巴结大、咽炎、皮疹、肌痛或关节痛、腹泻、头痛、恶心和呕吐、肝脾大、鹅口疮、神经症状。平均持续 22 天，不经特殊治疗，一般可自行消退。出现症状后 2～4 周，机体 HIV 抗体逐渐阳转。从感染到血清阳转的时间称为窗口期。此期一般数周到 3 个月。随着机体免疫应答产生，血浆病毒载量明显下降，$CD4^+T$ 细胞计数明显回升（仍低于感染前的水平），而后进行性减少。急性 HIV 感染中，症状的出现、持续的时间及病毒载量与感染者预后相关。

2. 无症状感染期 可从急性期进入此期或无明显急性期症状而直接进入此期。除少数感染者可查到持续性全身性淋巴腺病（persistent generalized lymphadenopathy，PGL）外，无其他任何临床症状或体征。PGL 是指除腹股沟淋巴结外，至少有两处不相邻部位的淋巴结发生肿大，直径在 1cm 以上。其中，以颈部和腋下淋巴结肿大多见。此期病毒载量稳定在较低水平，CD4 细胞计数进行性减少，一般持续 7～10 年，平均为 8 年。

3. 艾滋病前期 出现持续或间歇性全身症状和轻微机会感染，即艾滋病相关综合征（AIDS-related complex，ARC）。它包括持续全身淋巴结肿大、乏力、畏食、发热、消瘦、盗汗、反复间歇性腹泻、血小板减少。轻微感染包括口腔念珠菌病、口腔毛状黏膜白斑、特发性口疮、牙龈炎；皮肤真菌感染、带状疱疹、单纯疱疹（生殖器疱疹）、毛囊炎、脂溢性皮炎、瘙痒性皮炎等。此期血浆病毒载量开始上升，CD4 细胞计数减少速度明显加快。对没有接受抗病毒治疗的患者，发展为艾滋病的平均时间是 12～18 个月。

4. 艾滋病期 主要临床表现包括：①发热、乏力、全身不适、盗汗、畏食、体重下降 > 10%、慢性腹泻、全身淋巴结肿大、肝脾大等；②严重免疫缺陷导致的各种机会性感染：气管支气管或肺部念珠菌病、食管念珠菌病、侵袭性宫颈癌、弥散性或肺外球孢子菌病、肺外隐球菌病、慢性肠道隐孢子虫病（病程大于 1 个月）。除肝、脾、淋巴结外的巨细胞病毒（CMV）感染，并发失明的 CMV 视网膜炎，HIV 相关性脑病，单纯疱疹病毒（HSV）引起的溃疡（病程大于 1 个月）或支气管炎、肺炎、食管炎、弥散性或肺外组织胞浆菌病、卡波西肉瘤、伯基特淋巴瘤、免疫母细胞性淋巴瘤、耶氏原发性脑淋巴瘤、鸟型分枝杆菌感染、肺部或肺外结核病、弥散性或肺外其他分枝杆菌感染、耶氏肺孢子菌肺炎、复发性肺炎、进行性多灶性脑白质病、反复发生的沙门菌败血症、弓形体脑病、HIV 相关性消瘦综合征。

（二）机会性感染和机会性肿瘤

1. 呼吸系统疾病

（1）耶氏肺孢子菌肺炎（pneumocystis carinii pneumonia，PCP）：最常见。经常发生在 CD4 细胞计数 < 200/μl 时，有效的预防性用药可使 PCP 发病率降低。PCP 起病较慢，初期患者有发热、夜间盗汗、乏力、不适和体重减轻，几周后出现呼吸急促。随后感觉胸骨后不适、干咳、呼吸困难，症状进行性加重，可由于呼吸衰竭而很快死亡。胸部 X 线检查表明，20% 患者无异常表现，典型的胸片为弥漫性或对称性肺门周围间质性浸润。从患者引流的痰、支气管灌洗液中查出耶氏肺孢子菌是病原学诊断的依据。早期发现、及时治疗是降低 PCP 死亡率的重

要手段。

（2）细菌性肺炎：发病率比一般人群高 10 ～ 20 倍，常见病原菌为链球菌、肺炎双球菌和流感嗜血杆菌。起病较急，出现高热、胸痛、咳痰。X 线胸片可见广泛性浸润或典型的局灶性、单叶或多叶性肺实变。常规抗菌治疗效果可，易复发。引起广泛性肺部浸润的另一原因是淋巴细胞性间质性肺炎，以儿童多见。

（3）肺结核：可发生在 HIV 感染的任何阶段。在 HIV 感染早期，临床表现与一般人群表现相似，PPD 试验阳性，X 线胸片显示上肺叶病变（常有空洞），很少发生肺外播散。晚期表现则不典型，PPD 试验阴性，X 线胸片显示弥散性浸润（常涉及中、下肺叶），甚至引起播散性肺外结核，故对晚期有呼吸道症状者应注意鉴别诊断。肺结核的诊断依据是从呼吸道标本（如痰）培养到结核杆菌，一旦痰检发现抗酸染色阳性应高度怀疑，并按标准抗结核治疗。已发现对多种抗结核药物耐药的菌株，治疗较困难。

（4）卡波西肉瘤（Kaposi sarcoma，KS）：是引起 HIV 感染者常见、严重的肺部疾病之一。症状包括呼吸困难、咳嗽、偶有咯血。大部分患者同时有皮肤表现，但也仅有肺部表现者。X 线胸片显示多发结节状、边界不规则的病灶，纵隔增大，偶有胸腔积液。胸部 CT 有助于鉴别诊断。诊断依靠气管镜检查发现气管内病损或取组织活检。若治疗不及时，病情进展快，预后差。

2. 消化系统和肝脏疾病

（1）食管炎：胸骨后不适、吞咽疼痛和吞咽困难是其主要表现，病因包括念珠菌、巨细胞病毒、单纯疱疹病毒感染和胃酸反流。除胃酸反流外，其他情况常发生在 CD4 细胞计数 < 100/μl 时。由于念珠菌食管炎最常见，因此专家推荐所有食管炎先进行抗念珠菌治疗，若 3 ～ 5 天不好转，再进行内镜检查，并取标本进行组织活检。

（2）隐孢子虫病：常见腹泻、吸收不良和体重减轻。可引起严重水样、霍乱样腹泻，伴有痛性肠痉挛，偶伴恶心、呕吐。在 CD4 细胞计数 > 200/μl 者，腹泻呈自限性，而 CD4 细胞计数 < 200/μl 者，腹泻难以缓解，体重明显下降，出现腹泻 - 消耗综合征。诊断主要依靠粪便镜检，寻找虫卵，反复多次检查均为阴性后才能排除。

（3）肝炎和胆管炎：主要表现为发热、腹部疼痛、肝脏肿大、肝功能异常。其病因有非典型分枝杆菌或单纯疱疹病毒感染，乙型和丙型肝炎病毒感染及药物对肝脏的毒性作用。内镜胆管逆行造影显示以远端胆管狭窄、近端扩张为特征的胆囊胆管炎，与隐孢子虫、巨细胞病毒感染有关。

3. 神经系统疾病 包括急性 HIV 感染一过性的脑膜脑炎、脊髓病变、周围神经炎和感染中晚期的 HIV 相关运动认知障碍综合征、弓形体脑病、原发性淋巴瘤、代谢性脑病和神经梅毒等。颅内占位性病变常见的病因是弓形体脑病、原发性淋巴瘤。两者在临床表现上相似，出现神经系统症状和体征。一般先按弓形体脑病治疗。若治疗 14 天后，仍不见好转或症状有所加重，则再进行脑穿刺活检。当艾滋病患者主诉一个新的神经系统症状或有异常的神经系统体征，都应该对其进行全面神经系统检查。若怀疑脑膜炎、脑炎或脑部占位性病变，再行进一步检查，包括 CT 和（或）MRI 检查及腰椎穿刺检查。脑脊液检查包括革兰染色、印度墨汁染色、隐球菌抗原检测、糖和蛋白含量测定、细胞计数、梅毒 VDRL 试验、培养（包括常规培养、抗酸杆菌培养、真菌培养）。

4. 肿瘤 较常见的肿瘤有两种，即卡波西肉瘤和非霍奇金淋巴瘤。卡波西肉瘤的发生与人类疱疹病毒 8 型有关，多见于男性同性恋和双性恋人群中。它可发生在 HIV 感染的各阶段，甚至在 CD4 细胞计数较高时（200 ～ 500/μl）。其可侵犯皮肤、黏膜、内脏（肺、胃肠道）和淋巴结。卡波西肉瘤侵犯皮肤时，初期皮肤出现单个或多个浅紫粉红色结节，随后结节颜色逐渐加深、增大、边界不清，可融合成片状，表面可有溃疡。皮损多见于头面部、躯干、四肢。侵犯淋巴结时，可引起局部淋巴结肿大、淋巴液回流障碍，有些患者出现下肢水肿。侵犯内脏时，患者可出现占位性病变症状，有时可引起出血。

非霍奇金淋巴瘤与 EB 病毒有关，可侵犯中枢神经系统、骨髓、胃肠道、淋巴结。预后差，化疗后常复发。

【实验室检查】

HIV 的实验室检查结果是 HIV 感染者和艾滋病患者诊断、处理及治疗的重要客观依据。为 HIV 的早期诊断提供了血液学、免疫学、血清学及病原学实验室指标。目前，实验室检查主要包括：

1. 血常规 重要。因 30% ～ 40% 的患者常伴有贫血，白细胞、淋巴细胞、血小板减少。应每 3 ～ 6 个月复查一次全血细胞计数，在一定程度上是 CD4 细胞计数监测的组成部分。对使用骨髓抑制药物（如齐多夫定）、血小板计数处于边缘或低下状态、出现骨髓抑制症状的患者，应增加检测频度。

2. 检测病毒 包括 HIV P24 抗原检测、HIV 核酸测定（病毒载量检测）、HIV 病毒分离培养。

3. 检测 HIV 感染者体内产生的病毒抗体 即

HIV 抗体检测。

4. 检测 HIV 感染者免疫功能 主要是 CD4 细胞计数、CD8 计数及 CD4 /CD8 值。

5. 其他辅助检查 如肝肾功能等血清学指标。

6. 确认试验 当通过初筛，显示 HIV 抗体（+）时，高度怀疑 HIV 感染，需做免疫印迹法（western-blot，WB）最终确认。该试验是目前国内 HIV 确诊的首选方法，能鉴别或肯定初筛检测的结果，敏感性高、特异性强，便于直观判定，得到直观阳性或阴性的效果。

因个体差异、各种病毒蛋白浓度和抗原性强弱不同，不同个体对不同抗原成分的反应性有所不同，其准确性不可能达到 100%，可能造成初筛结果假阳性或假阴性。如在窗口期（高危行为后 3 个月内）检测可能呈假阴性。这段时期，人体对 HIV 感染还没有产生足以被检测到的抗体。窗口期后，最好在 6 个月后再检测一次，若结果仍为阴性，才能完全排除。初筛假阳性结果通过 HIV 确认试验，可排除或确诊。

> **案例 2-3[临床特点]**
>
> （1）青年男性，反复发热、乏力等症状。
>
> （2）体检发现精神委靡，腹股沟淋巴结肿大，两肺听诊呼吸音清。腹部平软，无压痛。余（-）。
>
> （3）有同性恋等流行病学史。无肝硬化、糖尿病、肿瘤等基础疾病。
>
> （4）查 CD4 计数：151/μl。
>
> *初步诊断：HIV 感染（艾滋病期）*
>
> *需进一步行 HIV 抗体检测及确认试验检查，进一步查 HIV RNA 以明确诊断。*

【诊断与鉴别诊断】

1. 诊断 诊断原则：HIV/AIDS 的诊断需结合流行病学史、临床表现和实验室检查等综合分析，必须 HIV 抗体阳性（经确认试验证实），HIV RNA 和 P24 抗原检测有助于 HIV/AIDS 的诊断，并能在窗口期诊断，帮助早期诊断新生儿的 HIV 感染。

（1）急性 HIV 感染

1）流行病学史：①有多个性伴侣（无论是同性恋还是异性恋），或配偶或性伴侣抗 HIV 抗体阳性者；②静脉吸毒史；③输血及血制品（未经 HIV 抗体检测）史；④与 HIV/AIDS 患者有密切接触史；⑤有过梅毒、淋病、非淋菌性尿道炎等性病史；⑥出国史；⑦HIV 抗体阳性者生育的子女。

2）临床表现：①有发热、乏力、咽痛、全身不适等上呼吸道感染症状；②个别有头痛、皮疹、脑膜脑炎或急性多发性神经炎；③颈部、腋下及枕部

有多发淋巴结肿大、类似传染性单核细胞增多症；④肝脾大。

3）实验室检查：①周围血白细胞及淋巴细胞起病后下降，以后淋巴细胞总数上升并可见异型淋巴细胞；②CD4/CD8 > 1；③HIV 抗体由阴性转为阳性者，一般经 2～3 个月阳转，最长可达 6 个月，感染窗口期抗体阴性；④少数患者初期血液 P24 抗原阳性。

（2）无症状 HIV 感染

1）流行病学史：同急性 HIV 感染。

2）临床表现：常无症状及体征。

3）实验室检查：①HIV 抗体阳性，经确认试验证实；②CD4 计数正常，CD4/CD8 > 1；③P24 抗原阴性。

（3）艾滋病期

1）临床表现：①原因不明的持续不规则发热达 38℃以上，> 1 个月；②慢性腹泻次数多于 3 次 / 天，> 1 个月；③6 个月内消瘦 10% 以上；④反复发作的口腔白念珠菌感染；⑤反复发作的单纯疱疹病毒感染或带状疱疹病毒感染；⑥肺孢子菌肺炎（PCP）；⑦反复发生的细菌性肺炎；⑧活动性结核或非结核分枝杆菌病；⑨深部真菌感染；⑩中枢神经系统占位性病变；⑪中青年人出现痴呆；⑫活动性巨细胞病毒感染；⑬弓形虫脑病；⑭青霉菌感染；⑮反复发生的败血症；⑯皮肤黏膜或内脏的卡波西肉瘤、淋巴瘤。

2）实验室检查：①HIV 抗体阳性，经确认试验证实；②P24 抗原阳性；③CD4 计数 < 200/μl 或若有上述临床表现之一，CD4 计数在任何值；④CD4/CD8 < 1；⑤白细胞和血红蛋白值下降；⑥β2 微球蛋白升高；⑦可找到上述各种合并感染的病原学或肿瘤的病理依据。当具备 AIDS 的流行病学史、出现临床表现中任何一项和实验室检查中①、③、⑦项时，可确诊为 AIDS。

2. 鉴别诊断 本病临床表现复杂多样，易与许多疾病鉴别。

（1）本病急性期应与传染性单核细胞增多症及其他感染性疾病如结核、结缔组织疾病等相鉴别。

（2）淋巴结肿大应与血液系统疾病相鉴别，注意与良性性病性淋巴结病综合征相鉴别。后者淋巴结活检为良性反应性滤泡增生，血清学检查提示多种病毒感染。

（3）本病的免疫缺陷改变需与先天性或继发性免疫缺陷病相鉴别。

详细询问病史，此病多在高危人群中出现，而常人不易罹患此疾病，及时行 HIV 抗体检测，病原学检测则是关键。

温馨提示

HIV 急性期的诊断较困难。因患者感染 HIV 病毒后，需要至少 2 周，最长可达 3 个月甚至长至 6 个月 HIV 抗体才能阳转，这段时间称为窗口期。窗口期 HIV 抗体呈阴性，此时应检查 HIV RNA 或 P24 抗原。由于目前临床上 P24 抗原检测很少开展，而 HIV RNA 成本过高，且急性期进行抗病毒治疗的获益尚不明显，故目前还是检测 HIV 抗体，若阴性 6 个月后复查 HIV 抗体，若两次均阴性，可排除 HIV 诊断。

案例 2-3[病理改变]

患者行 HIV 确认试验呈阳性，确诊为 HIV 感染，行病毒载量检测示 HIV RNA：3.5×10^6 copies/ml。鉴于患者 CD4 计数已经低于 200/μl，患者已进入艾滋病期。

【治疗】

艾滋病的治疗包括一般治疗、抗病毒治疗、恢复或改善免疫功能的治疗及机会性感染/恶性肿瘤的治疗。

1. 一般治疗 普通的接触不会传染艾滋病。因此，对 HIV 感染者或艾滋病患者无需隔离治疗。对无症状者，可保持正常工作和生活，但需密切监测病情变化。对艾滋病前期或艾滋病期患者，应根据病情，卧床休息，给予高能量、高维生素饮食。不能进食者，应静脉输液补充营养。加强支持治疗、营养治疗及维持水电解质平衡。

2. 抗病毒治疗 高效抗反转录病毒治疗（HAART）的长期目标是降低 HIV 相关死亡率和病死率（包括感染和非感染原因）并预防 HIV 传播。HAART 应最大限度地抑制 HIV RNA，将血浆病毒血症抑制到低于检测下限。

初治患者最常使用的抗病毒药物种类包括：核苷类（核苷酸类）反转录酶抑制剂（NRTIs）、蛋白酶抑制剂（PIs）、非核苷类药物（NNRTIs）、整合酶抑制剂（INSTIs）和 CCR5 拮抗剂（图 2-3-3）。

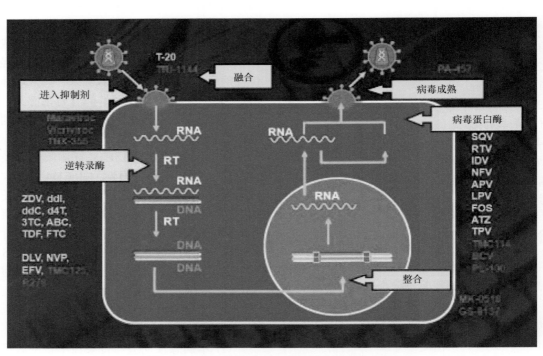

图 2-3-3 各类药物在 HIV 病毒复制中的靶位图

根据最新指南推荐：对 HIV 感染者包括无症状感染者，无论其免疫学状态如何均需进行抗病毒治疗。选择哪一种药物应考虑以下因素：患者的伴随情况及器官功能低下的程度［如心脏病、骨质疏松症、肾功能不全、乙型肝炎病毒感染和（或）心理情况］；相关药物因素的影响（如药物负荷、剂量大小、潜在的药物相互作用）；药物可及性和费用；血浆 HIV RNA 水平（如病毒载量）和 CD4 细胞计数；若使用阿巴卡韦，需检测 HLA-B*5701，此等位基因与严重超敏反应相关。

在治疗前应进行基线耐药检测。初治患者主要考虑 NNRTIs 如依非韦仑（如 K103N）的耐药传播；也有报道 NRTIs 耐药及 PIs 耐药，INSTIs 耐药病毒的传播很少见，目前无特定检测方法。基因型检测可能无法检测到低浓度的 HIV 耐药病毒，而初始治疗后的病毒学失败可能提示存在和（或）出现耐药病毒。

最有效的抗病毒药物是两个不同的 NRTIs 加 INSTIs 或 PIs 或 NNRTIs。对于初治患者,指南推荐:替诺福韦 - 恩曲他滨制剂加 INSTIs(如 dolutegravir,雷特格韦或埃替格韦增强剂 cobicistat)或阿巴卡韦 - 拉米夫定 -dolutegravir(若患者 HLA-B*5701 阴性);使用核苷类联合治疗的选择通常基于患者的血浆病毒载量和伴随情况。是否选择给予 INSTIs 主要由患者的给药特征所决定(如服药频率、药物相互作用),应与核苷类药物联合使用。所有的 INSTIs 对胆固醇和三酰甘油有较强的中和作用,耐受良好。dolutegravir 具有良好的临床试验资料,每天 1 次,具有相对较少的药物间相互作用及高耐药基因屏障。此外,dolutegravir 能与替诺福韦 - 恩曲他滨或阿巴卡韦 - 拉米夫定联用。而雷特格韦每天给药两次,同时埃替格韦与 cobicistat- 替诺福韦 - 恩曲他滨可作为复合制剂给予,只能在 eGFR ≥ 70 ml/(min·1.73m^2)的患者中使用。

对于无伴随情况的患者,给予一种含有 dolutegravir 加替诺福韦 - 恩曲他滨或阿巴卡韦 - 拉米夫定的药物。大量证据支持替诺福韦 - 恩曲他滨较阿巴卡韦 - 拉米夫定有更好的安全性和耐受性,且使用替诺福韦 - 恩曲他滨无需检测 HLA-B*5701,但替诺福韦有肾毒性和(或)骨质流失的风险。对于 HLA-B*5701 阴性患者,可选择阿巴卡韦 - 拉米夫定与 dolutegravir 联用,每天一次,每次 1 粒,有助于提高依从性。若同时联用 INSTIs,应使用替诺福韦 - 恩曲他滨作为核苷类联合治疗(如雷特格韦或埃替格韦 /cobicistat),而 INSTIs 联合使用阿巴卡韦 - 拉米夫定的资料有限。

对于肾功能降低的患者,根据患者的 HLA-B*5701 状态选择药物并调整剂量。对于大多数基线 eGFR < 60 ml/(min·1.73m^2)的患者若 HLA-B*5701 阴性,选择阿巴卡韦 - 拉米夫定加 dolutegravir。由于潜在的肾毒性,应避免使用替诺福韦。然而,当 eGFR 轻度降低[eGFR 50 ~ 59 ml/(min·1.73m^2)]时,也可使用替诺福韦。在 HLA-B*5701 阳性患者中禁用阿巴卡韦,且在肾功能损害患者中避免使用替诺福韦。因此,对于多数不能使用替诺福韦和阿巴卡韦的患者,建议使用一种不含核苷类药物或有限核苷类药物的制剂。但该类药物对于 HIV RNA ≥ 100 000 copies/ml 和(或)CD4 < 200/μl 者疗效欠佳。此外,还应考虑药物间相互作用和脂质代谢障碍。

HIV 合并乙型肝炎病毒(HBV)感染且肾功能正常者使用替诺福韦 - 恩曲他滨联合治疗。同时联合 dolutegravir。对于 eGFR ≥ 70 ml/(min·1.73 m^2)的患者也可使用 elvitegravir-cobicistat- 替诺福韦 - 恩曲他滨;对于 CD4 计数 ≥ 200/μl 且病毒载量 < 100 000 copies/ml 的患者使用 rilpivirine- 替诺福韦 - 恩曲他滨。对于感染 HBV 且肾功能减退的患者,替诺福韦有肾功能恶化的风险,必须权衡利弊选择药物以达到病毒学抑制。对于不使用含替诺福韦药物的 HIV/HBV 共感染者,选择无核苷类药物,而不选择阿巴卡韦 - 拉米夫定。

对于具有心脏病史或具有心脏病高危风险的患者,选择使用替诺福韦 - 恩曲他滨作为核苷类联合治疗。研究发现阿巴卡韦 - 拉米夫定有增加心血管疾病的风险。替诺福韦有轻度降低血脂的作用。可联合 dolutegravir。因所有 INSTIs 具有较强的中和胆固醇和血脂的作用,故对心血管疾病均有效。对于 CD4 ≥ 200 /μl 且病毒载量 < 100 000 copies/ml 的患者也可选择 rilpivirine,因该药物对血脂改变的影响较小。对于罹患心血管疾病且肾功能降低的患者,替诺福韦有使肾功能恶化的风险,使用含阿巴卡韦 - 拉米夫定的药物必须权衡潜在心血管疾病的风险。

由于含替诺福韦为基础的药物可导致严重的骨质缺失,因此对于 HLA-B*5701 阴性且合并严重骨质疏松症的患者应给予阿巴卡韦 - 拉米夫定。对于 HLA-B*5701 阳性的患者,则选择使用替诺福韦 - 恩曲他滨。

对于使用含利福平药物治疗结核的患者,选择联合依非韦伦以降低药物间相互作用至最低水平。亦可给予雷特格韦或 dolutegravir 并按下列方法调整剂量:给予雷特格韦 800mg,2 次 / 天,给予 dolutegravir 50mg,2 次 / 天。

当患者不能使用一线药物时,建议使用限制核苷类 / 不含核苷类药物。对于多数患者,给予 ritonavir-PI 增强剂加整合酶抑制剂或联合治疗,或 ritonavir-PI 增强剂加拉米夫定联合治疗。对于不能接受替诺福韦的 HIV/HBV 共感染患者,若使用恩替卡韦治疗 HBV 感染,避免使用拉米夫定药物。拉米夫定加恩替卡韦理论上能增加恩替卡韦出现 HBV 耐药的风险。

3. 免疫调节治疗 应用免疫增强剂,部分恢复免疫功能。常用的免疫增强剂有胸腺素、香菇多糖及白细胞介素 -2 等。但免疫增强剂效果有限,仅起辅助治疗作用。

4. 机会感染及肿瘤的治疗 及时诊断机会性感染及肿瘤,尽早给予有效治疗,可明显改善预后,延长患者生命。

(1)耶氏肺孢子菌肺炎(PCP):复方磺胺甲噁唑、氨苯砜、羟乙基磺酸烷脒及三甲曲沙等。棘白菌素类如卡泊芬净等对 PCP 也有良好疗效。

(2)肺结核:推荐对 PPD 阳性(≥ 5mm)者,

进行预防性化疗。WHO 推荐使用异烟肼，其保护率与 HIV 阴性者相似，但用药结束后保护期明显缩短。用药原则：早期、联合、规律、适量、全程。治疗活动性肺结核的原则同无 HIV 感染者，存在活动性结核时应立即开始抗结核治疗。当 CD4 计数 < 50/μl 时，结核治疗 2 周内开始 HAART 治疗，当 CD4 计数 ≥ 50/μl 时，临床评估其严重性，在结核治疗后 2 ～ 4 周启动治疗。推荐强度根据 CD4 计数而不同：对有合并活动性结核的 HIV 孕妇，尽早开始 HAART。对于耐药结核（MDR 或 XDR）的 HIV 感染者，明确结核耐药后 2 ～ 4 周开始 HAART，并启动二线抗结核治疗。

接受 HAART 的患者使用利福霉素（利福平或利福布丁）治疗，根据情况调整剂量。因利福布丁与 PI 相互作用风险低于利福平，故推荐使用。不推荐利福平与 PI（伴或不伴 RTV）联用。不推荐使用利福喷丁治疗活动性或潜伏性结核。启动 HAART 后有发生免疫重建综合征（IRIS）的可能。处理 IRIS 时应继续 HAART 和 TB 治疗。对于 HIV 合并活动性结核的患者强烈推荐 DOT 治疗。

（3）卡波西肉瘤：多柔比星每天 20 ～ 25mg/m²，连续 3 天，隔 3 周重复。联用干扰素，也可用长春新碱等。

（4）隐球菌脑膜炎：两性霉素 B 加氟胞嘧啶连用 3 个月，两性霉素 B 总剂量达 3g 后改用氟康唑（200mg/d）维持治疗。不能耐受两性霉素 B 或两性霉素 B 治疗失败者可选用氟康唑 + 氟胞嘧啶联合治疗。对氟康唑耐药者可选用伊曲康唑，伏立康唑在脑脊液中的浓度较高，疗效显著。

（5）弓形虫脑病：对症支持治疗，病原学治疗越早预后越好。抗弓形虫药物有乙胺嘧啶、磺胺嘧啶、螺旋霉素及克林霉素等。

（6）乙型肝炎：启动 HAART 前，所有 HBsAg 阳性者应行 HBV DNA 检测。由于恩曲他滨（FTC）、拉米夫定（3TC）和替诺福韦（TDF）具有抗 HIV 和 HBV 活性，TDF+FTC 或 TDF+3TC 作为抗病毒主力。若需治疗 HBV，而 TDF 不能安全使用，推荐使用恩替卡韦（ETV）。其他 HBV 治疗包括聚乙二醇干扰素 α 单用或阿德福韦（ADV）与 3TC 或 FTC，或替比夫定（TBV）联用。中断抗病毒药物可引起严重肝功能损害致 HBV 复发，故切忌自行中断，中断期间应密切监测。若因 HIV 病毒学失败需改变抗 HIV 药物，而 HBV 获得足够抑制时，继续抗 HBV 联合 HAART 以获 HIV 抑制。

若暂无 HAART 指征，使用药物最好无抗 HIV 活性（ADV、ETV 或干扰素），避免使用 3TC、FTC 和 TDF。

若患者已接受 HAART 或 CD4 计数较低需接受 HAART 时，推荐使用 FTC（或 3TC）和 TDF。任何兼具抗 HIV 和 HBV 活性的药物不应单独使用，易产生 HIV 耐药。

（7）丙型肝炎：所有 HIV 感染者在开始 HAART 前筛选 HCV。HAART 通过保持或恢复免疫功能延缓肝脏疾病进程并减少 HIV 相关激活及炎症。大多数 HIV/HCV 共感染者，包括肝硬化患者 HAART 的好处超过药物诱导肝损伤。因此，无论 CD4 计数多少，HIV/HCV 需行 HAART，治疗方案与无 HCV 感染者同。但同时治疗 HIV 和 HCV 时，需考虑药物间潜在的不良反应及重叠的毒性作用。HIV 和 HCV 治疗复杂，受药物负荷、药物相互作用及交叉毒性的影响。当 CD4 > 500/μl 时，可延缓 HAART，先抗 HCV 治疗直至完成。若 CD4 计数 < 200/μl，可先启动 HAART，延缓抗 HCV 治疗。

既往 HIV/HCV 合并感染均使用 PEG-IFN+ 利巴韦林治疗，随着 NS3/4A 蛋白酶抑制剂的出现，波普瑞韦或特拉匹韦联合 PEG-IFN/RBV 显著提高了 SVR 率。

（8）巨细胞病毒感染：推荐使用更昔洛韦或膦甲酸盐，也可给予阿糖腺苷，用于治疗及预防复发或复燃。

（9）隐孢子虫感染：治疗及预防复发或复燃，可用 SMZ-TMP。抑制核酸合成，从而抑制细菌繁殖。不良反应主要为肾损害、过敏反应及对造血系统的损害等。每次 0.5 ～ 1g，每天 2 次。乙胺嘧啶能抑制核酸合成，使隐孢子虫的繁殖受到抑制，优点是毒性较 AZT 低，大剂量时可能引起造血功能障碍及消化道症状，停药后可恢复。本品口服吸收良好，每次 50 ～ 100mg，每周 2 次。

（10）单纯疱疹及带状疱疹病毒感染：首选阿昔洛韦，也可用阿糖腺苷或膦甲酸钠。

🌸 温馨提示

最初 HAART 起始治疗的时机是 CD4 计数 ≤ 200/μl，随着药物的进展，种类逐渐增多，耐药性和毒副反应降低，起始治疗时机提高到 CD4 计数 ≤ 350/μl，根据 2015 年 DHHS 指南，无论其免疫学状态如何均需进行抗病毒治疗（HAART），也就是 CD4 计数在任何情况下均需抗病毒治疗。从而有效避免机会感染的发生，提高患者生存时间，改善生活质量。

案例 2-3 [诊断与治疗]

（1）HIV 抗体（+）；HIV-RNA $6.5×10^6$copies/ml、CD4 淋巴细胞计数：$123/\mu l$。

（2）胸部 CT：肺门周围结节样间质浸润，呈磨玻璃样改变，肺门和纵隔淋巴结肿大，胸腔积液。

（3）患者既往有"同性恋"史。

（4）患者近 1 周来有发热、干咳、呼吸急促、口唇发绀等。

（5）根据患者病情，考虑 HIV 感染，CD4 计数低于 $200/\mu l$，考虑为艾滋病期。根据患者的临床表现和影像学表现考虑为肺部机会性感染可能大。

[诊断]

（1）HIV 感染（艾滋病期）

（2）耶氏肺孢子菌肺炎

[治疗] 除卧床休息、静脉支持及输血、维持水电解质平衡以外，最重要的是抗病毒治疗。首选两个核苷类药物加 NNRTI 或蛋白酶抑制剂，或整合酶抑制剂，并且给予复方磺胺甲噁唑治疗耶氏肺孢子菌肺炎。密切观察肺部 CT 变化，监测 CD4 淋巴细胞计数及 HIV RNA 水平。

【预防】

（一）控制传染源

1. 加强消毒隔离 对于被血液或体液污染的物品或器械，使用新鲜配制的 500～5000ppm 次氯酸钠或 1：10 稀释的含氯石灰溶液擦拭或浸泡。废弃物品应消毒后再处理或焚烧。避免直接接触患者的血液或体液，戴手套、穿隔离衣。

2. 加强对高危人群的监测 包括：①应用过国外血制品的人；②与外国人有过性关系者；③赴国外留学、劳务人员、长期驻外人员及访问人员等；④长期驻华外宾、来华旅游者、留学生、外交人员；⑤卖淫嫖娼及吸毒人员；⑥男男同性恋者；⑦与 HIV 感染者及艾滋病患者有过密切接触者。

3. 加强血制品管理 严禁非法采供血。坚决取缔地下血站，严厉打击血头、血霸。对供血者严格体检，行 HIV 抗体检测。高危人群禁止捐献全血、血浆、器官、组织或精液。严禁从国外进口各类血制品。

（二）切断传播途径

避免性接触感染 HIV，进行性健康教育，严厉打击卖淫嫖娼等丑恶行为。防止注射途径的传播，严禁吸毒，不共用针头、注射器及药物。切断母婴传播，妊娠期母婴阻断，HIV 感染哺乳期妇女避免母乳喂养。职业暴露者应在尽可能短的时间内预防

性用药，建议使用两种核苷类药物（AZT 和 3TC）或三种药物（两种核苷类药物加一种 PI 或 NNRTI 类药物）联用 1 个月。

（三）保护易感人群

HIV 的遗传多样性，保护性免疫的不确定性，抗原构成的未知都给疫苗的研制提出了巨大的挑战。HIV 疫苗的临床试验结果已经排除了几个候选疫苗，这些疫苗都没有表现出有效性。

复习要点

1. 艾滋病的流行病学特点

（1）传染源：HIV 感染者是本病的传染源。无症状 HIV 感染者及艾滋病患者均具有传染性。血液、精液、阴道分泌物、宫颈黏液、唾液、眼泪、脑脊液、乳汁、羊水和尿液中均可分离到 HIV，其中血液、精液和阴道分泌物中病毒含量较多，传染性最强。

（2）传播途径

1）性接触传播：是本病最主要的传播途径。

2）血液传播：输入被 HIV 污染的血液、血浆或其他血制品。

3）母婴传播。

（3）人群易感性：人类对 HIV 普遍易感。

2. HIV 的临床分期 典型的 HIV 感染分为：急性 HIV 感染期、无症状 HIV 感染期、艾滋病前期、艾滋病期。

（1）急性 HIV 感染期：在感染 HIV 后 6 天至 6 周内。

（2）无症状感染期：可从急性期进入此期或无明显急性期症状而直接进入此期。病毒载量稳定在较低水平，CD4 计数进行性减少。一般为 7～10 年，平均为 8 年。

（3）艾滋病前期：出现持续或间歇性全身症状和轻微机会感染，即艾滋病相关综合征（ARC）。对没有接受抗病毒治疗的患者，发展为艾滋病的平均时间是 12～18 个月。

（4）艾滋病期：CD4 < $200/\mu l$ 或出现机会性感染、机会性肿瘤。

3. HIV 窗口期 感染 HIV 病毒后，需要至少 2 周，最长可至 3 个月甚至长至 6 个月 HIV 抗体才能阳转，这段时间称为窗口期。

4. HIV 病原体 HIV 是 RNA 病毒，属反转录病毒科的慢病毒属，是具有转成二倍体的病毒，能使单链病毒 RNA 转成双链 DNA 进入宿主细胞的染色体组里，通过病毒聚合酶及逆性转录酶的催化作用产生这种新合体。HIV 病毒有两型：1 型（HIV-1）和 2 型（HIV-2）。

5. HIV/AIDS 的诊断 根据我国 2001 年制订的 HIV/AIDS 诊断标准，对临床分期为急性 HIV 感染、无症状 HIV 感染和 AIDS 的诊断主要来自流行病学史、临床表现和实验室检查。诊断 AIDS 的实验室依据为：

（1）HIV 抗体阳性经确认试验证实者。

（2）HIV P24 抗原阳性。

（3）CD4 计数 $< 200/\mu l$。

（4）CD4/CD8 < 1。

（5）白细胞计数、血红蛋白含量下降。

（6）$\alpha 2$ 微球蛋白含量升高。

（7）可找到上述各种合并感染的病原或肿瘤的病理依据。

当具备 AIDS 的流行病学史、出现临床表现中任何一项和实验室检查中（1）、（3）、（7）项时，可确诊为 AIDS。

6. HAART 治疗的目标、药物种类及时机 高效抗病毒治疗（HAART）的长期目标是降低 HIV 相关死亡率和病死率（包括感染和非感染原因）并预防 HIV 传播。HAART 应最大限度地抑制 HIV RNA，将血浆病毒血症抑制到低于检测下限。

初治患者最常使用的抗病毒药物种类包括：核苷类（和核苷酸类）反转录酶抑制剂、蛋白酶抑制剂、非核苷类药物、整合酶抑制剂和 CCR5 拮抗剂。

根据最新指南推荐：对 HIV 感染者包括无症状感染者，无论其免疫学状态如何均需进行抗病毒治疗（HAART）。

7. 耶氏肺孢子菌肺炎的临床表现和治疗 常发生在 CD4 计数 $< 200/\mu l$ 时，起病较慢，初期患者有发热、夜间盗汗、乏力、不适和体重减轻，几周后出现呼吸急促。随后感胸骨后不适、干咳、呼吸困难，症状进行性加重，可由于呼吸衰竭而很快死亡。胸部 X 线检查表明，20% 患者无异常表现，典型的 X 线胸片为弥漫性或对称性肺门周围间质性浸润。从患者引流的痰、支气管灌洗液中查出耶氏肺孢子菌是病原学诊断的依据。早期发现、及时治疗是减少 PCP 死亡率的重要手段。

治疗：复方磺胺甲噁唑、氨苯砜、羟乙基磺酸烷脒及三甲曲沙等。棘白菌素类如卡泊芬净等对耶氏肺孢子菌肺炎也有良好疗效。

8. HIV 疫苗 HIV 的遗传多样性，保护性免疫的不确定性，抗原构成的未知都给疫苗的研制提出了巨大的挑战。HIV 疫苗的临床试验结果已经排除了几个候选疫苗，这些疫苗都没有表现出有效性。

习题精选

2-6 患者，女性，28 岁，已婚未育。因"发热伴颈部淋巴结肿大近 2 个月，食欲减退、乏力 1 个月"来诊。否认外伤、手术史，否认输血史，有静脉药瘾史。体格检查：神清、精神委靡、消瘦、颈部可扪及数枚肿大淋巴结，皮肤、巩膜无黄染；心肺（−）、腹部平软，无腹壁静脉曲张，肝、脾不大，移动性浊音（−）。实验室检查：HIV 抗体（＋），HIV-RNA 3.3×10^6 copies/ml；CD4 计数 135/μl。胸部 CT：两肺间质性浸润影。支气管镜检：支气管肺泡盥洗液中查见耶氏肺孢子菌。不适合的治疗措施是（ ）

 A. 等待并随访 6 个月   B. 启动 HAART

 C. SMZ-TMP   D. 对症支持治疗

 E. 建议休息

2-7 患者，男性，43 岁，某私营企业老总。因"反复发热伴乏力、食欲缺乏 3 周"就诊。有冶游史，无输血及血制品史。体格检查：神清，精神差，腹股沟淋巴结肿大。两肺呼吸音清，腹平软，无压痛，腹部移动性浊音（−），肝、脾未扪及。实验室检查：HIV 抗体（＋）。

（1）本例最可能的诊断是（ ）

 A. 病毒性肝炎   B. HIV

 C. 丙型肝炎   D. 结核

 E. 淋巴瘤

（2）患者入院后出现咳嗽、咳痰，发热，应进行检查以明确诊断的是（ ）

 A. 腹部 B 超   B. 胸部 CT

 C. 骨髓穿刺   D. 腰椎穿刺

 E. 头颅 CT

（3）下列处理不恰当的是（ ）

 A. 氨溴索止咳、化痰

 B. 灌肠

 C. 支气管镜检查

 D. 痰培养

 E. 结核 T 细胞斑点试验（T-SPOT.TB）

（4）CD4 $< 200/\mu l$，下列药物可以使用的是（ ）

 A. 头孢曲松   B. 头孢他啶

 C. SMZ-TMP   D. 头孢替安

 E. 头孢美唑

（5）这时最主要的治疗措施是（ ）

 A. 戒烟   B. 降温

 C. 止咳   D. 化痰

 E. HAART 治疗

2-8 患者，男性，35 岁。乏力、发热 1 月余，咯血 4 天。体格检查：T 38.5℃，神清，消瘦，两肺听诊呼吸音粗，肝、脾未扪及，移动性浊音（−）。实验室检查：HIV 抗体（＋），TB-TSPOT（＋）、抗 HCV（−）、HBsAg（−）

（1）本例最可能的临床诊断是（　　）

　　A. HIV/HBV 共感染

　　B. HIV/HCV 共感染

　　C. HIV/TB 共感染

　　D. 卡波西肉瘤

　　E. 以上均不是

（2）对明确病因诊断意义最大的实验室检查是（　　）

　　A. 胸片　　　　　　　B. 痰涂片找抗酸杆菌

　　C. CD4 计数　　　　　D. HIV RNA

　　E. 腹部 B 超检查

（3）本例患者应如何处理（　　）

　　A. 休息　　　　　　　B. 静脉高营养

　　C. 启动 HAART　　　　D. 注射胸腺素

　　E. 使用白蛋白

（4）下列处理正确的是（　　）

　　A. 干扰素抗病毒治疗

　　B. 腹腔穿刺抽液

　　C. 先 HAART，后抗结核

　　D. 同时 HAART 及抗结核

　　E. HAART 前应先抗结核治疗 2 周

（蒋卫民　张文宏）

第四节　流行性出血热

重要知识点

掌握流行性出血热的传播途径、临床分期及表现、诊断和鉴别诊断；掌握流行性出血热各期的治疗原则，建立对临床出现流行性出血热相关症状的患者进行相应的针对性检查并做出诊断的思路。

案例 2-4

患者，男性，31 岁，农民。1 月 24 日就诊，主诉发热 4 天伴头痛、腰痛。

患者 4 天前无明显诱因下突然出现高热，体温高达 39℃，呈弛张热，偶有寒战，同时伴有头痛、咽痛、咳嗽、腰痛和乏力，自服"感冒药"，症状无缓解，仍有高热。既往体健，无类似症状，无烟酒嗜好。家中有老鼠出没。

体格检查：T 38.6℃，BP 110/65mmHg，P 96 次 / 分，R 25 次 / 分。神志委靡，精神委靡，面部充血，球结膜充血、水肿，有出血点，双侧眼眶有压痛；两腋下可见搔抓样出血点；咽部充血，软腭上可见散在出血点；唇无发绀。两肺呼吸音清，无明显干湿啰音。腹部平软，肝、脾肋下未触及，双侧肾区叩击痛（+），双下肢无水肿。

[问题]

1. 该患者的可能诊断是什么？

2. 需要做哪些检查？

3. 如何进一步治疗？

流行性出血热（epidemic hemorrhagic fever，EHF）是由汉坦病毒引起的，经鼠传播的自然疫源性疾病。临床上以发热、低血压、出血、肾脏损害等为特征。其主要病理变化是全身小血管和毛细血管广泛性损害，是我国较常见的急性病毒性传染病。

温馨提示

病毒性出血热是一种通过蚊媒、蜱媒、动物源性或传播途径未明等四种方式传播的急性全身性的自然疫源性疾病，临床上以发热伴出血和休克为特征，伴或不伴急性肾功能损伤。致病机制和病死率不同。目前，发现能引起病毒性出血热的病原包括纤丝病毒科（Filoviridae）、沙粒病毒科（Arenaviridae）、布尼亚病毒科（Bunyaviridae）、黄病毒科（Flaviviridae）中 25 种以上的不同病毒，其中不少出血热病毒已被美国 CDC 列为生物恐怖的病原体。我国目前仍以流行性出血热和登革热为主。

【病原学】

引起本病的病毒是布尼亚病毒科（Bunyaviridae）汉坦病毒属（*Hantavirus genus*）的汉坦病毒（hantanvirus，HV）。1978 年韩国学者李镐汪首次从韩国出血热疫区的黑线姬鼠肺组织中分离到该病毒，我国学者于 1981 年和 1982 年也相继从黑线姬鼠和褐家鼠体内成功地分离到汉坦病毒。本病毒是双层包膜的、单链负股的 RNA 病毒，呈圆形、卵圆形或长形，直径为 70～210nm（图 2-4-1）。病毒基因组 RNA 分大（L）、中（M）、小（S）三个基因片段，分别编码 RNA 多聚酶、包膜糖蛋白 G1 和 G2（或称 Gn 和 Gc）及核衣壳蛋白（图 2-4-2）。包膜糖蛋白含中和抗原与血凝抗原，前者可诱导机体产生中和抗体，后者引起低 pH 依赖性细胞融合，对病毒进入细胞质起重要作用。核衣壳蛋白含补体结合抗原，抗原性强，可刺激机体产生强烈的体液及细胞免疫应答，且其抗体出现最早，在病程第 2～3 天即能检出，可用于早期诊断。

目前，汉坦病毒至少可分成 42 个血清型或基因型，不同鼠类携带不同血清型的病毒，临床表现轻重程度也不一致。我国目前主要流行Ⅰ型和Ⅱ型。Ⅰ型是汉滩病毒（Hantaan virus），主要宿主动物是姬鼠，又称野鼠型，所致疾病属重型；Ⅱ型是汉城病毒（Seoul virus），主要宿主动物是褐家鼠，又称家鼠型，所致疾病属中型。汉坦病毒对脂溶剂敏感，如乙醚、氯仿、丙酮，苯、氟化碳、去氧胆酸盐等均可灭活该病毒。一般消毒剂及戊二醛、水浴 60℃ 1 小时及紫外线照射 30 分钟也可灭活病毒。

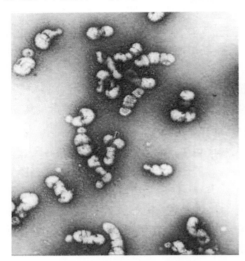

图 2-4-1　电镜下病毒颗粒

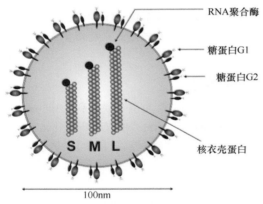

图 2-4-2　病毒结构图

【流行病学】

1. 传染源　啮齿类动物是主要传染源。感染病毒的鼠的各类分泌物中含有病毒，但鼠本身不发病。黑线姬鼠是亚洲地区的主要传染源，欧洲棕背鼠平是欧洲地区的主要传染源。在我国农村的主要传染源是黑线姬鼠和褐家鼠；东北林区的主要传染源是大林姬鼠；城市的主要传染源是褐家鼠，实验动物的主要传染源是大白鼠。

2. 传播途径　本病的传播途径迄今还未完全阐明。目前，认为可能有如下三种：

（1）虫媒传播：寄生于鼠类身上的革螨或恙螨通过叮咬吸血而将病毒传播给人类。

（2）动物源性传播：人类由于接触带病毒的宿主动物及其排泄物而受感染。

1）呼吸道传播：是本病的主要传播方式。携带病毒的鼠类排泄物如尿、粪、唾液等污染尘埃后形成的气溶胶，能通过呼吸道感染人体。

2）消化道传播：进食被鼠类携带病毒的排泄物所污染的食物，可经口腔和胃肠黏膜而感染。

3）接触传播：被鼠咬伤或破损伤口接触带病毒的鼠类血液和排泄物也可感染。

（3）垂直传播：孕妇感染本病后，病毒可经胎盘感染胎儿。

> 🍁 **温馨提示**
>
> 因病毒在患者体内持续时间短暂，患者或隐性感染者在流行病学上意义不大，目前尚未发现人传人的病例。

3. 人群易感性　人群普遍易感，但以青壮年、农民多见，儿童发病少见，隐性感染率较低。发病后 2 周血清抗体可达高峰，持续时间较长。感染 I 型病毒后，中和抗体可维持 1 ～ 30 年，感染 II 型病毒后，中和抗体只可维持 2 年；I 型病毒感染者对 II 型病毒有一定的交叉免疫力，II 型病毒感染者对 I 型病毒免疫力不强。

4. 流行特征

（1）地区性：本病分布广泛，在世界五大洲 78 个国家的人或动物均有汉坦病毒感染，但主要分布于欧洲、亚洲，我国疫情最重。我国 32 个省市和自治区均有病例报告，其中陕西、黑龙江、山东、辽宁和河北等五省发病率最高。2005 ～ 2009 年以来，我国报告病例数逐年减少，年发病数已降至 1 万左右，但 2010 年起年发病数有回升趋势。年发病数仍居世界首位。

（2）季节性：虽然本病一年四季均可发病，但有明显的高峰季节。流行季节有双峰型和单峰型。双峰型系指春夏季（5 ～ 6 月）有一小峰，秋冬季（10 ～ 12 月）有一流行高峰；单峰型只有秋冬季一个高峰。野鼠型以秋冬季为多，家鼠型以春夏季为多。

【发病机制】

流行性出血热的发病机制迄今仍未完全阐明。近年来研究提示汉坦病毒感染为本病发病的启动因子，但病毒本身并不引起细胞的直接损伤，而是病毒感染后，机体天然免疫与适应性免疫的超强反应和严重失衡、细胞 / 炎症因子风暴等所产生的免疫病理损害，从而导致一系列复杂的病理生理过程，产生发热、低血压休克、出血和肾衰竭等临床经过。

关于本病发生休克、出血和急性肾衰竭的病理生理机制叙述如下：

1. 休克　病程 3 ～ 7 天出现休克为原发性休克，主要原因为血管通透性增加，血浆外渗使血容量下降。由于血浆外渗使血液黏稠度升高和 DIC 的发生致血液循环淤滞，进一步降低有效血容量。少尿期以后的休克为继发性休克，主要原因是大出血、继发感染和多尿期水与电解质补充不够，导致有效血容量不足。

2. 出血 血管壁的损伤、血小板减少和功能障碍、肝素类物质增加及 DIC 所致的凝血机制异常是主要原因。

3. 急性肾衰竭 原因包括肾血流不足，肾小球和肾小管基膜的免疫损伤，肾间质水肿和出血，肾小球微血栓形成和缺血性坏死，肾素、血管紧张素的激活以及肾小管管腔被蛋白、管型所阻塞等。

【病理变化】

本病的基本病理变化为全身小血管（包括小动脉、小静脉和毛细血管）的广泛性损害和血管渗漏（vascular leakage），血管内皮细胞肿胀、变性甚至坏死，从而导致各组织、器官的充血、出血、变性甚至坏死，以肾脏、腺垂体、肾上腺皮质、右心房内膜、皮肤等处病变尤为显著。

【临床表现】

潜伏期为 4 ~ 46 天，一般为 2 周。10% ~ 20% 的患者有上呼吸道卡他症状或胃肠道功能失调等前驱症状。临床上可分为发热期、低血压期、少尿期、多尿期、恢复期等五期，但部分重症患者出现发热期、低血压期和少尿期交叉重叠。

（一）发热期

起病急骤，有畏寒、发热，体温一般在 39 ~ 40℃，热型以弛张热为多，少数呈稽留热或不规则热，体温越高、热程越长，病情越严重。头痛、腰痛、眼眶痛等"三痛"症状明显。颜面及眼眶区有明显充血，似酒醉貌，上胸部潮红。球结膜水肿、充血，有出血点或出血斑。软腭可见散在针尖大小的出血点，腋下出血点呈条索状或抓痕样。肋椎角有叩痛，尿中含大量蛋白质，镜下可见红细胞、白细胞及管型。本期一般持续 3 ~ 7 天。

（二）低血压休克期

低血压休克期一般于病程第 4 ~ 6 天出现，也可出现于发热期。轻者血压略有波动，持续时间较短，重者血压骤然下降甚至不能测出。早期伴有皮肤潮红，温暖、出汗多，以后出现四肢厥冷、口渴、呕吐加重，尿量减少，脉搏细速，可出现奔马律或心力衰竭。同时，有烦躁不安、谵语、摸空等精神症状，重者有狂躁、精神错乱等。若休克长时间不能纠正，可向 DIC、脑水肿、急性呼吸窘迫综合征（ARDS）

和急性肾衰竭等方向发展。本期一般持续 1 ~ 3 天。

（三）少尿期

少尿期多出现于病程第 5 ~ 7 天。尿量明显减少（24 小时内少于 400ml），甚至尿闭（24 小时尿量少于 50ml）。此期胃肠道症状、神经精神症状和出血症状最为显著，是病程中最危重的一期。患者有口渴、呃逆、呕吐、腹痛、谵语、摸空、幻觉、抽搐、鼻出血、呕血、便血、咯血、尿血、肋脊角叩痛显著等，皮肤、黏膜出血点增多。血压大多升高，脉压增大。病情严重者可出现酸中毒、高钾血症等。由于尿少或尿闭加上血浆等的大量再吸收，可出现高血容量综合征而引起心力衰竭、肺水肿等。本期一般持续 1 ~ 4 天。

（四）多尿期

多尿期多始于病程第 10 ~ 12 天。此期可分为：①移行期，尿量每天由 500ml 增至 2000ml，此期尿量虽增加，但血肌酐、尿素氮仍上升，症状加重；②多尿早期，尿量每天超过 2000ml，氮质血症无改善，症状仍较重；③多尿后期，每天可排出超过 3000ml 低比重的尿液，并逐日增加，甚至可达 10 000ml 以上，全身症状明显改善。尿液的大量排出可导致失水和电解质紊乱，特别是低钾血症，同时易继发细菌感染。本期一般持续数日至数周。

（五）恢复期

一般在病程的第 4 周开始恢复，尿量逐渐恢复正常，夜尿消失，尿浓缩功能恢复。

临床分型可按病情轻重分为四型。①轻型：体温在 38℃ 左右，中毒症状轻；血压基本在正常范围；除皮肤和黏膜有出血点外，其他处无明显出血现象；肾脏损害轻微，尿蛋白在（+ ~ ++），没有明显少尿期。②中型：体温在 39 ~ 40℃，全身中毒症状较重，有明显的球结膜水肿；病程中收缩压低于 90mmHg 或脉压 < 26mmHg；皮肤、黏膜及其他部位有明显出血现象；肾脏损害明显，尿蛋白可达（+++），有明显的少尿期。③重型：体温 ≥ 40℃，全身中毒症状及外渗现象严重，或出现中毒性精神症状者；病程中收缩压低于 70mmHg 或脉压 < 20mmHg，伴休克；出血现象较重，如皮肤瘀斑、腔道出血；肾脏损害严重，少尿持续在 5 天以内或尿闭 2 天以内者。④危重型：在重型基础上，出现以下任何严重综合征者：难治性休克；出血现象严重，有重要脏器出血；肾脏损害极为严重，少尿期超过 5 天或尿闭 2 天以上，或尿素氮超过 42.84mmol/L；心力衰竭、肺水肿；出现脑水肿、脑出血或脑疝等中枢神经系统合并症；

严重继发感染。

【实验室检查】

1. 血、尿常规 外周血中白细胞总数增多，可达 $(15 \sim 30) \times 10^9$/L，分类中早期以中性粒细胞为主，以后淋巴细胞增多，异常淋巴细胞可达 10% 以上；从发热至低血压期因血液浓缩，红细胞总数和血红蛋白升高；血小板明显减少。尿常规中有明显红细胞、白细胞、蛋白质、管型等。

2. 血液生化 多数患者在低血压休克期、少数患者在发热后期开始出现血肌酐、尿素氮增高，移行期末达高峰，多尿后期开始下降。部分患者血 ALT、AST 也有轻度升高。

3. 凝血因子 凝血酶时间、凝血酶原时间、纤维蛋白原等凝血功能可有不同程度的异常。

4. 血清学检测 若患者血清中抗 HV-IgM 阳性（1 ：20 阳性）或 IgG 双份血清（间隔 1 周以上时间检测）滴度 4 倍以上升高有诊断意义。

5. 病毒核酸检测 采用 RT-PCR 方法检测患者血或尿中病毒核酸，该方法具有特异性强、敏感度高等特点，有助于疾病早期诊断。

> **案例 2-4[临床特点]**
> 1. 患者为青年男性，农民，冬季急性起病。
> 2. 有发热、头痛、腰痛等症状。
> 3. 体格检查发现脸部充血，球结膜充血和水肿并有出血点，双侧眼眶有压痛，软腭有少量出血点，两腋下有搔抓样出血点，双侧肾区有叩击痛。
> 4. 家中有老鼠出没。
>
> *初步诊断：流行性出血热（发热期）*
> 需进一步行血常规、外周血涂片找异常淋巴细胞、尿常规、肾功能、出血热抗体等检查以确诊。

【诊断与鉴别诊断】

1. 急性上呼吸道感染 患者可有发热、头痛、咽痛、咳嗽等症状，查体可发现咽部充血，但无皮肤黏膜出血点，无双侧肾区叩击痛，无血小板减少及尿常规、肾功能异常等。根据病史、体征和实验室检查可明确诊断。

2. 败血症 患者可有发热、皮肤黏膜出血点，外周血白细胞升高，但以中性粒细胞为主，无异常淋巴细胞，有感染入侵途径，血细菌培养阳性可明确诊断。

3. 伤寒 患者可有高热，呈稽留热，伴有不同程度食欲缺乏、腹痛、腹泻，夏秋季节高发。体格检查发现患者表情淡漠，相对缓慢，肝脾轻度肿大。外周血白细胞减少，嗜酸粒细胞绝对计数下降，血细菌培养阳性可明确诊断。

4. 钩端螺旋体病 该病好发季节为 7 ~ 9 月，8 ~ 9 月达高峰。患者早期可有发热，热型为弛张热，有时也可为稽留热，少数为间歇热，伴畏寒、头痛、乏力、肌痛。体格检查发现患者球结膜充血，双侧腓肠肌压痛，全身表浅淋巴结肿大。在起病后 3 ~ 14 天可出现脏器损伤，如咯血、肺弥漫性出血、黄疸、皮肤黏膜广泛出血、蛋白尿、血尿、管型尿和肾功能不全、脑膜脑炎等。临床表现可分为流感伤寒型、肺出血型、黄疸出血型、肾型和脑膜脑炎型等。显微镜凝集试验阳性可明确诊断。

【治疗】

早诊断、早休息、早治疗、就地或就近治疗是本病治疗的关键。

（一）发热期的治疗

1. 一般治疗 患者应卧床休息，给予高热量、高维生素半流质饮食。补充足够的液体量。输液应以盐液为主，宜用平衡盐液、葡萄糖盐水等，每天 1000 ~ 2000ml 静脉滴注，疗程 3 ~ 4 天。

2. 抗病毒治疗 早期抗病毒治疗，有利于减轻病毒引起的病理损伤，阻断病情的进展，给予利巴韦林，剂量为 10 ~ 15mg/(kg·d)，疗程 5 ~ 7 天。

3. 预防 DIC 可给予丹参、10% 右旋糖酐等静脉滴注。

4. 肾上腺皮质激素 对高热中毒症状重者，可短期选用氢化可的松 100 ~ 300mg/d 加入液体中静脉滴注。

（二）低血压休克期的治疗

一旦休克发生，应积极补充血容量，调整血浆胶体渗透压，纠正酸中毒，调节血管舒缩功能，防止 DIC 形成，提高心脏每搏输出量。

1. 补充血容量，调整血浆胶体渗透压 按先补充胶体后补充晶体、补液速度先快后慢的原则进行治疗。每天补液总量一般不超过 2500 ~ 3000ml。静脉滴注 25% 白蛋白 10 ~ 20g，血浆 300 ~ 400ml，本期有血液浓缩，不宜输全血。

2. 血管活性药物的应用 如休克不能得到及时纠正，应及时加用血管活性药物，以调整血管舒缩功能。可给予去甲肾上腺素等治疗。

3. 纠正酸中毒 根据血气分析或血 pH 适量补充 5% 碳酸氢钠。

4. 防止心功能衰竭 心功能不全而休克持续者，可适量使用强心药物，改善心功能。

（三）少尿期的治疗

1. 一般治疗 通常给予高热量、高维生素半流质饮食,限制入液量,可根据患者排出量决定摄入量,即前一日尿量、大便与呕吐量加 400ml。当发生少尿或无尿时,液体要严格控制,24 小时入液量不宜超过 1000ml,并以口服为主。

2. 功能性肾损害阶段治疗 可给予利尿剂治疗。

3. 肾脏器质性阶段治疗 尽早采用血液透析。

4. 出血治疗 少尿期出血现象突出,出血明显者需给予新鲜血或血小板输入。消化道出血的治疗同溃疡病出血。

5. 抽搐的治疗 可给予静脉注射地西泮、肌内注射 5% 苯妥英钠等。

6. 继发感染的治疗 多见为呼吸道感染和泌尿道感染,可根据病情和致病菌种类及其药敏试验选用对肾无毒性的抗菌药物。

(四)多尿期的治疗

多尿期主要注意纠正血电解质紊乱及防止感染。

患者恢复后,需继续休息 1～3 个月,病情重者,休息时间宜更长。体力活动需逐步恢复。

案例 2-4[诊断与治疗]

1. 血常规示白细胞计数为 $16.5×10^9$/L,异常淋巴细胞15%,血红蛋白131g/L,血小板 $52×10^9$/L;尿常规:RBC 150/μl,WBC 78/μl,蛋白(+++):肾功能:Cr 156μmol/L,BUN 12.1μmol/L。

2. 抗出血热抗体 IgM 为阳性。

3. 血细菌培养为阴性。

4. 上腹部 B 超示两肾弥漫性肿大。

根据流行病学史、临床表现、体征和实验室检查,上呼吸道感染、败血症、伤寒、钩端螺旋体病均无依据。

[诊断] 流行性出血热(发热期)

[治疗] 患者卧床休息,给予高热量、高维生素半流质饮食,补充葡萄糖盐水 1500ml/d;给予利巴韦林抗病毒治疗至体温恢复正常,剂量为 15mg/(kg·d);密切监测生命体征变化及 24 小时尿量变化,密切观察血常规、肾功能、DIC 等指标。

【预防】

1. 灭鼠和防鼠 灭鼠是防止本病流行的关键,在流行地区要组织群众,在规定的时间内同时进行灭鼠。灭鼠时机应选择在本病流行高峰(5～6月和10～12月)前进行。春季应着重灭家鼠,初冬应着重灭野鼠。

2. 灭螨和防螨 要保持屋内清洁、通风和干燥,经常用杀虫剂喷洒灭螨。清除室内外草堆。

3. 做好消毒工作 对发热患者的血、尿和宿主动物尸体及其排泄物等,均应进行消毒处理,防止污染环境。

4. 疫苗接种 20 世纪 80 年代以来,国内外学者进行出血热疫苗的研制。迄今研制的疫苗有灭活疫苗、基因工程疫苗(包括以痘苗病毒为表达载体的重组痘苗病毒活病毒、多肽疫苗及核酸疫苗)和减毒活疫苗。目前,灭活疫苗已用于人群预防。我国研制的流行性出血热灭活疫苗有地鼠肾原代细胞疫苗(Ⅱ型和双价)、沙鼠肾原代细胞疫苗(Ⅰ型、Ⅱ型和双价)和乳鼠脑组织纯化疫苗(Ⅰ型)等,这些疫苗已在流行地区部分人群中试用,取得了良好的效果,中和抗体阳转率达到 90%～100%,不良反应轻。免疫程序为:根据当地流行的出血热病毒血清型选择疫苗,0、14 日基础免疫 2 针后,第 6 个月强化 1 次。

复习要点

1. 病原学 目前汉坦病毒至少可分成 42 个血清型或基因型,不同鼠类携带不同血清型的病毒,临床表现轻重程度也不一致。我国目前主要流行Ⅰ型和Ⅱ型。Ⅰ型是汉滩病毒(Hantaan virus),主要宿主动物是姬鼠,又称野鼠型,所致疾病属重型;Ⅱ型是汉城病毒(Seoul virus),主要宿主动物是褐家鼠,又称家鼠型,所致疾病属中型。

2. 流行病学 带病毒的啮齿类动物的分泌物中持续带毒,是本病的传染源。人类主要以气溶胶形式吸入或直接接触含病毒的啮齿类动物的分泌物而感染本病。人群普遍易感,但青壮年和农民发病率高。本病有明显的高峰季节。野鼠型以秋冬季(10～12月)为多,家鼠型以春夏季(5～6月)为多。

3. 临床经过和特点 本病临床经过可分为五个期,分别为发热期、低血压休克期、少尿期、多尿期和恢复期,部分轻的患者可跃期,重者可表现为发热期、低血压休克期和少尿期重叠。发热期持续 3～7 天,患者发热、头痛、眼眶痛、腰痛;脸部、颈部、上胸部皮肤充血,似酒醉貌,球结膜充血、水肿,有出血点;软腭上有出血点,腋下有搔抓样出血点。低血压休克期持续 1～3 天,血压下降,皮肤湿冷。少尿期持续 1～4 天,患者少尿甚至无尿,氮质血症明显,皮肤黏膜出血加重,甚至出现重要脏器出血或弥散性血管内凝血。有高血容量综合征表现,部分患者因合并感染可再次出现发热。多尿期持续数日至数周,尿量明显增多,通常伴有电解质紊乱。一般在病程的第 4 周开始恢复,尿量逐渐恢复正常,夜尿消失,尿浓缩功能恢复。

4. 实验室检查

(1)血、尿常规:外周血中白细胞总数增多,可达 $(15～30)×10^9$/L,分类中早期以中性粒细胞为主，以后淋巴细胞增多，异常淋巴细胞可达 10% 以上；从发热至低血压期因血液浓缩，红细胞总数和血红蛋白升高；血小板明显减少。尿常规中有明显红细胞、白细胞、蛋白质、管型等。

（2）血液生化：多数患者在低血压休克期、少数患者在发热后期开始出现血肌酐、尿素氮增高，移行期末达高峰，多尿后期开始下降。部分患者血 ALT、AST 也有轻度升高。

（3）血清学检测：若患者血清中抗 HV-IgM 阳性（1：20 阳性）或 IgG 双份血清（间隔 1 周以上时间检测）滴度 4 倍以上升高有诊断意义。

5. 治疗原则

（1）发热期：适当补充液体，积极抗病毒治疗，防止过高热。

（2）休克期：快速补充液体，纠正休克。按先胶体后晶体原则扩容，应用血管活性药物，纠正酸中毒，保护重要脏器功能。

（3）少尿期：控制入液量，尽早行血液透析，支持对症治疗，维持内环境稳定，预防感染。

（4）多尿期：维持水、电解质平衡，预防感染。

6. 预防

（1）灭鼠。

（2）高危人群注射疫苗。

习题精选

2-9 患者，男性，20 岁。因"发热、头痛 6 天，无尿 2 天于 1 月 5 日"入院。入院时神志清，睑结膜充血、水肿，皮肤有瘀点、瘀斑。血压 150/90mmHg。外周血象：血红蛋白 110g/L，白细胞计数为 40×10⁹/L，异常淋巴细胞 0.13%，血小板计数为 9×10⁹/L。血肌酐 450μmol/L，血钠 120mmol/L。入院 3 天后突然出现失语，左侧肢体偏瘫，抽搐，昏迷，血压 180/110mmHg，左侧巴宾斯基征阳性，经积极抢救无效死亡。下列诊断可能性较大的是（   ）

A. 慢性肾炎尿毒症，继发感染
B. 慢性肾炎继发高血压脑病
C. 流行性出血热并发脑水肿，脑疝形成
D. 流行性出血热并发颅内出血
E. 流行性出血热并发脑水肿、心力衰竭

2-10 患者，男性，35 岁，农民。于 12 月 20 日因"畏寒、发热 1 周，少尿 1 天"入院。体温最高达 39.5℃。入院体检：神志尚清，体温 36.5℃，血压 60/40mmHg，脉搏 128 次/分，呼吸 40 次/分，皮肤黏膜湿冷，肢端发绀，全身散在多个出血点，两腋下有抓痕样出血，球结膜充血水肿，两肺

呼吸音粗，肾区叩击痛明显。外周血象：白细胞计数为 45.2×10⁹/L，异常淋巴细胞 0.25，血小板计数 60.1×10⁹/L，谷丙转氨酶 536U/L，肌酐 265μmol/L，尿素氮 11.5mmol/L。

（1）诊断首先考虑（   ）
A. 败血症　　　　　　B. 白血病
C. 流行性出血热　　　D. 流行性脑脊髓膜炎
E. 伤寒

（2）下面检查可明确诊断的是（   ）
A. 血细菌培养
B. 骨髓穿刺
C. 脑积液穿刺
D. 流行性出血热特异性 IgM 抗体
E. 肥达试验

（3）若给此患者治疗，首先应采取的措施是（   ）
A. 积极补充血容量，纠正酸中毒，改善微循环功能
B. 保肝、降酶
C. 积极抗感染
D. 输血小板，防止出血
E. 口服导泻或血液透析

（4）经积极治疗 4 天后，休克已纠正，但出现无尿，并出现胸闷、呼吸急促，烦躁不安，血压 180/105mmHg，脉搏洪大，体静脉显露，两肺有细湿啰音，此并发症为（   ）
A. 尿毒症脑病　　　B. 高血压脑病
C. 高血容量综合征　D. 肺弥漫性出血
E. 急性心肌梗死

（5）此时治疗应采取的措施是（   ）
A. 采用平衡盐液，降血压，利尿及导泻
B. 严格控制输液量，口服导泻或血液透析
C. 采用高渗葡萄糖降压，利尿
D. 采用 20% 甘露醇降压，利尿
E. 纠正酸中毒，降压及利尿

2-11 患者，女性，36 岁。因"发热 4 天，尿量减少 1 天"于 12 月 17 日入院。体格检查：神清，BP 110/70mmHg，球结膜水肿、充血，皮肤散在出血点。血 WBC 24×10⁹/L，异常淋巴细胞 0.10，血小板 50×10⁹/L。

（1）为明确诊断，下列流行病学史最关键的是（   ）
A. 是否有牛羊接触史
B. 是否有血吸虫疫水接触史
C. 是否有洪水接触史
D. 居住地是否有老鼠
E. 是否有蜱叮咬史

（2）下列检查最有助于尽快明确临床诊断的是（   ）
A. 尿常规　　　　　　B. 肝功能

C. 肾功能　　　　　　D. 腹部超声检查

E. 凝血功能

（3）患者检测血清流行性出血热病毒特异性 IgM 抗体阳性，下面的处理最不合适的是（　　）

A. 以物理降温为主，慎用非甾体消炎药及解热镇痛药

B. 精确记录每天的尿量

C. 避免应用有常见肾脏毒性的药物

D. 如利尿效果不佳，可加强导泻治疗

E. 大量输液以增加循环血容量，加强利尿效果

（4）利巴韦林抗病毒治疗，可在下列哪个期使用（　　）

A. 发热期　　　　　　B. 休克期

C. 少尿期　　　　　　D. 多尿期

E. 可以全程使用

（黄玉仙　张文宏）

第五节　水痘 - 带状疱疹病毒感染

重要知识点

掌握水痘 - 带状疱疹病毒感染的临床表现、诊断和治疗；熟悉水痘 - 带状疱疹病毒的传播途径。

案例 2-5

患者，女性，18 岁。因"发热 2 天，伴皮疹 1 天"就诊。

患者 2 天前无明显诱因下出现发热，最高体温 39.5℃，觉畏寒，无明显寒战。稍有咽痛，无咳嗽、咳痰，无呕吐、腹泻，无尿频、尿急、尿痛等。自服泰诺，无明显效果。1 天前面部及躯干部出现红色皮疹，无明显瘙痒。既往体健，无类似症状。

体格检查：T 39℃，神志清，对答切题。面部和四肢及躯干部散在丘疹，部分可见水疱。心肺未见异常。腹部平软，无压痛及反跳痛，肝脾肋下未触及。双下肢无水肿。

[问题]

1. 该患者的可能诊断是什么？

2. 需要做哪些检查？

3. 如何进一步治疗？

水痘 - 带状疱疹病毒（varicella-zoster virus，VZV）初次感染引起水痘，恢复后病毒潜伏在体内，少数患者以后因免疫功能下降等原因病毒可再发而引起带状疱疹。水痘的皮疹表现为皮肤和黏膜上分批出现斑疹、丘疹、疱疹和痂疹，皮疹呈向心性分布，全身症状较轻为此病特征。带状疱疹的特征表现为单侧沿外周神经分布的成簇水疱性损害，伴有神经痛。

温馨提示

水痘 - 带状疱疹病毒感染可引起水痘和带状疱疹两种疾病形式。

【病原学】

VZV 属疱疹病毒科，为双链的脱氧核糖核酸（DNA）病毒，直径 150 ～ 200nm，为有包膜的三维对称 20 面体。病毒糖蛋白至少有八种，包括 gE、gB、gH、gI、gC、gL、gK 及 gM，主要存在于病毒包膜和感染细胞的细胞膜中，与病毒的致病性和免疫原性有密切关系。VZV 仅对人有传染性，只有一个抗原血清型，与单纯疱疹病毒抗原有部分交叉反应。病毒在外界环境中的生活力很弱，能被乙醚灭活。

温馨提示

VZV 具潜伏 - 活化特性，原发感染（水痘）后可潜伏在三叉神经节或脊髓背神经节内，激活后引起再感染（带状疱疹）。

【流行病学】

1. 传染源　水痘患者是唯一的传染源，自发病前 1 ～ 2 天直至皮疹干燥结痂期均有传染性。

2. 传播途径　VZV 主要通过空气飞沫经呼吸道传播，另可直接接触水痘患者疱疹的疱浆而染病，传染性很强。在集体托儿机构中易感者接触后 80% ～ 90% 可发病。

3. 易感性　水痘任何年龄均可感染。带状疱疹与机体免疫功能有关，老年人、局部创伤者、肿瘤患者、人类免疫缺陷病毒（HIV）感染者以及较长期免疫抑制剂治疗的患者明显易感。

温馨提示

由于带状疱疹是由潜伏在神经节的病毒活化所致，因此 VZV 感染的传染源和传播途径仅涉及水痘。

4. 流行特征　本病全年均可发生，以冬春季更多见。水痘在易感人群中的播散主要取决于气候、人口密度和医疗卫生条件等因素。水痘以婴幼儿和学龄前、学龄期儿童发病较多，6 个月以下的婴儿及成人较少见。带状疱疹多见于免疫功能低下的人群。

【发病机制】

VZV 经空气飞沫或直接接触而感染呼吸道黏膜和球结膜，在鼻咽部局部淋巴结增殖复制 4 ～ 6 天

侵入血液，可能在肝、脾和其他单核吞噬细胞系统复制，并向全身扩散。在无或低免疫力的人群，如婴幼儿中病毒通过呼吸道黏膜入侵引起原发感染，发生水痘或呈隐性感染。病毒感染后以潜伏形式长期存在于脊神经或脑神经的神经节细胞中，被某些因素激活后，病毒从一或数个神经节沿各自支配的周围神经到达皮肤，引起复发感染，即带状疱疹。患原发水痘后能再发带状疱疹，但带状疱疹较少复发，这与水痘发病后产生不完全免疫（IgM 反应），而带状疱疹发病后产生完全持久性免疫（IgG 反应）有关。

【病理变化】

水痘的病变主要在皮肤的棘状细胞层，呈退行性变及细胞内水肿，形成囊状细胞，核内有嗜酸性包涵体，囊状细胞或多核巨细胞裂解加以组织液渗入即形成疱疹。真皮可有毛细血管扩张和单核细胞浸润。带状疱疹的水疱位于表皮深层，疱内及边缘处可见明显肿胀的气球状表皮细胞。变性的细胞核中可见嗜酸性核内包涵体。病变处相应的神经节、脊髓后柱节段性脊髓灰白质、神经后根有剧烈炎症反应。真皮内的感觉神经纤维在皮疹出现后不久也出现明显变性。

【临床表现】

1. 水痘

（1）潜伏期：10～21 天，一般 14～16 天。

（2）前驱期：成人于皮疹出现前 1～2 天可先有发热、头痛、咽痛、四肢酸痛、恶心、呕吐、腹痛等症状。小儿则皮疹和全身症状多同时出现。

（3）发疹期：皮疹首先在躯干、头部或面部出现，最后达四肢，其特点为呈向心性分布（图 2-5-1）。最开始的皮疹为粉红色小斑疹，数小时内变为丘疹，

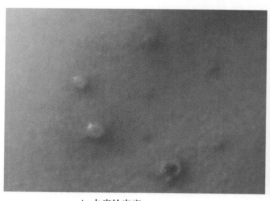
A. 水痘的皮疹

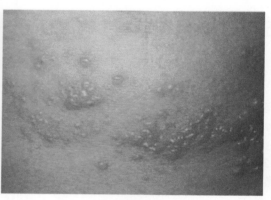
B. 带状疱疹的皮疹

图 2-5-1　水痘 - 带状疱疹病毒感染的皮疹

再经数小时变为疱疹。从斑疹→丘疹→疱疹→开始结痂，短者仅 6～8 小时。皮疹发展迅速是本病特征之一。水疱直径 2～5mm，基部有一圈红晕，像是玫瑰花瓣上的露水。当水疱开始变干时红晕亦消退。皮疹往往很痒。疱疹初呈清澈水珠状，经 24～48 小时以后液体变得浑浊。疱疹壁薄易破，压之无坚实感。数日后从水疱中心开始干结，最后结痂，再经 1～2 周痂脱落。水痘皮损表浅，无继发感染者痂脱后不留瘢痕。因皮疹分批出现，故在病程中可见各期皮疹同时存在。口腔、咽部或外阴等黏膜也常见皮疹，并迅速变为水疱，随即破裂成小溃疡。

上述为典型水痘。轻型者皮疹不多，全身症状亦较轻。重者皮疹密布全身且可融合，甚至累及内脏。成人水痘常属重型。

2. 带状疱疹　常先有轻度的前驱症状，如发热、乏力、局部淋巴结肿痛及患处皮肤灼热、感觉过敏或神经痛等。

典型皮损为红斑上成簇不融合的粟粒至黄豆大小丘疹、丘疱疹、水疱，疱液清，疱壁紧张，围以红晕（图 2-5-1）。皮损沿外周神经呈带状分布，数日后水疱干涸结痂，可有暂时性色素沉着，多无瘢痕。极少数可累及两个以上神经节产生双侧性或同侧有数支不同神经分布的损害。神经痛包括后遗神经痛（post-herpetic neuralgia，PHN）为本病的特征之一，老年患者神经痛则呈阵发性加剧，在皮损消退后可持续数月或更久。患儿痛感较轻或无痛感。

本病病程一般为 2～3 周。泛发或复发者常提示有免疫功能缺陷，应注意潜在免疫缺陷性疾病或恶性肿瘤的可能性。

【实验室检查】

1. 血常规　白细胞总数正常或减少，淋巴细胞增高。

2. 病毒学检查

（1）电子显微镜检查：取新鲜疱疹内液体直接在电镜下观察疱疹病毒颗粒。

（2）病毒分离：在起病 3 天内，取疱疹内液体接种人胚羊膜组织，病毒分离阳性率较高。

3. 免疫学检查 常用的为补体结合试验。水痘患者于出疹 1 ～ 4 天血清中即出现补体结合抗体，2 ～ 6 周达高峰，6 ～ 12 个月后逐渐下降。

4. 分子生物学检查 PCR 方法检测 VZV DNA，为敏感和快速的早期诊断手段。

案例 2-5[临床特点]

1. 患者为青年女性，有发热、皮疹的临床表现。

2. 体检发现面部和躯干部散在红色丘疹，部分可见水疱。

3. 查血常规：WBC $5.1×10^9$/L，N 0.42，L 0.47，M 0.11。

初步诊断：水痘

【诊断与鉴别诊断】

1. 水痘 根据水痘接触史和典型皮疹特征，不难做出临床诊断。必要时可选做实验室检查以明确诊断。重症患者及并发细菌感染时，需与脓疱疮、手足口病、丘疹样荨麻疹、带状疱疹和单纯疱疹等进行鉴别。

2. 带状疱疹 根据单侧沿外周神经分布的成簇水疱性损害伴有神经痛，诊断不难。本病应与单纯疱疹相鉴别。应注意带状疱疹前驱期及无疹性带状疱疹时易误诊为肋间神经痛、胸膜炎或急腹症等。

🌸 **温馨提示**

水痘有传染性，一旦确定诊断，应立即给予隔离至全部疱疹干燥结痂为止，一般不少于病后 2 周。

【治疗】

（一）水痘

1. 一般治疗和护理 患者应隔离至全部疱疹干燥结痂为止，一般不少于病后 2 周。勤换衣服，勤剪指甲，保持皮肤清洁，防止因抓破水疱而引起继发感染。局部可涂莫匹罗星。

2. 抗病毒治疗 阿昔洛韦是治疗水痘的首选药物，剂量为每次 5 ～ 10mg/kg，8 小时 1 次，静脉滴注，滴注时间＞1 小时。疗程 7 天或直至 48 小时无新的皮损出现。口服用药适用于≥1 岁无并发症者，80mg/（kg·d），分 4 次，每次最大剂量为 800mg，连用 5 天。

3. 免疫制剂 麻疹减毒活疫苗治疗水痘效果明显。水痘患者肌内注射，每日 1 次，共 1 ～ 2 次，可加速疱疹形成干痂，防止新疱疹出现。

4. 并发症治疗 水痘继发细菌感染时可选用适当的抗菌药物；并发脑炎者应给予对症处理，包括吸氧、降低颅内压、保护脑细胞、止惊等措施；并发肺炎应给予相应治疗。

（二）带状疱疹

1. 抗病毒药物 阿昔洛韦口服 0.2 ～ 0.4g，4 ～ 5 次 / 天，连服 7 天或静脉滴注，按 10mg/kg 体重计算，每 8 小时 1 次，共 7 ～ 10 天；或伐昔洛韦口服 0.3g，2 ～ 3 次 / 天，连服 7 天；或溴夫定口服 125mg，每天 1 次，连续 7 日，在疱疹产生的 48 ～ 72 小时内具有快速抑制病毒复制、控制皮损扩散、缩短病程及镇痛、预防 PHN 的作用，因此可免除或减少皮质激素和镇痛剂的应用。老年人、肾功能不全者无需减量用药。

2. 止痛剂 如罗通定、布桂嗪、卡马西平、阿米替林、加巴喷定、普瑞巴林等甚或吗啡类镇痛剂等。严重的可做普鲁卡因局部封闭。

3. 免疫调节剂 转移因子、α 干扰素、胸腺素或丙种球蛋白等可酌情选用，以减轻症状，缩短病程。

4. 糖皮质激素 对老年人和眼受累患者，早期给予中等剂量泼尼松（20 ～ 40mg/d）10 ～ 14 天，有缓解神经痛预防 PHN 的作用。

5. 针刺 相应取合谷、池曲、阳陵泉、足三里、三阴交。也可用耳针，均具止痛效果。

6. 局部疗法 以干燥、消炎为主，如疱未破时可外涂硫黄炉甘石洗剂，1 日多次，或阿（喷）昔洛韦乳膏，若疱已破溃，酌情以 3% 硼酸液湿敷，3 ～ 5 次 / 日。

7. 物理疗法 氦氖激光、紫外线照射及频谱电疗等均有一定的消炎、止痛效果。

案例 2-5[诊断与治疗]

患者发热一天后出现面部和躯干部红色丘疹，部分可见水疱。

查血常规：WBC $5.1×10^9$/L，N 0.42，L 0.47，M 0.11。

[诊断] 水痘

[治疗] 给予隔离，物理降温，卧床休息，清淡饮食。同时保持皮肤清洁，防止因抓破水疱而引起继发感染。给予阿昔洛韦抗病毒治疗，10mg/kg，每 8 小时 1 次，共 7 天。

【预防】

在集体机构中，对接触患者的易感者应检疫 3 周。被患者呼吸道分泌物或皮疹内容物污染的空气、被服和用具应采用通风、紫外线照射、暴晒、煮沸等方法消毒。

1. 主动免疫 Oka 株水痘减毒活疫苗（Oka strain varicella attenuated live vaccine，VarV）是在许多国家被应用的疱疹病毒疫苗。1995 年 3 月，美国食品药品监督管理局批准水痘减毒活疫苗用于未患过水痘的 12 月龄以上者，1 次剂量为 0.5ml，皮下注射，12 ～ 15 月龄初种，4 ～ 6 岁复种；13 岁以上儿童和成人注射 2 次，间隔 4 ～ 8 周。接种 1 剂疫苗后，血清抗体阳性率超过 95%。我国尚未将水痘疫苗接种纳入计划免疫中，但在部分省市的部分地区开展过水痘疫苗的试点接种，接种后的随访发现对接种者的保护率为 73%，国产和进口疫苗的保护率及安全性相似。

2. 被动免疫 水痘 - 带状疱疹免疫球蛋白（VZIG）是用高效价水痘痊愈期血清制备的，在接触水痘患者 4 天内立即注射有预防效果，而皮疹出现后再接种不会改变疾病的病程。可用于高危易感人群（无水痘病史的免疫抑制者、生前 5 天内或生后 2 天内母亲患水痘的新生儿）接触后预防。新生儿剂量为 125U，其他年龄组每 10kg 体重 125U（最大剂量 625U），肌内注射。高危新生儿给予被动免疫后，约半数仍会发病，但病情通常较轻。

复习要点

水痘 - 带状疱疹病毒感染的临床表现：水痘 - 带状疱疹病毒初次感染引起水痘，恢复后病毒潜伏在体内，少数患者以后因免疫功能下降等原因病毒可再发而引起带状疱疹。

1. 水痘的临床表现 成人于皮疹出现前 1 ～ 2 天可先有发热、头痛、咽痛、四肢酸痛等前驱症状。小儿则皮疹和全身症状多同时出现。皮疹首先在躯干、头部或面部出现，最后达四肢，其特点呈向心性分布。皮疹发展顺序为斑疹→丘疹→疱疹→开始结痂。皮疹发展迅速是本病特征之一。数日后从水疱中心开始干结，最后结痂，再经 1 ～ 2 周痂脱落。水痘皮损表浅，无继发感染者痂脱后不留瘢痕。因皮疹分批出现，故在病程中可见各期皮疹同时存在。

2. 带状疱疹的临床表现 常先有轻度的前驱症状，如发热、乏力、局部淋巴结肿痛及患处皮肤灼热、感觉过敏等。典型皮损为红斑上成簇不融合的粟粒至黄豆大小的丘疹、丘疱疹、水疱。皮损沿外周神经呈带状分布，数日后水疱干涸结痂，可有暂时性色素沉着，多无瘢痕。神经痛包括后遗神经痛为本病的特征之一，老年患者则呈阵发性加剧，在皮损消退后可持续数月或更久。患儿痛感较轻或无痛感。

习题精选

2-12 患者，女性，17 岁，学生。因"发热 3 天，伴皮疹 2 天"来诊。否认发热患者接触史。体格查体：面部、四肢和躯干部散在红色斑丘疹，部分可见水疱。实验室检查：血常规示 WBC $4.3×10^9/L$，N 0.38，L 0.51，M 0.10。患者的诊断可能是（　　）

A. 风疹 　　　　　　　　　B. 水痘
C. 猩红热 　　　　　　　　D. 麻疹
E. 以上都不是

2-13 患者，男性，63 岁，退休。低热 5 天，伴皮疹 2 天。皮疹处痛觉过敏。有劳累史。体格检查：神清，左侧腰背处带状分布丘疱疹和水疱。实验室检查：血常规在正常范围内。

（1）本例最可能的诊断是（　　）

A. 水痘 　　　　　　　　　B. 单纯疱疹
C. 带状疱疹 　　　　　　　D. 过敏性皮疹
E. 以上都不是

（2）患者需要给予的治疗方案是（　　）

A. 卧床休息 　　　　　　　B. 抗病毒治疗
C. 止痛治疗 　　　　　　　D. 免疫调节治疗
E. 以上均是

（张文宏）

第六节　传染性非典型肺炎

重要知识点

掌握传染性非典型肺炎的临床表现特点；掌握传染性非典型肺炎的辅助检查特点（特别是胸部 X 线片表现）；熟悉传染性非典型肺炎临床确诊病例、疑似病例、医学观察病例的诊断依据。熟悉传染性非典型肺炎分型、分期和治疗原则；熟悉应用糖皮质激素的指征及不良反应。建立对临床出现传染性非典型肺炎相关症状的患者及疑似患者进行相应的针对性检查项目并做出诊断的临床诊疗思维。

案例 2-6

患者，女性，27 岁。因"发热、乏力 12 天，咳嗽、气促 7 天"就诊，于 2003 年 4 月 5 日入院。

12 天前无明显诱因出现发热、乏力，体温未测，无寒战，无咳痰，无鼻塞、流涕，未行治疗，两日后体温最高升至 39℃，伴寒战、头痛、关节酸痛和肌肉痛，就诊于当地医院，诊断为"上呼吸道感染"，予以"阿奇霉素、利巴韦林"治疗，病情无明显缓解。7天前出现干咳、气短、憋喘，以坐位明显，平卧后略缓解，查嗜肺军团菌抗体、肺炎衣原体抗体、肺炎支原体抗体均为阴性。3天前胸片检查示双下肺炎症，予以"头孢曲松钠、亚胺培南-西司他汀钠"静脉滴注，治疗2天，症状未缓解；改用"左氧氟沙星、米诺环素"静脉滴注，体温降至38℃，为求进一步诊治转入我院。既往体健，否认心脏病、糖尿病、毒物接触、药物食物过敏史。发病前10天曾去广州出差，当地有传染性非典型肺炎流行。

体格检查：T 38℃，P 96次/分，R 20次/分，BP 105/67mmHg。神志清，精神委靡，急性病容，全身皮肤及巩膜无黄染，无皮疹、出血点，淋巴结未触及肿大，口腔黏膜未见明显异常，扁桃体无肿大。双肺叩诊呈清音，听诊双肺中、下部呼吸音增粗，未闻及干湿啰音及胸膜摩擦音。心脏听诊未见异常，关节、腹部、神经系统检查未见异常。

[问题]

1. 该患者的可能诊断是什么？
2. 需要做哪些检查？
3. 如何进一步治疗？

传染性非典型肺炎（infectious atypical pneumonia）又称严重急性呼吸综合征（severe acute respiratory syndrome，SARS），是由SARS冠状病毒（SARS coronavirus，SARS-CoV）引起的急性呼吸道传染病。主要通过近距离飞沫传播，也可经密切接触传播。以发热、头痛、肌肉酸痛、乏力、干咳少痰为特征，严重患者可有呼吸急促或呼吸道窘迫。

本病是一种新发的呼吸道传染病，2002年11月首先在我国广东省发现，经历了两个多月的始发期后，迅速扩散到我国24个省、自治区、直辖市，波及亚洲、美洲、欧洲等29个国家和地区。其表现与其他非典型肺炎相似，但传染性强，故将其命名为传染性非典型肺炎。其流行对人民健康及社会经济均带来巨大的冲击，2003年4月我国将其列入法定传染病范畴，2004年12月起实施的《中华人民共和国传染病防治法》将其列为乙类传染病，但其预防和控制措施均按照甲类传染病执行。

【病原学】

SARS冠状病毒很可能是一种来源于动物的病毒，由于生态环境的变化、人类与动物接触增加以及病毒的适应性改变，导致其跨越种系屏障而传染

给人类，并实现了人-人的传播。在狸猫、果子狸、家猫等动物中发现了类似SARS-CoV的病毒。果子狸与SARS-CoV的传播密切相关，但果子狸是否是SARS-CoV的自然储存宿主目前尚有待于进一步研究。SARS-CoV的核苷酸序列与已知人类和动物冠状病毒序列的同源性差异较大，是一种新的冠状病毒，属于冠状病毒科（Coronaviridae）冠状病毒属（Coronavirus），为有包膜病毒，病毒外形呈日冕状，直径多为60～120nm，包膜上有放射状排列的花瓣样或纤毛状突起，长约20nm或更长，基底窄，形似王冠，与经典冠状病毒相似（图2-6-1、图2-6-2）。病毒的形态发生过程较长而复杂，成熟病毒呈圆球形、椭圆形，成熟的和未成熟的病毒体在大小和形态上都有很大差异，可以出现很多其他的形态，如肾形、鼓槌形、马蹄形、铃铛形等，很容易与细胞器混淆。SARS-CoV为单链RNA病毒，基因组全长有29 206～29 727个核苷酸，目前全部的基因测序已完成。基因组两侧为5′和3′端非编码区，中间为开放阅读框（ORF），编码突起蛋白（S）、膜蛋白（M）、核衣壳蛋白（N）、E蛋白等结构蛋白质和RNA聚合酶等一些非结构蛋白质（图2-6-3）。

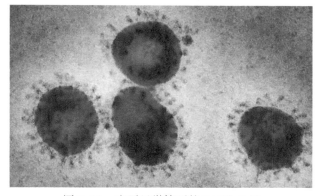

图 2-6-1　电子显微镜下的 SARS-CoV

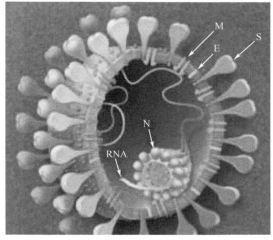

图 2-6-2　SARS-CoV 的结构示意图

S：编码突起蛋白；M：膜蛋白；N：核衣壳蛋白；E：E蛋白

SARS-CoV 能在绿猴肾 (Vero) 细胞、狗肾细胞、人胚肾细胞、人胚肺细胞、人横纹肌肿瘤细胞等细胞系中培养繁殖，最敏感的是 Vero E6 细胞系。SARS-CoV 在 Vero 细胞中培养 5 天便可出现细胞病变，在细胞的粗面内质网和囊泡内、质膜表面、细胞外均可见病毒颗粒。猿猴可作为 SARS 的动物模型，将 SARS 病毒接种于猿猴上，可以出现与人类相同的临床表现，白鼬和家猫等小型哺乳动物也易感。虽然在果子狸和貉等动物体内发现与 SARS-CoV 同源性在 90% 以上的 SARS 冠状病毒，但它们没有和人类相似的临床表现，其能否作为 SARS 理想动物模型尚待进一步探索。

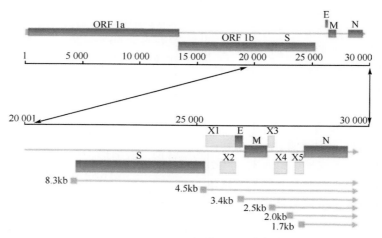

图 2-6-3　SARS-CoV 基因组结构示意图

SARS-CoV 对外界抵抗力和稳定性强于其他人类冠状病毒。室温 24℃ 条件下，病毒在尿液里至少可存活 10 天，在腹泻患者的痰液和粪便里能存活 5 天以上，在血液中可存活约 15 天，在塑料、玻璃、金属、布料、复印纸等多种物体表面均可存活 2～3 天。SARS-CoV 对温度敏感，随着温度的升高，其抵抗力逐渐下降，4℃ 培养中可存活 21 天，在 -80℃ 保存稳定性佳。56℃ 90 分钟或 75℃ 30 分钟即可使病毒灭活。SARS-CoV 对紫外线、乙醚、甲醛、氯仿等均敏感。

🍁 温馨提示

经典冠状病毒感染主要发生在冬春季节，广泛分布于世界各地。该病毒包括三个群，第一、二群主要为哺乳动物冠状病毒，第三群主要为禽类冠状病毒。人冠状病毒有两个血清型 (HCoV-229E 和 HCoV-OC43)，是人呼吸道感染的重要病原体，人类 20% 的普通感冒由冠状病毒引起。冠状病毒也是成人慢性气管炎急性加重的重要病因之一。基因组学研究结果表明，SARS-CoV 的基因与已知三个群经典冠状病毒均不相同，第一群病毒血清可与 SARS-CoV 反应，而 SARS 患者血清却不能与已知的冠状病毒反应。作为一种新的冠状病毒，根据无根进化树分析，有人建议将 SARS-CoV 归为第四群。但有人对 SARS-CoV 和已知的三个群经典冠状病毒通过有根进化树分析，认为虽然 SARS-CoV 与已知的三个群经典冠状病毒都有区别，但与第二群的关系最近，不能将其列为独立的一群，而应该列为第二群里的一个亚群，原来的第二群冠状病毒可称为 2a 亚群，SARS-CoV 称为 2b 亚群。

【流行病学】

1. 传染源　SARS 的传染源主要为急性期患者。潜伏期患者传染性低或无传染性，作为传染源意义不大。恢复期患者无传染性。是否存在隐性感染及是否有传染性目前尚不明确。目前未发现有慢性感染者。

急性期患者体内病毒含量高且临床症状明显，如发热、咳嗽等，经呼吸道分泌物排出病毒。少数患者有腹泻，排泄物中含有病毒。部分重型患者因频繁咳嗽或需要气管插管、呼吸机辅助呼吸等，呼吸道分泌物多，传染性强。个别患者可造成数十人甚至数百人感染，被称为超级传播者 (super-spreader)，而老年人及具有慢性基础疾病的患者较健康成人感染后更易成为超级传播者。

2. 传播途径　SARS 主要经近距离飞沫传播。病毒主要存在于患者呼吸道黏液或纤毛上皮脱落细胞内，当咳嗽、打喷嚏或大声说话时可形成气溶胶颗粒，易感者吸入后可被感染。飞沫在空气中停留时间短，移动距离不超过 2m，故仅造成近距离传播。接触传播亦不少见。易感者通过接触患者呼吸道、消化道分泌物及其他体液，或者间接接触被污染的物品，可导致感染。此外，多个案例证实 SARS 可通过实验室传播，实验人员在处理病毒时，未采取恰当的防护措施或规范的操作规程，可造成实验人员被感染。患者腹泻物中的病毒经建筑物中的污水排出系统和排气系统造成环境污染，可引起局部小流行。虽然急性期患者存在短暂的病毒血症，且粪便中含有病毒，但是目前尚无足够的证据表明 SARS 能通过血液或消化道传播的可能。

3. **人群易感性**　人群普遍易感。发病者以青壮年居多，儿童感染少见，原因目前尚不清楚。患者的家族成员和接触患者的医务人员均属于高危人群。从事 SARS-CoV 相关实验室操作的工作人员及果子狸等野生动物饲养、销售人员，在一定条件下也是可能被感染的高危人群。目前尚无康复后再次发作的报道，IgG 抗体为中和性抗体，可持续 1 年以上，提示病后可获得较持久的免疫力。

4. **流行特征**　该病第一次流行为冬末春初，有明显的家族及医院聚集发病现象。社区主要以散发为主，偶可见点状暴发流行。SARS 主要流行于人口密集的大城市，农村地区发病较少。

【发病机制】

SARS 发病机制未阐明。SARS-CoV 侵入人体后，在细胞内繁殖后释放入血，形成短暂的病毒血症。从体外病毒培养分离过程，可以观察到 SARS-CoV 对细胞的致病性，推测病毒可能对细胞有直接毒性作用。发病期间淋巴细胞减少，$CD4^+$ 和 $CD8^+T$ 淋巴细胞均明显下降，并且细胞因子 TNF-α、IL-6、IL-8、IL-16 等水平明显升高，且应用肾上腺糖皮质激素可以改善肺部炎症、减轻临床症状，提示 SARS-CoV 感染后诱导的免疫损伤是本病可能的主要发病机制。

【病理变化】

SARS 的病理学特征为肺部病变、免疫器官损伤、全身性小血管炎和全身中毒性改变，其中以肺部病变最为突出（图 2-6-4）。肺部病变以肺泡损伤为主，肺泡壁和小叶间隔变化不明显，变现为脱屑性肺泡炎和支气管炎；肺透明膜形成，肺泡腔内大量炎性细胞渗出，片状出血和灶状坏死；病程较长者肺泡内渗出物趋于机化（图 2-6-5）。免疫器官损伤主要表现为脾脏和淋巴结内淋巴组织片状坏死。全身性小血管炎表现为多器官和组织内小静脉内皮细胞增生、肿胀、凋亡，血管壁炎性细胞浸润，部分小血管壁纤维素样坏死和血栓形成。肺、肝、心、胃肠道和肾上腺实质细胞灶性坏死和脑神经细胞变性可能与病毒血症引起的全身中毒反应有关。

【临床表现】

潜伏期为 1～16 天，通常为 3～5 天。典型患者通常分为三期。

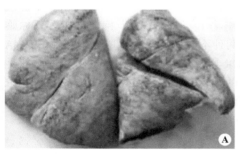
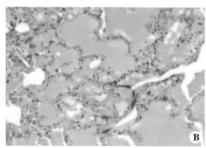
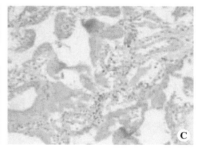

图 2-6-4　SARS 患者的肺标本，示全肺明显膨胀、实变（A）；SARS 患者早期肺改变：肺泡腔内充满富含纤维素的水肿液（B）；SARS 患者肺改变：肺泡内大量透明膜形成（C）

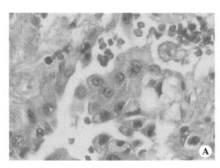
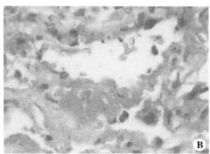
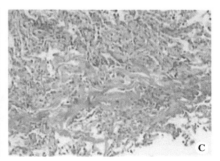

图 2-6-5　SARS 患者（男性，41 岁，发热 3 天，2002 年 12 月 23 日入院，25 日发展为呼吸困难，行纤维支气管镜肺活检，1 周后确诊）肺活检标本观察见肺泡上皮细胞脱落，少量出血（A），肺泡透明膜形成（B），纤维母细胞增生（C）

（一）早期

一般为病程初期的第 1 ～ 7 天。起病急，常以发热为首发症状，99.3% ～ 100% 的患者有发热，体温一般高于 38℃，呈弛张热、不规则热或稽留热，偶可有畏寒；可伴头痛、关节肌肉酸痛、乏力等症状；部分患者可出现干咳、胸痛、腹泻等症状；常无上呼吸道卡他症状。发病 3 ～ 7 天后出现下呼吸道症状，可有咳嗽，多为干咳、少痰，偶有血丝痰；可出现胸闷，肺部体征不明显，部分患者肺部听诊可闻及少许湿啰音或有肺实变体征。

（二）进展期

病情常于第 10 ～ 14 天达到高峰，发热、乏力等感染中毒症状逐渐加重，并出现频繁咳嗽、气促和呼吸困难，可有活动后气促、胸闷、心悸等症状，肺实变体征进一步加重，常被迫卧床休息。这个时期易并发呼吸道的继发性感染。少数患者（10% ～ 15%）出现急性呼吸窘迫综合征（acute respiratory distress syndrome，ARDS）或多器官功能障碍综合征（multiple organ dysfunction syndrome，MODS）从而危及患者生命。

（三）恢复期

病程进入 2 ～ 3 周后，发热渐退，其他临床症状及体征逐步减轻至消失。但肺部炎症性改变的吸收及恢复较为缓慢，一般体温正常后 2 周左右才能完全吸收恢复至正常。

轻型患者临床症状轻，病程短。重型患者病情重，进展快，易出现 ARDS。儿童患者病情较成人轻。孕妇感染 SARS 后，在妊娠的早期易导致流产，妊娠晚期孕妇病死率会增加。老年患者临床症状常不典型，如不伴发热或同时合并细菌性肺炎等。

🍁 温馨提示

有少数患者常不以发热为首发症状，尤其是近期有手术史或合并有基础疾病的患者，因此应注意这些患者的其他临床表现，以减少漏诊发生。

【实验室检查】

1. 血常规 病程早期至中期患者的白细胞计数可正常或下降，淋巴细胞绝对值和百分比均下降。T 细胞亚群中 CD3$^+$、CD4$^+$、CD8$^+$ 亚群均减低，尤以 CD4$^+$ 亚群减低明显，少数患者血小板计数可下降。疾病后期患者血象多能恢复正常，若合并细菌感染则白细胞计数常升高。

2. 血液生化学检查 约 50% 患者血清谷丙转氨酶（ALT）、乳酸脱氢酶（LDH）、肌酸激酶（CK）等均有不同程度升高。部分患者可有肾功能改变。血气分析可有不同程度的低氧血症，一般无 CO_2 潴留。腹泻患者粪便镜检常无明显异常。

3. 血清学检查 常用酶联免疫吸附法（enzyme linked immunosorbant assay，ELISA）和免疫荧光法（immunofluorescence assay，IFA）检测血清中抗 SARS-CoV IgM 和 IgG 抗体。SARS-CoV IgM 抗体一般在起病第 7 ～ 10 天开始出现，在急性期和恢复期早期达到高峰，3 个月后消失。SARS-CoV IgG 抗体多在发病第 14 天开始出现，20 天以后 95% 患者表现为阳性，至少持续 9 个月，是一种保护性抗体。急性期血清抗体阴性而恢复期抗体阳性，或恢复期血清抗体滴度较急性期呈 4 倍以上升高者有诊断意义。此外，采用单克隆抗体技术检测样本中的 SARS-CoV 特异性抗原，其特异性和敏感性均超过 90%，亦可用于早期诊断。

4. 分子生物学检查 可应用反转录聚合酶链反应（RT-PCR）对患者血液、粪便、呼吸道分泌物或组织等不同的标本进行 SARS-CoV RNA 检测。

SARS-CoV RNA 阳性判断标准：应用聚合酶链反应（PCR）方法，符合下列三项之一者可判断为检测结果阳性，①至少需要两个不同部位的临床标本检测阳性（如鼻咽分泌物和粪便）；②收集至少间隔 2 天的同一种临床标本送检检测阳性（如 2 份或多份鼻咽分泌物）；③在每一个特定检测中对原临床标本使用两种不同的方法或从原标本新提取 RNA 开始重复 PCR 检测阳性。SARS-CoV 试验的敏感性取决于标本的收集和对患者检测的时间。采用 PCR 方法检测可能会得到假阴性的结果，而多个标本和多部位取材可增加试验敏感性。

5. 细胞培养分离病毒 将患者呼吸道分泌物、血液或粪便等标本接种到 Vero 细胞中进行培养后分离得到病毒后，用反转录聚合酶链反应（RT-PCR）或免疫荧光法（IFA）做进一步的鉴定，可证实 SARS-CoV 的感染。

6. 影像学检查 胸部 X 线片显示病变初期肺部出现不同程度的片状、斑片状磨玻璃密度影，少数为肺实变影。阴影常为单肺多发和（或）双侧改变，并于发病过程中呈进展趋势，部分患者为"白肺"（图 2-6-6）。空洞形成、胸腔积液和肺门淋巴结肿大少见。若检查结果为阴性，1 ～ 2 天后予以复查。需定期复查胸部 X 线片或 CT，以观察患者肺部病变的动态变化情况。

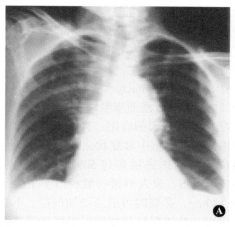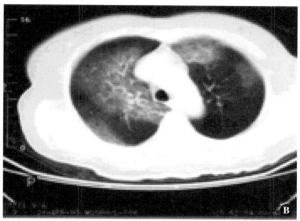
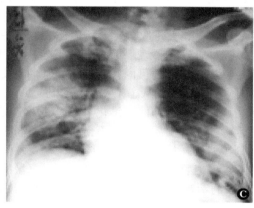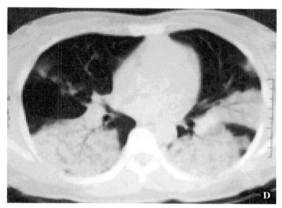

图 2-6-6 SARS 患者发病后 10 天胸部 X 线片，右肺上叶有大片磨玻璃密度影，阴影内可见血管影像，左肺上叶内带有小片状磨玻璃密度影（A）；图 A 病例发病后 2 周胸部 CT 片，两肺上叶多发磨玻璃密度影，病变内可见血管影像（B）；SARS 患者发病后 10 天 X 线胸片，两肺多发大片状肺实变阴影，病变密度比血管密度高（C）；SARS 患者发病后 2 周胸部 CT 片，两肺多发肺实变影，病变密度比血管密度高，可见空气支气管征（D）

案例 2-6[临床特点]

（1）青年女性，有在 SARS 流行区（广州）逗留史，之后出现发热、乏力、咳嗽、气促等症状。

（2）体格检查发现有呼吸音增粗，但未闻及胸膜摩擦音和干湿啰音，皮肤无皮疹、出血点，淋巴结触诊正常。

（3）外院抗生素抗感染、利巴韦林抗病毒治疗后，病情并未好转，气促加重。

初步诊断：急性肺部炎症（病因待查？）

需行 X 线胸片、血常规及细菌培养、病毒抗体测定、免疫性疾病指标、肿瘤标志物等检查以进一步确诊。

【诊断与鉴别诊断】

1. 流行病学资料 ①与 SARS 患者有密切接触史，或属受传染的群体发病者之一或有明确的传染他人的证据；②发病前两周内曾到过或居住于报告有 SARS 患者并出现继发感染疫情的地区。

2. 临床症状与体征 起病急，以发热为首要症状，体温一般大于 38℃，偶可有畏寒；可伴有头痛、关节酸痛、肌肉酸痛、乏力、腹泻；常无上呼吸道卡他症状；可有咳嗽，多为干咳、少痰，偶有血丝痰；可有胸闷，严重者可出现呼吸急促或明显的呼吸窘迫。肺部体征不明显，部分患者肺部听诊可闻及少许湿啰音或有肺部实变体征。

3. 辅助检查 ①实验室检查：外周白细胞计数一般不升高或降低；常有淋巴细胞计数减少；②影像学检查：患者肺部 X 线片可有不同程度的片状、斑片状浸润性阴影或呈网状改变，部分患者进展迅速，呈大片状阴影；常为多叶或双侧改变，阴影吸收、消散较缓慢；肺部阴影与症状可不一致。若检查结果阴性，1 ～ 2 天后应给予复查胸部 X 线片。若条件允许，可行胸部 CT 检查，有助于发现患者早期轻微病变或心影及大血管影重合的病变。③血清学检查：用免疫荧光法（IFA）或酶联免疫吸附法（ELISA）检测患者血清 SARS 特异性抗体。特异性 SARS-CoV IgM 或 IgG 抗体急性期和恢复期抗体滴度升高 4 倍及以上，可作为确诊 SARS 的依据，恢复期抗体滴度升高可作为一种回顾性诊断标准。检测结果呈阴性时，不能排除本病诊断。

WHO 推荐 ELISA 和 IFA 作为血清 SARS-CoV 抗体检测方法，SARS-CoV 抗体中和试验（neutralization test）作为 SARS 血清学诊断的金标准。

4. 抗生素治疗无效 临床确诊病例诊断标准：符合上述 1 ① +2+3 ②条及以上，或 1 ② +2+3 ② +4 条，或 1 ② +2+3+4 条。

疑似病例诊断标准：符合上述 1 ① +2+3 ①条，或 1 ② +2+3 ②条，或 2+3 条。

医学观察病例诊断标准：符合上述 1②+2+3 ①条。

温馨提示

不同病例隔离措施不同，临床确诊病例可集中隔离诊治，疑似病例要分开隔离，医学观察病例可医院隔离，亦可家庭隔离。

SARS 患者要注意与流行性感冒、上呼吸道感染、细菌性或真菌性肺炎、嗜肺军团菌病、肺结核、艾滋病合并肺部感染、肺部肿瘤、非感染性肺间质性疾病、肺水肿、肺不张、肺栓塞、肺嗜酸粒细胞浸润症、肺血管炎等呼吸系统疾病相鉴别。

【治疗】

SARS 治疗原则为：早期发现、早期隔离、早期治疗。但目前尚缺乏特异治疗方案，主要以综合治疗为主。强调在疾病的整体诊疗过程中，应针对疾病发生的病理生理异常加以纠正，以促进疾病的恢复；在疾病早期可以采取适当的药物（如奥司他韦、金刚烷胺、金刚乙胺）抗病毒治疗。所有 SARS 患者应集中隔离治疗，疑似病例与临床诊断病例需分开收治。重型患者治疗中要注意防止发生急性呼吸窘迫综合征和多器官功能障碍综合征。做好护理工作和心理疏导在治疗中也有很重要的作用。

（1）密切监测患者病情变化：多数患者在发病后 2 周内都可能处于疾病进展期，必须密切观察患者病情变化，监测患者临床症状、生命体征、SpO_2 或动脉血气分析、血常规、胸部 X 线片（早期复查间隔时间不超过 2～3 天）、心肝肾功能、电解质等。

（2）一般和对症支持治疗

1）SARS 患者应卧床休息，避免劳累、用力。

2）咳嗽剧烈患者予以镇咳；咳痰者予以化痰祛痰药。

3）发热超过 38.5℃者，可予以物理降温，如冰敷、乙醇擦浴等，并酌情使用解热镇痛药。儿童忌用阿司匹林，避免该药可能引起的 Reye 综合征的发生。

4）有心、肝、肾功能损害患者应请求相应科室会诊以期获得最合适的支持治疗。必要时可行多学科会诊（MDT），协助制订个体化的诊治方案。

5）加强营养支持，注意保持机体水电解质、酸碱平衡。

6）出现气促或 $PaO_2 < 70mmHg$ 或 $SpO_2 < 93\%$ 时予以持续鼻导管或面罩吸氧。

7）糖皮质激素的应用：有以下指征之一即可早期使用，①有严重中毒症状，高热 3 天不退；② 48 小时内肺部阴影进展超过 50%；③有急性肺损伤或出现 ARDS。成人剂量一般相当于甲泼尼龙每天 80～120mg，必要时可适当增加剂量，不宜大剂量长期应用。具体剂量及疗程需根据病情来调整，待病情缓解后胸片上阴影有所吸收后逐渐减量至停用。一般隔 3～5 天减量 1/3，通常静脉给药 1～2 周后可改为口服甲泼尼龙或泼尼松龙。疗程不超过 4 周。应用糖皮质激素的目的在于抑制异常的免疫反应，减轻全身炎症反应状态，从而减轻肺的渗出、损伤，防止和减轻后期肺的纤维化。建议使用半衰期短的激素。注意糖皮质激素的不良反应，可同时予以制酸剂（如泮托拉唑、雷贝拉唑等）与胃黏膜保护剂护胃，同时警惕继发性细菌和（或）真菌感染。在 SARS 的治疗中，激素的应用没有绝对禁忌证，但儿童慎用；相对禁忌证包括中度以上的糖尿病、重型高血压、活动性胃炎、十二指肠溃疡、精神疾病、癫痫及妊娠期患者。

8）预防和治疗继发性感染：可选用喹诺酮类（注意 18 岁以下患者禁止选用）、氟康唑类、棘白菌素类等药物治疗。

9）早期使用抗病毒药物：目前尚无针对 SARS-CoV 的特异性抗病毒药物。早期可使用蛋白酶类抑制剂类药物如洛匹那韦（lopinavir）及利托那韦（ritonavir）等。利巴韦林（ribavirin）治疗 SARS 的效果不确切。

10）免疫调节剂：重型患者可以试用免疫增强的药物，如胸腺素、丙种球蛋白等。但是疗效尚未确定，不推荐常规使用。恢复期患者血清的临床疗效和风险尚有待评估。

11）中医中药辅助治疗：属于中医学中瘟疫、热病的范畴，治则为温病，卫、气、营、血和三焦辨证论治。

（3）重型病例的处理：必须严密动态观察，加强监护，及时给予呼吸支持，合理使用糖皮质激素，加强营养支持和器官功能保护，注意水电解质和酸碱平衡，预防和治疗继发性感染，及时处理合并症。

1）加强对患者的动态监护：包括对生命体征、液体出入量、心电图及血糖的监测。有条件时尽可能收入重症监护病房。

2）使用无创正压机械通气（NPPV）的应用指征为：①呼吸频率＞30次/分；②吸氧5L/min条件下，SpO_2＜93%者。禁忌证主要有：①需要紧急气管插管；②意识障碍；③呕吐、上消化道出血；④气道分泌物和排痰障碍；⑤不能配合NPPV治疗；⑥血流动力学不稳定和有多器官功能损害。模式通常使用持续气道正压通气（CAPA），压力水平一般为4～10cmH$_2$O；吸入氧流量一般为5～8L/min，维持血氧饱和度＞93%，或压力支持通气＋呼气末正压（PSV+PEEP），PEEP水平一般为4～10cmH$_2$O，吸气压力水平一般为10～20cmH$_2$O。NPPV应持续应用（包括睡眠时间），暂停时间不宜超过30分钟，直到病情缓解。

3）若患者不耐受NPPV或氧饱和度改善不满意，应及时进行有创正压机械通气治疗。具体插管通气的指征为：①经无创通气治疗病情无改善，表现为SpO_2＜93%，面罩氧浓度5L/min，肺部病灶仍增加；②不能耐受无创通气，明显气促；③中毒症状明显，病情急剧恶化。使用呼吸机通气，极易导致医务人员被SARS-CoV感染，故医护人员务必注意自身防护。谨慎处理呼吸机废气，吸痰、冲洗导管均应小心对待。

4）出现休克或MODS应予以相应支持治疗。

（4）在MODS中，呼吸衰竭、肾衰竭、消化道出血和DIC发生率较高。脏器损害越多，病死率越高，两个或两个以上器官衰竭的病死率约为69%。早期防治、中断恶性循环是提高治愈率的重要环节。

案例2-6[诊断与治疗]

（1）血常规：WBC 5.3×10^9/L，N 0.75，嗜酸粒细胞正常，Hb 111g/L，PLT 276×10^9/L，异形淋巴细胞0。大小便常规、肝肾功能无特殊。ESR 93mm/h。动脉血气分析：PO$_2$ 84.2mmHg，PCO$_2$ 39.9mmHg，SaO$_2$ 98%。

（2）柯萨奇、EB病毒（EBV）、巨细胞病毒（CMV）抗体IgM均阴性，冷凝集试验阴性。

（3）X线胸片：双侧肺中野内均可见大片状模糊影，边缘清晰，肺门影无明显增大，纵隔心影未见异常，双膈面光滑，两侧肋膈角锐利。

患者年轻，各系统检查未见占位性病变，不考虑肿瘤性发热。查柯萨奇、EBV、CMV抗体阴性，可排除上述病毒感染。年轻女性，有自身免疫性疾病可能，但患者相关实验室检查未见异常。患者以发热起病，伴有肺部症状，但肺部体征缺如，外周血白细胞不高，多种抗生素治疗无效，考虑病毒感染可能较大。

[诊断]　传染性非典型肺炎

[治疗]　入院后予以吸氧，丙种球蛋白、胸腺素提高免疫力，利巴韦林抗病毒治疗，左氧氟沙星预防性治疗，营养、补液等对症支持治疗。治疗后第3天体温恢复正常，咳嗽、气促症状明显缓解，复查X线胸片提示双肺片状模糊影逐渐吸收，治疗1周后复查血常规、动脉血气等指标恢复正常，胸部X线胸片提示双肺浅淡小片状模糊影，较入院时明显吸收，疾病治愈，予以出院。

【预防】

（一）控制传染源

1. 疫情报告　2003年4月我国将SARS列入法定传染病管理范畴。2004年12月新发《中华人民共和国传染病防治法》将其列为乙类传染病，但其预防和控制措施均采取甲类传染病的方法执行。发现或怀疑本病时应尽快向卫生防疫机构报告。做到早发现、早报告、早隔离、早治疗。

2. 隔离治疗患者　对临床确诊病例和疑似诊断病例应在指定的医院按呼吸道传染病分别进行隔离观察和治疗。同时具备以下三个条件者方可考虑出院：①体温正常1周以上；②呼吸系统症状明显改变；③胸部X线片有明显吸收表现。

3. 隔离观察密切接触者　对医学观察病例和密切接触者，如条件允许应在指定地点接受隔离观察，为期14天。在家中接受隔离观察时应注意通风，避免与家人密切接触。

（二）切断传播途径

1. 社区综合性预防　加强科普宣传，SARS流行期间应减少大型集会或活动，保持公共场所通风换气、空气流通；注意空气、水源、下水道系统的处理消毒。

2. 保持良好的个人卫生习惯　不随地吐痰，SARS流行季节避免去人多或人口密度大的场所。有咳嗽、咽痛等呼吸道症状时及时就诊，戴口罩；避免与他人近距离接触。

3. 严格隔离患者　医院应设立发热门诊，建立专门通道。收治SARS的病区应设无交叉的清洁区、半污染物区和污染区；病房、办公室均应通风良好。如有条件可将SARS患者收入负压病房隔离治疗。疑似患者与临床确诊患者应分病房收治。患者应戴口罩，不可离开病房。不设陪护，不得探视。病房、办公室等各种建筑空间、地面及物体表面、患者使用过的物品、诊疗用品以及患者的排泄物、分泌物均应严格按照要求分别进行充分有效的消毒。医护人员及其他工作人员进入病区时，要穿好隔离衣，以期无体表暴露于空气中。接触过患者或被污染的物品后，应严格洗手。加强医务人员 SARS 防治知识培训。

4. 实验室条件要求 必须在具备生物安全防护条件的实验室，才能开展 SARS 患者人体标本或病毒株的检测或研究工作，以防病毒泄露。同时实验室研究人员必须采取足够的个人防护措施。

(三) 保护易感人群

SARS 目前尚无效果肯定的预防药物可供选择。灭活疫苗正在研制中，已进入临床试验阶段。医护人员及其他人员进入病区时，应注意做好个人防护工作。

保持乐观向上的心态，合理均衡饮食，注意保暖，避免疲劳，在空旷场所进行适当锻炼，这些良好的生活习惯有助于提高人体对传染性非典型肺炎的抵抗力。

温馨提示

SARS 流行期间，尽可能避免到人口密集场所活动，减少外出或疫区出差、旅行，避免与他人密切接触。一旦有发热、咳嗽等不适症状，应及时就诊并自觉与家属保持一定距离。

复习要点

1. SARS 的临床表现特点 以发热、头痛、肌肉酸痛、乏力、干咳少痰为特征，严重者可出现呼吸急促或呼吸道窘迫。

2. SARS 的辅助检查

(1) 血常规：无明显特异性表现，继发感染时可呈现感染性血象。

(2) 血生化和其他检查：无明显特异性表现。

(3) 血清学检测：可检测血清中抗 SARS-CoV IgM 和 IgG 抗体、SARS-CoV 特异性抗原，用于早期诊断。

(4) 分子生物学检查：可检测患者分泌物标本中的 SARS-CoV RNA。

(5) 细胞培养分离病毒。

(6) 影像学检查：特别注意患者胸部 X 线片表现及进展，并及时复查胸部 X 线片评估患者病情变化情况。

3. SARS 的诊断要点 有流行病学接触史，有特征性临床表现，有辅助检查证据。注意确诊病例、疑似病例、医学观察病例的诊断标准。

4. SARS 的治疗 "三早"：早期发现、早期隔离、早期治疗。无特异性治疗方法，以综合支持治疗为主。

习题精选

2-14 属于乙类传染病但采取甲类传染病预防和控制措施的疾病是（ ）
　　A. 白喉　　　　　　　　B. 梅毒
　　C. 新生儿破伤风　　　　D. 百日咳
　　E. 传染性非典型肺炎

2-15 关于 SARS 患者的外周血象及淋巴细胞检测，下列不正确的是（ ）
　　A. 白细胞总数正常或偏低
　　B. 常有淋巴细胞计数减少
　　C. CD4、CD8、T 淋巴细胞计数均降低
　　D. 血小板可减少
　　E. 血红蛋白明显降低

2-16 关于 SARS 的主要传播途径是（ ）
　　A. 近距离呼吸道飞沫传播是最重要的传播途径
　　B. 粪 - 口传播是最主要的传播途径
　　C. 易感者的手直接或间接接触了污染物质不传播 SARS
　　D. 同室居住者不易被感染
　　E. 不存在实验室传播的可能

2-17 对于疑似 SARS 者正确的处理方法是（ ）
　　A. 进入正常诊疗程序
　　B. 安排医学隔离观察，可采用居家隔离观察并随诊的形式
　　C. 留院观察，收入单人观察室，需家属陪护
　　D. 留院观察，收入普通观察室，允许家属陪护
　　E. 留院观察，收入单人观察室，为避免交叉感染，不允许家属陪护

2-18 根据原卫生部发布的《传染性非典型肺炎疫情监测报告实施方案》，医疗机构及其医务人员发现 SARS 患者或疑似患者时，城镇应于____小时内以电话或传真向当地县疾病预防控制中心报告。
　　A. 2　　　　　　　　　　B. 6
　　C. 12　　　　　　　　　D. 24
　　E. 48

2-19 下列关于 SARS 临床表现的叙述不正确的是（ ）
　　A. 常以发热为首发和主要症状
　　B. 严重者有明显呼吸窘迫，但肺部体征不明显

C. 少数患者不以发热为首发表现

D. 激素对减轻中毒症状有效，需大量、长期应用

E. 氧疗及呼吸支持很重要

（刘月英 黄建荣）

第七节 狂 犬 病

重要知识点

掌握狂犬病的临床表现、预后及预防；掌握狂犬病病毒暴露后的紧急处理与疫苗接种。熟悉狂犬病的诊断及鉴别诊断。了解狂犬病的治疗。建立对明确诊断狂犬病患者的临床对症支持治疗及与家属充分沟通患者预后情况的临床诊疗思维。

案例 2-7

患者，男性，36岁。因"左手麻木、乏力、食欲缺乏3天，烦躁、拒食半天"就诊。

3天前患者出现左手麻木感，伴有明显乏力、食欲缺乏。今日患者晨起后出现烦躁不安、恶心、拒食，遂就诊于医院。入院后出现幻觉、躁狂、恐惧不安，饮水困难，畏光、怕风，多汗、流涎及全身抽搐症状。既往体健，否认精神病史、食物和药物过敏史，否认心、肺等慢性疾病史。

6天前被一家犬咬伤左手示指，伤口较浅，有少量血液流出，曾用肥皂水冲洗约10分钟，未用乙醇、聚维酮碘消毒伤口，未注射抗狂犬病免疫球蛋白和狂犬病疫苗。发现咬伤患者的家犬在咬伤患者后又咬伤3只小鸡，小鸡很快死亡。

体格检查：T 37.8℃，P 90次/分，BP 135/80mmHg，神志清，流涎，大汗淋漓。体格检查：双侧瞳孔等大等圆，对光反射灵敏，无颈抵抗，无脑膜刺激征，生理性反射存在，病理性反射未引出。声、光、水等刺激可引起全身肌肉阵发性抽搐。左手示指有较浅的伤口，皮肤、巩膜无黄染，心、肺、腹部检查无殊。

[问题]

1. 该患者的可能诊断是什么？

2. 需要做哪些检查？

3. 如何进一步治疗？

狂犬病（rabies）又名恐水症（hydrophobia），是由狂犬病毒（rabies virus）引起的以侵犯中枢神经系统为主的急性人畜共患性传染病。其主要感染人、犬、猫、食肉动物等，牛、骆驼、马也可感染发病。

人类通常因携带狂犬病毒兽咬伤而感染。临床表现为特有的恐水、怕风、狂躁、流涎、恐惧不安、咽肌痉挛、进行性瘫痪等。迄今为止，其一旦发病，病死率高达100%。

【病原学】

狂犬病毒属弹状病毒科（Rhabdoviridae）拉沙病毒属（*Lyssavirus*）。病毒外形似子弹，直径75～80nm，长175～200nm，内层为核壳，含40nm核心，外层为致密的包膜，表面有许多丝状突起，突起物远端为槌状，整个病毒表面呈蜂窝状的六角形结构，病毒的基因组为单股负链RNA，相对分子质量为4.6×10^6，病毒基因组有11 932个核苷酸，含5个结构基因，为*G*、*N*、*L*、*P*和*M*基因，分别编码糖蛋白（G）、核蛋白（N）、转录酶大蛋白（L）、磷蛋白（P）和基质蛋白（M）（图2-7-1、图2-7-2）。其中糖蛋白（G）能与乙酰胆碱受体结合，决定了狂犬病毒的嗜神经性；并能刺激中和抗体产生，诱导机体形成保护性免疫应答。核蛋白（N）是放射免疫荧光法（FIA）检测的靶抗原，有助于临床诊断。

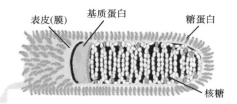

图 2-7-1 狂犬病毒的结构示意图

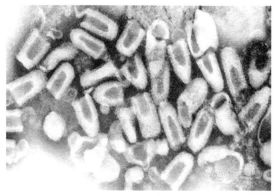

图 2-7-2 狂犬病毒的电镜图

病毒可接种于鸡胚、鼠脑等组织细胞，亦可在地鼠肾细胞、人二倍体细胞培养中繁殖、传代。从患者或患病动物直接分离得到的病毒称为野毒株（wild virus）或街毒株（stress strain），其致病力强，能在唾液腺中繁殖。野毒株在动物脑内传代50代后其毒力减弱，对人和其他动物失去致病力，不侵犯神经系统，不形成内基体，称为固定毒株。固定毒

株虽有减毒变异，但仍保留其主要抗原性，可用于制备狂犬病减毒活疫苗，供预防接种用。

狂犬病毒易被紫外线、甲醛、70% 乙醇、氯化汞和季胺类化合物如苯扎溴铵（新洁尔灭）等灭活，其悬液经 56℃ 30～60 分钟或 100℃ 2 分钟即失去活力，但不易被苯酚和甲酚皂溶液灭活，在冰冻干燥下可保存数年，被感染的组织可保存在 50% 甘油内送检。

🍁 **温馨提示**

用抗狂犬病毒核壳蛋白单克隆抗体可以将狂犬病毒及其相关病毒分为五个血清型：1 型，典型的狂犬病攻击病毒标准株（challenge virus standard, CVS）；2 型，拉哥斯蝙蝠狂犬病毒（logosbat virus）；3 型，莫可拉原型株（Mokola virus）；4 型，杜文海原型株（duvenhage virus）；5 型，包括欧洲蝙蝠狂犬病毒，即 EBL1 和 EBL2。

【流行病学】

1. 传染源 携带狂犬病毒的动物是本病的传染源，我国狂犬病的主要传染源是病犬；其次是猫、猪、牛、马等家畜。在其他国家和地区，蝙蝠、浣熊、臭鼬、狼、狐狸等野生动物是其主要传染源，可能与政府对流浪狗的控制及对家养狗的强制免疫有关。

2. 传播途径 狂犬病毒主要通过咬伤传播，也可由带病毒犬的唾液经各种伤口和抓伤、舔伤的黏膜及皮肤入侵，少数可在宰杀病犬、剥皮、切割等过程中被感染。蝙蝠群居洞穴中含病毒的气溶胶亦可经呼吸道进入人体导致感染。器官移植也有传播狂犬病毒的可能性，曾有角膜移植传播狂犬病的报告。

3. 易感人群 人群普遍易感。兽医与动物饲养员属高危人群。人被咬伤后发病率在 15%～20%。被病兽咬伤后是否发病与下列因素有关：

（1）咬伤的部位：头、面、颈、手指等处咬伤后发病机会多。

（2）咬伤的严重程度：创口大而深者发病率高。

（3）局部处理情况：咬伤后迅速彻底清洁，聚维酮碘消毒者发病机会较少。

（4）及时、全程、足量注射狂犬免疫球蛋白及疫苗者发病率低。

（5）被病兽咬伤患者免疫功能低下或缺陷者发病机会多。

【发病机制】

狂犬病毒有很强的嗜神经性，主要通过神经逆行，呈向心性向中枢传播，一般不入血形成病毒血症。狂犬病发病过程可分为下列三个阶段：

（1）神经外少量增殖期：狂犬病毒自咬伤部位皮肤或黏膜侵入后，首先在局部伤口的横纹肌细胞内小量繁殖，通过和神经肌肉接头处的乙酰胆碱受体结合，侵入附近的末梢神经，从局部伤口至侵入周围神经的时间一般不短于 72 小时。

（2）从周围神经侵入中枢神经期：狂犬病毒沿周围神经的轴索向心性扩散，其速度约 5cm/d，在到达背根神经节后，开始大量增殖，然后侵入脊髓，再波及整个中枢神经系统，病毒主要侵犯脑干和小脑等部位的神经元，但亦可在扩散过程中终止于某部位，形成特殊的临床表现。

（3）从中枢神经向各器官扩散期：病毒自中枢神经系统向周围神经离心性扩散，侵入各组织器官，尤以涎腺、舌部味蕾、嗅神经上皮等处病毒为最多。由于迷走神经核、吞咽神经核及舌下神经核受损，患者可发生呼吸肌和吞咽肌痉挛，临床上患者表现为恐水、呼吸困难、吞咽困难等症状；交感神经受刺激，使唾液分泌和出汗增多，临床上患者表现为流涎；迷走神经节、交感神经节和心脏、神经节受损，可引起患者心血管系统功能紊乱，甚至突然死亡。

目前认为，病毒的局部存在并非导致临床表现差异的唯一因素，体液免疫及细胞免疫早期有保护作用，但当病毒进入神经细胞大量增殖后，免疫系统介导的免疫损伤和发病也有一定相关性。经免疫抑制的实验小鼠接种狂犬病毒发病后，其死亡时间延迟，而被动输入免疫血清或免疫细胞后，则死亡时间提前。在人类狂犬病中，其淋巴细胞对狂犬病毒细胞增生反应为阳性者多为狂躁型，病情进展迅速，死亡较快；对髓磷脂基础蛋白（MBP）有自身免疫反应者也为狂躁型，病情进展迅速，脑组织中可见由抗体、补体及细胞毒性 T 细胞介导的免疫性损害。

【病理变化】

狂犬病患者的主要病理变化为急性弥漫性脑脊髓炎，以大脑基底面海马回和脑干部位（中脑、脑桥和延髓）及小脑损害为最明显。肉眼观有充血、水肿、微小出血灶等。镜下脑实质有非特异性的神经细胞变性及炎性细胞浸润表现。具有特征性的病变是嗜酸性包涵体，称内氏小体（Negri bodies）（图 2-7-3），为狂犬病毒的集落，最常见于海马以及小脑浦肯野细胞（Purkinje cell）中。内氏小体位于细胞质内，呈圆形或椭圆形，直径 3～10μm，染色后呈樱桃红色，对狂犬病具有诊断意义。

【临床表现】

狂犬病潜伏期长短不一，是本病的特征之一，大多数患者在 3 个月内发病，超过 6 个月者为 4%～10%，超过 1 年以上者约为 1%，有文献记载

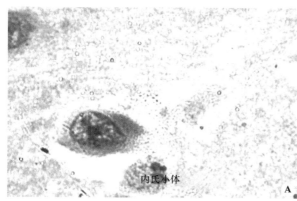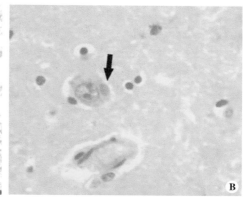

图 2-7-3 狂犬病患者脑组织细胞内氏小体（箭头）

最长 1 例达 10 年。影响潜伏期长短的因素为：年龄（一般儿童潜伏期较短）、伤口部位（头、面部发病较早）、伤口深浅（深者发病早）、病毒入侵数量及毒株的毒力、受伤后是否进行了正规的清洁消毒处理和是否规律接种狂犬病疫苗预防等，其他诸如外伤、受寒、过度劳累等诱因可能促使提前发病。

临床表现分为狂躁型（脑炎型）及麻痹型（静型）两型，可分为以下三期：

1. 前驱期 狂犬病两型的前驱期相似，在兴奋状态出现前，大多数患者有低热、嗜睡、食欲下降等表现，少数患者可有恶心、呕吐、头痛（多出现在枕部）、背腰痛、全身不适等症状。患者对疼痛、声音、光线、风等刺激开始敏感，并有咽喉紧缩感，

具有重要诊断意义的早期临床症状是已愈合的伤口部位及神经通路上，有麻木、发痒、刺痛或虫爬、蚁行等感觉异常，约发生于 80% 的病例，与病毒繁殖刺激神经元，特别是感觉神经元有关，此症状可持续数小时至数天不等。本期持续 1～2 天，很少超过 4 天以上。

2. 兴奋期或痉挛期 两型的临床表现不同。

（1）狂躁型狂犬病（manic type of rabies）：国内最多见，国外约占 2/3。患者逐渐进入高度亢奋状态，其突出表现为极度恐惧，有大难临头的预兆感，并对水声、光线、风等外界物理刺激非常敏感，可引起发作性咽肌痉挛、呼吸困难等（图 2-7-4）。

恐水是本病的特征性症状，但不是每例患者都

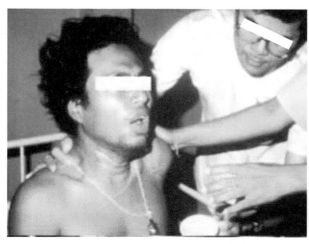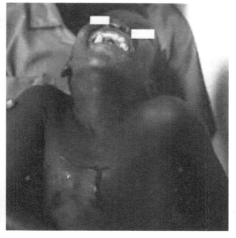

图 2-7-4 狂犬病患者发作时特有的临床表现

有，部分仅在病程早期出现。典型患者饮水、见水、听到流水声或仅提及水时，可引起严重咽喉肌痉挛，因此患者表现为极度口渴而不敢饮水，即使饮水也无法下咽，满口流涎，沾污床褥或向四周胡乱喷吐等表现。由于声带痉挛，常吐字不清，声音嘶哑，甚至失声。

怕风亦是本病特有的症状，微风、吹风、穿堂风等都可导致患者咽喉肌痉挛，其他如音响、光亮、

触动等刺激，也可引起同样症状发作。

咽肌痉挛发作使患者极度痛苦，不仅无法饮水和进食，且常伴有辅助呼吸肌痉挛，导致呼吸困难和缺氧，甚或全身进入疼痛性抽搐状态，每次发作后患者仍烦躁不安，并有大量出汗及脱水现象。

此外，由于自主神经功能亢进，患者出现大汗、流涎，体温升高达 38℃以上，心率加快，血压升高，瞳孔扩大，患者表情痛苦、焦急，但神志大多清楚，

极少有进犯他人的行为，随着亢奋状态的变长，部分患者可出现精神失常、谵妄、幻视、幻听、冲撞、嚎叫等表现。病程进展很快，患者多在发作中死于呼吸衰竭或循环衰竭。病程多持续1～3天。

（2）麻痹型狂犬病（paralytic rabies）：在印度及泰国较常见，约占总数的1/3，国内报道不到10例。临床上无兴奋期，无恐水症状和吞咽困难，而以高热、头痛、呕吐、咬伤处疼痛为主要表现，继而出现肢体软弱无力、腹胀、小脑共济失调、部分或全部肌肉瘫痪、尿潴留或大小便失禁等表现，呈现横断性脊髓炎或上升性脊髓麻痹表现。早期用叩诊锤叩击胸肌，可见被叩击处肌肉隆起，数秒后平复，早期仅在叩诊处出现肌水肿与毛发竖立。病程持续4～5天。

3. 昏迷期或麻痹期　两型狂犬病不易区别，患者痉挛停止，暂趋安静，有时尚可勉强饮水吞食，反应减弱或消失，转为弛缓性瘫痪，其中以肢体软瘫最为多见，眼肌、颜面部及咀嚼肌瘫痪，表现为斜视，眼球运动失调，下颌下坠，口不能闭合和面部缺少表情。此外，尚有失声、感觉功能减退、反射消失、瞳孔散大等表现。

在本期中患者的呼吸逐渐变为微弱或不规则，并可出现潮式呼吸衰竭，四肢厥冷，脉搏细速，血压下降，心音低钝等表现，患者可迅速因呼吸衰竭和循环衰竭而死亡，临终前患者多进入昏迷状态，本期持续6～18小时。

狂犬病的整个病程，包括前驱期在内，狂躁型平均为8天，麻痹型为13天。

狂躁型狂犬病的病变主要在脑干、颈神经或更高部位中枢神经系统，麻痹型狂犬病的病变则局限于脊髓和延髓，因而临床症状有所差异。

由吸血蝙蝠啮咬而引起的狂犬病，绝大多数病例不出现兴奋期，也无咽肌痉挛和恐水现象，而以上行性瘫痪为主要临床表现。

温馨提示

狂犬病可并发肺炎、气胸、纵隔气肿、心律失常、心力衰竭、动静脉栓塞、上消化道出血、急性肾衰竭等，应注意预防并及时处理这些并发症。

【实验室检查】

1. 血常规、尿常规及脑脊液检查　外周血细胞总数轻至中度升高，中性粒细胞0.8以上。尿常规可发现轻度蛋白尿，偶出现透明管型。脑脊液压力稍升高，细胞数轻度升高，一般不超过200×10^6/L，

以淋巴细胞为主，蛋白轻度升高，糖及氯化物正常。

2. 病原学检查

（1）抗原检查：可取患者的脑脊液或唾液直接涂片、角膜印片或咬伤部位皮肤组织或脑组织通过免疫荧光法检测抗原，阳性率可达96%。此外，还可使用快速狂犬病酶联免疫吸附法检测抗原。

（2）病毒分离：可取患者唾液、脑脊液、咬伤部位皮肤组织或脑组织进行细胞培养或用乳小白鼠接种法分离病毒。

（3）内氏小体检查：取动物或死者的脑组织做切片染色，镜检找内氏小体，阳性率为70%～80%。

（4）核酸测定：取新鲜唾液和咬伤部位皮肤组织进行反转录聚合酶链反应法（RT-PCR）测定狂犬病毒RNA。

3. 抗体检查　存活1周以上的患者做血清中和试验或补体结合试验检测抗体，效价上升者有诊断意义。此外，中和抗体还是评价疫苗免疫力的指标。国内多采用酶联免疫吸附试验（ELISA）检测血清中特异抗体，该抗体仅在疾病晚期出现。

> **案例 2-7[临床特点]**
>
> （1）中年男性，近期有家犬咬伤病史，之后出现肢体麻木、烦躁、拒食等症状。
>
> （2）体格检查发现左手示指有较浅的伤口，声、光、水等刺激可引起全身肌肉阵发性抽搐。
>
> （3）既往史及个人史无殊。
>
> 初步诊断：狂犬病
>
> 需积极对症支持治疗，同时行病原学检查以进一步确诊。

【诊断与鉴别诊断】

已属发作阶段的病例，根据过去有被狂犬或可疑狂犬，或猫、狼、狐等动物咬伤史，诊断即可初步成立。如能了解患者被咬伤情况及该动物的健康及疫苗免疫状况，则对诊断本病更有价值。如不能确定咬人的犬，或猫是否带狂犬病毒，应将动物关在笼内饲养，如动物在7～10天内不发病，则一般可排除动物有狂犬病。根据出现典型的临床症状如兴奋、狂躁、恐水、怕风、咽喉肌痉挛、大量流涎、瘫痪等，即可做出狂犬病的临床诊断。对症状不明显者特别注意有无"三怕"（怕水声、光、风）现象，必要时用扇风、倒水和亮灯试验，狂躁症状不明显应注意咽肌水肿和毛发竖立现象，如免疫学抗原、抗体的检测阳性，死后脑组织动物接种及神经元细胞质中发现内氏小体也可确诊。

需与破伤风、病毒性脑膜脑炎、脊髓灰质炎等

疾病鉴别。

【治疗】

狂犬病是所有传染病中最凶险的病毒性疾病，一旦发病，预后极差。迄今尚无特异性治疗方法，故强调在咬伤后及时进行伤口彻底清洁消毒和预防性疫苗接种。对发病后的患者主要以对症支持等综合治疗方案为主。

1.隔离消毒 将狂犬病患者严格隔离于较安静、光线较暗的单人病房，避免不必要的刺激。严格消毒患者的排泄物，防止唾液等污染。

2.对症治疗 补充水、电解质及热量，纠正酸碱平衡失调；对烦躁不安、痉挛者轮流使用各种镇静剂，如地西泮、苯巴比妥、水合氯醛及冬眠合剂等药物。有脑水肿者予以甘露醇脱水，减轻脑水肿。病程中注意防止因呼吸肌痉挛导致窒息，必要时可行气管切开或气管插管等措施，辅助患者呼吸。有心动过速、心律失常、血压升高时可用β受体阻滞药或强心剂对症处理。

3.抗病毒治疗 临床上曾用α干扰素、阿糖腺苷、大剂量人抗狂犬病免疫球蛋白等方法，但均未告成功。目前，仍需进一步研究有效的狂犬病抗病毒治疗药物。

> **案例 2-7[诊断与治疗]**
>
> 血常规：WBC $9.5×10^9$/L，N 0.82，L 0.08，RBC $4.12×10^{12}$/L，Hb 125g/L，PLT $280×10^9$/L。便常规和尿常规无殊。
>
> 无精神疾病史，发病前无明显情绪波动，结合患者临床表现及既往史，可排除精神性疾病。因患者无明显的脑膜刺激征及颅内高压改变，但有恐水症状，故病毒性脑膜脑炎可能性很小。患者无牙关紧闭、苦笑面容，而且血常规结果也不支持破伤风的诊断。至于脊髓灰质炎等临床表现不符合，也不考虑。
>
> [诊断] 狂犬病
>
> [治疗] 将患者隔离至单间安静病房，避免他人打扰。予以补液、营养等对症支持治疗，治疗效果很差。患者由躁狂转入昏迷，最后因呼吸、循环衰竭死亡。

【预防】

（一）控制传染源

管理传染源。捕杀所有野犬，对必须饲养的猎犬、警犬及实验用犬，应进行登记，并做好预防接种工作，发现病犬、病猫时立即击毙，以免其伤人，咬过人的家犬、家猫应设法捕获，并隔离观察 10 天，仍存活的动物可确定为非患狂犬病者可解除隔离。对死亡动物应取其脑组织进行检查，并将其焚毁或深埋，切忌剥皮或进食。

（二）伤口处理

早期的伤口处理极为重要，人被咬伤后应及时以 20% 肥皂水或 0.1% 苯扎溴铵（新洁尔灭）充分地清洗伤口，并不断擦拭，至少半小时，力求去除狗涎，洗净污血。伤口较深者尚需用导管伸入，以肥皂水做持续灌注清洗。彻底冲洗后用 2% 碘酊或 75% 医用乙醇涂擦伤口，伤口一般不予缝合包扎，以便排血引流。如有抗狂犬病免疫球蛋白或免疫血清，做皮试阴性后，可注入伤口底部和四周。此外，应注意预防并发破伤风及其他细菌感染。

🌸 **温馨提示**

被可疑病犬咬伤后的及时处理很重要，一方面要加强伤口的清洁消毒；另一方面要及时、足量、足疗程进行主动、被动免疫。

（三）预防接种

1.疫苗接种 可用于暴露后预防，也可用于暴露前预防。我国为狂犬病流行地区，凡被可疑动物咬伤、抓伤，或破损皮肤被狂犬病患者唾液污染时均需做暴露后预防接种。暴露前预防主要用于高危人群，如兽医、山洞探险者、从事狂犬病毒研究人员及动物管理员。世界卫生组织（world health organization，WHO）推荐使用的疫苗如下：①人二倍体细胞疫苗，价格昂贵；②原代细胞培养疫苗，包括地鼠肾细胞、狗肾细胞和鸡胚细胞疫苗等；③传代细胞系疫苗，包括 Vero 细胞（非洲绿猴肾传代细胞）疫苗和 BHK 细胞（baby hamster kidney，幼仓鼠肾细胞）疫苗。我国批准使用的疫苗有地鼠肾细胞疫苗、鸡胚细胞疫苗及 Vero 细胞疫苗，暴露前预防：接种 3 次，每次 1ml，肌内注射，于 0、7 天、28 天进行；1～3 年内加强注射一次。暴露后预防：接种 5 次，每次 2ml，肌内注射，于 0、3 天、7 天、14 天、28 天完成，如严重咬伤者可全程注射 10 针，于当天至第 6 天每天 1 针，随后于 10 天、14 天、30 天、90 天各注射 1 针。部分 Vero 细胞疫苗可应用 2-1-1 免疫程序：于 0 天左右上臂三角肌肌内各注射 1 针（共 2 针），幼儿左右大腿前外侧区肌内各注射 1 针（共 2 针），7 天、21 天各注射本疫苗 1 针，全程免疫共注射 4 针，儿童用量相同。对下列情形者建议狂犬疫苗注射剂量首次加倍：①注射疫苗前 1 个月内注射过免疫球蛋白或抗血清者；②先天性或获得性免疫功能缺陷者；③接受免疫抑制剂（包括抗疟疾药物）治疗的患者；④老年人及慢性疾病者；⑤暴露后 48 小时或更长时间后才注射狂犬疫苗的人员。

2. 免疫球蛋白注射　常用的制品有人抗狂犬病毒免疫球蛋白（human anti-rabies immunoglobulin, HRIG）和抗狂犬病马血清两种，以人抗狂犬病毒免疫球蛋白为佳。抗狂犬病马血清使用前应做皮肤过敏试验。

3. 其他　根据患者伤口深浅、污染程度及是否并发其他感染，按需要给予破伤风抗毒素或类毒素及适宜的抗菌药物。预防接种后并发神经系统反应者可给予肾上腺皮质激素对症处理，干扰素及干扰素诱导剂对动物实验感染有保护作用，但用于人的预防是否有效，尚有待进一步临床实践。

复习要点

1. 狂犬病的典型临床表现　恐水、怕风、流涎、恐惧不安、咽肌痉挛、进行性瘫痪等特有的临床症状。

2. 狂犬病的辅助检查

（1）血常规、尿常规及脑脊液检查：白细胞总数为 $(12 \sim 30) \times 10^9/L$，中性粒细胞一般占 80% 以上，脑脊液压力可稍升高，细胞数稍微增多，一般不超过 $200 \times 10^6/L$，主要为淋巴细胞，蛋白质增高，可达 2.0g/L 以上，糖及氯化物正常。

（2）病毒分离：唾液及脑脊液常用来分离病毒，唾液的分离率较高。

（3）核酸测定：采用 PCR 法测定 RNA，唾液标本检查的阳性率较高。

3. 狂犬病的诊断　狂犬病早期易误诊，儿童及咬伤史不明确者更甚。已在发作阶段的患者，根据被咬伤史、特有的临床表现及免疫荧光试验阳性则可确立诊断。

4. 狂犬病的治疗　狂犬病目前尚无特异性治疗方法，主要以对症支持治疗为主。一旦发病，病死率为 100%。故其重在预防。

习题精选

2-20　关于狂犬病毒不正确的描述是（　　）
　　A. 狂犬病毒为弹状病毒科
　　B. 狂犬病毒是非嗜神经性病毒
　　C. 不会引起化脓性脑炎
　　D. 在中枢神经细胞细胞质内形成内氏小体（negri bodies）
　　E. 病毒对外界抵抗力不强，56℃ 30 分钟即可杀灭

2-21　狂犬病临床表现有（　　）
　　A. 怕水、怕光、怕声的"三怕"症状

　　B. 流涎
　　C. 咽肌痉挛
　　D. 昏迷
　　E. 以上全是

2-22　下列叙述中为狂犬病发病主要相关的因素的是（　　）
　　A. 咬伤部位　　　　　B. 伤口的深浅
　　C. 伤口清洗与否　　　D. 以上全是
　　E. 以上全不是

2-23　狂犬病不可能通过下列方式传染的是（　　）
　　A. 被狗惊吓
　　B. 伤口接触患病动物的分泌物
　　C. 病犬抓伤
　　D. 被狗舔舐

2-24　下列情况属于预防接种异常反应的是（　　）
　　A. 因疫苗本身特性引起的接种后一般反应
　　B. 因疫苗质量不合格给受种者造成的损害
　　C. 过敏性休克
　　D. 因心理因素发生的个体或者群体的心因性反应

2-25　下列不属于全省狂犬病常规监测内容的是（　　）
　　A. 病例的发现与报告　　B. 实验室监测
　　C. 暴露人群监测　　　　D. 病例个案调查

（刘月英　黄建荣）

第八节　流行性乙型脑炎

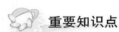

重要知识点

掌握流行性乙型脑炎的临床表现；掌握流行性乙型脑炎的诊断、鉴别诊断和治疗。熟悉流行性乙型脑炎的病原学、流行病学特征。了解流行性乙型脑炎的预防。建立对临床出现乙脑相关症状的患者进行适宜的针对性检查项目并做出明确诊断及制订完善的治疗方案的临床诊疗思维。

案例 2-8

患者，女性，3 岁。因"高热、烦躁 2 天，反复抽搐、意识不清 1 天"就诊。

2 天前出现发热，体温一般在 40℃ 左右，伴有明显烦躁不安，哭闹不止，曾自己捶打头部，呕吐数次，呕吐物为胃内容物。无腹泻，饮食、睡眠差，遂就诊于当地医院，查血常规：WBC $18.3 \times 10^9/L$，N 86.7%，L 8.2%，诊断为"细菌感染"，予以头孢曲松钠静脉滴注 2 天，病情未见

好转，退热治疗后体温有短暂下降后复升。1 天前，患者反复出现四肢抽搐，后停止哭闹，出现意识不清，呼之不应。既往体健，足月产，生长发育正常，按期完成疫苗接种。否认周围有类似发病者。

体格检查：T 40.1 ℃，P 100 次 / 分，BP 105/65mmHg，神志不清，呼之不应。心律齐，呼吸表浅，节律规整，双肺呼吸音清，未闻及干湿啰音。全身浅表淋巴结未触及肿大，皮肤无出血点和皮疹，双侧瞳孔等大等圆，对光反射迟钝，球结膜水肿明显，颈项强直，抵抗明显。深浅反射均消失，病理征阳性，腹部未见阳性体征。

[问题]

1. 该患者的可能诊断是什么？

2. 需要做哪些检查？

3. 如何进一步治疗？

流行性乙型脑炎（epidemic encephalitis B）简称乙脑，又称日本脑炎（Japanese encephalitis），是由乙型脑炎病毒（Japanese encephalitis virus，JEV）引起的以脑实质炎症为主要病变的中枢神经系统急性传染病。其主要经蚊虫叮咬传播，常流行于夏、秋两季，好发于儿童，主要分布在亚洲。临床上以高热、意识障碍、抽搐、病理反射征及脑膜刺激征阳性为特征。病死率高，部分病例可留有严重后遗症。

【病原学】

流行性乙型脑炎病毒属虫媒病毒（arborvirus）乙组的黄病毒科（Flaviviridae），直径 40 ～ 50nm，呈球形，有包膜，可分为核心和包裹两部分（图 2-8-1、图 2-8-2）。其核心由病毒单股正链 RNA 包被于单股多肽的核衣壳蛋白形成，其基因含 10 976 个碱基对。核心外被包膜，包膜中镶嵌有糖基化蛋白（E 蛋白）和非糖基化蛋白（M 蛋白）。其中，糖基化蛋白（E 蛋白）是病毒的主要抗原成分，由它形成的表面抗

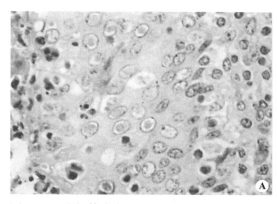
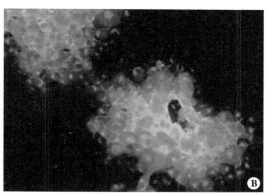

图 2-8-1　扁桃体隐窝上皮细胞核内有明显的淡红的包涵体；用荧光抗体染色，扁桃体隐窝上皮细胞内出现强阳性反应

原决定簇，具有血凝活性（能凝集鸡、鹅、羊等动物的红细胞）及中和活性，同时还与病毒多种重要的生物学活性密切相关。

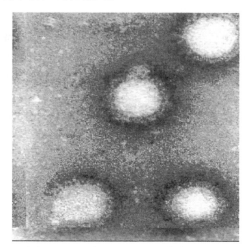

图 2-8-2　流行性乙型脑炎病毒电镜图

乙脑病毒为嗜神经病毒，在细胞质内繁殖，能在乳鼠脑组织中传代，亦能在鸡胚、猴肾细胞和 Hela 细胞中生长繁殖。在蚊体内繁殖的适宜温度为 25 ～ 30℃。乙脑病毒的抗原稳定，变异较少。人与动物感染乙脑病毒后，可产生补体结合抗体、中和抗体及血凝抑制抗体，对这些特异性抗体的检测有助于临床诊断和流行病学调查。

乙脑病毒在外界抵抗力不强，对温度、乙醚及酸敏感。易被常用消毒剂灭活，不耐热，100℃ 2 分钟或 56℃ 30 分钟即可灭活，对低温和干燥抵抗力较强，用冰冻干燥法在 4℃冰箱中可保存数年。

【流行病学】

1.传染源　乙脑是人畜共患的自然疫源性疾病，猪是本病的主要传染源。人与许多动物（如猪、牛、马、羊、鸡、鸭、鹅等）都可以成为本病的传染源。人被乙脑病毒感染后，可出现一过性的病毒血症，

但病毒数量较少且持续时间短，所以人不是本病的主要传染源。动物中的家畜、家禽和鸟类均可感染乙脑病毒，特别是猪的感染率高，仔猪经过一个流行季节几乎100%受到感染，感染后血中病毒数量多，病毒血症时期长，加上猪的饲养面广，故猪是本病的主要传染源。病毒通常在蚊 - 猪 - 蚊等动物间循环。一般在人类乙脑流行前1～2个月，先在家禽中流行，故检测猪的乙脑病毒感染率可预测当年在人群中的流行趋势。亦有从蝙蝠中分离出乙脑病毒的报告，认为蝙蝠可作为传染源和长期储存宿主。

2. 传播途径 乙脑主要通过蚊虫叮咬而传播。库蚊、伊蚊和按蚊的某些种都能传播本病，而三带喙库蚊是主要传播媒介（图2-8-3）。三带喙库蚊在我国分布广泛，是最重要的蚊种之一，对人畜危害大。近年来，我国北方及云南先后从三带喙库蚊中分离出数十株乙脑病毒，是带病毒率最高的蚊种。在家禽的圈里，这种蚊虫最多，当它们叮咬感染乙脑病毒的动物尤其猪后，病毒进入蚊体内迅速繁殖，然后移行至唾液腺，并在唾液腺中保持较高的浓度，经叮咬将病毒传给人和动物。由于蚊可携带病毒越冬，并且可经卵传代，所以蚊不仅为传播媒介，也是长期储存宿主。此外，被感染的候鸟、蠛蠓、蝙蝠也是乙脑越冬宿主。

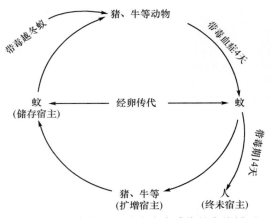

图2-8-3 流行性乙型脑炎病毒感染的自然循环

3. 人群易感性 人群普遍易感，感染后大多呈隐性感染，显性感染与隐性感染之比为1：（2000～3000）。感染后可获得较持久的免疫力。病例主要集中在10岁以下儿童，以2～6岁年龄组发病率最高，成年人因隐性感染可获得较持久的免疫力，婴儿可以从母亲获得抗体而产生保护作用。近年来由于儿童和青少年广泛接种疫苗，成年人和老年人的发病率相对增加。

4. 流行特征 东南亚和西太平洋地区是乙脑的主要流行区，我国除东北、青海、新疆及西藏外均有本病流行，发病率农村高于城市。随着疫苗的广泛接种，我国的乙脑发病率已逐年下降。某些国家如日本等国的乙脑逐步被消灭，但近年来也出现了一些新的流行区，并引起了暴发流行。

乙脑在热带地区全年均可发生，在亚热带和温带地区有严格的季节性，80%～90%的病例集中在7～9月，这主要与蚊虫繁殖、气温及雨量等因素有关。本病集中发病少，呈高度散发性，无明显的家族聚集性发病。

【发病机制】

带有乙脑病毒的蚊虫叮咬人后，病毒进入人体内，先在单核吞噬细胞系统内繁殖，随后进入血液循环，形成病毒血症。感染病毒后是否发病及引起疾病的严重程度不仅取决于感染病毒的数量及毒力，更重要地取决于人体的免疫力。当病毒感染者集体免疫力强时，只形成短暂的病毒血症，病毒很快从体内清除，不侵入中枢神经系统，临床上表现为隐性感染或轻型病例，并且机体可获得持久的免疫力。当病毒感染者免疫力弱时，而同时感染病毒的数量大及毒力强，则病毒侵入中枢神经系统，引起脑实质病变。脑寄生虫病、癫痫、高血压、脑血管病和脑外伤等可使血脑屏障功能降低，使病毒更加容易进入中枢神经系统造成脑实质损害。

乙脑患者脑组织损伤机制与病毒对神经组织的直接侵袭有关，导致神经细胞坏死、胶质细胞增生及炎性细胞浸润。细胞凋亡现象是乙脑病毒导致神经细胞死亡的普遍机制。此外，在脑炎发病时，神经组织产生大量一氧化氮（NO）诱发脂质过氧化是引发脑组织损伤的一个重要因素。脑组织损伤的另一机制则与免疫损伤有关，当机体的体液免疫诱导出的特异性IgM与病毒抗原结合后，就会沉积在脑实质和脑血管壁上，激活补体及细胞免疫，引起免疫攻击，导致血管壁破坏，附壁血栓形成，脑组织发生血供障碍和坏死。免疫反应的强烈程度与病情的轻重及预后有密切关系。

【病理变化】

乙脑的病变范围广泛，可累及整个中枢神经系统灰质，但是以大脑皮质和基底核、视丘最为严重，脊髓病变最轻。肉眼可见软脑膜充血、水肿、出血，镜检可出现以下病变：

1. 神经细胞变性、坏死 表现为细胞肿胀，尼氏小体消失，细胞质空泡形成，细胞核偏位等。

2. 脑软化灶形成 灶性神经细胞坏死、液化所形成的镂空筛网状软化灶，对本病的诊断有一定的特征性。

3. 脑血管变化和炎症反应 血管高度扩张充血，血管周围间隙增宽，脑组织水肿。灶性炎症细胞浸润以淋巴细胞、单核细胞和浆细胞为主，多以变性坏死的神经元为中心或围绕血管周围间隙形成血管套。

4. 脑胶质细胞增生 小胶质细胞增生明显，形成小胶质细胞结节，后者多位于小血管旁或坏死的神经细胞附近。

【临床表现】

乙脑的潜伏期为4～21天，一般为10～14天。

（一）乙脑分期

乙脑典型的临床表现分为以下四期：

1. 初期 为病初的3天。起病急，体温在1～2天内可上升至39～40℃，伴有头痛、精神倦怠、食欲下降、恶心、呕吐及嗜睡，此期易误认为上呼吸道感染。少数患者可出现神志淡漠和颈项强直。

2. 极期 为病程的4～10天。此期除初期症状加重外，突出表现为脑实质受损的症状（图2-8-4）。

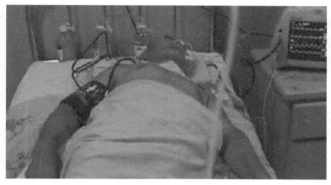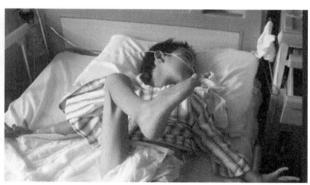

图2-8-4 流行性乙型脑炎患者临床表现

（1）高热：体温常高达40℃，一般持续7～10天，重型者可达3周以上。发热越高，热程越长，患者病情越重。

（2）意识障碍：主要表现为嗜睡、谵妄、定向力障碍、昏迷等。神志不清最早可出现在病程的第1～2天，但一般多发生于病程的第3～8天，通常持续1周左右，重型患者可长达1个月以上。昏迷的深浅程度、持续时间的长短与病情的严重程度及预后呈正相关。

（3）惊厥或抽搐：发生率为40%～60%，是病情严重的表现，主要由于高热、脑实质炎症及脑水肿所致。临床表现为先出现面部、眼肌、口唇的小抽搐，随后出现肢体抽搐、强直性痉挛，可发生于单个肢体、双肢或四肢，重型患者可发生全身强直性抽搐，历时数分钟至数十分钟不等，均伴有意识障碍。长时间或频繁抽搐，可导致发绀、脑缺氧及脑水肿，甚至导致呼吸暂停。

（4）呼吸衰竭：主要为中枢性呼吸衰竭，多见于重型患者，系脑实质炎症、缺氧、脑水肿、颅内压升高、脑疝和低血钠脑病等所致，其中以脑实质病变，尤其是延髓呼吸中枢病变为主要原因。其表现为呼吸节律不规则、幅度不均匀，如呼吸表浅、双吸气、叹息样呼吸、抽泣样呼吸、潮式呼吸等，最后呼吸停止。此外，因脊髓病变导致呼吸肌瘫痪可发生周围性呼吸衰竭。脑疝患者除前述呼吸异常外，尚有其他的临床表现。小脑幕切迹疝（颞叶疝）表现为患者瞳孔先变小，随病情进展而逐渐散大，患侧上眼睑下垂、眼球外斜，病变对侧肢体肌力减弱出现肌肉麻痹，病理征阳性；由于脑干受损，可出现生命体征异常。而枕骨大孔疝（小脑扁桃体疝）的生命体征紊乱出现较早，意识障碍出现较晚。因脑干缺氧，瞳孔可忽大忽小，由于位于延髓的呼吸中枢受损严重，患者早期可突发呼吸骤停而死亡。

（5）其他神经系统症状及体征：多在病程10天内出现，第2周后就很少出现新的神经系统病变表现。常有浅反射减弱或消失，深反射先亢进后消失，病理征阳性。还可出现脑膜刺激征，但婴幼儿多无脑膜刺激征而表现为前囟隆起。由于自主神经受累，深昏迷者可出现膀胱、直肠麻痹，表现为大小便失禁或尿潴留。昏迷患者尚可有肢体强直性瘫痪，偏瘫较单瘫多见，或者全瘫，伴有肌张力增高。

（6）循环衰竭：少见，常与呼吸衰竭同时出现，表现为血压下降、脉细速、休克和胃肠道出血，原因多为心功能不全、有效循环血量减少、消化道出血、脑水肿及脑疝等。

3. 恢复期 患者体温逐渐下降，神经系统症状和体征逐渐好转，一般患者于2周左右可完全恢复，但重型患者需1～6个月才能逐渐恢复。此阶段的临床表现可有持续低热、多汗、失眠、痴呆、失语、流涎、吞咽困难、颜面瘫痪、肢体强直性瘫痪或不自主运动及癫痫样发作等。经积极治疗大多数患者能恢复，如半年后上述症状仍不能恢复，称为后遗症。

4. 后遗症期 5%～20%的重型患者留有后遗症，主要有失语、肢体瘫痪、意识障碍、精神失常及痴呆等，经积极治疗后可有不同程度的恢复。癫痫后遗症有时可持续终身。

（二）临床分型

根据临床表现可将乙脑分为四型。

1. **轻型**　体温在 39℃以下，神志清楚，可有轻度嗜睡，无抽搐，头痛和呕吐不严重，脑膜刺激征不明显。1 周左右可恢复。

2. **普通型**　体温在 39～40℃，有意识障碍如昏睡或浅昏迷，头痛、呕吐、脑膜刺激征明显，偶有抽搐，病理征可阳性。病程 7～14 天，多无恢复期症状。

3. **重型**　体温持续在 40℃以上，昏迷，反复或持续抽搐，瞳孔缩小，浅反射消失，深反射先亢进后消失，病理征阳性，常有神经系统定位症状和体征，可有肢体瘫痪和呼吸衰竭。病程多在 2 周以上，常有恢复期症状，部分患者留有不同程度后遗症。

4. **极重型**（暴发型）　起病急骤，体温于 1～2 天内升至 40℃以上，反复或持续性强烈抽搐，伴深度昏迷，迅速出现中枢性呼吸衰竭及脑疝，病死率高，

多在极期中死亡，幸存者常留有严重后遗症。

流行期间以轻型和普通型乙脑多见。

【实验室检查】

1. **血常规检查**　白细胞总数增高，一般在（10～20）×10⁹/L，个别甚至更高，中性粒细胞在 80%以上，部分患者血白细胞始终正常。

2. **脑脊液检查**　外观无色透明或微浑浊，压力增高，白细胞多在（50～500）×10⁶/L，少数可高达 1000×10⁶/L 以上。早期以中性粒细胞为主，随后则淋巴细胞增多。白细胞计数的高低与病情严重程度及预后无关。脑脊液蛋白轻度升高，糖正常或偏高，氯化物正常。少数病例在病初脑脊液检查可正常。

3. **血清学检查**（图 2-8-5）

（1）特异性 IgM 抗体测定：该抗体在病后 3～4 天即可出现，脑脊液中最早在病程第 2 天即可检测到，2 周时达高峰，可作为早期诊断指标。检测的方法有酶联免疫吸附试验（ELISA）、间接免疫荧光

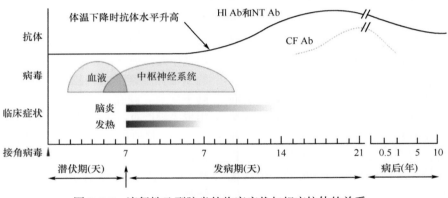

图 2-8-5　流行性乙型脑炎的临床症状与相应抗体的关系

法、2-巯基乙醇（2-ME）耐性试验等。

（2）补体结合试验：补体结合抗体为 IgG 抗体。具有较高的特异性，多在发病后 2 周出现，5～6 周达高峰，抗体水平可维持 1 年左右，不能用于早期诊断，主要用于回顾性诊断或流行病学调查。

（3）血凝抑制试验：血凝抑制抗体出现较早，一般在病程第 4～5 天出现，2 周时达高峰，抗体水平可维持 1 年以上。该试验阳性率高于补体结合试验，操作简便，可用于临床诊断及流行病学调查。由于乙脑病毒的血凝抗原与登革热病毒和黄热病毒等有弱的交叉反应，故可出现假阳性。

4. **病原学检查**

（1）病毒分离：血液及脑脊液中不易分离出病毒，在病程第 1 周内死亡患者的脑组织中可分离到病毒。

（2）病毒抗原或核酸的检测：在组织、血液或其他体液中通过直接免疫荧光或聚合酶链反应（PCR）可检测到乙脑病毒抗原或特异性核酸。

> **案例 2-8[临床特点]**
> （1）男性儿童，有夏季旅游史，之后出现持续高热、头痛、喷射性呕吐、嗜睡、意识不清等症状。
> （2）体检发现颈抵抗，肌力增高，膝腱、跟腱反射亢进。
> 初步诊断：脑膜脑炎（病毒性？）
> 腰椎穿刺术脑脊液检查，病原学相关检查。

【诊断与鉴别诊断】

1. **流行病学依据**　严格的季节性（夏秋季），10 岁以下儿童多见，但近年来成人病例有增加趋势。

2. **临床特点**　起病急骤，高热、头痛、呕吐，意识障碍，抽搐，病理反射及脑膜刺激征阳性等。

3. **实验室检查**　血白细胞总数及中性粒细胞升高；脑脊液检查呈无菌性脑膜炎改变；对乙脑诊断主要是依赖血清或脑脊液中抗体检测，病原分离等。

乙脑患者病毒血症期短暂，血清和脑脊液中病毒分离阳性率低，所以临床早期诊断多使用酶联免疫吸附法检测 IgM。发病 4～7 天就可以进行血清学检查，特异性 IgM 抗体阳性可助确诊。此外，如恢复期血清中乙脑病毒 IgG 抗体或中和抗体滴度比急性期有大于 4 倍升高者，或急性期抗乙脑病毒 IgM/IgG 抗体阴性，而恢复期阳性者；或检测到乙脑病毒抗原、特异性核酸者均可确诊。

疑似病例：在流行地区蚊虫叮咬季节出现发热、头痛、恶心、呕吐、嗜睡、颈抵抗、抽搐等患者。

确诊病例：①曾在疫区有蚊虫叮咬史；②高热、昏迷、肢体痉挛性瘫痪、脑膜刺激征及大脑锥体束受损（肌张力增强、巴宾斯基征阳性）；③高热、昏迷、抽搐、狂躁，甚至由于呼吸衰竭、循环衰竭而死亡；④病原学或血清学检查获阳性结果。

临床诊断：疑似病例加①和②或②、③项，并排除细菌性脑膜炎。

乙脑患者需与中毒性菌痢、化脓性脑膜炎、结核性脑膜炎及其他病毒性脑膜炎相鉴别。

【治疗】

目前尚无特效的抗病毒治疗药物，早期可试用利巴韦林、干扰素等抗病毒药物。同时应采取积极的对症及支持治疗，维持体内水电解质平衡，密切关注患者病情变化，重点处理好高热、抽搐、控制脑水肿和呼吸衰竭等危重症状，降低病死率，减少后遗症的发生。

1. 一般支持治疗 患者应隔离于有防蚊和降温设施的病房，室温应控制在 30℃ 以下。注意皮肤清洁，昏迷患者应定时翻身、侧卧、拍背、吸痰，以防止肺部感染及压疮的发生。昏迷、抽搐患者应设栏挡以防坠床。重型患者应静脉输液，但不宜过多，以免加重脑水肿。一般成人每天补液 1500～2000ml，儿童每天 50～80ml/kg，并依病情和检查结果补充钾盐，纠正酸中毒。昏迷患者可采用鼻饲。

2. 对症治疗 高热、抽搐及呼吸衰竭是危及患者生命的三大主要症状，且互为因果，形成恶性循环。高热增加患者耗氧量，加重脑水肿及神经细胞病变，使抽搐加重；抽搐又加重缺氧，导致呼吸衰竭并进一步加重脑组织病变，使体温升高。因而及时控制高热、抽搐及呼吸衰竭是抢救乙脑患者的关键。

（1）高热：主要以物理降温为主、药物降温为辅，同时降低室温，使肛温保持在 38℃ 左右。治疗具体措施如下：①物理降温，包括冰敷额、枕部及体表大血管部位，如颈部、腋下及腹股沟等处，用 30%～50% 乙醇或温水擦浴，冷盐水灌肠等。降温不宜过快、过猛，禁用冰水擦浴，以免引起寒战和

虚脱。②药物降温，适当应用解热药物。应防止用药过量导致大量出汗而引起有效循环血量不足导致休克。③亚冬眠疗法，适用于持续高热伴反复抽搐患者，具有降温、镇静、止痉作用。以氯丙嗪和异丙嗪每次 0.5～1mg/kg 肌内注射，每 4～6 小时 / 次，疗程一般为 3～5 天。因为该类药物可抑制呼吸中枢及咳嗽反射，故用药过程中应保持呼吸道通畅，密切关注患者生命体征变化。

（2）抽搐：应去除病因，同时镇静解痉。①系高热所致者，以降温为主。②系脑水肿所致者，应加强脱水治疗，可用 20% 甘露醇静脉滴注或静脉注射（20～30 分钟内），每次 1～2g/kg，根据病情可每 4～6 小时重复使用，必要时加用 50% 葡萄糖、呋塞米、肾上腺皮质激素静脉注射。③系脑实质病变引起的抽搐，可使用镇静剂。常用的镇静剂有地西泮，成人每次 10～20mg，儿童每次 0.1～0.2mg/kg，每次不超过 10mg，肌内注射或缓慢静脉注射；还可使用水合氯醛鼻饲或灌肠，成人每次 1～2g，儿童每次 60～80mg/kg（每次不超过 1g）；亦可采用亚冬眠疗法。巴比妥钠可用于预防抽搐，成人每次 0.1～0.2g，儿童每次 5～8mg/kg。

（3）呼吸衰竭：①氧疗可通过增加吸入氧浓度来纠正患者的缺氧状态，可选用鼻导管或面罩给氧。②因脑水肿所致者应加强脱水治疗。③因呼吸道分泌物阻塞所致者应定时翻身拍背、吸痰，必要时可加用化痰药物（如 α 糜蛋白酶、氨溴索等）和糖皮质激素雾化吸入，并可适当加入抗生素以防治细菌感染；对于严重排痰障碍者可考虑用纤维支气管镜吸痰。经上述处理无效，病情危重者，可以采用气管插管或气管切开建立人工气道。人工呼吸器是维持有效呼吸功能、保证呼吸衰竭抢救成功、减少后遗症的重要措施之一，因而必要时可适当放宽气管切开指征。④中枢性呼吸衰竭时可使用呼吸兴奋剂，首选洛贝林，成人每次 3～6mg，儿童每次 0.15～0.2mg/kg，肌内注射或静脉滴注；亦可选用尼可刹米，成人每次 0.375～0.75g，儿童每次 5～10mg/kg，肌内注射或静脉滴注；其他药物如盐酸哌甲酯（利他林）、二甲弗林（回苏林）等可交替或联合使用。⑤改善微循环：使用血管扩张剂可改善脑微循环、减轻脑水肿、解除脑血管痉挛和兴奋呼吸中枢。可用东莨菪碱，成人每次 0.3～0.5mg，儿童每次 0.02～0.03mg/kg；或山莨菪碱（654-2），成人每次 20mg，儿童每次 0.5～1.0mg/kg，加入 5% 葡萄糖溶液中静脉注射，10～30 分钟重复一次，一般用 1～5 天；此外，还可以使用阿托品、酚妥拉明等药物。纳洛酮是特异性吗啡受体拮抗剂，对退热、止痉、神志转清、纠正呼吸衰竭等方面有较

好的作用，可早期应用。

（4）循环衰竭：可以根据患者情况补充血容量，应用升压药物、强心剂、利尿药等，并注意维持机体水电解质平衡。

（5）肾上腺皮质激素的使用：目前对于激素的使用尚无统一意见。有专家认为激素具有强大的抗炎、退热、降低毛细血管通透性和渗出、降低颅内压及防治脑水肿等作用。也有专家认为激素抑制机体的免疫功能，增加继发性感染机会，且疗效不显著，不主张常规使用。临床上可以根据患者具体情况在重型患者的抢救中酌情使用。

3. 恢复期及后遗症治疗 应加强患者护理，防止压疮和继发感染的发生；进行语言、智力、吞咽及肢体功能的锻炼，还可以结合康复理疗、中医针灸、推拿按摩、高压氧疗、中药等治疗。

🍁 **温馨提示**

乙脑患者可并发支气管肺炎、其他感染、褥疮等，应及时识别并对症治疗。

案例 2-8[诊断与治疗]

1. 血常规：WBC $16.7×10^9$/L，N 89.6%，L 9.1%，RBC $3.41×10^{12}$/L，Hb 109g/L，PLT $280×10^9$/L。

2. 脑脊液检查：颅内压升高，外观微浑浊，WBC $318×10^6$/L，N 78%，糖、氯化物正常。

3. 乙脑特异性 IgM 抗体阳性，血凝抑制试验阳性。

4. PPD 试验阴性，结核菌检查阴性。粪、尿常规无殊。胸部 X 线片、腹部 B 超无殊。

患儿夏季出现不明原因高热、昏迷，但无中毒性休克，有脑膜刺激征，粪便检查无殊，故可排除中毒型菌痢。由于患儿无明显的脱水症状，消化道表现亦无明显异常，动力制动试验阴性，故排除患儿霍乱的可能。患儿全身皮肤未见明显瘀点，脑脊液培养亦无细菌生长，故排除患儿化脓性脑膜炎。

[诊断] 流行性乙型脑炎

[治疗] 入院后予以特级护理，密切监测患者生命体征。高热予以冰袋和乙醇擦浴降温，同时辅以吲哚美辛药物降温。补液，纠正水电解质紊乱和酸中毒。同时营养支持。高热渐退，病情好转，随访半年后无明显后遗症。

【预防】

乙脑的预防应采取防蚊、灭蚊及预防接种为主的综合措施。

（一）控制传染源

及时隔离和治疗乙脑患者，隔离至患者体温正常。但乙脑的主要传染源是家畜，尤其是未经过流行季节的幼猪，故应搞好饲养场所的环境卫生，人畜居地分开；近年来应用疫苗免疫幼猪，以减少猪群的病毒血症，从而控制了人群中乙脑的流行。

（二）切断传播途径

防蚊、灭蚊是预防乙脑病毒传播的重要措施。应消灭蚊虫滋生地，灭越冬蚊和早春蚊，重点做好牲畜棚（特别是猪圈）等场所的灭蚊工作，减少人群感染机会，使用蚊帐、蚊香、驱蚊剂等措施防止蚊虫叮咬。

（三）保护易感人群

预防接种是保护易感人群的根本措施。我国已经有十几个省、直辖市将乙脑疫苗纳入了计划免疫中。目前，使用的是地鼠肾细胞灭活和减毒活疫苗，保护率可达 60%～90%。接种对象为 10 岁以下儿童及从非流行区进入流行区的人群，一般接种 2 次，间隔 7～10 天，第二年加强注射 1 次，连续 3 次加强后不必再注射，可获得较持久的免疫力。疫苗接种应在流行前 1 个月完成。接种时应注意不能与伤寒三联菌苗同时注射，以免引起过敏反应；有中枢神经系统疾病和慢性酒精中毒者禁用。减毒活疫苗价格低廉，不良反应少，抗体产生率高。近年来，一些新型疫苗如基因工程亚单位疫苗、合成肽疫苗及核酸疫苗等也在研究中。

复习要点

1. 乙脑的临床表现 乙脑潜伏期为 10～15 天。大多数乙脑患者症状较轻或呈无症状的隐性感染，仅少数患者可出现中枢神经系统症状，表现为高热、意识障碍、惊厥等。典型病例的病程可为分为初期、极期、恢复期、后遗症期四个阶段，注意每个阶段的特有表现。

2. 乙脑的诊断 主要依靠流行病学资料、临床表现和实验室检查的综合分析，确诊有赖于血清学和病原学检查。

（1）血常规：白细胞总数增高，一般为 $(10～20)×10^9$/L，个别可达 $40×10^9$/L，白细胞分类中可见中性粒细胞高达 80% 以上，并有核左移，2～5 天后淋巴细胞可占优势。

（2）血清学检查：特异性 IgM 抗体测定、血凝抑制试验、补体结合试验等。

（3）病原学检查：病毒分离、病毒抗原或核酸检测。

3. 乙脑的治疗与预防 尚无特效的抗病毒治疗药物，早期可试用利巴韦林、干扰素等抗病毒治疗。同时应采取积极的对症及支持治疗，维持体内水电解质平衡，密切关注患者病情变化，重点处理好高热、抽搐、控制脑水肿和呼吸衰竭等危重症状，降低病死率，减少后遗症的发生。

做好防蚊、灭蚊措施，按照规范注射乙脑疫苗可有效降低其发生率。

习题精选

2-26 流行性乙型脑炎的防御措施是（ ）
  A. 灭虱   B. 灭鼠
  C. 灭蜱   D. 灭蚤
  E. 灭蚊

2-27 流行性乙型脑炎极期的临床表现不出现（ ）
  A. 呼吸衰竭   B. 惊厥或抽搐
  C. 持续高热   D. 意识障碍
  E. 肾衰竭

2-28 可用于流行性乙型脑炎早期诊断的实验室检查是（ ）
  A. 补体结合试验   B. 血凝抑制试验
  C. 中和试验   D. 特异性 IgM 抗体
  E. 病毒分离

2-29 患者，男性，10 岁。发热、头痛、呕吐 3 天，嗜睡半天，于 7 月 10 日入院。既往体健。查体：T 36.8 ℃，P 112 次 / 分，BP 130/75mmHg。神志不清，皮肤未见出血点，心肺未见异常，腹软，压痛及反跳痛（-），肝脾肋下未及，颈抵抗（+），双侧巴宾斯基征（+）。实验室检查：血 WBC 12.3×10⁹/L，中性粒细胞 0.70，淋巴细胞 0.30。腰穿脑脊液检查：压力 200mmH₂O，WBC 170×10⁶/L，单核细胞 0.66，多核细胞 0.34，蛋白 1.1g/L，糖 4.2mmol/L，氯化物 115mmol/L。

（1）该患者最可能的诊断是（ ）
  A. 流行性乙型脑炎 B. 流行性出血热
  C. 流行性脑脊髓膜炎 D. 结核性脑膜炎
  E. 隐球菌性脑膜炎

（2）最有助于确诊的检查是（ ）
  A. 血清乙脑特异性 IgM 抗体
  B. 脑脊液涂片找细菌
  C. 脑脊液培养
  D. 血培养

  E. 结核菌素试验

2-30 患儿，5 岁。8 月 15 日开始发热，伴头痛、恶心、呕吐 1 次，次日稀便 3 次，精神不振，抽搐一次。体格检查：急性病容，嗜睡状，颈抵抗（+），凯尔尼格征（+）。血常规：WBC 15.0×10⁹/L，脑脊液为无色透明，白细胞计数 100×10⁶/L，中性粒细胞 0.80%。

（1）该患者最可能的诊断是（ ）
  A. 中毒型菌痢
  B. 流行性脑脊髓膜炎（脑膜脑炎型）
  C. 结核性脑膜炎
  D. 流行性乙型脑炎
  E. 化脓性脑膜炎

（2）该患儿住院 2 天后，高热不退，反复抽搐，意识不清，呼吸节律不规整，双侧瞳孔不等大，此时重要的抢救措施是立即应用（ ）
  A. 脱水剂   B. 呼吸兴奋剂
  C. 地塞米松   D. 退热剂
  E. 镇静剂

（刘月英 黄建荣）

第九节 登 革 热

 重要知识点

掌握登革热的诊断依据；掌握重型登革热的预警指征和诊断标准；掌握典型登革热的临床表现和重型登革热的临床表现；掌握登革热与其他急性发热出疹性疾病的鉴别诊断；熟悉登革热的流行病学和发病机制。

案例 2-9

患者，女性，31 岁。因"乏力 3 天，发热、头痛、皮疹 1 天"于 10 月 10 日就诊。

患者 3 天前开始出现乏力，休息后不能缓解。1 天前开始出现发热，体温最高 39℃，伴有畏寒、出汗，体温不能自行下降，躯干部出现皮疹，有头痛及全身肌肉关节疼痛，食欲减退，乏力加重，为求进一步诊治就诊。既往体健，否认"病毒性肝炎、伤寒"等传染病史，无吸烟饮酒史。起病前有蚊子叮咬史，居住小区有多例类似发热患者。

体格检查：T 38.7℃，P 94 次 / 分，BP 124/74mmHg。神志清，对答切题。颜面潮红，躯干皮肤可见散在浅红色斑丘疹，胫前皮肤可见散在针尖样出血点。全身浅表淋巴结未触及肿大。心肺腹检查未见异常。

[问题]

    1. 该患者的可能诊断是什么？

    2. 需要做哪些检查？

    3. 如何进一步治疗？

登革热（dengue fever）是由登革病毒（dengue virus）感染引起的急性传染病，其临床特点为突起发热，全身肌肉、骨、关节痛，极度疲乏，皮疹，淋巴结肿大及白细胞减少。登革热主要通过埃及伊蚊（aedes aegypti）或白纹伊蚊（aedes albopictus）叮咬传播。登革热广泛流行于全球热带及亚热带地区，我国首次经病原学证实的登革热流行发生于 1978 年的广东省佛山市。我国广东、香港、澳门、台湾是登革热流行区。

【病原学】

登革病毒为黄病毒科（Flaviviridae）黄病毒属（*Flavivirus*），病毒颗粒呈哑铃状、棒状或球形，直径 40 ～ 50nm。基因组为单股正链 RNA，长约 11kb，编码 3 个结构蛋白和 7 个非结构蛋白，基因组与核心蛋白一起装配成 20 面对称体的核衣壳（图 2-9-1）。外层为脂蛋白组成的包膜，包膜含有型和群特异性抗原。根据抗原性的差异，登革病毒可分为四种血清型（DENV-1、DENV-2、DENV-3 和 DENV-4），四种血清型均可感染人，各型之间及与乙型脑炎病毒之间有部分交叉免疫反应。

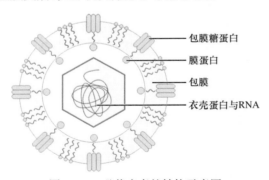

包膜糖蛋白

膜蛋白

包膜

衣壳蛋白与RNA

图 2-9-1　登革病毒的结构示意图

登革病毒在伊蚊胸肌细胞、猴肾细胞及新生小白鼠脑中生长良好，病毒在细胞质中增殖，可产生恒定的细胞病变。目前，最常用 C6/36 细胞株来分离登革病毒。

登革病毒对热敏感，60℃ 30 分钟或 100℃ 2 分钟可灭活，但在 4℃ 条件下其感染性可保持数周之久，在人血清中保存于 -20℃ 可存活 5 年、-70℃ 可存活 8 年以上。超声波、紫外线、0.65% 甲醛溶液、乳酸、高锰酸钾、甲紫等均可灭活病毒。

【流行病学】

1. 传染源　患者和隐性感染者是主要传染源。患者在潜伏期末及发热期内有传染性，主要局限于发病前 6 ～ 18 小时至发病后第 3 天，少数患者在病程第 6 天仍可在血液中分离出病毒。在流行期间，轻型患者和隐性感染者占大多数，可能是更重要的传染源。

2. 传播途径　主要通过伊蚊叮咬传播。传播媒介主要为埃及伊蚊和白纹伊蚊。伊蚊吸入带病毒血液后，病毒在唾腺和神经细胞内复制，吸血后 10 天伊蚊即有传播能力，传染期可长达 174 天。在非流行期间，伊蚊可能是病毒的储存宿主。

3. 人群易感性　人群普遍易感。登革病毒感染后，人体可对同型病毒产生巩固免疫力，可维持多年，但对异型病毒感染不能形成有效保护，若再次感染异型或多个不同血清型病毒，机体可能发生免疫反应，从而导致严重的临床表现。

4. 流行特征　登革热主要分布在北纬 25° 到南纬 25° 的热带和亚热带地区，尤其是在东南亚、太平洋岛屿和加勒比海地区。在我国它主要发生于海南、台湾、香港、澳门、广东和广西。登革热流行与伊蚊滋生有关，主要发生于夏、秋雨季，在广东省为 5 ～ 11 月，海南省为 3 ～ 12 月。

【发病机制】

登革病毒经伊蚊叮咬进入人体，在毛细血管内皮细胞和单核吞噬细胞系统增殖后进入血液循环，形成第一次病毒血症，然后再定位于单核吞噬细胞系统和淋巴组织中复制，再次释放入血液形成第二次病毒血症，引起临床症状。集体产生的抗登革病毒抗体与登革病毒形成免疫复合物，激活补体系统，导致血管通透性增加。同时，抑制骨髓中白细胞和血小板系统，导致白细胞和血小板减少与出血倾向。

【病理变化】

登革热的病理变化表现为肝、肾、心、脑的退行性变，心内膜、心包、胸膜、腹膜、胃肠黏膜、肌肉、皮肤及中枢神经系统不同程度的出血，皮疹活检可见小血管内皮细胞肿胀、血管周围水肿及单核细胞浸润，瘀斑中有广泛血管外溢血。脑型患者可见蛛网膜下隙和脑实质灶性出血、脑水肿及脑软化。重症患者可有肝小叶中央灶性坏死及淤胆、小叶性肺炎、肺小脓肿形成等。

【临床表现】

登革热的潜伏期一般为 3 ～ 15 天，多数为 5 ～ 8 天。登革病毒感染后，可表现为无症状隐性感染、非重症感染及重症感染等。登革热是一种全身性疾病,临床表现复杂多样。典型的登革热病程分为三期,即急性发热期、极期和恢复期。根据病情严重程度,可将登革热感染分为普通登革热和重症登革热两种临床类型。

1. 急性发热期 患者通常起病急骤,首发症状为发热,可伴畏寒,24 小时内体温可达 40℃,持续 5 ～ 7 天后骤降至正常。部分病例发热 3 ～ 5 天后体温降至正常,1 ～ 3 天后再度上升,称为双峰热型。发热时可伴头痛,眼球后痛,全身肌肉、骨骼和关节疼痛,明显乏力,并可出现恶心、呕吐、腹痛、腹泻等胃肠道症状。脉搏早期加速,后期可有相对缓脉。早期体征有颜面潮红、结合膜充血及浅表淋巴结肿大。

急性发热期一般持续 2 ～ 7 天,于病程第 3 ～ 6 天在颜面、四肢出现充血性皮疹或点状出血疹。典型皮疹为见于四肢的针尖样出血点及“皮岛”样表现等,多有痒感,大部分不脱屑,持续 3 ～ 4 天消退。病程第 5 ～ 8 天可出现不同程度的出血现象,如皮下出血、注射部位瘀点瘀斑、牙龈出血、鼻出血、呕血、黑便、咯血、血尿、阴道出血及束臂试验阳性等。

2. 极期 部分患者高热持续不缓解或退热后病情加重,可因毛细血管通透性增加导致明显的血浆渗漏,严重者可发生休克及其他重要脏器损伤等。极期通常出现在疾病的第 3 ～ 8 天。出现腹部剧痛、持续呕吐等重症预警指征往往提示极期的开始。

在血浆渗漏发生前,患者常常表现为进行性白细胞减少以及血小板计数迅速降低。不同患者血浆渗漏的程度差别很大,如球结膜水肿、心包积液、胸腔积液和腹水等。血细胞比容(HCT)升高的幅度常常反映血浆渗漏的严重程度。如果血浆渗漏造成血浆容量严重缺乏,患者可发生休克。长时间休克患者可发生代谢性酸中毒、多器官功能障碍和弥散性血管内凝血。

少数患者没有明显的血浆渗漏表现,但仍可出现严重出血如皮下血肿、消化道大出血、阴道大出血、颅内出血、咯血、肉眼血尿等;患者还可出现脑炎或脑病表现(如剧烈头痛、嗜睡、烦躁、谵妄、抽搐、昏迷、颈强直等)、ARDS、急性心肌炎、急性肝衰竭、急性肾衰竭等。

3. 恢复期 极期后的 2 ～ 3 天,患者病情好转,胃肠道症状减轻,进入恢复期。部分患者可见针尖样出血点,下肢多见,可有皮肤瘙痒。白细胞计数开始上升,血小板计数逐渐恢复。

多数患者表现为普通登革热,少数患者发展为重症登革热,个别患者仅有发热期和恢复期。

【**重症登革热的预警指征**】

1. 高危人群
(1) 二次感染患者。
(2) 伴有糖尿病、高血压、冠心病、肝硬化、消化性溃疡、哮喘、慢性阻塞性肺疾病、慢性肾功能不全等基础疾病者。
(3) 老人或婴幼儿。
(4) 肥胖或严重营养不良者。
(5) 孕妇。

2. 临床指征
(1) 退热后病情恶化。
(2) 腹部剧痛。
(3) 持续呕吐。
(4) 血浆渗漏表现。
(5) 嗜睡,烦躁。
(6) 明显出血倾向。
(7) 肝大 > 2cm。
(8) 少尿。

3. 实验室指征
(1) 血小板计数快速下降。
(2) HCT 升高。

【**并发症**】

并发症以急性血管内溶血最常见,多发生于葡萄糖 -6- 磷酸脱氢酶缺乏症(G-6-PD)的患者。其他并发症有精神异常、心肌炎、尿毒症、肝肾综合征、急性脊髓炎、吉兰 - 巴雷综合征、电解质及酸碱失衡等。

【**实验室检查**】

1. 血常规 白细胞总数减少,多数病例早期开始下降,第 4 ～ 5 天降至最低点,白细胞分类计数以中性粒细胞下降为主。多数病例有血小板减少,最低可降至 $10×10^9$/L 以下。

2. 尿常规 可见少量蛋白质、红细胞等,可有管型出现。

3. 血生化检查 超过半数的患者氨基转移酶、乳酸脱氢酶升高,部分患者心肌酶、尿素氮和肌酐升高等。谷丙转氨酶(ALT)和谷草转氨酶(AST)呈轻中度升高,少数患者总胆红素升高,血清白蛋白降低。部分患者可出现低钾血症等电解质紊乱;出凝血功能检查可见纤维蛋白原减少,凝血酶原时间和部分凝血活酶时间延长,重症病例的凝血因子Ⅱ、Ⅴ、Ⅶ、Ⅸ和Ⅹ减少。

4. 脑脊液检查 脑型病例脑脊液压力升高,白细胞和蛋白质正常或稍增加,糖和氯化物正常。

5. 病原学及血清学检测 可采集急性期及恢复

期血液标本送检。有病原学检测条件的医疗机构应尽快检测，无病原学检测条件的医疗机构应留取标本送指定机构检测。急性发热期可应用登革热抗原（NS1）检测及病毒核酸检测以进行早期诊断，有条件者进行病毒分离。初次感染患者，发病后 3 ~ 5 天可检出 IgM 抗体，发病 2 周后达到高峰，可维持 2 ~ 3 个月；发病 1 周后可检出 IgG 抗体，IgG 抗体可维持数年甚至终生；发病 1 周内，在患者血清中检出高水平特异性 IgG 抗体提示二次感染，也可结合捕获法检测的 IgM/IgG 抗体比值进行综合判断。

6.影像学检查 CT 或胸片可发现一侧或双侧胸腔积液，部分患者有间质性肺炎表现。B 超可见肝脾大，重症患者还可表现为胆囊壁一过性增厚，并出现心包、腹腔和盆腔积液表现。CT 和磁共振（MRI）可发现脑水肿、颅内出血、皮下组织渗出等。

案例 2-9[临床特点]

1.患者为青年女性，秋季发病，起病急。

2.以乏力、发热、头痛、肌肉关节痛、食欲缺乏及皮疹为主要临床特点，体格检查发现颜面潮红，躯干有斑丘疹，胫前有出血点。

3.起病前有蚊子叮咬史，居住小区有类似发病者。

初步诊断：发热查因（登革热？）

需行登革病毒病原学和血清学检查以进一步确诊。

【诊断与鉴别诊断】

（一）登革热的诊断

根据流行病学史、临床表现及实验室检查结果，可做出登革热的诊断。在流行病学史不详的情况下，根据临床表现、辅助检查和实验室检测结果做出诊断。

1.疑似病例 符合登革热临床表现，有流行病学史（发病前 15 天内到过登革热流行区或居住地有登革热病例发生）或有白细胞和血小板减少者。

2.临床诊断病例 符合登革热临床表现，有流行病学史，并有白细胞、血小板同时减少，单份血清登革病毒特异性 IgM 抗体阳性。

3.确诊病例 疑似或临床诊断病例，急性期血清检测出 NS1 抗原或病毒核酸，或分离出登革病毒或恢复期血清特异性 IgG 抗体阳转或滴度呈 4 倍以上升高。

（二）重症登革热的诊断

有下列情况之一者：

（1）严重出血，包括皮下血肿、呕血、黑便、阴道流血、肉眼血尿、颅内出血等。

（2）休克。

（3）重要器官功能障碍或衰竭：肝脏损伤 [ALT 和（或）AST > 1000U/L]、ARDS、急性心力衰竭、急性肾衰竭、脑病（脑炎、脑膜脑炎）等。

（三）鉴别诊断

登革热的临床表现多样，注意与下列疾病相鉴别。与发热伴出血疾病如基孔肯雅热、流行性出血热、发热伴血小板减少综合征等鉴别；与发热伴皮疹疾病如麻疹、荨麻疹、猩红热、流行性脑脊髓膜炎、斑疹伤寒、恙虫病等鉴别；有脑病表现的病例需与其他中枢神经系统感染相鉴别；白细胞及血小板降低明显者，需与血液系统疾病鉴别。

案例 2-9[诊断与鉴别诊断]

患者入院后完善相关检查，WBC $2.65×10^9$/L，PLT $70×10^9$/L；尿常规未见异常；肝功能：AST 52U/L，ALT 65U/L；登革病毒 NS1 抗原：阳性，IgM 抗体：阳性；肥达反应阴性，外斐反应阴性，流行性出血热抗体阴性，钩端螺旋体凝溶试验阴性，X 线胸片未见异常。

根据实验室检查，结合患者临床症状及流行病学史，患者诊断为典型登革热的确诊病例。鉴别诊断方面，无相关流行病学史，实验室检查不支持等，可以排除流行性出血热、钩端螺旋体病等。

【治疗】

目前尚无特效的抗病毒治疗药物，主要采取支持及对症治疗措施。治疗原则是早发现、早治疗、早防蚊隔离。重症病例的早期识别和及时救治是降低病死率的关键。

（一）一般治疗

（1）卧床休息，流质或者半流质饮食。

（2）防蚊隔离至完全退热及症状缓解。

（3）监测神志、生命体征、尿量，血小板，HCT 等。

（二）对症治疗

1.退热 以物理降温为主慎用止痛退热药物。高热不退及毒血症状严重者，可短期使用小剂量肾上腺皮质激素。

2.补液 口服补液为主，非必要时不滥用静脉补液，以避免诱发脑水肿。

3.镇静止痛 可给予地西泮、罗通定等对症处理。

（三）重症登革热的治疗

除一般治疗中提及的监测指标外，重症登革

热病例还应进行电解质的动态监测。对出现严重血浆渗漏、休克、ARDS、严重出血或其他重要器官功能障碍者应积极采取相应治疗。

1. 补液原则 重症登革热补液原则是维持良好的组织器官灌注。可给予平衡盐等晶体液,渗出严重者应及时补充白蛋白等胶体液。根据患者HCT、血小板、电解质情况随时调整补液的种类和数量,在尿量达约 0.5 ml/(kg·h) 的前提下,应尽量减少静脉补液量。

2. 抗休克治疗 出现休克时应尽快进行液体复苏治疗,输液种类及输液量见补液原则,同时积极纠正酸碱失衡。液体复苏治疗无法维持血压时,应使用血管活性药物;严重出血引起的休克,应及时输注红细胞或全血等。有条件者可进行血流动力学监测并指导治疗。

3. 出血的治疗

(1)出血部位明确者,如严重鼻出血给予局部止血。胃肠道出血者给予制酸药。尽量避免插胃管、尿管等侵入性诊断及治疗。

(2)严重出血者,根据病情及时输注红细胞。

(3)严重出血伴血小板显著减少应输注血小板。

4. 其他治疗 在循环支持治疗及出血治疗的同时,应当重视其他器官功能状态的监测及治疗;预防并及时治疗各种并发症。

案例 2-9[治疗]

卧床休息,清淡饮食,防蚊隔离,物理降温,营养支持,保肝治疗,预防继发感染和出血,监测血细胞、肝功能、生命体征、尿量等的变化。

【预防】

1. 控制传染源 地方性流行区域或可能流行地区要做好登革热疫情监测预报工作,早发现、早诊断,及时隔离治疗。同时,尽快进行特异性实验室检查,识别轻型患者。加强国境卫生检疫。

2. 切断传播途径 防蚊灭蚊是预防本病的根本措施。改善卫生环境,消灭伊蚊滋生地。喷洒杀蚊剂消灭成蚊。

3. 保护易感人群 疫苗预防接种处于研究实验阶段,尚未能推广应用。

复习要点

1. 登革热的临床表现 登革热是一种全身性疾病,临床表现复杂多样。典型的登革热病程分为三期,即急性发热期、极期和恢复期。

(1)急性发热期:患者通常起病急骤,首发症状为发热,可伴畏寒,24 小时内体温可达 40℃,持续 5～7 天后骤降至正常,可有双峰热型。发热时可伴头痛,眼球后痛,全身肌肉、骨骼和关节疼痛,明显乏力,并可出现胃肠道症状。于病程第 3～6 天在颜面、四肢出现充血性皮疹或点状出血疹。病程第 5～8 天可出现不同程度的出血现象。

(2)极期:部分患者高热持续不缓解或退热后病情加重,可因毛细血管通透性增加导致明显的血浆渗漏,严重者可发生休克及其他重要器官损伤等。如果血浆渗漏造成血浆容量严重缺乏,患者可发生休克。长时间休克患者可发生代谢性酸中毒、多器官功能障碍和弥散性血管内凝血。

(3)恢复期:极期后的 2～3 天,患者病情好转,胃肠道症状减轻,进入恢复期。部分患者可见针尖样出血点,下肢多见,可有皮肤瘙痒。白细胞计数开始上升,血小板计数逐渐恢复。

2. 登革热的诊断依据

(1)疑似病例:符合登革热临床表现,有流行病学史(发病前 15 天内到过登革热流行区或居住地有登革热病例发生)或有白细胞和血小板减少者。

(2)临床诊断病例:符合登革热临床表现,有流行病学史,并有白细胞、血小板同时减少,单份血清登革病毒特异性 IgM 抗体阳性。

(3)确诊病例:疑似或临床诊断病例,急性期血清检测出 NS1 抗原或病毒核酸,或分离出登革病毒或恢复期血清特异性 IgG 抗体阳转或滴度呈 4 倍以上升高。

3. 重症登革热的预警指标和诊断标准

重症登革热的预警指标:

(1)高危人群:①二次感染患者;②伴有糖尿病、高血压、冠心病、肝硬化、消化性溃疡、哮喘、慢性阻塞性肺疾病、慢性肾功能不全等基础疾病者;③老年人或婴幼儿;④肥胖或严重营养不良者;⑤孕妇。

(2)临床指征:①退热后病情恶化;②腹部剧痛;③持续呕吐;④血浆渗漏表现;⑤嗜睡、烦躁;⑥明显出血倾向;⑦肝大＞2cm;⑧少尿。

(3)实验室指征:①血小板快速下降;②HCT升高。

在登革热的临床表现基础上,出现下列情况之一者可诊断为重症登革热。

(1)严重出血包括皮下血肿、呕血、黑便、阴道流血、肉眼血尿、颅内出血等。

(2)休克。

(3)重要器官功能障碍或衰竭:肝脏损伤 [ALT 和(或)AST ＞ 1000U/L]、ARDS、急性心力衰竭、急性肾衰竭、脑病（脑炎、脑膜脑炎）等。

习题精选

2-31 关于登革热发病机制,下列叙述不正确的是（　　）
A. 登革病毒通过伊蚊叮咬进入人体
B. 形成二次病毒血症
C. 病毒可与抗体形成免疫复合物
D. 病毒直接损伤作用是主要的发病机制
E. 引起全身血管通透性增加而致病

2-32 患者,女性,39 岁,广东佛山人。因"发热伴皮疹、双下肢骨、关节疼痛 3 天"入院。体格检查:体温 39.3℃,皮肤有散在分布的斑丘疹,伴有痒感,浅表淋巴结未触及。肝肋下仅及,脾未触及。周围血液白细胞数为 3.8×10^9/L,红细胞数为 4.5×10^{12}/L,血小板数为 78×10^9/L。ALT 300U/L。

(1) 本例最可能的临床诊断是（　　）
A. 流行性出血热
B. 登革热
C. 疟疾
D. 钩端螺旋体病
E. 病毒性肝炎

(2) 对明确病因诊断有较大意义的实验室检查是（　　）
A. 做血清肥达反应
B. 检测血清中抗麻疹病毒的 IgM 抗体
C. 检测血清中抗登革病毒的 IgM 抗体
D. 血液细菌培养
E. 检测血清中抗流行性出血热病毒的抗体

(3) 本例发生的最可能的并发症是（　　）
A. 中毒性肝炎　　　　B. 尿毒症
C. 心肌炎　　　　　　D. 急性血管内溶血
E. 精神异常

(4) 本病最常见的并发症是（　　）
A. 中毒性肝炎
B. 尿毒症
C. 心肌炎
D. 急性血管内溶血
E. 精神异常

(5) 下列处理恰当的是（　　）
A. 隔离至完全退热
B. 应积极静脉输液
C. 解热镇痛剂有利于本病退热
D. 应早期进行抗病毒治疗
E. 发热患者均可使用乙醇擦浴

（许文雄　彭　亮）

第十节　麻　疹

 重要知识点

掌握麻疹的临床表现、诊断、鉴别诊断及治疗;熟悉麻疹的流行病学、发病机制及病理解剖;了解麻疹病毒的病原特征、麻疹的预防。

案例 2-10

患者,男性,4 岁。因"发热 3 天、加重伴皮疹 2 天"就诊。

患者 3 天前无明显诱因出现发热,体温 38.0℃,伴咳嗽,无咳痰,容易流泪,眼分泌物增多,1 天前上述症状加重,耳后、发际出现淡红色皮疹,并蔓延至面、颈、躯干及四肢。无呼吸困难、声音嘶哑、发绀、气促、昏迷、惊厥等不适。11 天前,与该患儿同一幼儿园班级儿童曾出现类似症状。患儿既往体健,无出疹性疾病史,未行麻疹疫苗接种,近期未使用任何药物。

体格检查:T 37.8℃,P 108 次/分,R 20 次/分。神志清,对答切题。全身可见直径 2 ～ 4mm 红色斑丘疹,面、颈、躯干较多,部分融合成片,压之褪色,疹间皮肤正常。结膜充血明显,有少量浆液性分泌物。科氏斑（Koplik spot）阳性。余无异常体征。

[问题]
1. 该患者的诊断是什么?
2. 为明确诊断,还需要进行哪些检查?
3. 该患者如何治疗?

【概述】

麻疹（measles）是由麻疹病毒（measles virus）引起的急性传染病。其临床特征为发热、流涕、咳嗽、眼结合膜炎、口腔科氏斑及全身皮肤斑丘疹。1965 年我国自制麻疹减毒活疫苗成功,疫苗推广应用后,麻疹发病率已显著下降,目前该病的发展已经基本得到了控制。

【病原学】

麻疹病毒属副黏液病毒科、麻疹病毒属。电镜下呈球形或丝状,直径为 120 ～ 250nm,中心为直径 17nm 的单链 RNA,由核衣壳包裹,核衣壳外为 10 ～ 20nm 厚的脂蛋白包膜,表面有短小突起（图 2-10-1）。包膜含有三种蛋白,是主要的致病物质：①基质蛋白（matrix protein，M），位于包膜脂质双层内，与病毒装配、芽生、维持病毒颗粒完整性有关。缺乏基质蛋白则形成缺损麻疹病毒（abortive measles virus），可能是发生亚急性硬化性全脑炎的原因。②血凝素（hemagglutinin，H），位于包膜表面，有吸附于宿主细胞的作用；还能凝集猴红细胞。③融合蛋白（fusion protein）或血溶素（haemolysin，HL），位于包膜表面，能促使病毒与宿主细胞融合以及使机体产生溶血。这三种包膜蛋白的抗原性相对稳定，可以刺激机体产生相应抗体，可用于临床诊断。

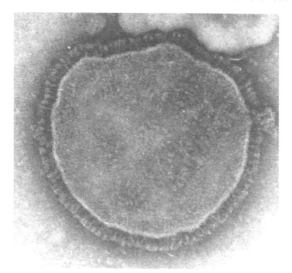

图 2-10-1 麻疹病毒（电镜）

麻疹病毒在体外的抵抗力弱，易被紫外线及一般消毒剂灭活，不耐热，56℃ 30 分钟即可被破坏。耐寒耐干燥，室温下可存活数天，−70℃存活 5 年，冷冻干燥可存活 20 年。

【流行病学】

（一）传染源

人是麻疹病毒的唯一宿主。急性期患者是最重要的传染源。发病前 2 天（潜伏期末）至出疹后 5 天内均具有传染性。传染期患者口、鼻、咽、眼结合膜分泌物均含有病毒，该病传染性强，易感者直接接触后 90% 以上可得病。恢复期不带病毒。隐性感染者少，作为传染源的作用不大。

（二）传播途径

经呼吸道飞沫传播是主要的传播途径。患者咳嗽、喷嚏时，病毒随飞沫排出，直接通过易感者的呼吸道或眼结合膜而致感染。密切接触者也可通过手的污染而传播；间接传播很少。

（三）易感人群

人群对麻疹病毒普遍易感。未患过麻疹，也未接种麻疹疫苗者均易感；接种麻疹疫苗，抗体水平下降后，未再复种者亦可发病。病后有较持久的免疫力。麻疹通常在 6 个月至 5 岁小儿间流行。

（四）流行特征

麻疹是传染性很强的传染病。流行多发生于冬、春两季，但可常年发生。20 世纪 60 年代麻疹疫苗面世后，普遍接种疫苗的国家的麻疹发病率已大大降低。我国自从将麻疹疫苗纳入婴幼儿计划免疫项目后，麻疹的流行已经得到了控制。目前，全国仍有少量局部、散发的流行，我国最新的一项流行病学调查显示，存在薄弱地区薄弱人群，需要扎实地落实既定的消除麻疹策略与措施，即继续婴幼儿全程接种麻疹疫苗外，加强麻疹疫苗强化免疫活动。

【发病原理与病理变化】

麻疹病毒由呼吸道黏膜或眼结膜侵入，在局部上皮细胞及附近淋巴组织大量复制，于感染后第 2 ～ 3 天后入血，形成第一次病毒血症。进入血液的病毒通过白细胞被带至全身单核巨噬细胞系统并进行大量增殖。感染后第 5 ～ 7 天，大量繁殖的病毒再次释放入血，形成第二次病毒血症，散播至全身各组织器官，主要有呼吸道、眼结合膜、口咽部、皮肤、胃肠道等，在这些器官组织里复制增殖，造成组织炎症、坏死，引起高热、出疹等一系列临床症状。

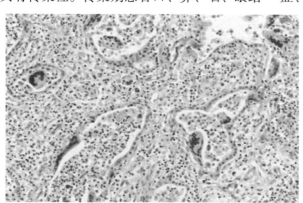

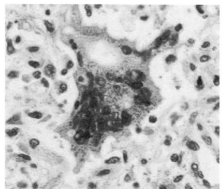

图 2-10-2 麻疹多核巨细胞

病理变化特点是在感染部位，多个细胞融合形成多核巨细胞（图2-10-2），如在皮肤、眼结合膜、呼吸道、胃肠道黏膜、全身淋巴组织、肝、脾等器官组织中，镜检可见大小不等，含有数个至数百个细胞核、细胞质内及细胞核内均有嗜酸性包涵体的细胞。另外，在皮肤、黏膜、呼吸道及上皮还可查见形态不规、细胞核单个或数十聚集成球状，细胞质伊红色的细胞，称为上皮巨细胞。上述细胞于前驱期及出疹后1～4天常见，故有早期临床诊断价值。

麻疹皮疹多认为由麻疹病毒感染上皮细胞和血管内皮细胞后发生Ⅳ型变态反应所致。其病变为上皮细胞肿胀、空泡变性坏死、角化脱屑，真皮层毛细血管内皮细胞肿胀增生伴淋巴细胞和组织细胞浸润，血管扩张，红细胞及血浆渗出。科氏斑与皮疹相仿，由于黏膜与黏膜下炎症引起局部充血、渗出、坏死及角化。胃肠黏膜也有类似病变。

麻疹病程中呼吸道病变较显著，有充血、水肿、单核细胞浸润，黏膜可坏死形成溃疡；肺泡壁有增生和细胞浸润，有多核巨细胞及透明膜形成等。一般当皮疹出现时，肺部多核巨细胞消失，而T细胞功能低下者，则巨细胞持续不退，常因形成麻疹巨细胞炎死亡。患者肺部除有麻疹病毒原发损害外，易继发细菌感染，引起化脓性支气管肺炎病变。合并脑炎时，脑组织可见多核巨细胞、炎症充血水肿与脱髓鞘改变。肝肾等实质器官可见上皮细胞变性或灶性坏死。心肌也可出现间质水肿及单核细胞浸润。

【临床表现】

潜伏期平均为10天（6～21天）。严重感染或输血感染者可短至6天；被动免疫或接种疫苗者，可长达3～4周。

（一）典型麻疹

本病典型经过可分三期。

1. 前驱期　持续2～4天，但体弱、重症或滥用退热剂者可延至7～8天。其主要表现为上呼吸道及眼结合膜炎症所致的卡他症状，表现为急起发热、咳嗽、流涕、喷嚏、畏光流泪，结膜充血、眼睑水肿，咽痛、全身乏力等。咳嗽逐日加重。婴儿可伴有呕吐、腹泻。起病2～3天，第一臼齿对面的颊黏膜上出现针尖大小、细盐粒样灰白色斑点，微隆起，周围有红晕，称为科氏斑（图2-10-3），此征有早期诊断价值。随后，科氏斑融合，并扩散至整个颊黏膜及唇龈等处。科氏斑多数在出疹后1～2天完全消失。下睑缘可见充血的红线（Stimson line）。

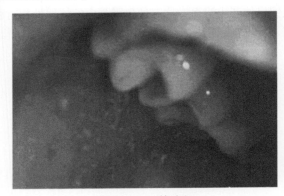

图2-10-3　科氏斑

少数患者病初1～2日在颈部、胸部、腹部出现风疹样或猩红热样皮疹或荨麻疹，数小时即退，称为麻疹前驱疹。此时在腭垂、扁桃体、咽后壁、软腭处亦可见到红色斑点，出疹期才消退。

2. 出疹期　于第4病日左右开始出疹，一般持续1周左右。皮疹首先开始于耳后及发际，渐及前额、面颈、躯干与四肢，出疹2～3天后遍及全身，待手掌及脚心见疹时，则为"出齐"或"出透"（图2-10-4）。皮疹初为稀疏淡红色斑丘疹，直径2～5mm，压之褪色，疹间皮肤正常。出疹高峰时，皮疹增多，融合呈卵圆形或不规则形，皮疹出透后转为暗棕色。病情严重时，皮疹可突然隐退。

本期全身中毒症加重，体温高达40℃，精神委靡、嗜睡，有时谵妄抽搐。面部水肿，皮疹，眼分泌物增多，甚至粘连眼睑不易睁开，流脓涕，上述表现之面貌称为麻疹面容。舌乳头红肿，咽部肿痛，咳嗽加重，声音嘶哑，呼吸道急促，胸部X线检查，可见轻重不等的较广泛的肺部浸润病变。肺部体征，除重症患者肺部闻有细湿啰音外，多为阴性。该期患者肝脾可肿大，婴幼儿易伴腹泻稀水样便，粪检含有少许脓细胞。

3. 恢复期　皮疹到高峰后，中毒症状明显缓解，体温下降，1～2天降至正常。精神食欲好转，呼

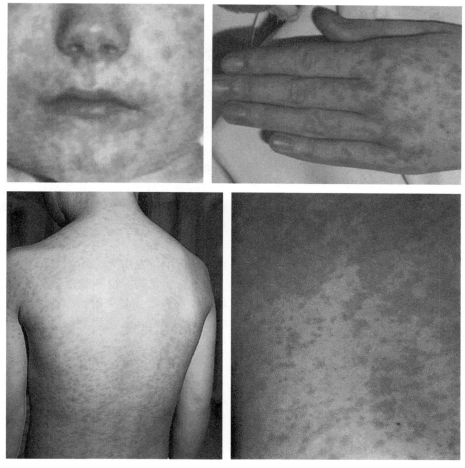

图 2-10-4 麻疹

吸道炎症迅速减轻，皮疹按出疹顺序消退并留有糠麸样细小脱屑和淡褐色色素沉着，以躯干居多，1～2周后消失。若无并发症的典型麻疹病程为 10～14 天。

（二）非典型麻疹

由于感染麻疹的患者年龄不同、机体免疫状态不同，感染病毒的毒力强弱、数量不一，加之患者是否接种疫苗存在差异，故临床上可出现非典型麻疹，包括以下四种：

1. 轻型麻疹 见于 1 岁以内婴儿，免疫尚未消失，接触麻疹后被动免疫者或曾接种麻疹减毒疫苗（vaccine）者及第二次得麻疹者均为轻型。

潜伏期长，可达 20 天以上，症状轻，低热 2～4 天可为唯一症状；或伴少许皮疹，2～3 天消退，无色素沉着，无科氏斑或科氏斑不典型，为细小白点，无红晕，1 天内即消失。极少有并发症。

2. 重型麻疹 由于病毒毒力较强加之感染者全身状态差、免疫低下或为继发严重感染者，可为中毒性、休克性、出血性等。

患者起病后即有高热，体温达 40℃以上，伴谵妄、昏迷、抽搐、发绀、呼吸急促等严重中毒症状。

皮疹呈暗红色，融合成片或为疱疹样，可融合成大疱；也可呈出血性，同时伴内脏出血；有的患者皮疹稀少，颜色暗淡，迟迟不能透发或皮疹未透骤然隐退，并出现循环衰竭。本型麻疹病情危重，病死率较高。

3. 异型麻疹 主要发生于曾接种麻疹灭活疫苗者。多出现于接种后 4～6 年再感染者。本型临床特征为全身中毒症状较重，体温高，多达 40℃以上，热程长，约半个月。起病 1～2 天即出皮疹，皮疹从四肢远端开始，渐向躯干、面部蔓延。此疹多样，呈荨麻疹、斑丘疹、疱疹或出血疹。多数无科氏斑及呼吸道卡他症状。常伴肢体水肿、肺部浸润病变，甚或有胸膜炎症渗出，但上呼吸道卡他症状不明显。异性麻疹病情较重，但多为自限性。一般认为无传染性。

4. 成人麻疹 成人患麻疹时，一般中毒症状较儿童为重，但并发症较少。

【并发症】

1. 喉炎 易发生于 1～2 岁的儿童，病程各期均可发生，可为麻疹病毒所致，也可继发细菌感染时发生，表现为声嘶、喘咳、失声、吸气性呼吸困难、三凹征、发绀、烦躁不安，甚至窒息死亡，故喉炎严重时需及早做气管切开。

2. 肺炎　是麻疹最常见的并发症，也是麻疹患儿死亡的最主要原因，多见于5岁以下儿童，特别是2岁内的小儿。本病可由麻疹病毒侵犯肺部引起，病情较轻。严重者多为继发细菌感染及其他病毒感染。常表现为皮疹高峰后体温不退或体温下降后复升，咳嗽加剧，呼吸急促发绀，肺部啰音增多。

3. 心肌炎　多见于2岁以下婴幼儿，常发生在出疹后5～14天内。临床特点为患儿烦躁不安、面色苍白、气急发绀、心率增速，心音低钝，四肢厥冷，脉细速，肝进行性肿大，皮疹隐退，心电图可见低电压，T波低平，传导异常。

4. 脑炎　多见于2岁以下幼儿，发生率为0.01%～0.5%，为麻疹病毒直接侵犯中枢神经系统所致。多发生于出疹期，也偶见于前驱期和恢复期。主要表现为发热、头痛、呕吐、嗜睡、惊厥、昏迷，少数患者出现精神症状及肢体瘫痪；脑膜刺激征和病理反射阳性。脑脊液与一般病毒脑炎相似，少数也可完全正常；15%患者在1周内死亡，多数经1～5周痊愈，约30%患者留有智力障碍、瘫痪等后遗症。

5. 亚急性硬化性全脑炎（subacute sclerosingpanincephalitis，SSPE）　本病罕见，是麻疹的一种远期并发症。患者大多在2岁前有麻疹病史；少数有麻疹活疫苗（vaccine）接种史，但这些儿童先前有无亚临床麻疹感染尚不清楚。本病系慢性神经退行性变。目前，认为其机制与病毒变异有关，变异的病毒不能被相应抗体清除，造成病毒在中枢神经系统持续感染。从麻疹到本病的潜伏期为2～17年，发病初期学习能力下降，性格异常，数周或数月后出现智力障碍，嗜睡、言语不清，运动不协调及癫痫（epilepsy）样发作，最后痴呆失明、昏迷、去大脑强直。多数患者发病数月至数年后死亡。

案例 2-10[临床特点]

（1）患者为男性儿童，最初表现为发热，咳嗽，容易流泪，眼分泌物增多；症状逐渐加重，耳后、发际出现淡红色皮疹，并蔓延至面部、颈部、躯干及四肢。

（2）体格检查：T 37.8℃，P 108 次 / 分，R 20 次 / 分。神志清，对答切题。全身可见直径2～4mm大小红色斑丘疹，面部、颈部、躯干较多，部分融合成片，压之褪色，疹间皮肤正常。结膜充血明显，有少量浆液性分泌物。科氏斑阳性。

（3）发病前可能存在接触其他麻疹患者的流行病学史。

初步诊断：麻疹

患者临床症状及体征符合麻疹的典型表现，可行病原学或血清学检查以进一步确诊。

【诊断】

典型麻疹的诊断相对容易，根据流行病学资料及临床表现即可诊断；非典型麻疹患者需进行病毒分离、病毒学抗原或特异性 IgM 抗体检测等实验室检查才能确诊。

1. 流行病学　易感者（未出过麻疹，亦未经自动免疫）在病前3～4周内有与麻疹患者接触史。

2. 临床表现　在麻疹流行期间，出现急性发热、咳嗽、流涕、畏光、结膜充血、流泪等症状应疑为麻疹，如口腔查见科氏斑，可基本确诊。若有典型皮疹，退疹后留有色素沉着，其他症状相应减轻，则诊断更加明确。

3. 实验室检查　用于不典型的疑难病例或久无麻疹地区的首发病例的确诊。

（1）血常规：白细胞总数降低，淋巴细胞相对增高。继发细菌感染时，白细胞总数，尤其是中性粒细胞总数增加；淋巴细胞严重减少时，常提示预后不良。

（2）麻疹多核巨细胞检查：鼻咽部、眼分泌物或尿沉渣涂片染色查找多核巨细胞。前驱期及出疹期均可发现，出疹前2日阳性率最高，有早期诊断价值，尿沉渣镜检可发现单核细胞质内包涵体。

（3）病原学检查：①病毒分离，取早期患者眼、鼻、咽分泌物或血、尿标本接种于原代人胚肾细胞，分离病毒，但不作为常规检查；②病毒抗原检测，取鼻、咽、眼分泌物及尿沉淀物涂片，以荧光抗体染色，可在脱落细胞内检测到麻疹病毒抗原，阳性率高，有早期诊断价值；③采用反转录聚合酶链反应（RT-PCR）从患者体液标本中扩增麻疹病毒RNA，具有灵敏度高、特异性强、需时短等优点。

（4）血清学检查：用酶联免疫吸附试验（ELISA）或免疫荧光技术检测患者血清抗麻疹 IgM，病后5～20天滴度最高，呈阳性可作为早期诊断的标志；以血凝抑制试验、中和试验、补体结合试验检测麻疹抗体 IgG，急性期和恢复期血清呈4倍升高，可以诊断麻疹。

案例 2-10[实验室检查结果]

患者行实验室检查，血常规：WBC 8.4×10⁹/L，N 0.55，L 0.3，PLT 155×10⁹/L。血清学检查：麻疹病毒抗体 IgM（+），麻疹病毒抗体 IgG（+）。

根据患者的血清学检查结果，结合特征性的临床表现及体征，确诊为麻疹。

【鉴别诊断】

1. 风疹　前驱期短，多见于幼儿，中毒症状及呼吸道炎症轻，无科氏斑，起病1～2天即出疹，为细小稀疏淡红色斑丘疹，以面部、躯干为主，1～2天退疹，无色素沉着及脱屑。耳后、枕后、颈部淋巴结肿大是其显著特点。

2. 幼儿急疹 多见于2岁以内婴幼儿，骤发高热，上呼吸道症状轻微，患儿精神好，高热持续3～5天骤退，热退时或退后出疹，为淡红色斑丘疹，无色素沉着，亦不脱屑，是本病的特征。

3. 猩红热 前驱期发热、咽痛，起病1～2天内出疹，皮疹为针头大小，红色斑点状斑疹或粟粒疹，疹间皮肤充血，皮肤弥漫性潮红，压之褪色，退疹时脱屑脱皮，白细胞总数及中性粒细胞明显升高。

4. 药物疹 近期有用药史，主要为躯干及四肢出现斑丘疹，有瘙痒感，伴低热或不发热，停药后皮疹可逐渐消退，无科氏斑及呼吸道卡他症状。血嗜酸粒细胞可增多。

【预后】

单纯麻疹预后良好。年幼体弱、营养不良、佝偻病、细胞免疫功能低下且有并发症的患者预后较差，重症麻疹病死率较高。

【治疗】

目前尚无特异的抗麻疹病毒药物，治疗上主要为对症支持治疗，加强护理，防治并发症。

（一）一般治疗及护理

患者应单病室呼吸道隔离、治疗至出疹后5天。有并发症患者应住院隔离治疗，隔离期延长5天。保持室内温暖及空气流通，给予易消化、营养丰富的流质或半流质饮食，水分要充足，住院患儿应补充维生素A，来降低并发症和病死率；保持皮肤及眼、鼻、口、耳的清洁，用温热水洗脸，生理盐水漱口。

（二）对症治疗

高热者可用小剂量退热药或物理降温，但体温不得降至39℃以下，或适量用镇静剂以防止惊厥。咳嗽重、痰多者，可服止咳祛痰药，前驱期症状严重者，早期给予丙种球蛋白肌内注射，以减轻病情。

（三）并发症治疗

1. 喉炎 缺氧者供氧；雾化吸入以稀释痰液；有继发细菌感染者可加用抗生素（antibiotic），重症者可使用糖皮质激素；喉梗阻严重，应用上述治疗无效时，给予气管切开。

2. 肺炎 轻症者一般给予对症支持疗法。合并感染予抗菌治疗。中毒症状重者，可予肾上腺皮质激素。

3. 心肌炎 如患儿烦躁不安，心率超过160次/分，

呼吸频率超过40～60次/分，肝脏呈进行性肿大等心力衰竭表现，宜及早应用强心药物如毛花苷丙或毒毛花苷K。同时，应用呋塞米等利尿剂。另外，重症者也应加用肾上腺皮质激素保护心肌。

4. 脑炎 与乙脑治疗基本相同。一般对症治疗，并及早采用干扰素、转移因子、胸腺素等。亚急性硬化性全脑炎目前无特殊治疗。

案例 2-10[治疗]

（1）卧床休息，单间隔离，保持室内安静、通风，温度适宜。保持眼、鼻、口腔、皮肤的清洁，补充足够的营养，必要时给予能量合剂，并维持水、电解质平衡。

（2）给予布洛芬混悬液3.5ml口服，体温若未下降，可于4～6小时后重复使用。

（3）该患儿无合并细菌感染的证据，暂不考虑应用抗生素。

（4）密切观察病情变化，警惕可能发生的并发症。

🍁 **温馨提示**

高热者可用小剂量退热药或适量镇静剂防止惊厥，也可行物理降温，用温湿毛巾擦拭患者；忌用强退热剂、冰水及乙醇等擦浴，让体温骤降，影响皮疹透发。

【预防】

（一）管理传染源

对患者应严密隔离，对接触者隔离检疫3周；流行期间托儿所、幼儿园等儿童机构应暂停接送和接收易感儿入所。

（二）切断传播途径

病室注意通风换气，充分利用日光或紫外线照射；医护人员离开病室后应洗手更换外衣或在空气流通处停留20分钟方可接触易感者。

（三）保护易感人群

1. 自动免疫 麻疹活疫苗（vaccine）的应用是预防麻疹最有效的根本办法。可在流行前1个月，对未患过麻疹的8个月以上幼儿或易感者皮下注射0.2ml，12天后产生抗体，1个月达高峰，2～6个月逐渐下降，但可维持一定水平，免疫力可持续4～6年，反应强烈的可持续10年以上；以后尚需复种。由于注射疫苗后的潜伏期比自然感染潜伏期短（3～11天，多数5～8天），故易感者在接触患

者后2天接种活疫苗，仍可预防麻疹发生，若于接触2天后接种，则预防效果下降。但可减轻症状和减少并发症。对8周内接受过输血、血制品或其他被动免疫制剂者，因其影响疫苗的功效，应推迟接种。有发热、传染病者应暂缓接种。对孕妇、过敏体质、免疫功能低下者、活动性肺结核者均应禁忌接种。

2. 被动免疫 有密切接触史的体弱、患病、年幼的易感儿应采用被动免疫。肌内注射丙种球蛋白0.1～0.2ml/kg，胎盘球蛋白0.5～1.0ml/kg，接触后5天内注射者可防止发病，6～9天内注射者可减轻症状，免疫有效期3周。

🍁 **温馨提示**

对易感者接种麻疹疫苗，提高其免疫力，是预防麻疹的关键措施。

复习要点

1. 麻疹的疾病特点 麻疹是具有高度传染性的疾病。其临床特征为发热、流涕、咳嗽、眼结合膜炎、口腔科氏斑及全身皮肤斑丘疹。口腔科氏斑具有特征性，皮肤皮疹消退后出现脱屑并留下淡褐色色素斑。

2. 麻疹的诊断 麻疹可依据明确的流行病学史以及较特征的症状和体征进行诊断，非典型病例可通过病原学、血清学等实验室检查进行诊断。

3. 麻疹的治疗 麻疹目前没有特异性的针对病原体的病因治疗，以一般治疗及对症支持治疗为主，并防治并发症。

4. 麻疹的预防 对易感者接种麻疹疫苗是预防麻疹的关键措施。

习题精选

2-33 在何处见到皮疹后，表示麻疹出齐了（　　）
  A. 前胸   B. 后背
  C. 四肢   D. 手掌、足底

2-34 麻疹的出疹顺序是（　　）
  A. 颈部、颜面部、耳后、胸干、四肢、手掌、足底
  B. 耳后、颈部、颜面部、躯干、四肢、手掌、足底
  C. 颜面部、耳后、颈部、四肢、躯干、手掌、足底
  D. 耳后、颈部、颜面部、四肢、躯干、手掌、足底

2-35 麻疹的隔离期是（　　）
  A. 出疹期3天   B. 出疹期5天

  C. 前驱期至出疹后5天   D. 21天

2-36 麻疹的传播方式是经（　　）
  A. 肠道   B. 呼吸道
  C. 血源   D. 虫媒

2-37 麻疹的主要症状有（　　）
  A. 发热、咳嗽、流涕并伴出疹
  B. 杨梅舌
  C. 头痛、腰痛
  D. 荨麻疹

2-38 麻疹的并发症主要为（　　）
  A. 肺炎   B. 肾炎
  C. 脑炎   D. 肠炎

2-39 预防麻疹最有效的措施是（　　）
  A. 远离患者   B. 戴口罩
  C. 接种疫苗   D. 做好消毒

（彭　亮）

第十一节 风　疹

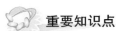 **重要知识点**

掌握风疹的临床表现、诊断及鉴别诊断；对出疹性传染病可以进行鉴别。

> **案例 2-11**
>
> 患者，男性，8岁。因"发热4天，皮疹2天"就诊。
>
> 患者4天前无明显诱因出现畏寒发热，体温最高37.8℃，伴有咳嗽、流涕，未予治疗。2天前颜面部开始出现皮疹，其后逐渐扩展至躯干、四肢，皮疹为淡红色，无明显瘙痒，遂来我院就诊。既往体健，按时预防接种，无类似症状，起病前4天同班同学患风疹。
>
> 体格检查：T 37.6℃，神志清，颜面、颈部、躯干、四肢散在淡红色皮疹，颈部、耳后、颈后及腹股沟淋巴结肿大，触痛阳性，心肺未见异常。腹部平软，无压痛及反跳痛，肝、脾肋下未触及，双下肢无水肿。
>
> **[问题]**
>
> 1. 该患者的可能诊断是什么？
> 2. 需要做哪些检查？
> 3. 如何进一步治疗？

风疹（rubella，German measles）是由风疹病毒引起的急性出疹性传染病，临床上主要表现为低热、皮疹、耳后和枕部淋巴结肿大。一般前驱期短，病情较轻，病程短，预后良好。但孕妇感染风

疹，会导致胎儿严重损害，引起先天性风疹综合征（congential rubella syndrome，CRS）。

【病原学】

风疹病毒（rubella virus，RV）是单股正链 RNA 病毒，为披膜病毒科风疹病毒属。风疹病毒外形呈球形，主要有外层囊膜和内层的核衣壳两部分，其包含三种结构蛋白即 E1、E2 和 C。在 E1 蛋白上具有与 RV 的血凝活性（HA）、溶血活性（HL）和诱导中和抗体反应有关的抗原决定簇，并在 RV 的免疫中起主要作用。病毒在体外生活力较弱，不耐热，多对紫外线、乙醚、氯仿、甲醛敏感，pH > 8.1 和 pH < 6.8 均不易生长，pH < 3.0 可将其灭活。

【流行病学】

1. 传染源　患者是唯一的传染源，包括亚临床型和隐性感染者。在发病前 5 ～ 7 天和病后 3 ～ 5 天均有传染性，起病前一天和当天传染性最强。

2. 传播途径　主要通过飞沫传播，人与人之间密切接触也可传染。风疹病毒还可通过胎盘传给胎儿，引起流产、死产、早产或有多种先天畸形的 CRS。

🍁 **温馨提示**

胎内被感染的新生儿，咽部可排病毒数周、数月甚至 1 年以上，因此通过污染的奶瓶、奶头、衣被及直接接触等感染家庭成员、医务人员或者引起婴儿室中传播。

3. 人群易感性　人群普遍易感，高发年龄在发达国家为 5 ～ 9 岁，在发展中国家为 1 ～ 5 岁，可在集体机构中流行，四季均可发病，冬春季高发。

4. 流行特征　在疫苗问世前风疹呈世界性分布，周期性流行，一般间隔 5 ～ 7 年。与人群的流动、免疫水平的升降和易感人群的增加有关。

🍁 **温馨提示**

风疹在我国被列为丙类传染病，在我国发病情况仍较为严重，不仅呈周期性流行，有时局部地区甚至发生大规模暴发。并且，近年来由于疫苗的接种，风疹发病中成年人增加，年龄有后移趋势。

【发病机制与病理解剖】

风疹病毒感染后首先在上呼吸道黏膜及颈部淋巴结生长繁殖，然后进入血液循环，播散至全身淋巴组织，引起淋巴结肿大。病毒侵犯皮肤等组织后病毒血症很快消退，而鼻咽部在出疹后可持续排病毒 6 天。孕妇原发感染后，无论有无症状，病毒都会在病毒血症期感染胎儿。

本病病情较轻，病理发现不多。淋巴结可见水肿、滤泡细胞增生和结构特征消失；呼吸道见轻度炎症；皮疹处真皮上层毛细血管充血和轻微炎性渗出；并发脑炎时，可见弥漫性肿胀、非特异性血管周围浸润、神经细胞变性及轻度脑膜反应；并发关节炎时，滑膜可见散在脓性纤维蛋白渗出、滑膜细胞增生、淋巴细胞浸润和血管增生。先天性风疹患儿可发生脑、心血管、眼、耳、肺、肾、肝、脾、骨骼等脏器病理改变。

【临床表现】

风疹临床上可分为获得性风疹和先天性风疹综合征，前者最为常见。

（一）获得性风疹

1. 潜伏期　14 ～ 21 天，平均为 18 天。

2. 前驱期　为 1 ～ 2 天，婴幼儿前驱期症状较轻或无前驱期症状；青少年和成年人则症状明显，可持续 5 ～ 6 天。其临床表现为低热或中度发热、头痛、食欲减退、乏力、咳嗽、打喷嚏、流涕、咽痛、结膜充血等轻微上呼吸道症状。部分患者咽部及软腭可见玫瑰色或出血性斑疹，但无颊黏膜粗糙、充血及黏膜斑。

3. 出疹期　常于发热 1 ～ 2 天后出现皮疹，皮疹初见于面部，且迅速扩展至躯干四肢，1 天内布满全身，但手掌、足底大都无疹。皮疹为细点状淡红色斑疹、斑丘疹或丘疹。四肢远端皮疹较稀疏，部分融合类似麻疹，躯干尤其背部皮疹密集，融合成片，又类似猩红热皮疹。面部有疹为风疹的特征。个别患者呈出血性皮疹，伴全身出血。出疹期常有低热、轻度上呼吸道症状、脾肿大及全身淋巴结肿大，尤以耳后、枕后、颈后淋巴结肿大最为明显。

4. 恢复期　皮疹一般持续 3 天左右便消退。疹退一般不留色素，无脱屑。仅少数重症患者可有细小糠麸样脱屑，大块脱皮则极少见。疹退时体温下降，上呼吸道症状消退，肿大的淋巴结也逐渐恢复，但完全恢复需数周时间。

🍁 **温馨提示**

部分患者为无疹性风疹，患者只有发热、上呼吸道炎、淋巴结肿痛而无皮疹；也可在感染风疹病毒后没有任何症状、体征，血清学检查风疹抗体为阳性，即所谓隐性感染或亚临床型患者。显性感染患者和无皮疹或隐性感染患者的比例为 1 : 9 ～ 1 : 6。

（二）先天性风疹综合征

母体在孕期前 3 个月感染风疹病毒可导致胎儿

发生多系统的出生缺陷，感染发生越早，对胎儿损伤越重。胎儿被感染后，重者可死胎、流产、早产；轻者可导致胎儿发育迟缓，甚至累及全身各系统出现多种畸形。多数先天性风疹患者于出生时即具有临床症状，也可于出生后数月至数年才出现进行性症状和新的畸形。

🍁 温馨提示

新生儿先天畸形中 15% 由先天性风疹所致，需高度重视。

案例 2-11 [临床特点]

（1）男性患儿，急性起病，有流行病学接触史。

（2）主要症状：发热 4 天，皮疹 2 天。

（3）体格检查：颜面、颈部、躯干、四肢散在淡红色皮疹，颈部、耳后、颈后及腹股沟淋巴结肿大，触痛阳性。

初步诊断：风疹

需进一步行血常规血清学标志物等检查。

【实验室检查】

1. **血常规** 白细胞总数减少，淋巴细胞增多，并出现异型淋巴细胞和浆细胞。

2. **病毒分离** 风疹患者取鼻咽分泌物，先天性风疹患者取尿、脑脊液、血液、骨髓等培养于 RK-13、非洲绿猴肾异倍体细胞系（Vero cells）或正常兔角膜异倍体细胞系（SIRC cells）等传代细胞，可分离出风疹病毒，再用免疫荧光法或酶联免疫吸附试验鉴定。

3. **血清抗体检测** 如红细胞凝集试验、中和试验、补体结合试验和免疫荧光试验等方法可用于检测。血凝抑制试验具有快速、简便、可靠的优点，可用以检测风疹特异性抗体。其抗体在出疹时即出现，1 ～ 2 周迅速上升，4 ～ 12 个月后降至开始时的水平，并可维持终身。双份血清（间隔 1 ～ 2 周）特异性抗体效价增高 ≥ 4 倍有诊断意义。也可应用 ELISA 法检测血清及唾液的风疹特异性 IgM 抗体，于出疹后 5 ～ 14 天阳性率可达 100%，阳性者提示近期感染。

4. **斑点杂交法检测** 可用斑点杂交法检测风疹病毒 RNA，灵敏度高，但有少量假阳性。

【诊断】

典型风疹主要依据接触史、前驱期短、皮疹特点、枕后和耳后淋巴结肿大等临床表现及检查加以诊断。不典型病例常需借助病原学诊断手段。对 CRS 若已知孕母妊娠期有明确感染风疹病史诊断亦不困难。

【鉴别诊断】

风疹患者的皮疹形态介于麻疹与猩红热之间，因此应着重对此三种常见的发热出疹性疾病进行鉴别诊断。此外，风疹尚需与幼儿急疹、药物疹、传染性单核细胞增多症、肠道病毒感染相鉴别。

1. **麻疹** 主要表现为发热、咳嗽、流涕等卡他症状及眼结合膜炎，并有口腔科氏斑，发热后 3 ～ 4 天开始出现皮疹，持续 1 周左右，皮疹为淡红色斑丘疹，疹间皮肤正常，疹退时有糠麸样细小脱屑。

2. **猩红热** 前驱期发热，咽痛明显，1 ～ 2 天后全身出现针尖大小红色丘疹，疹间皮肤充血，压之褪色，面部无皮疹，口周呈苍白圈，皮疹持续 4 ～ 5 天随热降而退，出现大片脱皮。外周血白细胞总数及中性粒细胞可增多。

3. **幼儿急疹** 突起高热，持续 3 ～ 5 天，上呼吸道症状轻，热骤降后出现皮疹，皮疹散在呈玫瑰色，多位于躯干，1 ～ 3 天皮疹退尽，热退后出疹为其特点。

先天性风疹综合征还需与宫内感染的弓形体病、巨细胞病毒感染、单纯疱疹病毒感染相鉴别。

【治疗】

1. **一般对症疗法** 风疹患者一般症状轻微，不需要特殊治疗，主要为对症治疗。症状较显著者，应卧床休息，进流质或半流质饮食。对高热、头痛、咳嗽、结膜炎者可给予对症处理。

2. **并发症治疗** 高热、嗜睡、昏迷、惊厥者，应按病毒性脑炎的原则治疗。出血倾向严重者，可用肾上腺皮质激素治疗，必要时输新鲜全血。

3. **先天性风疹** 无症状感染者无需特别处理，但应随访观察，以期及时发现迟发性缺陷。有严重症状者应相应处理：有明显出血者可考虑静脉注射免疫球蛋白，必要时输血；肺炎、呼吸窘迫、黄疸、心瓣膜畸形、视网膜病等处理原则同其他新生儿；充血性心力衰竭和青光眼者需积极处理，白内障治疗最好延至 1 岁以后；早期和定期进行听觉脑干诱发电位检查，以早期诊断耳聋而及时干预。

案例 2-11 [诊断与治疗]

（1）血常规：WBC $3.5×10^9$/L；L 0.45；异型淋巴细胞 0.03。

（2）风疹病毒抗体 IgM 阳性。

男性患儿，急性起病，有流行病学接触史，发热 4 天，皮疹 2 天。发热以低热为主，发热 2 天后出现皮疹，出疹顺序为颜面、躯干、四肢，皮疹为淡红色，无明显瘙痒。体格检查可见多发浅表淋巴结肿大，其中颈部、耳后、颈后沟淋巴结肿大为著，触痛阳性。血常规示白细胞无明显升高，淋巴细胞分属增高，且可见异型淋巴细胞。病原学检测风疹病毒抗体 IgM 阳性，诊断较为明确。应从全身症状、出疹时间、出疹顺序、皮疹形态及伴随症状等，与麻疹、幼儿急疹、猩红热等发疹性疾病相鉴别。

[治疗]　风疹患者一般症状轻微，无需特殊治疗，主要为对症治疗即可。可适当卧床休息。

【预防】

1. 隔离检疫　患者应隔离至出疹后 5 天。但本病症状轻微，隐性感染者多，易被忽略，一般接触者可不进行检疫，但妊娠期特别是妊娠早期的孕妇在风疹流行期间应尽量避免接触风疹患者。

2. 主动免疫　接种风疹减毒活疫苗是目前预防风疹的最有效方法。风疹疫苗有单价配方和风疹 - 麻疹 - 腮腺炎三联疫苗两种。接种后的不良反应一般较轻微。

复习要点

1. 风疹的特点　风疹是由风疹病毒引起的急性出疹性传染病，一般前驱期短，全身症状和呼吸道症状较轻，病程短，预后良好。但孕妇感染风疹会导致胎儿严重损害，引起先天性风疹综合征。临床上主要表现为低热，1 ～ 2 天后出皮疹，皮疹分布以面、颈、躯干为主，1 ～ 2 天后皮疹消退，无色素沉着和脱屑，常伴耳后、颈部和枕部淋巴结肿大。

2. 风疹的鉴别诊断　风疹患者的皮疹形态介于麻疹与猩红热之间，因此应着重对此三种常见的发热出疹性疾病进行鉴别诊断。此外，风疹尚需与幼儿急疹、药物疹、传染性单核细胞增多症、肠道病毒感染相鉴别。先天性风疹综合征还需与宫内感染的弓形体病、巨细胞病毒感染、单纯疱疹病毒感染相鉴别。

习题精选

2-40　常见的可引起先天性婴儿畸形的病毒是（　　）
A. 风疹病毒　　　　　　B. 麻疹病毒
C. 狂犬病毒　　　　　　D. 脊髓灰质炎病毒
E. EB 病毒

（李用国）

第十二节　流行性腮腺炎

 重要知识点

掌握流行性腮腺炎的传播途径、临床表现、诊断和鉴别诊断。建立对临床出现流行性腮腺炎相关症状的患者进行相应的针对性检查项目并做出诊断的思路。

案例 2-12

患者，男性，17 岁。因"发热、腮腺肿大 5 天，睾丸肿痛 1 天"就诊。

患者 5 天前无明显诱因出现畏寒、发热，体温 40℃，伴左侧腮腺肿痛，进食酸性食物时疼痛加剧。无明显咳嗽、咳痰，无腹痛、腹泻。4 天前出现右侧腮腺肿痛，于当地诊所就诊后，应用利巴韦林抗病毒治疗，体温逐渐降至正常，且腮腺肿痛明显减轻。1 天前，再次发热，体温 38.5℃，并出现左侧睾丸肿痛，遂来我院就诊。既往体健，无类似症状，起病前 1 周同班同学患流行性腮腺炎。

体格检查：T 38.3℃，神志清，双侧腮腺肿大，触痛阳性，心肺未见异常。腹部平软，无压痛及反跳痛，肝、脾肋下未触及，双下肢无水肿，左侧睾丸肿大，触痛阳性。

[问题]
1. 该患者的可能诊断是什么？
2. 需要做哪些检查？
3. 如何进一步治疗？

流行性腮腺炎（mumps）是由腮腺炎病毒（*Paramyxovirus parotitis*）所引起的急性呼吸道传染病。其主要发生在儿童和青少年，以腮腺非化脓性炎症、腮腺区肿痛为临床特征。腮腺炎病毒除侵犯腮腺外，尚能侵犯神经系统及各种腺体组织，引起脑膜炎、脑膜脑炎、睾丸炎、卵巢炎和胰腺炎等。病程多呈良性自限过程。

【病原学】

腮腺炎病毒属于副黏液病毒科副黏液病毒属（*Paramyxovirus*）的单股 RNA 病毒，呈球形，大小悬殊，直径为 100 ～ 200nm。该病毒抗原结构稳定，只有一个血清型。但依据小的疏水蛋白基因序列的差异该病毒至少分为 A ～ J 10 个基因型。此病毒有

6 种主要蛋白，如核蛋白（NP）、多聚酶蛋白（P）和 L 蛋白，均为可溶性抗原，即 S 抗原。还有 2 种包膜糖蛋白，即含血凝素和神经氨酸酶（HN）糖蛋白，以及血溶 - 细胞融合（F）糖蛋白（又称 V 抗原），此外还有基质蛋白（M）在包装病毒中起作用。发病后 1 周即可出现 S 抗体，可用补体结合法检测，此抗体无保护作用，但可用于诊断。无论发病与否，人感染腮腺炎病毒后，V 抗原能诱导机体产生保护性抗体，一般感染后 2 ～ 3 周出现，1 ～ 2 周后达高峰，但其于体内存在时间长，可用补体结合法、血凝抑制法和中和抗体法进行检测，是检测感染后免疫应答的较好指标。人是腮腺炎病毒唯一的宿主。在体外实验中，腮腺炎病毒能在许多哺乳类动物细胞和鸡胚中培养生长。腮腺炎病毒抵抗力低，紫外线、甲醛和在 56℃ 条件下均可灭活，但 4℃ 时能存活数天。

【流行病学】

（一）传染源

传染源为早期患者和隐性感染者。患者腮腺肿大前 7 天至肿大后 9 天均有传染性，可从唾液中分离出病毒。

（二）传播途径

本病主要通过飞沫传播。由于传染性强，本病在集体机构如幼儿园和小学学校中流行常呈集体发病。

（三）易感人群

本病人群普遍易感。1 岁以内婴儿由于体内尚有经胎盘获得的抗腮腺炎病毒抗体，同时成人中约 80% 曾显性感染或隐性感染，体内存在一定抗体，故本病约 90% 病例为 1 ～ 15 岁的少年儿童，但近年成年人病例有增加的趋势。

（四）流行情况

本病呈全球性分布，全年均可发病，以冬、春季为主。患者主要是学龄期儿童，无免疫力的成年人亦可发病。感染后一般可获较持久的免疫力。

【发病机制与病理解剖】

腮腺炎病毒从呼吸道侵入后，在局部黏膜上皮细胞和淋巴结中复制，然后进入血流，播散至腮腺和中枢神经系统，引起腮腺炎和脑膜炎。病毒在进一步繁殖后，再次入血，形成第二次病毒血症，并侵犯第一次病毒血症时未受累的器官，如颌下腺、舌下腺、睾丸、胰腺等，引起相应的临床表现。因此，流行性腮腺炎实际上是一种系统性、多器官受累的疾病，临床表现形式多样。病程早期，从口腔、呼吸道分泌物，血、尿、乳汁、脑脊液及其他组织中可分离到腮腺炎病毒。

流行性腮腺炎的病理特征是腮腺非化脓性炎症。腮腺肿胀发红，可见渗出物、出血性病灶和白细胞浸润。腮腺导管有卡他性炎症，其壁细胞肿胀，导管周围及腺体壁有淋巴细胞浸润。周围间质组织水肿等病变可导致腮腺导管的阻塞、扩张和淀粉酶潴留。淀粉酶排出受阻，则经淋巴管进入血液循环，使血和尿中淀粉酶增高。睾丸、胰腺等受累时亦可出现淋巴细胞浸润和睾丸炎、胰腺炎等病变。本病毒易累及成熟睾丸，幼年患者则很少出现睾丸炎。

腮腺炎病毒所致脑膜炎的发病机制目前考虑是腮腺炎病毒的血溶 - 细胞融合糖蛋白所致。动物实验表明应用此蛋白的单克隆抗体能预防脑炎和脑细胞坏死的发生。病理变化包括细胞的变性、坏死和炎性细胞浸润。

【临床表现】

潜伏期为 14 ～ 25 天，平均为 18 天。部分病例有发热、头痛、乏力、食欲缺乏等，但大部分患者无前驱症状。发病 1 ～ 2 天后出现颧骨弓或耳部疼痛，然后唾液腺肿大，体温上升可达 40℃。腮腺最常受累，通常一侧腮腺肿大后 2 ～ 4 天又累及对侧，双侧腮腺肿大者约占 75 %。腮腺肿大是以耳垂为中心，向前、后、下发展，使下颌骨边缘不清。由于覆盖于腮腺的皮下软组织水肿使局部皮肤发亮，肿痛明显；表面灼热，但多不发红；因唾液腺管的阻塞，当进食酸性食物促进唾液分泌时疼痛加剧。腮腺肿大 2 ～ 3 天达高峰，持续 4 ～ 5 天后逐渐消退。腮腺管口早期常有红肿。虽然腮腺肿大最具特征性，但颌下腺或舌下腺可以同时受累，有时是单独受累。颌下腺肿大时颈前下颌处明显肿胀，可触及椭圆形腺体。舌下腺肿大时可见舌下及颈前下颌肿胀，并出现吞咽困难。

有症状的脑膜炎发生在 15% 的病例，患者出现头痛、嗜睡和脑膜刺激征。其一般发生在腮腺炎发病后 4 ～ 5 天，一般症状在 1 周内消失。预后一般良好。脑膜脑炎或脑炎患者，常有高热、谵妄、抽搐、昏迷，重症者可致死，可遗留耳聋、视物障碍等后遗症。

🍁 **温馨提示**

有的患者脑膜炎先于腮腺炎，需引起重视。

睾丸 - 附睾炎大多发生于腮腺炎病程 1 周左右，

也可发生在腮腺肿大之前或无腮腺肿大。起病突然，体温可再度升高，睾丸明显肿胀和疼痛，可并发附睾炎、鞘膜积液和阴囊水肿。睾丸炎多为单侧，约1/3的病例为双侧受累。急性症状持续3～5天，10天内逐渐好转。部分患者睾丸炎后发生不同程度的睾丸萎缩，这是腮腺炎病毒引起睾丸细胞坏死所致，但很少引起不育症。卵巢炎发生于5%的成年妇女，可出现下腹疼痛。右侧卵巢炎可酷似阑尾炎，有时可触及肿大的卵巢，一般不影响生育能力。

胰腺炎常于腮腺肿大数天后发生，可有恶心、呕吐和中上腹疼痛与压痛。由于单纯腮腺炎即可引起血、尿淀粉酶增高，因此需检查脂肪酶，若升高则有助于胰腺炎的诊断。腮腺炎合并胰腺炎的发病率低于10%。其他如心肌炎、乳腺炎和甲状腺炎等亦可在腮腺炎前后发生。

> **案例 2-12[临床特点]**
>
> （1）青年男性患者，急性起病，有流行病学接触史。
>
> （2）主要症状：发热、腮腺肿大5天，睾丸肿痛1天。
>
> （3）体格检查：双侧腮腺肿大，触痛阳性，左侧睾丸肿大，触痛阳性。
>
> 初步诊断：流行性腮腺炎
>
> 需进一步行血常规、血清学标志物检查以及腮腺和睾丸超声检查。

【实验室检查】

（一）常规检查

血白细胞计数和尿常规一般正常，有睾丸炎者白细胞可以增高。有肾损害时尿中可出现蛋白和管型。

（二）血清和尿液中淀粉酶测定

90%患者血清和尿的淀粉酶增高。淀粉酶增高的程度往往与腮腺肿胀程度成正比。无腮腺肿大的脑膜炎患者，血和尿中淀粉酶也可升高。血脂肪酶增高，有助于胰腺炎的诊断。

（三）脑脊液检查

有腮腺炎而无脑膜炎症状和体征的患者，约半数脑脊液中白细胞计数轻度升高，且能从脑脊液中分离出腮腺炎病毒。脑膜炎患者脑脊液白细胞计数在25×10^6/L左右，主要是淋巴细胞增高。少数患者脑脊液中糖降低。

（四）血清学检查

1. 抗体检查 ELISA法检测血清中NP的IgM抗体可作为近期感染的诊断，有报告认为其用于患者唾液检查阳性率也很高。

2. 抗原检查 近年来应用特异性抗体或单克隆抗体检测腮腺炎病毒抗原，可作早期诊断。应用PCR技术检测腮腺炎病毒RNA，可明显提高可疑患者的检出率。

（五）病毒分离

应用早期患者的唾液、尿或脑膜炎患者的脑脊液接种于原代猴肾、Vero细胞或Hela细胞可分离出腮腺炎病毒，而因病毒血症短暂，血中只在病初2天内可能测到病毒。

【并发症】

常见并发症包括神经系统并发症、生殖系统并发症以及胰腺炎、肾炎等。

> **温馨提示**
>
> 尽管主要病变在腮腺，但流行性腮腺炎实际上是一种全身性感染，可累及中枢神经系统或其他腺体、器官出现相应的症状和体征。某些并发症可因无腮腺的肿大而误诊，只能以血清学检测确诊。

【诊断】

流行性腮腺炎的诊断主要根据有发热和以耳垂为中心的腮腺肿大，结合流行情况和发病前2～3周有接触史，诊断一般不困难。没有腮腺肿大的脑膜脑炎、脑膜炎和睾丸炎等，确诊依靠血清学检查和病毒分离。

> **案例 2-12[诊断与治疗]**
>
> （1）血常规：WBC 4.5×10^9/L；L 0.44。
>
> （2）流行性腮腺炎抗体IgM阳性。
>
> （3）彩色超声：双侧腮腺肿大，左侧睾丸肿大。
>
> 患者为青年男患，急性起病，有流行病学接触史，以发热和腮腺肿大为主要表现，并发睾丸炎，血常规白细胞无明显升高，病原学检测流行性腮腺炎抗体IgM阳性，诊断较为明确，为流行性腮腺炎。而化脓性腮腺炎多为一侧腮腺肿大，不伴睾丸炎，挤压腮腺有脓液从腮腺管口流出，且外周血白细胞总数和中性粒细胞计数明显升高可以与之相鉴别。其他病毒性腮腺炎可通过血清学检测予以鉴别。
>
> **[治疗]** 应卧床休息，可进行抗病毒治疗，应用利巴韦林静脉滴注，睾丸胀痛可用棉花垫和丁字带托起，短期应用肾上腺皮质激素。

【鉴别诊断】

1. 化脓性腮腺炎 主要是一侧腮腺肿大，不伴睾丸炎或卵巢炎。挤压腮腺时有脓液从腮腺管口流出。外周血白细胞总数和中性粒细胞计数明显增高。

2. 其他病毒性腮腺炎 甲型流感病毒、副流感病毒、肠道病毒中的柯萨奇 A 组病毒及淋巴细胞脉络丛脑膜炎病毒等均可引起腮腺炎，需根据血清学检查和病毒分离进行鉴别。

3. 其他原因的腮腺肿大 许多慢性病如糖尿病、慢性肝病、结节病、营养不良和腮腺导管阻塞等均可引起腮腺肿大，一般不伴急性感染症状，局部也无明显疼痛和压痛。

【预后】

流行性腮腺炎大多预后良好，病死率为 0.5%～2.3%，主要死于重症腮腺炎病毒性脑炎。

【治疗】

（一）一般治疗

卧床休息，给予流质饮食并忌酸性食物，否则会加重腮腺疼痛。注意口腔卫生，餐后用生理盐水漱口。头痛和腮腺胀痛可应用镇痛药。发热温度较高，患者食欲差时，应补充水、电解质和能量，以减轻症状。

（二）抗病毒治疗

发病早期应用利巴韦林有一定疗效。应用干扰素治疗尚无可靠的循证学依据。

（三）并发症治疗

腮腺炎脑膜炎、脑炎患者治疗同其他病毒性中枢神经系统感染。并发睾丸炎者可用棉花垫和丁字带托起，局部冷敷，可考虑短期应用肾上腺皮质激素。胰腺炎大多较轻，可暂禁食、补液，必要时应用阿托品或东莨菪碱。

【预防】

患者应按呼吸道传染病隔离。由于症状开始前数天患者已开始排出病毒，因此预防的重点是应用疫苗对易感者进行主动免疫。

目前，国内外应用腮腺炎减毒活疫苗进行皮下接种，也可采用喷鼻或气雾方法，90% 以上可产生抗体。潜伏期患者接种可减轻发病症状。由于可能有致畸作用，故孕妇禁用。严重系统性免疫损害者为相对禁忌，但应用腮腺炎疫苗免疫无症状的人免疫缺陷病毒（HIV）感染的儿童是被认可的。国际上推荐应用麻疹腮腺炎风疹（MMR）疫苗，但有报告应用 L-Z 腮腺炎病毒株作为疫苗接种后 35 天内无菌

性脑膜炎发生率为 2.5/10 000。

复习要点

（1）流行性腮腺炎是由腮腺炎病毒所引起的急性呼吸道传染病，主要发生在儿童和青少年，以腮腺非化脓性炎症、腮腺区肿痛为临床特征。流行性腮腺炎实际上是一种系统性、多器官受累的疾病，临床表现形式多样。其可引起脑膜炎、脑膜脑炎、睾丸炎、卵巢炎和胰腺炎等。病程多呈良性自限过程。

（2）流行性腮腺炎需与化脓性腮腺炎、其他病毒性腮腺炎及其他原因的腮腺肿大相鉴别。

1）化脓性腮腺炎：主要是一侧腮腺肿大，不伴睾丸炎或卵巢炎。挤压腮腺时有脓液从腮腺管口流出。外周血白细胞总数和中性粒细胞计数明显增高。

2）其他病毒性腮腺炎：甲型流感病毒、副流感病毒、肠道病毒中的柯萨奇 A 组病毒及淋巴细胞脉络丛脑膜炎病毒等均可引起腮腺炎，需根据血清学检查和病毒分离进行鉴别。

3）其他原因的腮腺肿大：许多慢性病如糖尿病、慢性肝病、结节病、营养不良和腮腺导管阻塞等均可引起腮腺肿大，一般不伴急性感染症状，局部也无明显疼痛和压痛。

习题精选

2-41 以下对腮腺炎病毒的描述错误的是（　　）

A. 为单股 RNA 病毒

B. 对低温的抵抗力较弱

C. 紫外线、甲醛可使其迅速死亡

D. 56℃20 分钟，乙醇 2～5 分钟可使其失去活性

2-42 流行性腮腺炎的传染期是（　　）

A. 患者腮腺肿大前 9 日至肿后 7 日

B. 患者腮腺肿大前 7 日至肿后 9 日

C. 患者发热前 9 日至热退后 7 日

D. 患者发热前 7 日至热退后 9 日

2-43 对于流行性腮腺炎的临床表现，以下说法错误的是（　　）

A. 有一些人感染流行性腮腺炎后没有出现症状或症状轻微

B. 部分病例有头痛、食欲减退、低热等

C. 在感染病毒后，70%～80% 患者出现腮腺炎

D. 流行性腮腺炎的肿胀部位以耳垂为中心

2-44 流行性腮腺炎的主要治疗方式是（　　）

A. 抗生素治疗　　　　B. 抗病毒治疗

C. 激素治疗　　　　　D. 对症治疗

第十三节 手足口病

 重要知识点

掌握手足口病的病因、传播途径、临床表现、诊断要点及治疗策略；熟悉手足口病的流行病学及预防措施；了解手足口病的发病原理及预后。

> **案例 2-13**
>
> 患者，男性，20 岁。发热伴咽痛 2 天，手足皮疹 1 天，于 2013 年 4 月 12 日入院。
>
> 患者于入院前 2 天感发热、咽喉部疼痛，伴头晕、全身不适、全身肌肉酸痛，测体温37.9℃，自认为是感冒，未予特殊处理。入院前 1 天症状加重，出现头痛、食欲缺乏，体温上升到39.5℃，并出现手足心红点，吞咽时咽喉痛加重，无明显畏寒及寒战。到本院急诊就诊，查血常规WBC 下降，淋巴细胞轻度升高，急诊以"病毒感染"收到我科。同班及同年级的同学有 23 人相继出现类似情况，有 5 人已经好转，现仍有 18 人发病。
>
> [问题]
>
> 1. 该患者的可能诊断是什么？
> 2. 需要做哪些检查？
> 3. 如何进一步治疗？

手足口病（hand foot mouth disease，HFMD）是由肠道病毒引起的急性传染病，主要由密切接触或消化道传播，人群普遍易感。其多发生于 5 岁以下的儿童，近年发现有青少年中发病并引起流行的情况。多数患者感染后不发病，称为急性感染，少数患儿发病，表现为口痛、畏食、低热，手、足、口腔等部位出现小疱疹或小溃疡，多数患者 1 周左右自愈，少数患者可引起心肌炎、肺水肿、无菌性脑膜脑炎等并发症。个别重症患儿病情发展快，导致死亡。目前缺乏有效治疗药物，主要为对症治疗。

【病原学】

1. 病变学结构特性 引起手足口病的病原体不仅是一种，实际上由多种病毒引起，其中主要是肠道病毒。病毒均为单股正链 RNA 病毒，属于微小病毒科肠道病毒。该类病毒均无包膜，病毒颗粒为 20 面体立体对称的球形结构，由蛋白衣壳和核酸组成。

2. 常见的致病性病毒种类 包括肠道病毒 71 型（entetovirus 71，EV71），柯萨奇病毒 A 组（coxsachie virus A，CoxA）或 B 组（CoxA16、CoxA4、CoxA5、CoxA9、CoxA10、CoxB2、CoxB5、CoxB13 等型），艾可病毒的某些血清型（ECHO Ⅱ型）。引发手足口病的肠道病毒有 20 多种（型），其中以柯萨奇病毒A16 型（CoxA16）和肠道病毒 71 型（EV71）最为常见。

3. 病毒抵抗力 肠道病毒适合在潮湿、热的环境下生存与传播，对乙醚、去氯胆酸盐等不敏感，75% 乙醇和 5% 甲酚皂也不能将其灭活。对紫外线及干燥敏感，各种氧化剂如高锰酸钾和含氯消毒剂能灭活病毒，常用消毒剂如甲醛、含碘消毒剂同样能灭活该类病毒。病毒在 50℃可被迅速灭活，在 4℃可存活 1 年，在 -20℃可长期保存，在一般外界环境病毒可长期存活。柯萨奇病毒存在病毒的变种和抗原变异。71 型肠道病毒耐热、耐酸，属于微小病毒的 RNA 病毒，对乳鼠有较强的致病性，可引起与柯萨奇 A 组病毒相似的病毒性肌炎。也对恒河猴致病，无论是经口或注射感染均引起脊髓灰质炎样的病变。

🍁 **温馨提示**

肠道病毒对外界的抵抗力差，常用消毒剂均敏感。

【流行病学】

（一）流行现状

手足口病流行于全世界，全球大部分地区都有该病流行的报道。1957 年新西兰首次报道该病，1958 年该病的病原体得到证实，当时从患者分离到柯萨奇病毒，1959 年将此病命名为手足口病。最早发现的病毒为柯萨奇病毒 A16 型，以后又发现了肠道病毒 71 型（EV71）。在以后的报道中主要是 EV71感染，也有 CoxA16 感染，两者交替出现，这两种病毒成为手足口病的主要病原体。我国在 1981 年于上海首次报道此病，以后在北京、天津、河北、福建、山东、广东等十几个省市均有本病的报道。1983 年天津发生了手足口病的暴发流行，主要由 CoxA16 引起，共报道病例 7000 多例，经过 2 年多的散发过程，1986年后再次暴发。1995 年武汉报道在患者分泌物中分离到 EV71 型病毒，1998 年分别在深圳、台湾患者分泌物中分离到 EV71 型病毒。2008 年在安徽阜阳暴发 EV71引起的手足口病，共有 6188 例儿童发病，死亡 22 例。

（二）流行特征

本病一年四季均可发病，无明显地区性，以散发为主，热带地区发病率高且四季均可发病，温带地区以夏秋季节发病多见，主要流行于 4～8 月。幼儿园和托儿所是好发场所，也有家庭聚集现象。

（三）流行病学环节

1. 传染源 患者及隐性感染者为本病的传染源。人类肠道病毒广泛存在于自然界中，但人是肠道病毒的唯一宿主。发病前数天，感染者咽部与粪便可检出病毒，通常发病后1周内传染性最强。发病期的传染性最强，因此流行期间患者为主要的传染源，散发期间隐性感染者为主要的传染源。发病前数天，感染者的咽部与粪便就可以检出病毒。粪便排出病毒的期限为3～5周。疱疹液中有大量病毒，发病后1周内传染性最强，其传染性可持续到症状及体征消失后几周。

2. 传播途径 肠道病毒的毒力强，传播情况复杂，可由多种方式进行传播。主要经粪-口途径传播，也可经呼吸道飞沫传播，同时可经过接触患者的皮肤、黏膜疱疹液而感染。在幼托机构中密切接触，间接经手、衣物等可传播，污染的医疗器具也可传播该病毒。

3. 易感染人群 人对肠道病毒普遍易感，各年龄组均可发病，其中以6个月至5岁的婴幼儿发病为主，以3岁儿童发病率最高，未感染过该类病毒的青少年发病率也较高。感染后可获得对同型病毒感染持久的免疫力，不同型的病毒间无交叉免疫性，机体可先后或同时感染各种不同血清型的肠道病毒亚种。病毒发生隐性感染与显性感染的比例为100：1。

【发病机制】

病毒由消化道或呼吸道进入人体后，在口咽及肠道上皮细胞及附近的淋巴组织内复制，达到一定的程度后病毒侵入血液循环中，引起病毒血症过程，患者表现为轻度不适或无明显症状。血流中的病毒生长繁殖，并随着血流进入组织，再次在各组织中繁殖，发生毒性作用，引起组织细胞损害，引起病毒血症的各种症状。随着患者抵抗力的建立，免疫力逐渐增强，产生能抑制病毒的干扰素及特异性的中和抗体时，病毒从体内被清除掉，各种病症消失。

【病理变化】

全身皮肤和黏膜斑丘疹及疱疹为主要特征，其中手足及口腔病变最为明显。组织病理学显示：皮肤棘皮细胞间及细胞内水肿，细胞肿胀，体积增大，胞质苍白，即气球样变性。病情继续进展，细胞膜破裂，形成网状变性即发生表皮内水疱。当表皮内疱达到一定压力时，使基底、真皮与表皮分离，表皮下水疱形成。

水疱内可含有嗜酸粒细胞和少量中性粒细胞，表皮细胞坏死，真皮乳头水肿，真皮浅层淋巴细胞浸润。上皮细胞内无包涵体，也无多核上皮细胞。超微结构显示，上皮细胞肿胀、核膜溶解，部分细胞质内可找到病毒颗粒。

重症患者死后尸体解剖病理组织：脑水肿及脑疝，双肺弥漫性淤血、水肿，局部肺出血。全身淋巴结可轻度肿大，心室可肥大。显微镜下观察：中枢神经系统炎症，可累及各部位脑组织，其中以脑干及脊髓灰质炎症最为明显。神经元变性、坏死或消失；中性粒细胞浸润，局部形成微脓肿。脑及脊髓内小血管内皮细胞变性、坏死、血栓形成，血管周围见单核淋巴细胞呈袖套样浸润。超微结构显示，脑干及脊髓神经元内可有病毒颗粒。肺主要显示：多灶性出血性肺淤血、水肿，局部见少量透明膜样结构，无明显炎细胞浸润及弥漫性肺泡损害，仅见轻中度炎细胞浸润、局部肺不张。上皮细胞内无包涵体。心脏大小、结构正常；镜下显示：心肌细胞肥大，少量淋巴细胞浆、细胞浸润，个别见局部心肌坏死，仍然无包涵体。

【临床表现】

手足口病主要发生在5岁以下的儿童，潜伏期多为2～10天，平均为3～5天。由于多种肠道病毒可引起本病，故临床表现差异较大，轻者无明显临床病症，重者可发生死亡。可以没有明显的前驱期症状，但有半数患者发病前2天左右或同时有中低热、咳嗽、流涕等感染样症状，也有食欲减退、恶心、呕吐、腹痛等消化道症状。

（一）普通病例（轻症病例）表现

本病急性起病，发热、口痛、畏食、口腔黏膜出现散在疱疹或溃疡，位于舌、颊黏膜及硬腭等处为多，也可波及软腭、牙龈、扁桃体和咽部。口痛一般7天左右缓解。

手、足、臀部、臂部、腿部出现斑丘疹，后转为疱疹，疱疹周围可有炎性红晕，疱内液体较少。手足部较多，掌背面均有。皮疹数少则几个，多则几十个，成簇出现，多无痛感及痒感。斑丘疹多在5天左右由红变暗，逐渐消退。疱疹为圆形或椭圆形的扁平凸起，内有浑浊液体，大小如黄豆。消退后不留痕迹，无色素沉着。部分病例仅表现为皮疹或疱疹性咽峡炎，多在1周内痊愈，预后良好。部分病例皮疹表现不典型，如单一部位或仅表现为斑丘疹。

（二）重症病例表现

少数病例（尤其是小于3岁者）病情进展迅速，在发病1～5天出现脑膜炎、脑炎（以脑干脑炎最为凶险）、脑脊髓炎、肺水肿、循环障碍等，极少数病例病情危重，可致死亡，存活病例可留有后遗症。病毒累及不同系统，临床表现出不同症状。

1. 神经系统表现 并发中枢神经系统损害时表现为脑炎或脑膜脑炎，最严重的为脑干炎。症状有：

头痛症状明显，如为婴儿则表现为精神差、嗜睡、易惊、头痛、呕吐、谵妄甚至昏迷；肢体抖动，肌阵挛、眼球震颤、共济失调、眼球运动障碍；无力或急性弛缓性麻痹；惊厥。查体可见脑膜刺激征，腱反射减弱或消失，巴宾斯基征阳性。合并中枢神经系统症状者以2岁以内患儿多见。

2. 呼吸系统表现 除了咳嗽咳痰外，常常并发急性肺水肿，表现为呼吸浅促、呼吸困难或节律改变，口唇发绀，咳嗽，咳白色、粉红色或血性泡沫样痰；肺部可闻及湿啰音或痰鸣音。

3. 循环系统表现 并发心肌炎主要表现为心悸，特别是活动后心累气促、面色苍灰、皮肤花纹、四肢发凉，指（趾）发绀；出冷汗；毛细血管再充盈时间延长。查体发现心率增快或减慢，脉搏浅速或减弱甚至消失；血压升高或下降。

4. 其他表现 代谢紊乱如低血糖、电解质紊乱、酸碱失衡等。

（三）隐性感染

大多数成人以隐性感染为主，感染者无明显症状或仅有低热及少量斑丘疹，或消化道症状。容易漏诊及误诊。

【实验室检查】

（一）常规检查

血常规检查示末梢血白细胞数减低或正常；重症病例白细胞计数可明显升高（$> 12 \times 10^9$/L）或降低（$< 2 \times 10^9$/L），病情好转后血白细胞可恢复正常。尿、便一般无异常，合并肾脏损害时，可有蛋白尿及血尿。

（二）血生化检查

肝功能异常：ALT、AST及其他酶学异常，在重症多见。一般为轻度异常，但重症病例ALT可升高超过1000U/L，血氨也可明显升高。肾功能异常：尿素氮及血肌酐升高。发生脑炎时，可引起血糖升高。CRP升高不明显。

（三）脑脊液检查

脑脊液外观清亮，压力高，白细胞轻度增多，以单核细胞为主，危重病例可有多核白细胞增高。蛋白正常或轻度增多，糖和氯化物正常。脑脊液中和抗体 $> 1 : 256$，或者恢复期比急性期的滴度增高4倍以上有诊断价值。

（四）病原学检查

1. 标本采集与保存 从疱疹液或脑脊液中分离

病毒有很好的诊断价值。采集咽拭子、肛拭子等标本时，无菌拭子要于无菌生理盐水中浸湿后再涂抹病变部位，后置于有少量生理盐水试管中以防干燥。标本应尽快送检。不能立即检查的标本应冷冻保存。进行血清学诊断，急性期血清应该在发病后尽早采集，恢复期血清应该在发病后2周采集。标本中运输及储存过程中尽量避免反复冻融。

2. 病原学检测

（1）病毒分离培养：用组织培养分离肠道病毒是目前诊断的金标准，包括EV71、CoxA16等。

特异性核酸检测是手足口病病原学诊断的主要检测方法。此方法快速、简便，灵敏度及特异性均高，为肠道病毒感染的主要诊断方法。

（2）肠道病毒中和抗体：早期不易诊断，一般在1周以后抗体才反应出阳性，急性期与恢复期抗体滴度增高4倍以上有确定诊断的价值。

（五）影像学检查

本病早期无明显异常，有肺部炎症或肺水肿时，表现为双肺大片浸润影或胸腔积液，双肺门影增多，或弥漫性无规律的斑片状、团絮状或片状边界模糊的密度增高影。脑实质损害时，MRI显示多部位病变。

【诊断与鉴别诊断】

（一）诊断

1. 临床诊断

（1）流行病学资料：手足口病好发于4～8月；学龄前儿童发病多见；常在婴幼儿聚集的场所发生流行，近年有发现在青少年中流行的情况，特别是在大学校园中流行。

（2）临床表现：急起发热、皮疹，特别是全身皮疹及水疱，伴随口腔黏膜疹，要高度怀疑本病；重症者易发生中枢神经系统损害及多脏器损害。

（3）实验室检查：血常规无明显异常或淋巴细胞及单核细胞增高。咽部分泌物及疱疹液进行核酸检测扩增到肠道病毒核酸序列，作为快速诊断的依据。无核酸扩增的医疗机构，需要行血清学检测，急性期及恢复期双份血清的中和抗体滴度增高4倍以上有诊断意义。

2. 病例定义

（1）轻症病例

1）单纯疱疹性口炎：四季均可发病，由单纯疱疹病毒引起，以散发病例为主。口腔黏膜出现疱疹及溃疡，但没有手、足部疱疹。

2）疱疹性咽颊炎：主要由柯萨奇病毒引起，患儿发热、咽痛，口腔黏膜出现散在灰白色疱疹，周围有红晕，疱疹破溃形成溃疡。病变在口腔后部，如扁桃体前部、软腭、腭垂，很少累及颊黏膜、舌、牙龈。不典型的患儿需做病原学及血清检查。

（2）重症病例：全身出现广泛性皮疹，特别是疱疹，通常高热明显，合并有脑炎、脑膜脑炎、心肌炎、肺炎等损害。通常发生多器官功能衰竭。

（二）鉴别诊断

1. 轻症病例 需要与疱疹性荨麻疹、水痘、不典型麻疹、风疹、单纯疱疹病毒感染等鉴别。其中，单纯疱疹病毒感染及水痘与手足口病有许多相似的表现，但单纯疱疹病毒感染多数病情轻，口腔及咽部病变不明显，不易发生明显的脏器损害，也无明显传染性。其散在发病，不发生流行。注意免疫功能低下的新生儿可发生全身性单纯疱疹病毒感染。水痘则病情轻，主要为低热或不发热，开始为全身斑丘疹，2～3天后形成水疱，有明显的脐样凹陷，水疱液清亮。皮疹痒感明显，毛发之中有明显皮疹，手足掌无明显皮疹。准确诊断需要进行水疱液的病原学检查。

2. 重症病例 需要与其他病毒性脑炎、肺炎、心肌炎等鉴别。尚需要与猴痘病毒感染等鉴别。猴痘病毒感染急性起病，高热、水疱性皮疹，临床表现与手足口病有相似之处，但口腔病变不明显，手足底不易发生病变。需要进行病原学检查进行确定诊断。

3. 散发病例 需要与口蹄疫、疱疹性口腔炎、脓疱病等进行鉴别。重症散发病例白细胞及中性多核粒细胞增高者还需要与葡萄球菌败血症等进行鉴别。

> **案例 2-13[临床特点]**
>
> 1. 诊断
> （1）手足口病轻症病例。
> （2）诊断依据：急性起病，集体发病，表现为发热，皮疹特点除了斑丘疹外，尚有小疱疹，特别是手足心及口腔疱疹是较特异的改变。
> 2. 需要进行的检查
> （1）病毒的血清学检查：血清病毒指标HSV、EBV、CMV 抗体阴性。
> （2）病毒核酸检查：咽拭子及皮疹液检查肠道病毒EV71、柯萨奇病毒A 组和B 组的核酸。
> （3）患者的血生化：肝肾功能、心肌酶学、胸部 X 线片检查等。
> 3. 鉴别诊断 需要与单纯疱疹病毒感染、水痘、猴痘病毒感染等疾病进行鉴别。需要流行病学资料，更重要的是，血清抗体检测及局部病变病毒核酸检测阳性作为确定诊断依据。

【治疗】

（一）一般治疗

本病如无并发症，预后一般良好，多在一周内痊愈。主要为对症治疗。

1. 隔离患者 接触者应注意消毒隔离，避免交叉感染。隔离期一般为 2 周，符合留观的患者需要转至县级以上的医疗机构。患者用过的玩具、餐具等用品应该进行彻底消毒。消毒方法常用含氯的消毒液消素或煮沸消毒，或紫外线照射。患者的粪便用含氯的消毒剂消毒 2 小时后倾倒于粪便池中。

2. 休息及饮食 发病后卧床休息，多饮水，宜进食清淡、易消化、富含维生素的食物，口腔溃烂者进食流质饮食。

3. 皮疹治疗 斑丘疹阶段给予局部炉甘石洗剂涂抹。疱疹治疗：口腔疱疹应该进行口腔护理，保持口腔清洁，餐后漱口，可用西瓜霜、冰硼散、溃疡糊（思密达糊剂）等减轻疼痛的药物。手足及皮肤疱疹主要应该保护好创面，衣服宜软，避免皮肤受到摩擦。水疱溃破者用聚维酮碘进行消毒，给予冰硼散、金黄散等止痛，肛周病变时应该每次便后清洗肛周，给予聚维酮碘消毒，或涂抗生素软膏。

（二）对症治疗

发热时以物理降温为主，体温在 38.5℃以内者不需要药物降温，超过 39℃者需要药物降温，首先选择解热镇痛药，同时给予冰块冷敷或温水擦浴。咳嗽咳痰者给予祛痰止咳药，干咳者可给予镇咳药。维持水电解质平衡，保护好脏器功能。

（三）抗病毒治疗

抗病毒药一般在发病 24～48 小时前使用才是最佳的。而往往我们确诊手足口病的时候，已经过了最有效的治疗阶段，故也不提倡用抗病毒的药物。可发选择的药物如下：

1. 利巴韦林 用法：每次 0.15～0.3g，每日 3 次。小儿 10～15mg/kg，分 4 次口服。或者 10～15mg/kg，分两次给药，每次静脉滴注 20 分钟以上，疗程 3～7天。孕妇禁用。重度贫血者禁用。

2. 干扰素 没有明确的推荐剂量，可以给常规剂量，每次 100U，皮下注射，每日 1 次，疗程 3～7 天。

3. 普拉康纳利 是治疗非脊髓灰质炎肠道病毒的广谱抗病毒药物，但是在手足口病中的使用尚无批准。

（四）合并症治疗

（1）密切监测病情变化，尤其是脑、肺、心等重要脏器功能；危重患者特别注意监测血压、血气分析、血糖及胸片。

（2）注意维持水、电解质、酸碱平衡及对重要脏器的保护。

（3）有颅内压增高者可给予甘露醇等脱水治疗，重症病例可酌情给予甲基泼尼松龙、静脉用丙种球蛋白等药物。

（4）出现低氧血症、呼吸困难等呼吸衰竭征象者，宜及早进行机械通气治疗。

（5）维持血压稳定，必要时适当给予血管活性药物。

（五）其他重症处理

如出现 DIC、肺水肿、心力衰竭等，应给予相应处理。神经系统受损，可给予脱水剂甘露醇以及静脉注射丙种球蛋白 2g/kg，分 2 ～ 5 天给药。泼尼松 1 ～ 2mg/(kg·d)，或氢化可的松 3 ～ 5mg/(kg·d)，或地塞米松 0.2 ～ 0.5mg/(kg·d)，疗程 5 ～ 7 天，病情好转迅速停药。肺水肿时可适当给予强心剂。

案例 2-13[治疗]

1. 隔离　相同疾病的患者入住统一病房，相互不进行接触，探视者需要戴口罩。接触者进行严格手卫生。

2. 对症治疗　可给予布洛芬或阿司匹林退热，物理降温。补充足够热量及液体。

3. 病原治疗　可适当给予利巴韦林口服，0.15g tid，治疗 3 ～ 5 天。体温正常后复查咽部拭子有无病毒存在。未检测到病毒则可以出院。

【预防】

预防主要是手卫生。接触患者后、在外环境中工作后、接触公共交通设施后均应该进行洗手，严格按照用洗手液或肥皂进行的五步洗手法。接触患者时戴口罩。无预防疫苗可以使用。

（1）饭前便后、外出后要用肥皂或洗手液等给儿童洗手，不要让儿童喝生水、吃生冷食物，避免接触患病儿童。

（2）看护人接触儿童前、替幼童更换尿布、处理粪便后均要洗手并妥善处理污物。

（3）婴幼儿使用的奶瓶、奶嘴使用前后应充分清洗。

（4）本病流行期间不宜带儿童到人群聚集、空气流通差的公共场所，注意保持家庭环境卫生，居室要经常通风，勤晒衣被。

（5）儿童出现相关症状要及时到医疗机构就诊。患儿不要接触其他儿童，父母要及时对患儿的衣物进行晾晒或消毒，对患儿粪便及时进行消毒处理；轻症患儿不必住院，宜居家治疗、休息，以减少交叉感染。

（6）每日对玩具、个人卫生用具、餐具等物品进行清洗消毒。

（7）托幼单位每日进行晨检，发现可疑患儿时，采取及时送诊、居家休息的措施；对患儿所用的物品要立即进行消毒处理。

（8）患儿增多时，要及时向卫生和教育部门报告。根据疫情控制需要当地教育和卫生部门可决定采取托幼机构或小学放假措施。

复习要点

1.手足口病的病原学特点　该病毒是肠道病毒，对外界的抵抗力较弱，一般的消毒剂均有效。

2. 手足口病流行病学特点　本病的传染性强，多种途径传播，在流行区苍蝇、蟑螂可以携带病毒起传播作用。热带及亚热带地区多见，5 ～ 7 月是发病高峰。本病主要累及的人群为儿童，成年人发病少，常见于青年人。

3. 手足口病典型临床表现　发热、皮疹；皮疹特点：手、足、口三个部位同时存在，以斑丘疹及疱疹多见，口腔可以形成溃疡，疼痛明显。重症患者的临床特点：除了发热、皮疹外，有呼吸困难、心悸、神志改变、脑膜脑炎、急性肺水肿等表现。

4.手足口病确定诊断　需要从皮疹液、咽拭子、口腔分泌物检测出肠道病毒 EV71 等病毒的核酸或者血清学试验检出肠道病毒抗体阳性。

5. 手足口病治疗　以对症治疗为主，可辅以抗病毒治疗，有脏器损害者应该给予有力的支持治疗，有中枢神经系统损害时，适当地使用糖皮质激素治疗。有呼吸衰竭时需要给予呼吸机支持治疗。

习题精选

2-45　患者，男性，21 岁，未婚未育，学生。因"发热 2 天，伴头昏、乏力 1 天"来院就诊。近期有经常到外面就餐及游玩史，自述身边无相同疾病的同学。体格检查：T 40.2℃，P 120 次 / 分，R 20 次 / 分，BP 112/70mmHg。急性热病容，手心、足掌见直径 3mm 左右的红色斑丘疹，没有明显疼痛及瘙痒，口腔黏膜有散在红点。全身皮肤未发现明显皮疹。颈部淋巴结未发现肿大。心肺未发现特殊，无腹部压痛，肝、脾不大，移动性浊音（−）。

实验室检查：血常规 HBG 143g/L，WBC 3.2×10⁹/L，中性多核粒细胞 0.45，淋巴细胞 0.50，单核细胞 0.05。肝肾功检查正常，ECG 正常。最不适当的治疗措施是（　　）

A. 等待观察 1 周进行下一步处理

B. 对症治疗

C. 隔离患者

E. 给予氢化可的松 100mg 静脉滴注治疗

E. 建议多饮水，卧床休息

2-46　患者，女性，19 岁，学生。因发热伴头痛、身痛、乏力、食欲缺乏 3 天，皮疹及意识模糊 1 天入院。院外体温最高 39.5℃。给予"去痛片"治疗后头痛及发热有所好转，但出现皮疹，食欲缺乏明显。咽喉部疼痛，进食加重。同班级的同学也有发热患者，诊断不祥。既往体健，注射过麻疹疫苗。体格检查：T 39.8℃，P 115 次 / 分，R 20 次 / 分，BP 115/75mmHg。神志模糊，定向力减退，精神差，手足皮肤有散在斑丘疹，小水疱，疱疹液略浑浊，口腔黏膜有散在红色充血疹，部分小溃疡，咽部充血，扁桃体无肿大。颈部淋巴结轻度肿大，颈部稍有抵抗。肺部呼吸音较粗，未闻及干湿啰音；HR115 次 / 分，节律齐，未闻及杂音。腹部平坦，无压痛，肝、脾肋下可以触及，有轻度压痛。实验室检查：血 WBC 2.8×10⁹/L，中性多核粒细胞 0.55，淋巴细胞 0.42，单核细胞 0.03，血小板 187×10⁹/L。肝功能检查：TB 60μmol/L，ALT 305 U/L，ALB 42g/L，CK 2144 U/L，CK-MB 430U/L，心电图示窦性心动过速，T 波低平。凝血酶原时间（PT）12.8 秒。肾功能正常。脑脊液压力 201mmH₂O，有核细胞 20/μl，单核细胞 0.9，多核细胞 0.1，微量蛋白 0.89g/L，糖和氯化物正常。

(1) 本患者最可能的临床诊断是（　　）

A. 天花　　　　　　B. 手足口病

C. 麻疹　　　　　　D. 药疹

E. 水痘

(2) 患者入院后检查有脑脊液异常，要明确诊断不需要进行的检查是（　　）

A. 水痘病毒核酸

B. 头部 MRI

C. 血清 EBV 抗体

D. 单纯疱疹病毒抗体

E. 肠道病毒血清学及核酸检测

(3) 下列处理正确的是（　　）

A. 20% 甘露醇脱水

B. 静脉滴注强效广谱抗生素治疗

C. 给予强镇痛剂治疗头痛

E. 给予中枢兴奋剂

E. 给予经验性抗结核治疗

(4) 患者肝功能明显异常，下列药物考虑最好不使用（　　）

A. 甘草酸制剂

B. 多烯磷酯酰胆碱

C. 还原型谷胱苷肽

D. 乙酰氨基酚（醋氨酚）退热

E. 腺苷蛋氨酸

(5) 患者的咽部分泌物检测结果未回报之前，该患者最不需要的治疗措施是（　　）

A. 隔离治疗患者

B. 对症治疗主要以物理降温为主

C. 皮疹面保持清洁，给予聚维酮碘涂抹

D. 在给予 20% 甘露醇脱水的同时，适当给予利巴韦林抗病毒治疗

E. 给予头孢曲松抗菌治疗

2-47　患者，男性，21 岁。因发热 4 天，全身皮疹 2 天，伴呼吸困难、心悸烦躁 8 小时入院。患者的同寝室有两个同学在患者发病 6 天也出现与患者相同的症状，但体温只有 38℃左右，目前正在校医院治疗，病情已经有所好转。既往体健，预防接种史不祥，发热时曾服退热药治疗。体格检查：T 39.5℃，R 35 次 / 分，P 130 次 / 分，BP 102/60mmHg。神志清楚，精神差，急性热病容，呼吸急促，口唇发绀。全身皮疹，以手、足掌明显，胸腹背部散在分布，以斑丘疹为主，少许皮疹为小脓疱样皮疹。口腔散在红疹及小溃疡，以软腭及咽部明显。皮肤、巩膜未见黄染。肺部呼吸音粗，双肺闻及少许干湿啰音。心界不大，心率 130 次 / 分，节律整齐，未闻及杂音。肝肋下 3cm，剑突下 3cm，质软，轻度压痛，脾未触及。神经系统检查未发现异常。实验室检查：血常规：血红蛋白 142g/L，白细胞计数为 500×10⁶/L，中性粒细胞 0.45，淋巴细胞 0.51，单核细胞 0.03，嗜酸粒细胞 0.01。血生化检查：TB 18.1μmol，DB 11.5μmol/L，ALT 550U/L，AST 130U/L，ALB 38g/L，球蛋白 24g/L。

(1) 本例最可能的临床诊断是（　　）

A. 急性上呼吸道感染

B. 急性重症肺炎

C. 急性病毒性肝炎

D. 麻疹

E. 手足口病

（2）对明确病因诊断最有价值的实验室检查是（　　）

    A. 病毒性肝炎的标志物

    B. 血的肺炎支原体

    C. 口咽部溃疡分泌物查肠道病毒的核酸

    D. 血浆中 PCT

    E. 腹部 B 超检查

（3）本例最严重的并发症可能是（　　）

    A. 败血症

    B. 重症肺部炎症

    C. 脑炎

    D. 肾功能损害

    E. 造血系统损害

（4）下列处理不恰当的是（　　）

    A. 进行血气分析检查

    B. 肺部急诊 CT

    C. 给予利巴韦林

    D. 高流量吸氧

    E. 立即给予气管切开安呼吸机

（冯　萍）

第十四节　脊髓灰质炎

 重要知识点

掌握脊髓灰质炎的传播途径、临床表现、诊断方法及诊断标准、治疗措施。熟悉脊髓灰质炎的病毒学特点、并发病。了解脊髓灰质炎的发病机制、预防措施及预后。

案例 2-14

患者，男性，21 岁。低热 5 天，腹泻 3 天，右下肢活动不便 1 天入院。体温最高 38℃，无明显的头晕头痛，腹泻为轻度，5 次 / 天，为黄色稀便，无明显黏液及血便，以为患了"感冒"，服感冒冲剂治疗，体温有所下降，但出现右下肢力量减退，活动不便，感觉功能正常。未进行常规预防接种，发病前 1 年中一直在中缅边境打工，居住条件差。体格检查：T 37.2℃，P 86 次 / 分，R 20 次 / 分，BP 102/68mmHg。神志清楚，皮肤黏膜无特殊，心肺腹部查体未发现异常，右下肢肌力 2 级，腱反射减弱，感觉无异常。血常规：HB 132g/L，WBC 3.1×10^6/L，中性粒细胞 0.55，淋巴细胞 0.44，单核细胞 0.01。血生化检查：TB 18.1μmol，DB 11.5μmol/L，ALT 50U/L，AST 130U/L，ALB 38g/L。

脑脊液检查：压力 190mm H_2O，微量蛋白 0.89g/L，糖及氯化物正常。便常规：黄色稀便，未发现白细胞及红细胞。

[问题]

    1. 该患者的可能诊断是什么？

    2. 需要做哪些检查？

    3. 如何进一步治疗？

脊髓灰质炎（poliomyelitis）是由肠道病毒的脊髓灰质炎病毒（poliovirus，简称脊灰病毒）经过食物及水源传播，在肠道内繁殖，最后侵犯引起的神经系统的一种急性传染病。其主要特征的传染病表现为发热、腹泻、运动功能障碍，主要罹患于 5 岁以下的儿童及未接受预防接种的青年。多数为隐性感染，获得免疫力；少数感染者发病，极少数会导致神经严重损害，并引起呼吸衰竭甚至死亡，部分患者病情好转后留下瘫痪或下肢运动功能减退的并发症。接触传播及呼吸道传播为主要传播途径。这是一种不仅可以致命还会致死及致残的疾病，因此世界各国高度重视，于 2012 年 5 月 26 日，世界卫生大会宣布，消灭脊髓灰质炎是"一项对全球公共卫生来说需有计划进行的紧急事项"，并呼吁世界卫生组织总干事进一步制订和完成一个综合性的消灭脊髓灰质炎最后阶段战略。制订《消灭脊髓灰质炎和最后阶段战略计划（2013—2018）》的目的是利用这一新机遇来彻底消灭脊髓灰质炎这一疾病。该计划同时追求两个平行目标：消灭脊髓灰质炎野病毒和消灭疫苗衍生脊髓灰质炎病毒，同时也计划将抗击脊髓灰质炎的主要力量用于向世界上最弱势儿童提供其他医疗服务。

【病原学】

脊灰病毒由蛋白壳膜包裹的核糖核酸基因组构成。野生脊灰病毒有三种血清型，即 1 型、2 型和 3 型，每一血清型的壳体蛋白略有不同。现已消除 2 型野生脊灰病毒。最后一例 2 型野生脊灰病毒于 1999 年在印度检出，目前已进入消灭脊髓灰质炎的最后阶段，只有 1 型和 3 型野生脊灰病毒仍在流行区传播。两者皆有高度传染性，均能引致麻痹性脊髓灰质炎。1 型是最普遍的脊灰病毒，而 3 型很罕见。

【流行病学】

脊髓灰质炎已经存在了上千年，古代艺术作品中已经描述了这种疾病。1789 年首次由 Michael Underwood 认识到疾病症状，1980 年由 Karl

Landsteiner 确定了引起脊髓灰质炎的病毒。19 世纪在欧洲和美国发生大流行，20 世纪这种疾病成为这些发病地区主要威胁儿童健康的疾病。1950 年由 Jonas Salk 研制出第一个脊髓灰质炎疫苗。

1. 传染源　人是脊髓灰质炎病毒的唯一自然宿主，隐性感染者和轻症瘫痪型患者由于无明显症状，常常未进行隔离，成为主要的传染源。隐性感染者作为传染源占 90% 以上，携带病毒可达数周，此类感染者在传播过程中具有重要作用。

2. 传播途径　粪-口途径传播为主要传播方式，其次可通过空气飞沫传播。感染初期患者通过鼻咽部排出病毒发生传播，以后患者大便排出病毒，污染水源、食物及日用品引起传播。粪便带病毒时间可达数月。值得关注的是，口服的减毒活疫苗通过粪便排出体外后，在外界环境中可能恢复毒力，引起易感发生感染。

3. 易感人群　未接种疫苗的人群对本病普遍易感，但感染后可获得持久的免疫力。感染脊髓灰质炎病毒后，体内可以产生 IgM、IgG、IgA 三种抗体，其中最早出现的是 IgM 抗体，特异性 IgG 抗体可透过胎盘进入胎儿体内，同时 IgA 抗体也可通过乳汁分泌，因此新生儿可能对脊髓灰质炎病毒有抵抗力。婴儿体内的抗体在 6 个月以后逐渐消失。5 岁以上的儿童因为隐性感染获得免疫力，感染率下降。

4. 流行特征　本病多见于温带地区，分布于全球。疫苗接种是减少发病的最好措施，在普遍接种的地区很少发生脊髓灰质炎的流行。

脊髓灰质炎病例自 1988 年以来减少了 99% 以上，从当时逾 125 个流行国家中估计的 35 万例病例下降至 2015 年两个流行国家的 74 例报告病例。如今，世界上仅有两个国家继续存在疾病流行，地理区域之小史无前例。在三株野生脊灰病毒中（1 型、2 型和 3 型），2 型野生脊灰病毒已于 1999 年被消灭，3 型野生脊灰病毒病例数量已经降到史上最低水平，自 2012 年 11 月尼日利亚报告 1 例病例以来没有发生报告病例。2014 年 3 月 27 日，世界卫生组织东南亚区域被认证为无脊髓灰质炎地区，这意味着野生脊髓灰质炎病毒的传播在横跨印度尼西亚和印度的这 11 个国家群组中已经得到阻断。这一成就标志着在全球消灭疾病方面迈出了一大步，现在世界上有 80% 的人口生活在无脊髓灰质炎地区。

【发病机制】

依据脊髓灰质炎病毒感染的发生发展过程，分为两个阶段。

1. 感染过程的第一阶段　也可以称为初期病毒血症期。病毒经过口咽部进入体内后，病毒与细胞膜表面的免疫球蛋白样（immunoglobulin-like）受体结合，这种受体也已经阐明是脊髓灰质炎病毒受体或 CD55，病毒然后以自身的结构侵犯宿主细胞。首先在鼻咽部及胃肠道黏膜上皮繁殖，然后逐渐侵犯相关淋巴组织，免疫功能正常者，机体产生相应的保护性抗体，如 IgA 抗体存在于扁桃体及胃肠道，能够阻止病毒复制及中和病毒，使病毒不进入血流，无临床症状或仅有轻微不适，为隐性感染。特异性的 IgG 抗体和 IgM 抗体可防止病毒扩散到中枢神经系统的神经元。不同亚型之间无明显交叉免疫现象。免疫功能较低下者，病毒在局部生长繁殖到一定程度时，突破局部的免疫屏障进入血流，引起轻微的病毒血症，即第一次病毒血症。如果病毒未侵犯神经系统，患者的免疫力足以清除病毒，可不出现神经系统症状，为顿挫型；只有少部分患者因为感染的病毒量大且免疫功能低下不足以清除病毒，病毒随血流扩散到全身淋巴组织或其他组织中进一步增殖，复制到一定数量再次进入血流引起较严重的病毒血症，称为第二次病毒血症。

2. 感染过程的第二阶段　也可以称为第二次病毒血症期及神经与脏器损害阶段。第二次病毒血症时，病毒通过血脑屏障，侵犯中枢神经系统，在脊髓前角运动神经元中生长繁殖，引起细胞坏死，运动神经元受损严重时可导致肌肉无力收缩，出现瘫痪期症状。病毒在脊髓前角细胞复制最明显，引起的损害最严重。在瘫痪发生初期，病毒在脊髓内的复制量最大，经过 1 周后，病毒无法检测出来，后遗症期的局部炎症反应则可持续数月。除了神经系统损害外，肠壁及其他淋巴组织也可发生损害，可以为退行性变，也可以为增生性改变，严重者发生心肌炎、间质性肺炎及肝肾等其他脏器损害。引起严重病变及瘫痪的诱因有过度劳累、剧烈运动、局部免疫力下降如摘除扁桃体后以及先天性免疫缺陷等。病毒在血流中一般存在数周，最长可存在 17 周。

【病理变化】

脊髓灰质炎的主要病理变化在中枢神经系统，病毒对神经系统有选择性的损害，主要侵犯某些神经元，特别是运动神经细胞。主要受损害的部位是脊髓前角、延髓、脑桥和中脑，以脊髓损害最为明显，大部分脑干及脑神经核都受损害，以网状结构、前庭核及小脑盖核的病变更为常见，大脑皮质的损害少见。偶见交感神经及周围神经损害。最多损害的部分是颈段及腰段脊髓的前角灰白质细胞，临床上常表现为四肢肌肉瘫痪。后遗症常为下肢肌肉萎缩及运动障碍。

显微镜下检查发现，早期为神经元细胞内染色体溶解，尼氏体消失，出现嗜酸性包涵体，伴周围组织充血、水肿，血管周围单核细胞浸润。中后期表现为神经细胞核浓缩，细胞坏死，最为后神经细胞被吞噬细胞清除，瘫痪的患者通常为神经细胞发生不可逆的改变。瘫痪的严重程度取决于受损害神经元的病变程度和部位，有些损害不严重的神经元在起病 3～4 周后进入到恢复阶段，表现为炎症水肿消退，神经功能逐渐恢复。

【临床表现】

临床表现差异较大，依据感染个体免疫状态和营养状态不同，从无症状的隐性感染到严重的致死性感染，少数患者感染后留下下肢畸形及功能障碍的并发症。

潜伏期多为 6～20 天，最长可达 35 天，临床上可分为无症状型、无瘫痪型、顿挫型及瘫痪型等四型。

（一）无症状型（即隐性感染）

感染后无症状出现，占全部感染者的 90%～95%，但从咽部和粪便中可分离出病毒，相隔 2～4 周的双份血清中可检出特异性中和抗体的 4 倍增长。本型容易漏诊，多于流行区的筛查中发现此型患者。

（二）无瘫痪型

此型主要表现为神经系统害，但无瘫痪的病症，与其他病毒性脑膜脑炎不易区别。

1. 本型特征 具有前驱期症状、脑膜刺激征和脑脊液改变。前驱期症状与顿挫型相似，几天后出现脑膜刺激征。患者有头痛、颈痛、背痛、呕吐、颈部和背部强直，凯尔尼格（Kernig）征和布鲁津斯基（Brudzinski）征阳性。患者表现为三脚架征（患者在床上起坐时两臂向后伸直支撑身体）和霍伊内（Hoyne）征（表现为患者在仰卧位时，将其肩部提高可见头向后倾）阳性。

2. 脑脊液检查 符合无菌性脑膜炎的改变（白细胞数及蛋白质含量轻度升高，糖和氯化物正常，培养无菌生长）。在整个病程中无神经和肌肉功能的改变。本型在临床上与其他病毒所引起的无菌性脑膜炎难以区别，需经病毒学或血清学检查才能确诊。患者通常在 3～5 天内退热，但脑膜刺激征可持续 2 周之久。

（三）顿挫型

顿挫型占全部感染者的 4%～8%。临床上表现为发热、疲乏、头痛、嗜睡、咽痛、恶心、呕吐、便秘等症状，而无中枢神经系统受累的症状。此型临床表现缺乏特异性，曾观察到下列三种综合征。

（1）上呼吸道炎，有不同程度发热、咽部不适，可有感冒症状，咽部淋巴组织充血、水肿。

（2）胃肠功能紊乱，有恶心、呕吐、腹泻或便秘，腹部不适，可有中度发热。

（3）流感样症状，有发热及类似流感的症状。上述症状持续 1～3 天，即行恢复。在早期可从咽部、粪便和血液中分离出脊髓灰质炎病毒，在恢复期可从血清中检出特异性的中和抗体和补体结合抗体。

（四）瘫痪型

本型只占全部感染者的 1%～2%（大约 75 个患者中可有一个发生瘫痪）。瘫痪的发生尚与感染病毒的血清类型有关，血清学 1 型感染者瘫痪的发生率为 0.5%，血清学 2 型感染者瘫痪的发生率为 0.05%。其特征为在无瘫痪型临床表现的基础上，再加上累及脊髓前角灰质、脑或脑神经的病变。按病变部位可分为脊髓型、延髓型、脑型、混合型四型，以脊髓型为最常见。本型分为以下五期：

1. 前驱期 本期症状与顿挫型相似，在儿童中以上呼吸道炎为主，在成人则为全身肌肉、骨骼酸痛及皮肤感觉过敏，经 1～2 天发热，再经 4～7 天的无热期，然后再度发热，进入瘫痪前期，双相热型主要见于儿童中的 10%～30% 病例，本期相当于第二次病毒血症阶段，脑脊髓液仍为正常，大多数病例，包括成年病例皆缺乏前驱期而进入瘫痪前期。

2. 瘫痪前期 本期特征为发热、头痛、呕吐和肌肉疼痛、痉挛，发热贯穿于整个阶段，但体温并不是很高，头痛波及颈部和背部，并可放射到两大腿，由于肌肉疼痛以致运动受限和肌肉痉挛，往往造成瘫痪的错觉，偶有皮肤感觉异常，过敏或肌肉不自主痉挛，此时除出现上述的三脚架征和 Hoyne 征外，Laségue 征（膝关节伸直时，屈曲髋关节引起的疼痛）亦常阳性，约半数患者有颈强直和凯尔尼格征阳性，并出现脑脊液改变，表明病毒已进入中枢神经系统，并引起脑膜炎，患者可有短暂的意识丧失或嗜睡，可有腹痛、便秘、鼓肠和尿潴留，本期通常持续 3～4 天，偶可短至 36 小时或长至 14 天，罕见病例可无此阶段的临床表现，而直接进入瘫痪期。

3. 瘫痪期 在发热和肌痛处于高峰时，突然发生瘫痪，部分病例可以从轻瘫开始，逐渐加重，此时脑膜刺激征逐渐消退，瘫痪属下运动神经元性质，表现为腱反射消失，肌张力减退，血管舒缩功能紊乱，肌肉萎缩，肌电图有符合脊髓前角病变的证据，瘫痪通常在 48 小时内达到高峰，轻者不再发展，重者在 5 ～ 10 天内继续加重，疼痛呈不对称性，可累及任何一组肌群，可表现为单瘫、双瘫、截瘫或四肢瘫，在儿童中单侧下肢瘫最为常见，其次为双侧下肢瘫痪，在成年人则四肢瘫痪、截瘫、膀胱功能失常，累及呼吸肌时可发生呼吸肌瘫痪引起呼吸衰竭。而且男性比女性严重，此期持续 2 ～ 3 天，通常在体温下降至正常后即停止发展。

（1）脊髓型瘫痪：当脊髓的颈膨大受损时，可出现颈肌、肩部肌肉、上肢及膈肌瘫痪；当脊髓的胸段受累时，可出现颈部肌肉、肋间肌、上腹部肌肉及脊椎肌肉瘫痪，两种情况下皆可出现呼吸困难；当脊髓的腰膨大受累时，可出现下肢、下腹部及下背部肌肉瘫痪，在瘫痪发生后前 2 周，感觉障碍受损害不明显，局部常有疼痛感，进入恢复期瘫痪症状逐渐消失。

在瘫痪的早期，腹壁和提睾反射可有短时间（或在整个病程中）消失，通常不出现锥体系受累的病理反射，早期常有皮肤感觉过敏，但感觉并不消失，重症者有自主神经功能失调现象，如心动过速、高血压、出汗及受累肢体发绀变冷等；躯干肌群瘫痪时出现头不能竖直，不能坐起及翻身等；膈肌和肋间肌瘫痪表现为呼吸困难、呼吸浅表、咳嗽无力、讲话断续等，体检可发现胸廓扩张受限（肋间肌瘫痪）和吸气时腹部不外凸而反内凹，X 线透视可见吸气时横膈上抬的反常现象（膈肌瘫痪）；膀胱肌瘫痪时发生尿潴留或尿失禁，肠肌和腹肌瘫痪时由于患者不能自动排便可出现顽固性便秘，腹肌瘫痪时并可见腹壁局部突出和腹壁反射消失。

在瘫痪的第 5 ～ 6 天，随着体温的逐渐消退，瘫痪不再发展。但仍然有 10% 左右的病例发热消退后，瘫痪还可以持续 1 周左右。

（2）延髓型瘫痪：占瘫痪型的 5% ～ 35%，85% 左右的病例在起病前 1 个月内有扁桃体摘除史，单纯延髓型瘫痪的发生率不超过瘫痪病例的 10%，而且多见于儿童，在成年人则延髓型常伴有脊髓症状，由于病变在脑干所处的部位不同，可产生以下不同症状。依据损害部位不同分为以下三种临床亚类：

1）脑神经瘫痪：常见者为第 X 和第 VII 对脑神经的损害，但其他脑神经如第 IX、XI、XII、III、IV、VI 对也可受到损害。脑神经瘫痪多为单侧性，第 X 对脑神经发生瘫痪时出现鼻音，流质饮食由鼻反流，口咽分泌物和饮食积聚咽部，呼吸困难，发音困难等。第 VII 对脑神经受累时出现面瘫，第 IX 对脑神经瘫痪时吞咽困难，进食呛咳。第 XI 对脑神经瘫痪时除吞咽困难外，尚有颈无力、肩下垂、头向前后倾倒等症状。第 XII 对脑神经被侵时也可出现吞咽困难，

此外尚有舌外伸偏向患侧以及咀嚼、发音等障碍。第 III 和第 VI 对脑神经受累时可引起眼肌瘫痪、眼睑下垂等。

2）呼吸中枢损害：当延髓腹面外侧的网状组织受损时可出现呼吸障碍，如呼吸浅弱而不规则，双吸气，呼吸间歇加长，呼吸暂停等，缺氧现象最显著时脉搏细速（儿童病例的脉率可达 200 次 / 分左右），心律不齐，血压升高继以渐降；患者初始躁动不安，继而神志模糊而进入昏迷状态，偶可发生惊厥。

3）血管运动中枢损害：当延髓内侧的网状组织受损时可出现循环衰竭现象，患者起初面色潮红，心动过速或过缓，继而血压下降，脉搏细弱，并出现心律失常，四肢厥冷，皮肤发绀等，心脏搏动比呼吸先停止，患者常因缺氧而有烦躁不安、谵妄、昏迷等症状，甚至出现惊厥。

（3）脑型瘫痪：患者可单纯表现为脑炎，也可与延髓型或脊髓型同时存在，弥漫性的脑炎表现为意识障碍、高热、谵妄、震颤、惊厥、昏迷、强直性瘫痪等，局灶性脑炎表现为大脑定位症状，恢复期可出现阅读不能症，阵挛或癫痫样大发作等。

（4）混合型瘫痪：兼有脊髓瘫痪和延髓瘫痪的临床表现，可出现肢体瘫痪、脑神经瘫痪、呼吸中枢损害、血管运动中枢损害等各种不同组合。

4. 恢复期 急性期过后 1 ～ 2 周，瘫痪肢体逐渐恢复，肌力也逐步增强，一般自肢体远端开始，如下肢常以足趾为起点，继达胫部和股部，腱反射随自主运动的恢复而渐趋正常，病肢在头 3 ～ 6 个月内恢复较快，此后虽仍有进步，但速度则见减慢，轻者经 1 ～ 3 个月即已恢复得很好，重症常需 6 ～ 18 个月甚或更久的时间才能恢复。

5. 后遗症期

（1）后遗症临床表现：有些受害肌群由于神经损伤过甚而致功能不易恢复，出现持久性瘫痪和肌肉挛缩，并可导致肢体或躯干（由于肌群失去平衡）畸形，如脊柱前凸或侧凹，马蹄足内翻或外翻等，骨骼发育也受到阻碍，因而严重影响小儿的生长与发育。

（2）后遗症的原因：脊髓灰质炎是由脊髓灰质炎病毒侵犯脊髓前角细胞而引起的。病毒侵入脊髓前角后，一是仅表现为细胞周围血管充血及水肿，暂时影响细胞功能。二是侵犯神经细胞本身，引起细胞核肿大、尼氏体碎裂，甚至引起细胞核的染色质发生分解，细胞质出现嗜碱颗粒。这类病理改变仍为可逆性，甚至可完全恢复正常功能，但较前者持续时间长。三是使神经细胞本身严重变性，甚至发生溶解、坏死或吸收。

（3）后遗症发生群：本病好发于5岁以下儿童，故称"小儿麻痹症"。脊髓灰质炎在世界各国都有，我国人群中感染农村多于城市，季节以夏秋两季（6～9月）多见。传染源是患者和健康带病毒者，以胃肠道和呼吸道传染多见。本病主要以预防为主。后遗症部分患者可通过手术恢复功能和矫正畸形。

温馨提示

当患者以低热及肢体活动障碍就诊时，不要只考虑到病毒性脑炎，尚应该考虑到脊髓灰质炎的可能，以避免漏诊。

【实验室检查】

1. 常规检查

（1）三大常规：血常规一般正常，早期及继发感染时可有白细胞总数增高，以中性多核白细胞增高为主。急性期患者，有1/3～1/2的病例可有红细胞沉降率增快。便常规及尿常规检查正常。

（2）血生化检查：无明显改变，如果累及延髓引起吞咽困难导致进食差者，可出现电解质紊乱。

（3）影像学检查：头部及脊髓的磁共振（MRI）检查确定神经系统损害的性质，排除占位病变。

2. 脑脊液检查　顿挫型者脑脊液检查正常。有神经系统损害的患者，无论是无瘫痪型或瘫痪型，均可出现脑脊液改变，与其他病毒性脑炎或脑膜炎相似。压力增高，细胞数稍高，多数不超过100/μl，早期以中性粒细胞为主，后期以淋巴细胞为主。热退后细胞数很快降到正常，可呈细胞-蛋白分离现象。

3. 病原学检查　起病1周以内鼻咽部分泌物及粪便中可分离出脊髓灰质炎病毒，也可从血液及脑脊液中分离到病毒，多次检查可增加阳性率，诊断率提高。

4. 血清学检查　可用中和试验、补体结合试验及酶标法等检测血清中的特异性抗体，其中以中和性抗体检测试验最常用，阳性率及特异性最高。

【诊断与鉴别诊断】

（一）诊断标准

1. 流行病学资料　患者居住于流行病区或者有脊髓灰质炎患者的接触史；未接种脊髓灰质炎疫苗。

2. 临床病症　出现不明原因的，没有感觉及认知障碍的，以一个或多个肢体反射减退，急性弛缓性瘫痪发作为表现的瘫痪性多发生脊髓炎患者，临床需要考虑脊髓灰质炎的可能。中枢神经系统检查未发现占位病变。

3. 实验室检查　血常规无明显异常。脑脊液检查示压力高，细胞数轻度增高，以淋巴细胞增高为主，蛋白轻度增高，糖和氯化物正常，可做出临床诊断。

4. 病原学检查　从咽部分泌物或粪便分离到脊髓灰质炎病毒或血清特异性抗体阳性。

具有前三条可以进行临床诊断，加第四条则确定诊断。

（二）鉴别诊断

（1）前驱期需要与上呼吸道感染、流行性感冒、胃肠炎等鉴别。

（2）瘫痪前期需要与各种病毒性脑炎、化脓性脑膜炎、结核性脑膜炎及流行性乙型脑炎鉴别。

（3）瘫痪期需要与多发性神经根炎、急性脊髓炎、家族性周期性瘫痪及其他肠道病毒感染相鉴别。

案例2-14[临床特点]

[诊断]　以上病例的诊断首先考虑为病毒性神经系统感染，脊髓灰质炎瘫痪型。

诊断依据：以运动功能障碍为主要表现的疾病，无感觉障碍，结合患者为青年男性，到热带地区的中缅边境打工，生活条件较差，无预防接种史，中缅边境地区有脊髓灰质炎散发。要明确诊断需要进行咽部分泌物及粪便病毒分离培养或者抽取患者的血清进行脊灰病毒的中和抗体检查。

[鉴别诊断]　需与其他病毒感染性疾病，如肠道病毒的柯萨奇病毒、埃可病毒；呼吸道的腺病毒、鼻病毒等鉴别。尚需要与单纯疱疹病毒性神经损害、隐球菌脑膜炎、弓形体脑病等疾病鉴别。同时，有单侧肢体的瘫痪，尚需要与脑部肿瘤及脊髓肿瘤相鉴别。

[进一步检查]　应该进行咽部分泌物病毒分离和培养以及病毒的血清抗体检测，头部另增CT或MRI检查。

【治疗】

（一）一般治疗

1. 对症治疗　卧床休息隔离，至少到起病后40天，避免劳累。肌痛处可局部湿热敷以减轻疼痛。瘫痪肢体应置于功能位置，以防止手、足下垂等畸形。

2. 注意营养支持治疗　维护体液平衡，可口服大量维生素C及B族维生素。

3. 抗炎治疗　发热高、中毒症状重的早期患者，可考虑肌内注射丙种球蛋白制剂，每日3～6ml，连续2～3天，重症患者可予泼尼松口服或氢化可的松静脉滴注，一般用3～5天，继发感染时加用抗菌药物。

4. 神经营养药物 胞二磷胆碱、促神经生长因子等可以使用，具有辅助治疗的作用。

5. 特异性脊髓灰质炎γ球蛋白治疗 从曾经患过脊髓灰质炎的患者血浆分离γ球蛋白，输注给新近感染者，可以减轻病情，宿短病程。

（二）呼吸障碍的处理

重症患者常出现呼吸障碍，引起缺氧和二氧化碳潴留，往往是引起死亡的主因。首先要分清呼吸障碍的原因，积极抢救。必须保持呼吸道畅通，对缺氧而烦躁不安者慎用镇静剂，以免加重呼吸及吞咽困难。及早采用抗菌药物，防止肺部继发感染，密切注意血气变化和电解质紊乱，随时予以纠正。

1. 第Ⅸ～Ⅻ对脑神经病变 引起咽部及声带麻痹、喉肌麻痹、呛咳、吞咽困难、口腔分泌物积聚和吸入等。

2. 呼吸中枢病变 引起呼吸浅弱而不规则，心血管功能紊乱（血管舒缩中枢损害）、高热（致氧耗增加）等肺炎、肺不张、肺水肿等，剧烈肌痛、胃扩张，过多应用镇静剂以及气管切开或人工呼吸器装置不当等。

（1）延髓麻痹发生吞咽困难时应将患者头部放低，取右侧卧位，并将床脚垫高使其与地面成20°～30°角，以利顺位引流；加强吸痰，保持呼吸道通畅；必要时及早做气管切开；纠正缺氧；饮食由胃管供应。单纯吞咽困难引起的呼吸障碍，忌用人工呼吸器。

（2）脊髓麻痹影响呼吸肌功能时，应采用人工呼吸器辅助呼吸。呼吸肌瘫痪和吞咽障碍同时存在时，应尽早行气管切开术，同时采用气管内加压人工呼吸。呼吸中枢麻痹时，应用人工呼吸器辅助呼吸，并给予呼吸兴奋剂。循环衰竭时应积极处理休克。

（三）物理治疗

物理治疗主要是后遗症瘫痪的治疗，是主要的治疗措施。

（四）其他治疗方式

对于畸形严重者可进行外科矫形治疗。神经功能受损严重者，可选择神经移植治疗，此项治疗目前正在研究中。

（五）脊髓灰质炎的中医辨证分型治疗

由于脊髓灰质炎无特效治疗方法，中医中药可以试用。

1. 邪犯肺胃 身热不扬，头痛身倦，咳嗽，呕恶，苔黄腻，脉濡数（属前驱期，体温38～39℃，以上呼吸道及消化道症状为主）。治则疏泄肺胃湿热。用葛根芩连汤、三仁汤加减。葛根10g，黄芩12g，杏仁10g，薏苡仁15g，杏仁10g，银花20g，连翘15g，滑石15g。湿重者加苍术10g，高热者加生石膏30克。水煎服，1日1剂。

2. 湿热郁蒸气分 发热多汗，头痛身疼，烦躁不安或嗜睡，苔黄腻，脉滑数（属瘫痪前期，出现中枢神经感染病症，高热、脑膜刺激征，并可有脑脊液异常，但无瘫痪）。治则清热化湿，宣气通络。用甘露消毒丹加减。藿香10g，薏苡仁10g，菖蒲10g，黄芩12g，连翘15g，滑石15g，秦艽12g，络石藤12g。水煎服，1日1剂。

3. 湿热阻络，气血瘀滞 轻者证见四肢瘫痪，重者气脱亡阳（属瘫痪期，脊髓型表现肢体瘫痪，脑干型可致呼吸循环衰竭）。治则清热化湿，活血通络。三妙丸加味。苍术10g，黄柏12g，牛膝10g，当归6g，络石藤12g，桑寄生15g，鸡血藤15g。痰阻者加菖蒲10g，郁金10g，川贝母10g；口眼歪斜加僵蚕6g；气脱者急服人参15g。水煎服，1日1剂。

4. 邪去正虚 肢体痿软畸形（属后遗症期）。治则补气血，滋肝肾。用七宝美髯丹加减。黄芪15g，当归10g，熟地15g，牛膝10g，苁蓉15g，枸杞子15g，补骨脂10g。水煎服，1日1剂。

5. 脊髓灰质炎的针灸疗法 对于不同期针灸疗法的穴位也不差异，需要通过中医辨证进行选择，对于神经功能的恢复有很大帮助。

> **案例2-14[治疗]**
> 1. 隔离及休息　住单间，食用清淡食物。
> 2. 对症支持治疗　适当补充液体、多种维生素，特别是B族维生素、甲钴胺或胞磷胆碱等。
> 3. 降颅压治疗　可用20%甘露醇快速静脉滴注，1天2次。
> 4. 物理治疗及针灸　针对运动功能障碍，进行按摩、理疗，必要时进行针灸治疗，应该注意针灸针的消毒，同时防止职业暴露。

【预防】

预防措施包括被动免疫及主动免疫两种方式。

（一）被动免疫

被动免疫主要用于感染了脊灰病毒的患者，给予来自于脊髓灰质炎后存活者的血浆分离的γ球蛋白治疗后，可以阻止脊灰病毒感染，预防发病，对于已经感染了脊灰病毒者可以减轻疾病的严重程度。临床试验结果表明，特异性γ球蛋白对于预防瘫痪性多发性脊髓炎的发生具有80%的效果。由于血液制品来源受限，目前已经不常用。

（二）主动免疫

有效的预防为疫苗接种，目前的疫苗有两种：口服脊髓灰质炎减毒活疫苗（OPV）和脊髓灰质炎灭活疫苗（IPV）。口服减毒活疫苗（oral polio vaccine，OPV）成本低，使用最为广泛。最早是 Albert Sabin 研制的一种活疫苗，单一剂量的 Sabin's OPV 可以预防三种不同血清型的脊灰病毒，是以糖丸或滴剂的方式进行使用，适合儿童服用。不同型别的疫苗无明显的交叉保护性免疫，因此减毒活疫苗的制备应该同时包括几种常见的血清型。IPV 价格较贵，需要自费接种，对于口服糖丸有禁忌证、免疫缺陷症、接受免疫抑制剂治疗、患过肛周脓肿的儿童，建议选择此种疫苗。

中国儿童预防保健规定，儿童 2 个月、4 个月、6 个月各接种 1 次，共服用 3 次。

不适合服用的情况：发热、腹泻及免疫功能低下的疾病状态不适合口服疫苗。

不良反应：给予疫苗后部分儿童可出现发热、头痛、腹泻等，偶有皮疹，2 ～ 3 天后自行痊愈。极少数发生的严重不良反应为疫苗相关性麻痹病。以前就只有糖丸（OPV）可以选择，现在多了两种灭活疫苗和五联疫苗。五联疫苗包含了灭活疫苗、百日咳、白喉、破伤风和 B 型流感嗜血杆菌五种成分，联合苗的优点是减少注射次数，从而减少不良反应的次数，预防效果一样，是疫苗使用未来的方向。

复习要点

1. 脊髓灰质炎的流行病学特点 患者及带病毒者是唯一的传染源，其中以轻性感染者及隐性感染者的流行病学意义最大，传播途径为粪 - 口途径，所有未接种过或患过脊髓灰质炎的人群均易感。流行地区主要是温带地区，全世界均有本病流行，目前主要流行于环境条件差的中东地区、东南亚地区如中缅、中泰边境等地区。

2. 脊髓灰质炎发病机制与病理改变特点

（1）两次病毒血症过程：病毒从污染的食物或饮用水进入胃肠道，或污染的手拿食物食用，或小儿污染的手放在口腔吸吮后，病毒进入口咽部，附着在咽部或肠道黏膜上皮细胞，生长繁殖，被吞噬细胞吞噬，进入淋巴系统，未被清除的病毒随淋巴液进入血流中，在血中生长繁殖，引起第一次病毒血症，引起前驱期的非特征性临床病症。以后病毒再次在全身淋巴组织中的单核巨噬细胞系统中生长繁殖，到一定量时，突破机体的免疫清除能力，再

次大量释放到血流中，称为第二次病毒血症，同时此期的病毒量更大，病毒侵犯中枢神经系统。

（2）病理改变：脊灰病毒损害的部位主要是神经系统，包括脑、延髓、脊髓等，严重时引起其他脏器损害如心脏、肺、肌肉等。最具特征性的损害部位是脊髓前角运动神经元。显微镜下观察到神经组织的炎症、水肿及坏死。引起无痛性无感觉障碍性的单侧或多侧肢体瘫痪，并且或无反射的软瘫。如果神经组织完全损害并且溶解清除，发生不可逆的神经功能障碍，留下永久性瘫痪的后遗症及肢体萎缩。引起胸段脊髓损害时，可引起呼吸肌麻痹。心肌损害时，可引起心律失常、心肌炎等。肺炎发展为支气管肺炎甚至呼吸衰竭。

3. 脊髓灰质炎的临床特点

（1）初期的表现：发热、全身不适、呕心、呕吐、腹痛、腹泻等。

（2）极期的表现：脑膜脑炎表现为发热、头晕、头痛、呕吐；严重者可有意识障碍；延髓损害的表现为累及呼吸中枢可出现中枢性呼吸循环衰竭；累及脊髓可引起四肢运动障碍，表现为瘫痪；胸段脊髓病变发生外周性呼吸衰竭。由于病毒感染消耗，运动受限，患者容易发生各种感染等并发症，导致呼吸衰竭及循环衰竭等，危及患者生命。

4. 诊断要点 患者来自于脊髓灰质炎流行区，又未接种脊灰疫苗，发生不明原因的发热、腹泻、肌无力或头痛、呕吐等病症，以运动神经损伤后瘫痪为主要症状，无感觉障碍，血常规正常或轻度异常，脑脊液检查异常不明显，类似于病毒性脑炎的特点，首先要考虑脊髓灰质炎的可能。如果咽部分泌物及大便分离到脊灰病毒或血清中检测出脊灰病毒的中和抗体可以确定诊断脊髓灰质炎。

5. 治疗 以对症治疗为主，加强营养支持治疗，包括补充足够的水分、热量、多种维生素，适当给予神经营养药。

有条件时或病情严重者可以给予静脉丙种球蛋白，最好是曾经患过脊髓灰质炎的人血浆分离的球蛋白。有助于病情恢复及减轻病情。

呼吸机的应用：有呼吸衰竭的患者需要进行气管插管或气管切开，进行呼吸机辅助呼吸。

尽早进行物理治疗，加强运动功能训练，促进肌肉功能及神经功能恢复，减少后遗症及残疾。

习题精选

2-48 患者，男性，14 岁。因"发热 5 天，头痛、左下肢活动障碍 3 天"就诊。否认外伤、手术史，否认输血史及动物咬伤史，预防

接种史不详。体格检查：T 38.8℃，P 82 次 / 分，R 18 次 / 分，BP 98/60mmHg。急性病容，神志清楚，颈软，双颈部淋巴结数个，0.5cm×0.8cm，质软，轻压痛。皮肤无黄染。心肺无特殊。腹平软，无明显压痛，肝脾不大，移动性浊音 (−)，左下肢肌力减弱，1～2 级，腱反射消失，其他肢体肌力及肌张力正常。血常规检查：WBC 4.2×10⁹/L，中性粒细胞0.65，淋巴细胞 0.34，单核细胞 0.01。血生化检查：肝肾功能、肌酶均正常。不适合的治疗措施是（　　）

A. 物理降温治疗

B. 立即给予广谱抗生素治疗

C. 给予多种维生素并补充足够热量

D. 神经营养药物治疗

E. 建议住院观察

2-49 患者，男性，16 岁，学生。因"双下肢行走困难 5 天，加重伴气紧 1 天"入院。发病前 1 周曾有发热和腹泻，为低热，体温最高38℃，大便次数增多，每天 3 次，黄色稀便，无黏液及脓血。无输血及血制品史。预防接种史不详。体格检查：T 36.8℃，P 128 次 / 分，R 35 次 / 分，BP 110/70mmHg。神志清楚，精神差，唇发绀，呼吸急促，双肺可闻及干湿啰音，心率 128 次 / 分，律齐，未闻杂音。腹平软，无压痛，肝脾不大，肠鸣音正常。双下肢肌张力下降，0～1 级，反射减弱。实验室检查：血常规：HBG 132g/L，WBC 3.3×10⁹/L，中性多核粒细胞 0.54，淋巴细胞0.43，单核细胞 0.03。血生化显示肝肾功能正常，血钾 3.2mmol/L。血气分析示：pH 7.4，PO_2 56%，PCO_2 50%，BE 7.5。

(1) 本例最不可能的临床诊断是（　　）

A. 急性上呼吸道感染　　　　B. 肺炎

C. 呼吸衰竭　　　　D. 急性细菌性痢疾

E. 病毒性神经损害

(2) 患者入院后第 1 天出现头痛、呕吐，为明确病因诊断应进行下列哪项检查以明确诊断的是（　　）

A. 腹部 B 超

B. 血清学检查脊髓灰质炎及其他病毒抗体

C. 血糖测定

D. 腰椎穿刺

E. 头颅 CT

(3) 脑脊液检查发现压力增高，蛋白轻度升高，下列处理不恰当的是（　　）

A. 20% 甘露醇脱水

B. 适当给予弱止痛剂

C. 给予止泻药

D 适当补充液体，纠正低钾

E. 可给予静脉注射丙种球蛋白

(4) 患者明显呼吸困难，下列药物可以使用（　　）

A. 吗啡　　　　B. 水合氯醛

C. 异丙嗪　　　　D. 哌替啶

E. 呼吸兴奋剂

(5) 这时最重要的治疗措施是（　　）

A 维护水电解质平衡

B. 补充维生素

C. 使用抗病毒药物

D. 呼吸机辅助呼吸

E. 给予氨茶碱解痉

2-50 患者，男性，35 岁。发热、腹泻 4 天，伴头痛及吞咽困难半天。平素体健，发病前在叙利亚打工半年。既往接种史不详。周围有类似疾病的患者。体格检查：T 38.5℃，P 76 次 / 分，R 20 次 / 分，BP 102/66mmHg。急性病容，神志清楚，定向力正常。颜面检查无特殊，伸舌偏右，双肺呼吸音粗，右下肺闻及明显湿啰音。心脏及腹无特殊。双下肢肌力减弱，以右下肢明显，左侧肌力 3～4 级，右侧肌力 1～2 级，反射减弱，深浅感觉均正常。病理征阴性。实验室检查：血常规示血红蛋白 132g/L，白细胞计数为 3.5×10⁹/L，中性粒细胞 0.55，淋巴细胞 0.44，单核细胞 0.01。

(1) 本例最可能的临床诊断是（　　）

A. 脑卒中　　　　B. 化脓性脑膜炎

C. 病毒性脑膜脑炎　　　　D. 脊髓灰质炎

E. 吉兰 - 巴雷综合征

(2) 对明确病因诊断有较大意义的实验室检查是（　　）

A. 血培养　　　　B. 便常规

C. 大便细菌培养　　　　D. 血脂及血糖

E. 血清查脊灰病毒中和抗体

(3) 本例最可能的并发症是（　　）

A. 心肌炎　　　　B. 脑梗死

C. 肺炎　　　　D. 急性细菌性痢疾

E. 真菌性腹泻

(4) 下列处理不恰当的是（　　）

A. 糖皮质激素降温处理

B. 脑脊液检查

C. 头颅及脊髓 MRI

D. 大便及咽部分泌物脊灰病毒抗体分离

E. 静脉注射丙种球蛋白

（冯　萍）

第十五节　轮状病毒感染

重要知识点

掌握轮状病毒的病原学分组、传播途径、流行季节；掌握轮状病毒感染的好发人群、临床表现、诊断与鉴别诊断；掌握轮状病毒感染的治疗和预防措施。

案例 2-15

患儿，男性，1岁。发热、呕吐、腹泻3天。

患儿2天前开始发热（39℃），起病半天，即开始吐泻，每日呕吐3～5次，为胃内容物，非喷射性，大便每天10余次，为黄色稀水便，蛋花汤样，无黏液及脓血，无特殊臭味，偶有轻咳。发病后食欲差，2天来尿少，10小时来无尿，曾用新霉素治疗好转。个人史：第2胎，第2产，足月顺产，牛乳喂养。

体格检查：T 38.3℃，P 118次/分，R 25次/分，BP 86/55mmHg，体重9kg，身长75cm。急症病容，面色发灰，精神委靡，烦躁，全身皮肤无黄染，未见皮疹，皮肤弹性差，前囟和眼窝明显凹陷，右颈部可触及黄豆大小淋巴结1个，心率118次/分，律齐，心音低钝，肺(-)，腹稍胀，肝肋下1cm，肠鸣音存在。肢端凉，皮肤略发花，牙3枚，神经系统检查无异常。

[问题]

1. 该患者的可能诊断是什么？
2. 需要做哪些检查？
3. 如何进一步治疗？

轮状病毒感染主要引起肠道炎症，它是婴儿与幼儿腹泻的单一主因，几乎世界上每个大约5岁的小孩都曾感染过轮状病毒至少一次。然而，每一次感染后人体免疫力都会逐渐增强，后续感染的影响就会减轻，因而成年人就很少受到其影响。此病为一种自限性疾病，少数患者会引起脱水及电解质紊乱，继发感染及肾功能损害是严重病例的并发病，罕见病例会引起死亡。

【病原学】

轮状病毒是属于呼肠病毒科的轮状病毒属，属于双链RNA病毒，因形态如车轮状，故名为轮状病毒。轮状病毒总共有七个种，以英文字母编号为A、B、C、D、E、F与G。其中，A种是最为常见的一种，而人类轮状病毒感染超过90%的病例也都是该种造成的。它主要分为A～G七个血清组，其中A、B

和C组可感染人类和动物，其他组仅见于动物。A组致病性最强，是目前世界婴幼儿腹泻的主要原因。B组轮状病毒曾在我国引起成人腹泻流行，C组可引起儿童和成人轻度腹泻。在欧洲一些国家近期发现E组病毒感染的流行。

温馨提示

轮状病毒科可被乙醚、氯仿、蛋白酶、50℃ 15分钟灭活。

【流行病学】

轮状病毒感染普遍存在，主要表现为肠炎，常发生于婴幼儿，因多发生于秋冬季，又称秋季腹泻。而在一些其他疾病如呼吸道感染、坏死性小肠结肠炎、心肌炎和脑膜脑炎病例中也可检测到轮状病毒，但认为偶合的可能性大，尚不能确定为病原。儿童轮状病毒感染的发病率在发达国家和发展中国家近似。新生儿及小婴儿受母传抗体保护，故发病少，症状轻，常呈不显性感染。而重症腹泻主要集中在6～24月龄婴幼儿。

1. 传染源　主要是轮状病毒性肠炎的患者，其次为感染轮状病毒的动物如猿猴、牛、猪、羊、田鼠、猫与犬、家鼠、马与兔等）及鸟类（鸡与火鸡等）。腹泻患者大便中有大量病毒，具有很强的传染性，尤其是轻症患者容易误诊为消化不良性腹泻，不能得到有效的隔离治疗。

2. 传播途径　病毒主要通过粪-口途径传播，在成人中也有暴发流行。腹泻在2～5天内，粪便排病毒最高。轮状病毒肠炎在温带地区冬季最为流行，热带地区终年发病。感染轮状病毒后75%可免于再次发生轮状病毒腹泻，88%免于再次发生重症轮状病毒腹泻。

3. 易感人群　未感染过轮状病毒的儿童均易感，免疫功能低下的婴幼儿最易发生感染。感染后产生一定的免疫力，但通常不持久。

【发病机制】

轮状病毒腹泻的发病机制尚未完全明确。病毒多侵犯小肠细胞绒毛顶端柱状上皮细胞，肠细胞被损坏，受损部位表现为绒毛变短和脱落，受损细胞脱落至肠腔而释放大量病毒。轮状病毒可分泌一种非结构蛋白（NSP4）的病毒肠毒素，可能介导了早期的分泌性腹泻。病毒感染可刺激肠神经系统导致蠕动增加。感染后黏膜病变和双糖酶抑制可导致吸收障碍及渗透性腹泻。感染后机体可出现短暂的病毒血症并产生抗体。

临床严重程度和肠道病变程度之间无直接关联，但是与粪便中病毒RNA载量有关。病毒株的毒力和机体免疫力均可影响病情，感染后也可表现为无症状，而营养不良的患儿常发生严重腹泻。

【病理变化】

感染的肠道缺乏肉眼可见的组织损害、镜下仅见轻微的肠细胞空泡样变性、肠细胞缺乏和单核细胞浸润，还可发生绒毛脱落和隐窝增生等明显改变。

轮状病毒感染会引起细胞免疫反应的增强。流式细胞计数检测发现轮状病毒肠炎儿童的 Treg 和 Th17 细胞水平增高。此外，采用 ELISA 检测发现细胞因子白细胞介素（IL-10、IL-17 和 IL-6）和转化因子（TGF-β）的水平均有增高。

【临床表现】

病毒感染后有 1～3 天的潜伏期。

病情轻重不等，轻者可表现为无症状感染，重者可出现重度脱水甚至死亡。患者常突然起病，呕吐常为首发症状，多伴有发热，继而出现水样泻。呕吐和发热可持续 2～3 天，腹泻每日可多达 10～20 次，重者伴有脱水和电解质紊乱，病程一般为 5～7 天。若治疗不及时或治疗方法不正确，患儿可出现脱水、肺炎及病毒性心肌炎等危及生命。

大部分患儿粪便排毒时间持续 10 天，极少数可长达 57 天。免疫功能低下者可发生慢性轮状病毒性肠炎，粪便长期排毒。年龄至 5 岁的儿童几乎均获得对轮状病毒的免疫力，5 岁以上的重症病例少见。

成人的轮状病毒肠炎较轻，但在老年人中也有发生重型腹泻者。

【实验室检查】

（一）常规检查

1. 血常规　外周血细胞计数及分类正常，少数患者有外周血淋巴细胞增高。若出现继发性细菌感染，可出现白细胞计数升高。

2. 便常规　为大便或稀水样便，镜检无或偶有少量白细胞或少量脂肪球者。

（二）病原学

1. 轮状病毒检测　如轮状病毒抗原检测，病毒 RNA 和病毒培养。目前临床广泛采用的是 ELISA 法检测粪便轮状病毒。轮状病毒感染的诊断正常都是诊断出肠胃炎并且有严重腹泻的状况之后。大部分的因为肠胃炎进入医院的儿童病患都被检测出轮状病毒 A 种。对于轮状病毒 A 种传染病的专门诊断方式是对病患的粪便利用酶素免疫分析法去做病毒的识别。市场上已经有几种核准的监测设备，这些监测设备对于轮状病毒 A 种的所有血清型都可以敏感。

2. 轮状病毒抗体检测　可在患者血清、粪便及唾液中检测轮状病毒抗体，但由于病程短，呈自限性，所以抗体检测用作临床诊断的意义有限。

【诊断与鉴别诊断】

（一）诊断标准

1. 临床特征　多见于婴幼儿，急性起病，表现为黄色水样便、蛋花汤样便，通常伴有一定程度的脱水，严重者有低血容量休克及肾脏损害。

2. 实验室检查特点　血常规正常，便常规炎性细胞增加不明显。

3. 病原学检查　大便中查到轮状病毒，或血清、粪便及唾液中查到轮状病毒抗体是确定诊断的依据。

4. 确定诊断的依据　临床表现加大便中查轮状病毒及其抗原或抗体成分。

> **案例 2-15[临床特点]**
> （1）一岁婴儿，有发热、呕吐、腹泻等症状。
> （2）大便 10 余次 / 日，为黄色稀水便，蛋花汤样。
> （3）面色发灰，皮肤弹性差，肢端凉，皮肤略发花等脱水体征。
> [初步诊断]　（1）急性腹泻（轮状病毒感染）
> 　　　　　　　（2）重度等张性脱水
> 　　下一步诊治方案：需要行病原学检查，便常规和培养，电解质，血气分析等。

（二）鉴别诊断

1. 生理性腹泻或消化不良性腹泻　多见于 6 个月以内的婴儿，大便呈黄绿色稀便、次数较多，每天 4～5 次或更多，精神状态良好，不易出现脱水的表现，生长发育不受影响，常于添加辅助食品的过程中自然痊愈。其主要是由于消化系统发育不成熟和防御功能差所导致。血常规及便常规正常。调整饮食可以改善症状。

2. 细菌性痢疾　婴儿症状常不典型，往往有发热，血常规有血白细胞计数和（或）中性多核白细胞增高，里急后重或脓血便不明显，但多有细菌性痢疾接触史，神经症状出现较早，可有肛门松弛，大便镜检见较多脓细胞、红细胞和吞噬细胞。必要时做大便细菌培养，分离到痢疾杆菌可进行鉴别。

3. 急性坏死性肠炎　该病发病急骤，因有广泛性出血，故又称急性出血性肠炎。各年龄小儿均可得病。以 4～10 岁占绝大多数。春夏季发病较高。当小儿突发腹痛、呕吐、腹泻、便血并伴有高热及中毒症状者，应考虑本病的可能。腹部平片可见小肠积气、肠管外形僵硬、肠壁增厚，轮廓模糊，黏膜皱襞变粗，肠间隙增宽。部分病例可见肠壁气囊肿及门静脉积气。

4. 肠套叠　小儿肠套叠的临床典型的表现为阵发性腹痛、呕吐、血便和腹内肿块四联征及全身情况改变。婴幼儿多见，腹部可摸到肿物，急性肠套叠时，粪便检查可见暗红色黏液血便，镜下以红细胞为主。钡或气灌肠发现肠梗阻的表现，可以确诊和复位。

【治疗】

1. 隔离及对症支持治疗　轮状病毒性肠炎的传染性较强，疑似诊断的轮状病毒感染者需要进行消化道隔离。该病毒导致的胃肠炎多为自限性，目前尚无特效的治疗药物。脱水是导致重症及死亡的主要原因，因此主要采取对症治疗，纠正脱水，维持电解质平衡。轻中度脱水优先选择口服补液，已经有市售的口服补液盐；重度脱水，严重呕吐伴电解质紊乱者给予静脉补液，补液时应该注意脱水的类型，低渗性脱水者在给予足量的等渗液后尚不能纠正，可适当补充少量高渗。腹泻患儿腹泻开始后均需补锌，6 月龄以下每天补充元素锌 10mg，6 月龄以上者每天 20mg，共 10 ~ 14 天。还可补充益生菌，如乳酸杆菌、双歧杆菌等活菌制剂。市售的药物有双歧杆菌嗜酸乳杆菌肠球菌三联活菌、乳酸生等。

2. 继发细菌感染治疗　部分患者由于抵抗力差或肠黏膜损害严重者可发生肠道细菌感染，严重者可继发血源性感染，因此需要给予抗菌药物治疗。

3. 免疫支持治疗　对免疫缺陷患者或低出生体重儿可采用免疫球蛋白口服治疗，可缩短病程和排毒时间。

案例 2-15[治疗]

（1）对症止泻或止吐治疗，体温过高者可适度降温处理。

（2）静脉补液治疗：累积损失补充，继续及维持补充。

（3）维持电解质平衡。

（4）做好隔离措施。

【预防】

世界卫生组织（WHO）认为，除了疫苗，没有一种有效方法能够完全消除轮状病毒的传播，因此推荐将轮状病毒疫苗纳入儿童扩大免疫接种计划中。轮状病毒疫苗首剂接种时间为 6 ~ 14 周，2 剂服用时间至少间隔 4 周，足 8 月龄前需完成接种程序。

针对轮状病毒感染的季节性差异及年龄的集中性，加强对传染的各个环节的管理，采取必要的措施，可以降低发病率。这些措施包括医院对各种治疗场所的消毒、对广大群众的宣传教育、对易感人群的保护。婴幼儿消化道防御功能尚未发育，免疫功能发育不成熟，做好个人卫生，能降低轮状病毒的感染率。特别是 2 岁以下的婴幼儿应该搞好其清洁卫生，勤洗手、勤剪指甲等，切断粪 - 口传播途径；合理膳食，适当增加户外活动，提高儿童自身的抵抗力等。

全球均对婴幼儿轮状病毒感染高度重视，轮状病毒疫苗计划（rotavirus vaccine program）是一个适宜卫生科技组织（program for appropriate technology in health，PATH）、世界卫生组织与美国疾病预防与控制中心的合作计划，该计划由全球疫苗与免疫联盟（GAVI alliance）资助。该计划的目的是借由制造可以让发展中国家使用的轮状病毒疫苗来降低儿童因为痢疾而产生的疾病与儿童死亡率。

❀ 温馨提示

目前注册使用的疫苗包括多价疫苗和单价疫苗。它们都是口服减毒活疫苗，具有良好的保护效果和安全性。

复习要点

（1）轮状病毒感染的病原学为病毒，主要通过粪 - 口途径传播，传染源除了患者外，尚有动物，所以实际上本病是一种人畜共患疾病。

（2）临床病毒感染主要表现为小肠炎，少数患者可有病毒血症，出现发热及毒血症状，血常规正常或淋巴细胞增高，便常规无明显异常，血生化异常主要为电解质紊乱。

（3）轮状病毒感染的诊断方法：婴幼儿急性腹泻，以水样泻为主者，需要考虑该病的可能，结合大便的病毒学检查或血清中抗体阳性，可以明确诊断。

（4）轮状病毒感染的治疗：以对症治疗为主，特别是补液治疗。可辅助调整肠道微生物菌群，免疫功能低下者适当静脉注射丙种球蛋白。有继发细菌感染者，抗菌药物治疗。

（5）轮状病毒感染的预防措施，除了注意手卫生及饮食卫生外，尚可给予疫苗预防。

习题精选

2-51　患者，男性，1 岁零 6 个月。因"发热、呕吐、腹泻 4 天"来诊。体格检查：T 39.1℃，P 121 次 / 分，R 24 次 / 分，BP 83/56mmHg。精神委靡，面色发灰，全身皮肤无黄染，未见皮疹，皮肤弹性差，前囟和眼窝明显凹陷，心音低钝，律齐，肺部无明显阳性体征，腹稍胀，无压痛、反跳痛。四肢肢端冰凉，皮肤发花，神经系统检查无异常。

（1）本病最可能的临床诊断是（　　　）

A. 细菌性痢疾　　　　　B. 急性坏死性肠炎
C. 轮状病毒性肠炎　　　D. 肠套叠

(2) 对明确病因诊断有较大意义的实验室检查是
（　　）

A. 便常规　　　　　　　B. 大便病毒检测
C. 腹部彩超　　　　　　D. 血常规

(3) 本例最可能的并发症是（　　）

A. 脱水　　　　　　　　B. 肠穿孔
C. 肺部感染　　　　　　D. 肠坏死

(4) 你认为最主要的治疗措施是（　　）

A. 抗病毒治疗
B. 抗细菌治疗
C. 维持水、电解质平衡
D. 给予营养支持

（冯　萍）

第十六节　传染性单核细胞增多症

 重要知识点

掌握传染性单核细胞增多症的定义、临床特征、临床表现、诊断依据及治疗原则；熟悉传染性单核细胞增多症的传播途径、实验室检查、并发症、鉴别诊断及预防措施。建立对临床出现相关症状的患者进行相应的针对性检查项目并做出诊断的思路。

案例 2-16

患者，男性，21 岁。因"发热、咽痛、颈部肿块 10 天"就诊。

患者 10 天前无明显诱因下出现发热，体温波动在 38 ～ 39.5℃，伴畏寒，无寒战，同时出现咽部疼痛和颈部肿块，并逐渐融合成块而来我院就诊。既往体健，否认结核及肝炎等病史。

体格检查：T 38.5℃，神志清，精神委靡，咽部充血，扁桃体Ⅱ度肿大，表面可见脓苔附着。颈部尤其是后颈部可及较多肿块融合成片，质中、轻压痛，心肺未见异常。腹部平软，无压痛及反跳痛，肝脾肋下未触及，双下肢无水肿。

[问题]

1. 该患者的可能诊断是什么？
2. 需要做哪些检查？
3. 如何进一步治疗？

传染性单核细胞增多症（infectious mononuc leosis，IM）是由 EB 病毒（Epstein-Barr virus，EBV）

所致的淋巴细胞增生性急性自限性传染病。其临床特征为发热，咽喉炎，淋巴结肿大，外周血淋巴细胞显著增多并出现异常淋巴细胞，嗜异性凝集试验阳性，感染后体内出现抗 -EBV 抗体。

【病原学】

EBV 属疱疹病毒科疱疹病毒亚科。1964 年由 Epstein、Barr 等从非洲恶性淋巴瘤的细胞培养中首先发现。病毒呈球形，直径约 180nm，完整的病毒颗粒由类核、膜壳、壳微粒、包膜所组成。膜衣壳表面附有脂蛋白包膜，核心为双股 DNA。EBV 有五种抗原成分，即病毒衣壳抗原（VcA）、膜抗原（MA）、早期抗原（EA）、补体结合抗原（可溶性抗原 S）和核抗原（EBNA）。各种抗原均能产生相应的抗体。

本病毒对生长要求极为特殊，故病毒分离较困难。但在培养的淋巴细胞中用免疫荧光法或电镜法可检测出本病毒。EBV 有嗜 B 细胞特性并可作为其致裂原，使 B 淋巴细胞转为淋巴母细胞。

【流行病学】

在我国，IM 的好发年龄是学龄前期。根据血清学调查，我国 3 ～ 5 岁儿童的 EB 病毒 VcA IgG 抗体阳性率达 90% 以上。但近年来 IM 在成人中的发病率也呈上升趋势。

1. 传染源　带毒者及患者为本病的传染源。健康人群中带毒率约为 15%。

2. 传播途径　80% 以上患者鼻咽部有 EB 病毒存在，恢复后 15% ～ 20% 可长期咽部带病毒。经口鼻密切接触为主要传播途径，也可经飞沫及输血传播。

3. 易感人群　人群普遍易感，但儿童及青少年患者更多见。6 岁以下幼儿患本病时大多表现为隐性或轻型发病。15 岁以上的患者感染则多呈典型发病。病后可获持久免疫，第二次发病不常见。

【发病机制及病理变化】

EBV 进入易感者口腔后，侵犯扁桃体的 B 淋巴细胞，并通过膜糖蛋白 gp350、gp220 与 B 淋巴细胞表面的 CR2（comple. mentreceptortype2）结合而进入其内增殖，并使 B 淋巴细胞形成有 EBV 核抗原 EA、壳抗原阳性的 B 细胞。EBNA 阳性的 B 细胞不断增殖，形成本病早期出现的异型淋巴细胞。EBV 使 B 细胞膜的表面改变，产生新的抗原物质：即淋巴细胞识别膜抗原（lymphocytedetectedmembmneantigen，LYDMA），可能还有 Paul-BunneU 型嗜异凝集抗原等。有 LYDMA 的 B 细胞可被细胞毒性 T 细胞（Tc）识别，Tc 因被刺激而增殖。IM 的临床表现主要是由于 B 细胞、T 细胞间的交互作用及免疫复合物沉积和病毒对细胞的直接损害等免疫病理因素引起。婴幼儿时期，主要因其不能对 EBV 产生充分的免疫反应，所以典型病例很少。而青少年和成人的 T 淋巴细胞可被这些抗原物质激活，T 细胞增多导致本病后期患者异型淋巴细胞增多，此时的异型淋巴细胞为受刺激的 T 细胞。

本病的主要病理改变为淋巴组织良性增生。肝活检可显示间质性肝炎，肝窦及汇管区有淋巴细胞浸润，库普弗（Kupffer）细胞增生，肝细胞改变轻微，个别患者亦可有局限性坏死灶；脾脏充满异型淋巴细胞、水肿，致其质脆易出血，甚至破裂；淋巴结可肿大。淋巴细胞及单核细胞高度增生，鼻咽部淋巴组织亦增生，各重要脏器均可出现淋巴细胞浸润及局限性病灶。

【临床表现】

传染性单核细胞增多症的潜伏期为 5～15 天，多为 10 天左右。学龄前儿童和学龄儿童的临床表现与典型传染性单核细胞增多症表现不同。婴幼儿 EBV 感染者常无明显症状或仅有轻微的不典型表现，伴血清 EBV 抗体阳性。青春期及成人感染者则症状典型。

起病后多数表现为乏力、头痛、畏寒、食欲缺乏、恶心及轻微腹泻等前驱症状，为期不超过 1 周。

1. 发热　几乎可见于所有患者。一般为中度发热，持续数日至数周。部分患者可持续 1 个月至数月。

2. 咽峡炎　常见咽部、扁桃体及腭垂充血肿胀，伴咽痛、咽部肿胀，严重者可出现呼吸和吞咽困难。扁桃体可有渗出物或有假膜形成。

3. 淋巴结肿大　约 60% 患者有浅表淋巴结肿大。全身淋巴结受累，颈后三角最常见，腋下和腹股沟次之。肿大的淋巴结直径很少超过 3cm，硬度中等，无粘连及明显压痛，常在热退后数周才消退。肠系膜淋巴结肿大时可引起腹痛。

4. 肝脾大　本病肝大者多在肋下 2cm 以内，可有谷丙转氨酶（ALT）升高，部分患者有黄疸。半数以上患者有轻度脾肿大，伴疼痛和压痛，偶有脾破裂。

5. 皮肤、黏膜皮疹　约 1/3 的患者可发生多形性皮疹，如丘疹、斑丘疹、荨麻疹、猩红热样红斑疹、出血性皮疹等，多见于躯干。皮疹在 4～6 天出现，持续 1 周左右消退。部分患者可出现黏膜疹（先于皮疹或同时出现），表现为在软腭、硬腭交界处有针尖大小的小出血点。传染性单核细胞增多症患者不一定有三联征，即发热、咽炎、淋巴结炎。约 30% 的患者出现渗出性咽炎，合并肝炎者在年轻感染者中约占 10%，而在较年长的感染群体中约为 30%。在我国，本病以低龄儿童发病为多，故应多

考虑儿童中的常见症状，以提高确诊率。本病病程为 1～3 周，少数迁延至 1 个月或数月，个别可达数年。

传染性单核细胞增多症患者常有一些并发症状，如在神经系统表现为头痛、颈强直等，亦可见癫痫、昏迷及其他弥散性脑部病变；呼吸系统中主要为肺部受累，病理改变和其他病毒性肺炎相似，抗菌治疗无效；可伴发心肌炎和累及肾实质与间质的肾炎及腮腺肿大。其他并发症还有咽峡部继发感染（溶血性链球菌、金黄色葡萄球菌）、脾破裂、胃肠道出血、自身免疫溶血性贫血、再生障碍性贫血、粒细胞缺乏症及血小板减少症等。

案例 2-16[临床特点]

（1）患者为青年男性，发热伴咽痛、颈部淋巴结肿大 10 天。

（2）体检发现咽部充血、扁桃体Ⅱ度肿大，表面有脓苔，颈部可及多颗肿大淋巴结。

（3）既往体健。

初步诊断：发热待查（扁桃体炎？ 传染性单核细胞增多症？）

需进一步行血常规及病原学检查以确诊。

【实验室检查】

1. 血常规　传染性单核细胞增多症患者的早期白细胞计数可正常或偏低，以后逐渐升高。异型淋巴细胞超过 10% 或其绝对数超过 1.0×10^9/L 时有诊断意义。反复检查外周血淋巴细胞对传染性单核细胞增多症的早期诊断有重要价值，且方法简单，异型淋巴细胞在患者起病初 3 天内出现，第 1 周末渐增多，其比例可达 10%，发病 7～10 天是其出现的高峰，可持续 2～8 周。一般异型淋巴细胞 >10% 具有诊断意义。拟诊传染性单核细胞增多症，需定期、多次复查以增加阳性率，不能单靠一次异型淋巴细胞达不到 10% 而放弃诊断。

2. 嗜异性凝集试验　在发病早期，血清中出现的嗜异性抗体，能聚集绵羊红细胞，在发病 1～2 周即可出现，3～4 周达高峰，其于恢复期迅速下降，不久即消失。若连续测定嗜异性抗体凝集度有上升趋势，其诊断价值更大。但其阳性率偏低（尤其是 5 岁以下小儿），且在非传染性单核细胞增多症疾病中假阳性率高、特异性低，因此嗜异性凝集试验阳性有诊断意义，但阴性亦不能排除传染性单核细胞增多症。

3. EBV 抗体检测　抗体检测包括 EBNA、VCA、膜抗原 fMA1、EA 相关的抗体，临床常测 VCA IgM 及 VCA IgG。该项目阳性是早期、敏感、

特异的临床诊断依据，97% 的感染早期患者可见特异性 EBV-VCA IgM。血清 EBV IgM 检测是目前临床最常用的方法，也是 EBV 感染诊断的可靠指标之一。

4. EBV DNA 的实时定量 PCR 检测 DNA 的实时定量 PCR 检测可有效诊断 EBV 相关传染性单核细胞增多症。

案例 2-16[实验室检查]

该患者入院后检查：

（1）血常规：白细胞总数 $1.3×10^9$/L；中性粒细胞 0.61；淋巴细胞 0.12；异常淋巴细胞 0.23。

（2）EB 病毒 IgM 抗体：阳性。

（3）EB 病毒 DNA 检测：阳性。

【诊断与鉴别诊断】

诊断传染性单核细胞增多症主要根据患者的临床表现、特殊血象、嗜异性凝集试验及 EBV 抗体检测和 EBV DNA 检测等。散发性患者易被误诊；当出现传染性单核细胞增多症流行时，患者的流行病学资料有重大参考价值。

诊断时需注意与单纯疱疹病毒、人疱疹病毒 -6型、巨细胞病毒、腺病毒、甲型肝炎病毒、乙型肝炎病毒、丙型肝炎病毒、风疹、HIV-1、弓形虫及某些药物（对氨水杨酸、异烟肼等）所致的淋巴细胞症状相鉴别。

巨细胞病毒病的临床表现酷似本病，该病肝、脾大是由于病毒对靶器官细胞的作用所致，传染性单核细胞增多症则与淋巴细胞增殖有关。巨细胞病毒病中咽痛和颈淋巴结肿大较少见，血清中无嗜异性凝集素及 EB 病毒抗体，确诊有赖于病毒分离及特异性抗体测定。本病也需与急性淋巴细胞性白血病相鉴别，骨髓细胞学检查有确诊价值。儿童中本病尚需与急性感染性淋巴细胞增多症鉴别，后者多见于幼儿，大多有上呼吸道症状，淋巴结肿大少见，无脾大；白细胞总数增多，主要为成熟淋巴细胞，异常血象可维持 4～5 周；嗜异性凝集试验阴性，血清中无 EB 病毒抗体出现。此外，本病尚应与甲型肝炎和链球菌所致的渗出性扁桃体炎鉴别。

【治疗】

本病无特异性治疗方法，以对症治疗为主，患者大多能自愈。有较多研究显示，更昔洛韦治疗传染性单核细胞增多症比利巴韦林等有更好的疗效，而合用丙种球蛋白者效果更优。但亦有不同看法认为，用阿昔洛韦、更昔洛韦、利巴韦林及干扰素等治疗并不能有效缩短患者的病程。对于心肌炎、声门水肿、溶血性贫血、脑炎及神经根炎等重症者，

应用泼尼松等皮质激素类药物有利于其恢复。有继发感染者，需选用抗生素治疗。

【预后】

传染性单核细胞增多症为自限性疾病，患者大多预后良好，其病死率约为 1%，多由严重的并发症导致。

本病预后大多良好。病程一般为 1～2 周，但可有复发。部分患者低热、淋巴结肿大、乏力、病后软弱可持续数周或数月。极个别者病程迁延达数年之久。本病病死率为 1%～2%，死因为脾破裂、脑膜炎、心肌炎等。有先天性免疫缺陷者感染本病后，病情迅速恶化而死亡。本病与单核巨噬细胞系统恶性病变是两种迥然不同的疾病。虽 EB 病毒亦可见于淋巴瘤患者，但本病不会转化为淋巴瘤。

案例 2-16[诊断与治疗]

[诊断依据]

（1）患者为青年男性，发热伴咽痛、颈部淋巴结肿大 10 天。

（2）体格检查发现咽部充血、扁桃体Ⅱ度肿大，表面有脓苔，颈部可触及多颗肿大淋巴结。

（3）实验室检查：血常规示异常淋巴细胞数占白细胞总数的 23.1%；EB 病毒 IgM 抗体阳性；EB 病毒 DNA 检测阳性。

故该病例明确诊断为传染性单核细胞增多症。

[治疗] 入院给予对症、支持治疗，因扁桃体脓苔明显考虑继发细菌感染，给予阿莫西林、克拉维酸抗感染治疗，病情很快好转予以出院。

【预防】

目前尚无有效预防措施。急性期患者应进行呼吸道隔离。其呼吸道分泌物及痰杯应用含氯石灰消毒或煮沸消毒。因病毒血症可长达数月，故病后至少 6 个月不能参加献血。疫苗尚在研制中。

最有效的阻断传播途径在于 EBV 疫苗研发和推广接种。具有单个 EBV 表位的疫苗，在有某种特定 HIA 结构的人群中对 IM 和移植后淋巴细胞增生症而言，复表位的疫苗作用面广泛，但加工困难，近来也在临床试验方面取得了进展。

复习要点

1. 传染性单核细胞增多症的定义 传染性单核细胞增多症是由 EB 病毒所致的淋巴细胞增生性急性自限性传染病。其临床特征为发热，咽喉炎，淋巴结肿大，外周血淋巴细胞显著增多并出现异常淋巴细胞，嗜异性凝集试验阳性，感染后体内出现抗 -EBV 抗体。

2. 传染性单核细胞增多症的传播途径 80% 以

上患者鼻咽部有 EB 病毒存在，恢复后 15%～20% 患者可长期咽部带病毒。经口鼻密切接触为主要传播途径，也可经飞沫及输血传播。

3. 主要病理改变　本病的主要病理改变为淋巴组织良性增生。淋巴细胞及单核细胞高度增生，鼻咽部淋巴组织亦增生，各重要脏器均可出现淋巴细胞浸润及局限性病灶。

4. 传染性单核细胞增多症的临床表现

（1）发热：几乎可见于所有患者。一般为中度发热，持续数日至数周。部分患者可持续 1 个月至数月。

（2）咽峡炎：常见咽部、扁桃体及腭垂充血肿胀，伴咽痛、咽部肿胀，严重者可出现呼吸和吞咽困难。扁桃体可有渗出物或有假膜形成。

（3）淋巴结肿大：约 60% 的患者有浅表淋巴结肿大。全身淋巴结受累，颈后三角最常见，腋下和腹股沟次之。

（4）肝脾大：可有谷丙转氨酶（ALT）升高，部分患者有黄疸。

（5）皮肤、黏膜皮疹，约 1/3 的患者可发生多形性皮疹，如丘疹、斑丘疹、荨麻疹、猩红热样红斑疹、出血性皮疹等，多见于躯干。

5. 传染性单核细胞增多症三联征　发热、咽炎、淋巴结炎。

6. 传染性单核细胞增多症实验室检查　①血常规：传染性单核细胞增多症患者的早期白细胞计数可正常或偏低，以后逐渐升高。异型淋巴细胞超过 10% 或其绝对数超过 $1.0×10^9/L$ 时，有诊断意义。②嗜异性凝集试验阳性。③ EBV IgM 抗体、EBV DNA 阳性。

习题精选

2-52　患者，女性，37 岁。自诉受凉后出现发热，持续 1 周，体温波动在 38.0～39.5℃，伴有畏寒、咽痛，当地给予抗感染治疗后未见好转。患者既往体健。体格检查：急性病容，颈部可及数颗肿大淋巴结，约 2cm×3cm，无红肿，轻压痛，咽部充血，扁桃体Ⅲ度肿大，心肺（-），肝脾肋下未触及。辅助检查：血常规示 WBL $8.9×10^9/L$，N 0.72，L 0.1，E 0，异型淋巴细胞：0.12。肝功能示 ALT 187U/L，AST 105U/L。腹部 B 超：脾脏轻度肿大。

（1）该患者可能的诊断为（　　）（多选）

A. 急性扁桃体炎

B. 急性白血病

C. 败血症

D. 伤寒

E. 传染性单核细胞白血病

（2）入院后进行检查，血培养阴性，巨细胞病毒 IgG 抗体（+），EB 病毒 IgM 抗体（+），EB 病毒 DNA（+），不适合的治疗措施是（　　）（多选）

A. 给予更昔洛韦治疗

B. 给予美能保肝治疗

C. 应用头孢曲松抗感染治疗

D. 给予补液等支持治疗

E. 使用地塞米松治疗

2-53　传染性单核细胞增多症的病理特征是（　　）

A. 小血管炎及血管周围炎症细胞浸润

B. 全身性、广泛性小血管损伤

C. 淋巴组织良性增生

D. 淋巴组织恶性增生

E. 肠系膜淋巴结发生灶性坏死

（李　骥）

第十七节　高致病性禽流感

 重要知识点

掌握高致病性禽流感的定义、临床特征、临床表现、诊断依据、诊断标准及治疗原则；熟悉高致病性禽流感的传播途径、实验室检查、鉴别诊断。建立对临床出现相关症状的患者进行相应的针对性检查项目并做出诊断的思路。

案例 2-17

患者，男性，54 岁。发热 1 周，呼吸乏力 2 天入院，患者于 1 周前无明显诱因下出现发热，开始体温波动在 38.3～39.0℃，伴有咳嗽，咳少许白色黏痰，感乏力，肌肉酸痛，服用"感冒药"未见好转，2 天前体温升至 39.5℃，出现呼吸费力，逐渐加重，吸氧后未缓解。入院时查体：T 39.8℃，BP 120/90mmHg，急性面容，呼吸急促：30～45 次/分，面罩吸氧下 SpO_2 89%，两肺可闻湿啰音，尤以两下肺为明显，腹平软，肝脾肋下未触及。实验室检查：血常规示 WBC $8.8×10^9/L$，N 0.734，PLT $35×10^9/L$，CRP 135mg/L；血气分析：PO_2 45mmHg；PCO_2 40mmHg，胸部 CT 示两下肺大片渗出，伴突变，追问病史无。既往体健，患者在菜场卖菜，旁边为活禽宰杀摊位。

[问题]

　　1. 患者可能的诊断是什么？

　　2. 还需行哪些检查以明确诊断？

　　3. 进一步治疗措施是什么？

　　高致病性禽流感是由禽甲型流感病毒某些亚型的毒株引起的人的急性呼吸道传染病。病情轻重不一，严重者可致败血症、休克、多器官功能衰竭及Reye 综合征等多种并发症而致人死亡。近年来相继有 H5N1、H9N2、H7N7 及 H7N9 等亚型感染人类的报道。例如，H7N9 禽流感病毒，其原本属于低致病性感冒病毒，仅在禽间发现。2006 年美国卫生部首次公开了 1988 年发生于美国明尼苏达州的火鸡身上第一个病毒记录。2013 年 3 月下旬，人类感染甲型流感病毒 H7N9 首次在上海被发现，随后陆续在浙江等长江三角洲一带被发现。

　　我国 2004 年 12 月 1 日开始实施的新《中华人民共和国传染病防治法》已将人感染高致病性禽流感列入乙类传染病进行管理，并规定按甲类传染病的预防措施处理。

【病原学】

　　禽流感病毒属正黏病毒科甲（A）型流感病毒属的 A 型流感病毒。甲型流感病毒常呈球形，直径为 80 ～ 120nm，有囊膜。基因组为分节段单股负链 RNA。依据其外膜血凝素（H）和神经氨酸酶（N）蛋白抗原性的不同，目前可分为 15 个 H 亚型（H1 ～ H15）和 9 个 N 亚型（N1 ～ N9）。甲型流感病毒除感染人外，还可感染猪、马、海洋哺乳动物和禽类。感染人的禽流感病毒亚型主要为 H5N1、H9N2、H7N7 及 H7N9，其中感染 H5N1 的患者病情重，病死率高。

　　禽流感病毒对乙醚、氯仿、丙酮等有机溶剂均敏感，常用消毒剂容易将其灭活，对热较敏感，65℃加热 30 分钟或 100℃处理 2 分钟以上可灭活，但对低温抵抗力较强。

【流行病学】

　　1. 传染源　病禽和带病毒禽类为最危险的传染源。目前，已经在禽类及其分泌物或排泄物以及活禽市场环境标本中检测和分离到H7N9禽流感病毒，与人感染 H7N9 禽流感病毒高度同源。传染源可能为携带 H7N9 禽流感病毒的禽类。目前，大部分为散发病例，有个别家庭有聚集发病现象，但尚无持续人际间传播的证据。

　　2. 传播途径　主要经呼吸道传播。密切接触感染家禽的分泌物和排泄物、受病毒污染的物品和水、

直接接触病毒毒株等也可被感染。不排除有限的非持续的人传人。

　　3. 易感人群　从事家禽养殖业者及其同地居住的家属，在发病前 1 周内到过家禽饲养、销售及宰杀等场所者（尤其为老年人），接触禽流感病毒感染材料的实验室工作人员，与禽流感患者有密切接触的人员为高危人群。

【发病机制】

　　禽流感的发病机制与普通流感的基本一致。

　　禽流感病毒可以同时结合唾液酸 α -2，3 型受体（禽流感病毒受体）和唾液酸 α -2，6 型受体（人流感病毒受体），H7N9 禽流感病毒较 H5N1 禽流感病毒更易与人上呼吸道上皮细胞（唾液酸 α -2，6 型受体为主）结合，相对于季节性流感病毒更容易感染人的下呼吸道上皮细胞（唾液酸 α -2，3 型受体为主）。H7N9 禽流感病毒感染人体后，可以诱发细胞因子风暴，导致全身炎症反应，可出现ARDS、休克及多器官功能衰竭。个别重症病例下呼吸道病毒可持续阳性至病程的 3 周以上。

【临床表现】

　　人禽流感的潜伏期一般为 1 ～ 7 天,通常为 3 ～ 4 天。不同亚型的禽流感病毒感染人类后可引起不同的临床症状。

　　患者急性起病，早期表现类似普通型流感。患者主要为发热，多持续在 39℃以上，可伴有流涕、鼻塞、咳嗽、咽痛、头痛、肌肉酸痛和全身不适。部分患者可有恶心、腹痛、腹泻、稀水样便等消化道症状。重症患者高热不退，病情发展迅速，多在发病 3 ～ 7 天出现重症肺炎，肺部有实变体征。患者可出现急性肺损伤、急性呼吸窘迫综合征、肺出血、胸腔积液、全血细胞减少、多器官功能衰竭、休克及 Reye 综合征等多种并发症。

案例 2-17[临床特点]

　　（1）患者男性，发热 1 周，呼吸费力 2 天。

　　（2）体格检查：呼吸急促 35 ～ 45 次 / 分，面罩给氧 SpO$_2$ 89%；两下肺可闻及干湿啰音。

　　（3）当地胸部 CT 示两下肺大片渗出，伴部分突变；血象不高，淋巴细胞比例下降，血小板减少。

　　初步诊断：发热待查（肺部感染？）

　　进一步行血常规、CRP、胸部 CT、痰培养、血培养、肝肾功能及甲型流感病毒、禽流感病毒学等检查以明确病因及病情变化。

【实验室检查】

　　1. 血常规　白细胞总数一般不升高或降低。重

症患者多有白细胞总数及淋巴细胞减少，可有血小板降低。

2. 血生化检查 多有肌酸激酶、乳酸脱氢酶、谷草转氨酶、谷丙转氨酶升高，C反应蛋白升高，肌红蛋白可升高。

3. 病原学及相关检测 抗病毒治疗之前必须采集呼吸道标本送检（如鼻咽分泌物、口腔含漱液、呼吸道分泌物、气管吸出物），气管深部咳痰或气管吸出物检测阳性率高于上呼吸道标本。有病原学检测条件的医疗机构应尽快检测，无病原学检测条件的医疗机构应留取标本尽快送指定机构检测。

（1）核酸检测：对可疑患者呼吸道标本采用real-time PCR（或普通RT-PCR）检测禽流感病毒核酸，在人感染禽流感病毒病例早期识别中宜首选核酸检测。对重症病例应定期行呼吸道分泌物核酸检测直至阴转。有人工气道者优先采集气道内吸取物（ETA）。

（2）甲型流感病毒抗原检测：呼吸道标本甲型流感病毒抗原快速检测阳性。仅适用于没有核酸检测条件的医疗机构作为初筛实验。

（3）病毒分离：从患者呼吸道标本中分离禽流感病毒。

（4）动态检测：急性期和恢复期双份血清禽流感病毒特异性抗体水平呈4倍或以上升高。

4. 胸部影像学检查 人感染禽流感病毒的病例发生肺炎时肺部出现不同范围的片状影像。影像学的病变严重程度与临床表现基本一致。本病进展迅速，多数病例在初次影像检查时即表现为重症肺炎。对于有流行病学史、临床怀疑肺炎的患者，应及时行胸部影像检查。X线胸片不能明确诊断的病例，需行CT检查。

（1）病变早期：在发病2天内肺部即可出现病变影像，早期多为小片状影，呈单发或多发。病变以磨玻璃密度影为主，可合并肺实变影像。片状影分布在双侧肺或主要位于一侧肺。

（2）重症肺炎：胸部影像学表现符合以下一项时，提示病变严重。

1）片状影像范围超过3个肺野。

2）病变进展迅速，1～2天内肺内病变增加50%以上。对于重症肺炎患者，根据临床要求每1～2天行胸片检查。

（3）急性呼吸窘迫综合征：当胸部影像检查出现下列表现，提示发生急性呼吸窘迫综合征（以下简称ARDS）。

1）重症肺炎的患者可能发生ARDS，尤其病变范围占整个肺野的60%以上或肺内实变影所占比例

增大的患者。

2）X线胸片表现为"白肺"，是ARDS的典型征象。

3）常规体位CT检查显示，位于肺部背侧的病变主要为实变影，腹侧为磨玻璃密度影。此为典型的ARDS表现。

CT比胸片更清楚地显示ARDS的影像学征象。

（4）其他影像表现：可具有少量胸腔积液和肺间质增厚，可出现继发的纵隔气肿、肺气肿和肺炎等。

> **案例 2-17[实验室检查]**
>
> 入院后检查：
>
> （1）血常规：血细胞总数 $4.5 \times 10^9/L$，N 0.72，L 0.052，血小板 $36 \times 10^9/L$。
>
> （2）胸部CT：两肺大片渗出，两下肺实变，少量胸腔积液，较当地胸部CT（20小时前）病情进展迅速。
>
> （3）咽拭子检测 H7N9 病毒核酸阳性。

【诊断与鉴别诊断】

（一）诊断

根据流行病学接触史、临床表现及实验室检查结果，可做出人感染高致病禽流感的诊断。在流行病学史不详的情况下，根据临床表现、辅助检查和实验室检测结果，特别是从患者呼吸道分泌物标本中分离出高致病禽流感病毒或高致病禽流感病毒核酸检测阳性，或动态检测双份血清高致病禽流感病毒特异性抗体水平呈4倍或以上升高，可做出人感染高致病禽流感的诊断。

1. 流行病学史 发病前1周内接触禽类及其分泌物、排泄物或者到过活禽市场，或者与人感染高致病禽流感病例有流行病学联系。

2. 诊断标准

（1）疑似病例：符合上述临床表现，甲型流感病毒抗原阳性或有流行病学史。

（2）确诊病例：符合上述临床表现或有流行病学接触史，并且呼吸道分泌物标本中分离出高致病禽流感病毒或高致病禽流感病毒核酸检测阳性，或动态检测双份血清高致病禽流感病毒特异性抗体水平呈4倍或以上升高。

（3）重症病例：符合下列任一条标准，即诊断为重症病例。

1）X线胸片显示为多叶病变或48小时内病灶进展＞50%。

2）呼吸困难，呼吸频率＞24次/分。

3）严重低氧血症，吸氧流量在 3～5L/min 条件下，患者 SpO$_2$≤92%。

4）出现休克、ARDS 或 MODS（多器官功能障碍综合征）。

易发展为重症的危险因素包括以下六项：

1）年龄＞60岁。

2）合并严重基础疾病或特殊临床情况，如心脏或肺部基础疾病、高血压、糖尿病、肥胖、肿瘤及免疫抑制状态者、孕妇等。

3）发病后持续高热（T＞39℃）3天及3天以上。

4）淋巴细胞计数持续降低。

5）CRP、LDH 及 CK 持续增高。

6）胸部影像学提示肺炎。

出现以上任一条情况的患者，可能进展为重症病例或出现死亡，应当高度重视。

（二）鉴别诊断

应注意将高致病性禽流感与季节性流感（含甲型 H1N1 流感）、细菌性肺炎、传染性非典型肺炎、中东呼吸综合征（MERS）、腺病毒肺炎、衣原体肺炎、支原体肺炎等疾病进行鉴别诊断。鉴别诊断主要依靠病原学检查。

【预后】

人感染 H7N9 禽流感重症患者预后差。影响预后的因素可能包括患者年龄、基础疾病、并发症等。

【治疗】

（一）隔离治疗

对疑似病例和确诊病例应尽早隔离治疗。

（二）对症治疗

可吸氧，根据缺氧程度可采用鼻导管、开放面罩及储氧面罩进行氧疗。高热者可进行物理降温或应用退热药物。咳嗽咳痰严重者可给予复方甘草片、盐酸氨溴索、乙酰半胱氨酸、可待因等止咳祛痰药物。

（三）抗病毒治疗

应尽早应用抗流感病毒药物。

1. 抗病毒药物使用原则

（1）在使用抗病毒药物之前应留取呼吸道标本。

（2）抗病毒药物应尽量在发病48小时内使用。重点在以下人群中使用：

1）人感染高致病性禽流感病例。

2）甲型流感病毒抗原快速检测阳性的流感样病例。

3）甲型流感病毒抗原快速检测阴性或无条件检测的流感样病例，具有下列情形者，亦应使用抗病毒药物。

A. 与疑似或确诊病例有密切接触史者（包括医护人员）出现流感样症状。

B. 聚集性流感样病例。

C.1 周内接触过禽类的流感样病例。

D. 有慢性心肺疾病、高龄、妊娠等情况的流感样病例。

E. 病情快速进展及临床上认为需要使用抗病毒药物的流感样病例。

F. 其他不明原因的肺炎病例。

（3）对于临床认为需要使用抗病毒药物的病例，即使发病超过48小时也应使用。

2. 神经氨酸酶抑制剂

（1）奥司他韦（oseltamivir）：成人剂量 75mg 每日 2 次，疗程 5～7 天，重症病例剂量可加倍，疗程可延长一倍以上。1 岁及以上年龄的儿童患者应根据体重给药：体重不足 15kg 者，予 30mg 每日 2 次；体重 15～23kg 者，予 45mg 每日 2 次；体重不足 23～40kg 者，予 60mg 每日 2 次；体重大于 40kg 者，予 75mg 每日 2 次。对于吞咽胶囊有困难的儿童，可选用奥司他韦混悬液。

（2）帕拉米韦（peramivir）：重症病例或无法口服者可用帕拉米韦氯化钠注射液，成人用量为 300～600mg，静脉滴注，每日 1 次，1～5 天，重症病例疗程可适当延长。目前，临床应用数据有限，应严密观察不良反应。

（3）扎那米韦（zanamivir）：成人及 7 岁以上青少年每日 2 次，间隔 12 小时，每次 10mg（分两次吸入）。

（四）中医药辨证论治

（1）疫毒犯肺，肺失宣降证（疑似病例或确诊病例病情轻者）

症状：发热，咳嗽，少痰，头痛，肌肉关节疼痛。舌红苔薄，脉数滑。舌红苔薄，脉滑数。

治法：清热解毒，宣肺止咳。

参考处方和剂量：银翘散合白虎汤。

金银花 30g、连翘 15g、炒杏仁 15g、生石膏 30g、知母 10g、桑叶 15g、芦根 30g、青蒿 15g、黄芩 15g、生甘草 6g，水煎服，每日 1～2 剂，每 4～6 小时口服一次。

加减：咳嗽甚者加枇杷叶、浙贝母。

中成药：可选择疏风解毒胶囊、连花清瘟胶囊、金莲清热泡腾片等具有清热解毒，宣肺止咳功效的药物。

中药注射液：痰热清注射液、喜炎平注射液、热毒宁注射液、血必净注射液、参麦注射液。

（2）疫毒壅肺，内闭外脱证（临床表现高热、急性呼吸窘迫综合征、感染性休克等患者）

症状：高热，咳嗽，痰少难咳，憋气，喘促，咯血或见咳吐粉红色泡沫痰，伴四末不温，四肢厥逆，躁扰不安，甚则神昏谵语。舌暗红，脉沉细数或脉微欲绝。

治法：解毒泻肺，益气固脱。

参考处方和剂量：宣白承气汤合参萸汤。

生大黄 10g、全瓜蒌 30g、炒杏仁 10g、炒葶苈子 30g、生石膏 30g、生栀子 10g、虎杖 15g、莱菔子 15g、山萸肉 15g、西洋参 15g，水煎服，每日 1～2 剂，每 4～6 小时口服或鼻饲一次。

加减：高热、神志恍惚甚至神昏谵语者，上方送服安宫牛黄丸；肢冷、汗出淋漓者加炮附子、煅龙骨、煅牡蛎。

中成药：可选择参麦注射液、参附注射液、痰热清注射液、血必净注射液、喜炎平注射液、热毒宁注射液。

（3）以上中药汤剂、中成药和中药注射液不作为预防使用，应早期使用中西医结合治疗。

（五）加强支持治疗和预防并发症

注意休息、多饮水、增加营养，给予易消化的饮食，维持水电解质平衡。如出现明显低钠血症，应积极补充氯化钠。对于低钾血症，应给予氯化钾、门冬氨酸钾等补钾治疗。需密切观察病情，监测并预防并发症。抗菌药物应在明确继发细菌感染时或有充分证据提示继发细菌感染时使用。

（六）重症病例的治疗

对出现呼吸功能障碍者给予吸氧及其他相应呼吸支持，发生其他并发症的患者应积极采取相应治疗。

1. 氧疗 患者病情出现下列情况之一，应进行氧疗。

（1）$SpO_2 < 92\%$。

（2）平卧位时，患者呼吸频率增快（呼吸频率 > 24 次 / 分），呼吸困难或窘迫。

2. 机械通气 患者经氧疗（双腔鼻管或面罩吸氧，氧流量 5L/min）2 小时，SpO_2 仍 ≤ 92% 或呼吸困难、呼吸窘迫改善不明显时，应进行机械通气治疗。重症患者病情进展迅速，可较快发展为 ARDS。在需要机械通气的重症病例，可参照 ARDS 机械通气的原则进行治疗。ARDS 治疗中可发生纵隔气肿、呼吸机相关肺炎等并发症，应当引起注意。

（1）无创正压通气：出现呼吸窘迫和（或）低氧血症、氧疗效果不佳的患者，可早期尝试使用无创通气，推荐使用口鼻面罩。如果重症病例经无创通气治疗效果欠佳，需及早考虑实施有创通气。

（2）有创正压通气：给予患者规范无创通气治疗 2 小时后，出现下列情况之一，应及时改行有创正压通气。

1）氧合指数（OI）仍小于 150。

2）呼吸困难或窘迫改善不明显。

3）影像学检查显示病变进展迅速。

（七）转科或出院标准

（1）因基础疾病或合并症较重，需较长时间住院治疗的患者，待人感染 H7N9 禽流感病毒核酸检测连续 2 次阴性后，可转出隔离病房进一步治疗。

（2）体温正常，临床症状基本消失，呼吸道标本人感染 H7N9 禽流感病毒核酸检测连续 2 次阴性，可以出院。

案例 2-17[诊断与治疗]

[诊断依据]

（1）病史特点：患者男性，发热 1 周，呼吸费力 2 天。

（2）体格检查：呼吸急促 35～45 次 / 分，面罩给氧 SpO_2 89%；两下肺可闻及干湿啰音。

（3）实验室检查：血常规示血细胞总数 4.5×10^{12}/L，N 0.72，L 0.052，血小板 36×10^9/L；胸部 CT 示两肺大片渗出，两下肺实变，少量胸腔积液，较当地胸部 CT（20 小时前）病情进展迅速；咽拭子检测 H7N9 病毒核酸阳性。

该患者确诊为 H7N9 高致病性禽流感。

[治疗] 入院后给予奥司他韦 150mg，每天 2 次口服，无创呼吸机辅助呼吸，降温、补液、补充足够能量及维生素，静脉注射丙种球蛋白及中药辅助治疗后病情逐渐好转，3 周后病情基本痊愈，病毒检查 3 次阴性出院。

【预防】

目前尚无有效预防措施，疫苗尚在研制中。

复习要点

1. 高致病性禽流感定义 是由禽甲型流感病毒某些亚型的毒株引起人的急性呼吸道传染病。病情轻重不一，严重者可致败血症、休克、多器官功能衰竭及 Reye 综合征等多种并发症而致人死亡。近年来相继有 H5N1、H9N2、H7N7 及 H7N9 等亚型感染人类的报道。

我国 2004 年 12 月 1 日开始实施的新《中华人

民共和国传染病防治法》已将人感染高致病性禽流感列入乙类传染病进行管理，并规定按甲类传染病的预防措施处理。

2. 流行病学特点

（1）传染源：病禽和带病毒禽类为最危险的传染源。

（2）传播途径：主要经呼吸道传播。密切接触感染家禽的分泌物和排泄物、受病毒污染的物品和水、直接接触病毒毒株等也可被感染。不排除有限的非持续的人传人。

（3）易感人群：从事家禽养殖业者及其同地居住的家属、在发病前1周内到过家禽饲养、销售及宰杀等场所者（尤其为老年人）、接触禽流感病毒感染材料的实验室工作人员、与禽流感患者有密切接触的人员为高危人群。

3. 临床表现 高致病性禽流感的潜伏期一般为1～7天，通常为3～4天。不同亚型的禽流感病毒感染人类后可引起不同的临床症状。

患者急性起病，早期表现类似普通型流感。其主要为发热，多持续在39℃以上，可伴有流涕、鼻塞、咳嗽、咽痛、头痛、肌肉酸痛和全身不适。重症患者高热不退，病情发展迅速，多在发病3～7天出现重症肺炎、急性呼吸窘迫综合征、肺出血、胸腔积液、全血细胞减少、多器官功能衰竭、休克及 Reye 综合征等多种并发症。

4. 实验室检查特点

（1）血常规：白细胞总数一般不高或降低。重症患者多有白细胞总数及淋巴细胞减少，可有血小板降低。

（2）血生化检查：多有肌酸激酶、乳酸脱氢酶、谷草转氨酶、谷丙转氨酶升高，C反应蛋白升高，肌红蛋白可升高。

（3）呼吸道分泌物病毒核酸检测阳性。

（4）动态检测急性期和恢复期双份血清禽流感病毒特异性抗体水平呈4倍或以上升高。

（5）胸部影像学检查：人感染禽流感病毒的病例发生肺炎时肺部出现不同范围的片状影像。影像学的病变严重程度与临床表现基本一致。本病进展迅速，多数病例在初次影像检查时即表现为重症肺炎。

5. 诊断依据 根据流行病学接触史、临床表现及实验室检查结果，可做出人感染高致病禽流感的诊断。

诊断标准。

（1）疑似病例：符合上述临床表现，甲型流感病毒抗原阳性或有流行病学史。

（2）确诊病例：符合上述临床表现或有流行病学接触史，并且呼吸道分泌物标本中分离出高致病禽流感病毒或高致病禽流感病毒核酸检测阳性，或动态检测双份血清高致病禽流感病毒特异性抗体水平呈4倍或以上升高。

（3）重症病例：符合下列任一条标准，即诊断为重症病例。

1）X线胸片显示为多叶病变或48小时内病灶进展 > 50%。

2）呼吸困难，呼吸频率 > 24次/分。

3）严重低氧血症，吸氧流量在3～5L/min条件下，患者 $SpO_2 \leq 92\%$。

4）出现休克、ARDS 或 MODS（多器官功能障碍综合征）。

易发展为重症的危险因素包括以下六种：

1）年龄 > 60岁。

2）合并严重基础病或特殊临床情况，如心脏或肺部基础疾病、高血压、糖尿病、肥胖、肿瘤及免疫抑制状态者、孕妇等。

3）发病后持续高热（T > 39℃）3天及3天以上。

4）淋巴细胞计数持续降低。

5）CRP、LDH 及 CK 持续增高。

6）胸部影像学提示肺炎。

出现以上任一条情况的患者，可能进展为重症病例或出现死亡，应当高度重视。

6. 治疗原则

（1）隔离治疗：对疑似病例和确诊病例应尽早隔离治疗。

（2）对症治疗：可吸氧，根据缺氧程度可采用鼻导管、开放面罩及储氧面罩进行氧疗。高热者可进行物理降温或应用退热药物。咳嗽咳痰严重者可给予复方甘草片、盐酸氨溴索、乙酰半胱氨酸、可待因等止咳祛痰药物。

（3）抗病毒治疗，应尽早应用抗流感病毒药物。

习题精选

2-54 人感染禽流感的潜伏期一般（　　）

    A. 1～7天　　　　　　　B. 7～9天

    C. 9～11天　　　　　　 D. 10天以上

2-55 人禽流感的传播途径包括（　　）

    A. 呼吸道

    B. 密切接触感染的家禽分泌物和排泄物

    C. 接触受病毒污染的物品和水

    D. 以上都是

2-56 禽流感病毒对热比较敏感，但对低温抵抗力较强，100℃加热____分钟可以灭活。

    A. 1　　　　　　　　　　B. 2

　　　C. 3　　　　　　　　　　　　　D. 4

2-57　农民自家小规模饲养禽类,预防禽流感应（　　）

　　　A. 保持禽舍清洁卫生，定期对禽舍进行消毒

　　　B. 自觉接受动物防疫部门监督监测

　　　C. 定期注射禽流感疫苗

　　　D. 以上都是

2-58　高致病性禽流感病毒一年四季均可流行，但在哪两个季节容易流行（　　）

　　　A. 春季和秋季　　　　　　　B. 冬季和春季

　　　C. 秋季和冬季　　　　　　　D. 夏季和秋季

2-59　发现不明原因的病死家禽和飞禽正确的处理方法是（　　）

　　　A. 煮熟食用

　　　B. 随便乱丢

　　　C. 深埋或焚烧且对环境消毒

　　　D. 腌制食用

2-60　对禽流感病毒有杀灭作用的化学药品有（　　）

　　　A. 甲醛　　　　　　　　　　B. 含氯石灰

　　　C. 84 消毒液　　　　　　　　D. 以上都是

2-61　下列选项中是禽流感病原传播主要来源的是（　　）

　　　A. 野鸟　　　　　　　　　　B. 家禽

　　　C. 家畜　　　　　　　　　　D. 野生兽

（李　骥）

第三章 细菌感染

第一节 猩红热

 重要知识点

掌握 A 群 β 型溶血性链球菌病原学特点与致病力的关系、临床表现、诊断依据和病原学治疗。熟悉流行病学、发病机制和鉴别诊断。

案例 3-1

患者，女性，11 岁，学生。因"发热 2 天，皮疹 1 天"于 1 月 30 日入院。

患者 2 天前发热，体温最高 38.8℃，伴咽部不适，未治疗。1 天前出现红色细小丘疹，伴痒感，皮疹自颈部及耳后开始，逐渐蔓延至全身。

体格检查：T 39.5℃，P 110 次 / 分，R 20 次 / 分，BP 120/70mmHg，神志清醒，面部无皮疹，口唇周围发白，可见口周苍白圈，舌呈草莓舌，咽充血、双侧扁桃体 I 度肿大，未见分泌物，颈部及躯干、四肢可见弥漫分布的红色细小皮疹，心肺未见异常。

实验室检查：血 WBC16.3×10⁹/L，N 0.89。

[问题]

1. 该患者最可能的诊断是什么？
2. 该患者确定诊断需哪些辅助检查？
3. 该患者如何治疗？

猩红热（scarlet fever）是 A 群 β 型溶血性链球菌引起的急性呼吸道传染病。其临床特征为发热、咽峡炎、全身弥漫性鲜红色皮疹和草莓舌。少数患者病后可出现变态反应性心、肾、关节损害。

【病原学】

链球菌按其细菌壁所含多糖类抗原的不同，分为 A～H，K～V 20 个群。引起猩红热的链球菌是 A 群 β 型溶血性链球菌，也称化脓链球菌。直径为 0.6～1.0μm，有荚膜，无鞭毛、芽孢，在血液培养基上生长良好，并产生完全（β 型）溶血。该菌对热及化学消毒剂均很敏感，60℃ 30 分钟内即死亡。病原菌在痰和渗出物中可存活数周之久。

A 群 β 型链球菌的致病力与菌体成分及其产生的毒素和酶均有关。

1. 菌体成分

（1）细菌荚膜：在菌体的最外层，具有抗吞噬的作用。

（2）细胞壁

1）M 蛋白：A 群有 M、R、T、S 四种表面抗原，根据 M 蛋白抗原特异性可将 A 群链球菌分为 150 个型。M 蛋白是 A 群 β 型链球菌的主要致病因子，除具有抗吞噬作用外，对中性粒细胞和血小板有免疫毒性作用，并可使细菌具有黏附上呼吸道黏膜上皮的能力。

2）脂壁酸：对生物膜有较高的亲和力，有助于链球菌黏附于人的上皮细胞。

2. A 群 β 型链球菌产生的毒素

（1）致热性外毒素：即红疹毒素，链球菌能产生 A、B、C 三种抗原性不同的致热性外毒素，其抗体无交叉保护力，可致发热和猩红热皮疹，并能抑制吞噬系统和 T 细胞的功能。

（2）溶血素：可分为 O 和 S 两种溶血素，对白细胞和血小板均有损伤作用。

3. A 群 β 型链球菌产生的酶

（1）链激酶：又称为溶纤维蛋白酶，可使血浆蛋白酶原变为血浆蛋白酶，然后溶解血块并阻止血浆凝固，有利于细菌在组织内扩散。

（2）透明质酸酶：又称为扩散因子，能溶解组织间的透明质酸，有利于细菌在组织内扩散。

（3）链道酶：又称为脱氧核糖核酸酶，能裂解具有高黏稠度的 DNA，从而破坏宿主的组织和细胞。

（4）其他：此外尚有烟酰胺腺嘌呤二核苷酸酶、淀粉酶、酯酶等。

【流行病学】

（一）传染源

患者和带菌者是主要传染源。A 群 β 型溶血性链球菌引起的咽峡炎患者，排菌量大且不易被重视，是重要的传染源。

（二）传播途径

本病主要经空气飞沫传播，也可经皮肤创伤或产妇产道引起外科型猩红热或产科型猩红热。

（三）易感人群

本病人群普遍易感。感染后抗体可产生抗菌免疫和抗毒免疫。抗菌免疫主要来自抗 M 蛋白的抗体，具有型特异性，可抵抗同型菌的侵犯，但对不同型的链球菌感染无保护作用。抗毒免疫是指机体产生的抗红疹毒素抗体，免疫力较持久，但若感染另一种红疹毒素的 A 群溶血性链球菌仍可再次发病。

（四）流行特点

本病多见于温带地区，寒带和热带少见。全年均可发生，但冬春季多，夏秋季少。可发生于任何年龄，以儿童最为多见。

【发病机制与病理解剖】

A 群 β 型溶血性链球菌多由呼吸道侵入，M 蛋白和脂壁酸可使细菌易于黏附在黏膜上皮，在咽部产生急性咽峡炎和扁桃体炎。通过 M 蛋白和细菌荚膜抵抗机体吞噬细胞的作用，在链激酶、透明质酸酶等作用下，使局部炎症通过淋巴管或组织间蔓延，引起扁桃体周围脓肿、鼻窦炎、中耳炎、乳突炎、颈部淋巴结炎和蜂窝织炎。

链球菌产生的红疹毒素进入血液循环后，引起全身毒血症表现，如发热、头痛、食欲缺乏等，并可使皮肤血管充血、水肿、上皮细胞增殖、白细胞浸润，形成典型的猩红热样皮疹。最后表皮死亡而脱落，形成脱屑。肝、脾、淋巴结等器官常有不同程度的充血及脂肪变性。心肌可有混浊肿胀和变性，严重者坏死。肾脏常呈间质性炎症。

部分患者在病程第 2、3 周出现变态反应性变化，主要见于心、肾及关节滑囊浆液性炎症。

【临床表现】

潜伏期为 1～7 天，一般为 2～3 天。

（一）普通型

在流行期间大多数患者属于此型。本型起病多急骤，以发热、咽峡炎和皮疹为主要临床表现。

1. 发热　多为持续性，伴有头痛、食欲缺乏和全身不适等全身中毒症状。热度的高低和持续时间与皮疹的轻重及变化一致。

2. 咽峡炎　表现为咽痛、局部充血并可有脓性渗出物，颌下及颈淋巴结呈非化脓性炎症改变。

3. 皮疹　发热后 24 小时内开始发疹，始于耳后、颈部及上胸部等处，24 小时内布满全身。典型皮疹表现为在全身皮肤充血发红的基础上散布着密集均匀的红色细小丘疹，压之暂呈苍白色，触之似砂纸，伴有痒感。面部潮红，不见皮疹，口唇周围发白，

形成口周苍白圈。皮疹在腋窝、肘窝、腹股沟等皮肤皱褶处更密集，常伴有皮下出血，形成紫红色线条，称为帕氏线（Pastia 线）。多数情况下，皮疹于 48 小时达高峰，然后按出疹顺序消退，2～3 天内退尽，重者可持续 1 周。疹退后皮肤按出疹顺序脱屑，脱屑的程度与皮疹的轻重一致，轻者呈糠屑状，重者可呈片状。颈、躯干常为糠屑状，手掌、足掌、指（趾）处可呈套状。

发疹同时可出现舌覆白苔，舌乳头红肿，凸出于白苔之外，以舌尖及边缘处显著，称为草莓舌。2～3 天后白苔开始脱落，舌面光滑呈肉红色，乳头仍凸起，称为杨梅舌。

（二）脓毒型

脓毒型主要表现为咽部严重的化脓性炎症、坏死及溃疡，渗出物多时形成脓性假膜。常可波及邻近组织，形成化脓性中耳炎、鼻窦炎、乳突炎及颈淋巴结炎等。亦可侵入血流引起败血症或迁徙性化脓性病灶。

（三）中毒型

全身毒血症状明显，表现为高热、头痛、剧烈呕吐，甚至神志不清，出现中毒性心肌炎及感染性休克。咽峡炎不重，但皮疹很明显，可为出血性。但若发生休克，则皮疹常变成隐约可见。本型病死率高，目前少见。

（四）外科型

外科型包括产科型，病原菌从伤口或产道侵入而致病，故没有咽峡炎。皮疹首先出现在伤口周围，然后向全身蔓延。一般症状较轻，预后较好。可从伤口分泌物中培养出病原菌。

【实验室检查】

1. 血象　白细胞总数升高可达 $(10～20)×10^9/L$，中性粒细胞在 80% 以上。

2. 血清学检查　血清中抗链球菌溶血素 O 抗体效价 > 1：400 有诊断意义。还可用免疫荧光法检测咽拭子涂片进行快速诊断。

3. 病原学检查　咽拭子或其他病灶的分泌物培养 A 群 β 型溶血性链球菌。

案例 3-1[临床特点]

1. 流行病学资料　患者为儿童，在冬季发病。
2. 临床表现　发热 1 天出现皮疹，皮疹为红色细小丘疹伴痒感，自颈部及耳后开始，弥漫分布，伴咽峡炎。

3. 体格检查　面部无皮疹；口周苍白圈，草莓舌，咽充血、双侧扁桃体Ⅰ度肿大。

4. 实验室检查　血白细胞和中性粒细胞计数明显升高。

该患儿应怀疑猩红热普通型。需做血清中抗链球菌溶血素O抗体和咽拭子分泌物细菌培养以明确诊断。

【诊断】

与猩红热或咽峡炎患者有接触史者，临床表现为急性发热、咽峡炎、猩红热样皮疹、疹退后有脱屑。实验室检查：白细胞数高达（10～20）×10⁹/L，中性粒细胞在80%以上。咽拭子、脓液培养获得A群β型溶血性链球菌为确诊依据。

> **案例 3-1[诊断]**
> （1）血清中抗链球菌溶血素O抗体效价为1：800。
> （2）咽拭子分泌物细菌培养出A群β型溶血性链球菌。
> 初步诊断：猩红热普通型

【鉴别诊断】

（一）其他咽峡炎

出疹前咽峡炎与其他细菌引起的急性咽峡炎无法区别。白喉患者的咽峡炎比猩红热轻，假膜坚韧不易抹掉。

🌸 **温馨提示**

猩红热与白喉可合并存在，应仔细进行细菌学检查。

（二）其他发疹性疾病

猩红热皮疹与其他发疹性疾病的鉴别要点如下：

1. 麻疹　有明显的上呼吸道卡他症状。皮疹一般在第4天出现，大小不等，形状不一，呈暗红色斑丘疹，皮疹之间有正常皮肤，面部皮疹多。

2. 风疹　起病第1天即出皮疹。开始呈麻疹样，第2天躯干部增多且可融合成片，类似猩红热，但无弥漫性皮肤潮红，此时四肢皮疹仍为麻疹样，面部皮疹与身上一样多，皮疹于发病3天后消退，无脱屑。咽部无炎症，耳后淋巴结常肿大。

3. 药疹　有用药史。皮疹分布不均匀，常呈多样化表现，无其他猩红热特征，通常药停疹退。

4. 金黄色葡萄球菌感染　有些金黄色葡萄球菌能产生红疹毒素，也可引起猩红热样皮疹，但皮疹消退快，退疹后无脱屑。鉴别主要靠细菌培养。

🌸 **温馨提示**

由于金黄色葡萄球菌感染病情重、进展快，故应提高警惕，仔细鉴别。根据药敏试验给予抗生素治疗。

【治疗】

（一）一般治疗

急性期卧床休息，呼吸道隔离。

（二）病原治疗

目前，多数A群链球菌对青霉素仍较敏感，首选青霉素治疗。普通型成人患者每次80万U，每天2～4次，儿童每天2万～4万U/kg，分2～4次肌内注射或静脉滴注，连用5～7天。80%左右的患者24小时内即可退热，4天左右咽峡炎消失、皮疹消退。脓毒型或中毒型患者应加大剂量，成人每日800万～2000万U，儿童，每天10万～20万U/kg，分2～3次静脉滴注，连用10天或热退后3天。对青霉素过敏者，可用红霉素，每天20～40mg/kg，分3～4次口服。亦可选用林克霉素、第一代或第二代头孢菌素。

（三）对症治疗

若发生感染中毒性休克，要积极补充血容量，纠正酸中毒，给予血管活性药物等。对已化脓的病灶，必要时切开引流。

> **案例 3-1[治疗]**
> 1. 一般治疗　卧床休息，呼吸道隔离。
> 2. 病原治疗　患儿青霉素皮试阴性，首选青霉素治疗，疗程为7天。

【预防】

（一）控制传染源

对患者及接触者应进行呼吸道隔离。儿童机构发生猩红热患者时，应严密观察接触者（包括儿童及工作人员）7天，认真进行晨间检查，有条件可做咽拭子培养。治疗7天以上，咽拭子培养3次阴性且无化脓性并发症出现，方可解除隔离。收治患者时应按入院先后进行隔离。咽拭子培养持续阳性者应延长隔离期。

（二）切断传播途径

本病流行时应避免到公共场所活动。接触患者应戴口罩。患者的分泌物应随时消毒。

（三）保护易感人群

目前无疫苗。

复习要点

1. 病原学 引起猩红热的链球菌是 A 群 β 型溶血性链球菌，也称化脓链球菌。A 群 β 型链球菌的致病力与菌体成分及其产生的毒素和酶均有关。

2. 流行病学 患者和带菌者是主要传染源。主要经空气飞沫传播。本病多见于温带地区，冬春季多发，儿童最为常见。

3. 临床表现 普通型，以发热、咽峡炎和皮疹为主要临床表现。脓毒型、中毒型和外科型。

4. 实验室检查 血常规示白细胞总数升高，可达 $(10 \sim 20) \times 10^9/L$，中性粒细胞在 80% 以上。血清中抗链球菌溶血素 O 抗体效价 > 1 ： 400 有诊断意义。咽拭子或其他病灶的分泌物培养 A 群 β 型溶血性链球菌为确诊依据。

5. 诊断与鉴别诊断 流行病学治疗、临床表现和实验室检查。应与其他咽峡炎和发疹性疾病鉴别。

6. 治疗 病原治疗首选青霉素。

习题精选

3-1 猩红热的传播方式是（ ）
  A. 呼吸道传播　　B. 消化道传播
  C. 血液传播　　D. 虫媒传播
  E. 母婴传播

3-2 临床上猩红热和麻疹鉴别诊断最有意义的是（ ）
  A. 患者年龄　　B. 体温高低
  C. 咽部充血　　D. 头痛和全身酸痛
  E. 出疹时间和皮疹特点

3-3 猩红热病原治疗首选药物是（ ）
  A. 氯霉素　　B. 红霉素
  C. 青霉素　　D. 四环素
  E. 喹诺酮类

3-4 猩红热实验室诊断中最有意义的是（ ）
  A. 白细胞总数升高
  B. 中性粒细胞升高
  C. 咽拭子或其他病灶的分泌物培养出病原菌
  D. 血清中抗链球菌溶血素 O 抗体效价 > 1 ： 400
  E. 免疫荧光法检测咽拭子涂片阳性

3-5 A 群 β 型链球菌的致病力与下列物质有关系的是（ ）
  A. M 蛋白　　B. 脂壁酸
  C. 红疹毒素　　D. 链激酶
  E. 以上都是

（程明亮）

第二节 流行性脑脊髓膜炎

 重要知识点

了解流行性脑脊髓膜炎的病原学；掌握流行病学（传染源、传播途径及流行特点）；掌握临床表现、分期、分型和诊断；了解鉴别诊断要点；掌握主要治疗原则。

案例 3-2

患者，男性，10 岁。因"发热、头痛、呕吐 2 天，伴精神委靡 6 小时"于 12 月 8 日入院。

2 天前患者受凉后出现发热，体温 38.1℃，伴有鼻塞、咳嗽，无痰，无胸闷、胸痛。口服抗病毒冲剂治疗，病情无好转，体温逐渐升高至 40℃，伴头痛、呕吐。6 小时前出现精神委靡。既往体健。

体格检查：T 40.1℃，R 21 次/分，P 123 次/分，BP 110/70mmHg，体重 35kg，精神委靡，双侧瞳孔等大等圆。四肢可见散在瘀点，颈抵抗（+），凯尔尼格征和布鲁津斯基征（+）。

实验室检查：血 WBC $20 \times 10^9/L$，中性粒细胞 0.92，淋巴细胞 0.08，PLT $95 \times 10^9/L$。肝肾功能正常。胸片未见异常。

[问题]
1. 该患者的诊断是什么？
2. 还要进行哪些辅助检查？
3. 该患者如何治疗？

流行性脑脊髓膜炎（epidemic cerebrospinal meningitis）简称流脑，是由脑膜炎奈瑟菌（Neisseria meningitidis）引起的化脓性脑膜炎。其临床特征为突发高热、剧烈头痛、频繁呕吐、皮肤黏膜瘀点瘀斑及脑膜刺激征，脑脊液呈化脓性改变。严重者有败血症休克和脑实质损害，常危及生命。

温馨提示

脑膜炎奈瑟菌除主要引起流脑外，还可引起

肺炎、心包炎、全眼炎、关节炎等全身其他部位感染。

【病原学】

脑膜炎奈瑟菌又称脑膜炎球菌，属奈瑟菌属，为革兰阴性球菌，成双排列，呈肾形，直径0.6～0.8μm，有多糖荚膜，无芽孢，不活动（图3-2-1）。脑膜炎奈瑟菌为专性需氧菌，通常用血液琼脂和巧克力琼脂分离。荚膜多糖是分群的依据，可分为A、B、C、D、X、Y、Z、29E、W135、H、I、K、L 13个亚群。我国90%以上病例由A、B、C三群引起，以往大流行均由A群引起，B群和C群仅引起散发和小流行。本菌仅存在于人体，可从带菌者鼻咽部，患者的血液、脑脊液和皮肤瘀点中检出。本菌对寒冷和干燥极为敏感，且能形成自溶酶，在体外易自溶死亡，因此采集标本后需立即接种。

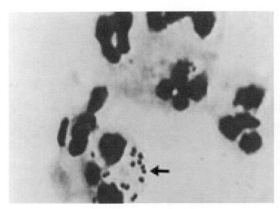

图 3-2-1　脑膜炎奈瑟菌

【流行病学】

1. 传染源　带菌者和患者是本病的传染源。本病隐性感染率高，流行期间人群带菌率可达50%以上，而患者治疗后细菌很快消失，因此带菌者作为传染源的意义更大。

2. 传播途径　脑膜炎奈瑟菌通过咳嗽、喷嚏等经飞沫由呼吸道直接传播。密切接触如怀抱、接吻等对2岁以下婴幼儿的发病有重要意义。

3. 人群易感性　人群普遍易感。人群感染后多数为无症状带菌者，仅1%出现典型临床表现。成人可经隐性感染逐渐获得免疫，6个月以内的婴儿可从母体获得抗体而很少发病，因此5岁以下尤其是6个月至2岁的婴幼儿发病率最高。感染后可对本群细菌产生持久免疫力，各群间有交叉免疫但不持久。

4. 流行特征　本病遍及全球。全年均可发病，但有明显季节性，多发生于11月至次年5月，3～4月为高峰。

🍁 温馨提示

我国自1985年为儿童普遍接种A群多糖疫苗以后，流脑发病率已明显降低，未再出现全国性大流行。

【发病机制】

脑膜炎奈瑟菌自鼻咽部侵入人体，如人体免疫力强，可迅速将细菌杀灭或成为带菌状态；若体内缺乏特异性杀菌抗体，细菌可从鼻咽部黏膜进入血液，发展为败血症，继而累及脑脊髓膜，形成化脓性脑脊髓膜炎。

脑膜炎奈瑟菌释放的内毒素是本病致病的重要因素。败血症期间，细菌侵袭皮肤血管内皮细胞，迅速繁殖并释放内毒素，作用于小血管和毛细血管，引起局部出血、坏死、细胞浸润及栓塞，临床出现皮肤黏膜瘀点或瘀斑。细菌在血液循环中大量繁殖，释放内毒素，使全身小血管痉挛，内皮细胞损伤，引起微循环障碍，导致感染性休克。此外，内毒素还可激活凝血系统，引起DIC及继发性纤溶亢进，进一步加重微循环障碍、出血和休克。

内毒素可破坏血脑屏障的毛细血管内皮细胞的紧密连接，使血脑屏障的完整性不复存在。血流中的大分子物质和吞噬细胞进入脑脊液，引起脑膜和脊髓膜化脓性炎症及颅内压升高，出现头痛、惊厥、昏迷等症状。严重脑水肿时脑组织可向小脑幕裂孔和枕骨大孔凸出而形成脑疝，迅速致死。

【病理解剖】

败血症期的主要病变为血管内皮损害，血管壁有炎症、坏死和血栓形成，同时血管周围有出血，皮肤、黏膜及浆膜也可有局灶性出血。心、肺、胃肠道和肾上腺也可有广泛出血，心肌炎和肺水肿亦颇为常见。脑膜炎期的病变部位以软脑膜和蛛网膜为主，表现为血管充血、出血、炎症和水肿，引起颅内压升高；大量纤维蛋白、中性粒细胞及血浆外渗，引起脑脊液浑浊。颅底部由于化脓性炎症的直接侵袭和炎症后粘连，可引起视神经、展神经、动眼神经或听神经等脑神经损害，出现相应症状。暴发型脑膜脑炎病变主要在脑实质，有明显的充血和水肿，颅内压显著升高，严重者发生脑疝。少数慢性患者由于脑室孔阻塞和脑脊液循环障碍而发生脑积水。

【临床表现】

潜伏期一般为2～3天。

1. 普通型　最常见，占全部病例的90%以上。临床上可分四期。

（1）前驱期（上呼吸道感染期）：可有低热、咽痛、鼻塞、咳嗽等上呼吸道感染症状，持续1～2天。多数患者并不产生任何症状。

（2）败血症期：患者突然寒战、高热，伴头痛、全身酸痛、食欲减退及神志委靡等毒血症状。幼儿则有哭闹、拒食、烦躁及惊厥等。约70%患者皮肤黏膜有瘀点或瘀斑，可分布于全身，直径1～10mm（图3-2-2、图3-2-3）。少数患者有脾大，关节痛。本期持续1～2天后可进入脑膜炎期，亦可终止于败血症期而无脑膜炎发生。

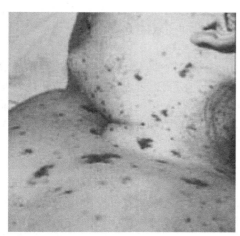

图3-2-2　面、颈、胸部皮肤瘀点、瘀斑

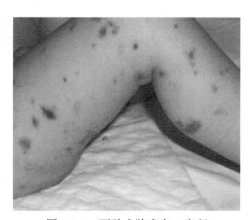

图3-2-3　下肢皮肤瘀点、瘀斑

（3）脑膜炎期：本期常同时有败血症存在。主要临床表现为剧烈头痛、频繁呕吐、烦躁不安以及颈项强直、凯尔尼格征和布鲁津斯基征阳性等脑膜刺激征，重者谵妄、神志障碍及抽搐。有些婴儿脑膜刺激征缺如，前囟未闭者可隆起，对诊断有重要意义，但应注意因呕吐失水反而出现前囟下陷。常在2～5天后进入恢复期。

（4）恢复期：经治疗后体温逐渐降至正常，意识及精神状态改善，皮肤黏膜瘀点、瘀斑吸收或结痂愈合。神经系统检查正常。一般在1～3周内痊愈。

2. 暴发型　少数患者起病急骤，病情凶险，若不及时抢救，常于24小时内死亡。儿童多见。

（1）暴发型休克型：除普通型败血症期表现外，常在短期内全身出现广泛瘀点、瘀斑，且迅速融合成大片，或继以大片中央坏死（图3-2-4）。循环衰竭是本型的主要表现，面色苍白、四肢厥冷、唇及指端发绀、皮肤花斑状、脉搏细速、血压下降、尿量减少，可有呼吸急促，易并发DIC。脑膜刺激征大都缺如，脑脊液大多澄清，细胞数正常或轻度升高。血及瘀点培养多为阳性。

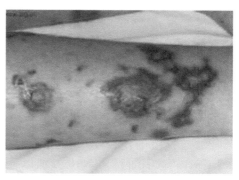

图3-2-4　大片状瘀斑

（2）暴发型脑膜脑炎：以脑实质严重损害为特征。患者高热、头痛、呕吐，意识障碍加深，迅速进入昏迷，惊厥频繁，锥体束征和脑膜刺激征阳性。严重者可发生脑疝。

🌿 **温馨提示**

暴发型脑膜脑炎常见的脑疝为天幕裂孔疝和枕骨大孔疝。天幕裂孔疝为颞叶的钩回或海马回嵌入天幕裂孔所致，压迫间脑及动眼神经，致使同侧瞳孔扩大，光反应消失，眼球固定或外展，对侧肢体轻瘫，继而出现呼吸衰竭。枕骨大孔疝时小脑扁桃体嵌入枕骨大孔内，压迫延髓，患者昏迷加深，瞳孔明显缩小或散大或忽大忽小，瞳孔边缘不齐，双侧肢体肌张力增高，呼吸不规则，点头样呼吸或潮式呼吸常提示呼吸即将停止。

（3）混合型：可同时或先后出现上述两型的临床表现，是本病最严重的一型。

3. 慢性脑膜炎奈瑟菌败血症　不多见，以成年患者为主。病程迁延数周甚至数月。临床表现为间歇性寒战、发热，每次历时12小时后缓解，相隔1～4天后再次发作。发热后常成批出现皮疹，以淡红色斑丘疹最常见，多见于四肢，热退后消退。

【并发症和后遗症】

1. 并发症

（1）继发感染：以肺炎最为常见，其他包括压疮、角膜溃疡和尿路感染等。

（2）化脓性迁徙性病变：包括全眼炎、中耳炎、化脓性关节炎、心内膜炎、心肌炎、脓胸、睾丸炎等。

（3）脑及周围组织因炎症或粘连引起的损害：包括动眼神经麻痹、视神经炎、听神经及面神经损害、失语、癫痫、脑积水等。

（4）变态反应疾病：可出现血管炎、关节炎或心包炎等。

2. 后遗症 可由任何并发症引起，常见者有失眠、耳聋、动眼神经麻痹、智力或性情改变、精神异常等。

🍁 **温馨提示**

经过早期抗菌药物治疗，流脑的并发症和后遗症均已极少见。

【实验室检查】

1. 血常规 白细胞总数明显增加，一般在 $20×10^9/L$ 左右，高者可达 $40×10^9/L$ 或以上。中性粒细胞在 80% ～ 90% 以上。有 DIC 者血小板减少。

2. 脑脊液检查 是明确诊断的重要方法。病初或休克型患者，脑脊液多无改变，应于 12 ～ 24 小时后再次检查，以免漏诊。典型脑膜炎期，压力高达 200mmH_2O 以上，外观浑浊，白细胞数明显升高至 $1000×10^6/L$ 以上，以中性粒细胞为主。蛋白含量显著增高，糖含量明显减少，氯化物降低。

🍁 **温馨提示**

脑脊液检查对于鉴别流脑、乙脑、结核性脑膜炎等中枢神经系统感染具有重要意义。

以下是常用的脑脊液检查的参考值：

（1）脑脊液压力参考值：侧卧位正常成人为 $0.78 ～1.76kPa$（$80 ～180mmH_2O$），儿童为 $0.39 ～ 0.98kPa$（$40 ～ 100mmH_2O$），婴儿为 $0.29 ～ 0.78kPa$（$30 ～ 80mmH_2O$）。

（2）细胞数参考值：成人 $(0 ～ 8)×10^6/L$；儿童 $(0 ～ 15)×10^6/L$。

临床意义：

1）化脓性脑膜炎细胞数显著增加，白细胞总数为 $(1000 ～ 20\,000)×10^6/L$，分类以中性粒细胞为主。

2）结核性脑膜炎细胞中度增加，很少超过 $1000×10^6/L$，中性粒细胞、淋巴细胞及浆细胞同时存在是本病的特征。

3）病毒性脑膜炎，细胞数仅轻度增加，一般不超过 $1000×10^6/L$，以淋巴细胞为主。

4）新型隐球菌性脑膜炎，白细胞数轻度增加，以淋巴细胞为主。

（3）蛋白定量参考值：$0.20 ～ 0.45g/L$（腰池）。

（4）葡萄糖参考值：$2.5 ～ 4.5mmol/L$（腰池）。

（5）氯化物参考值：$120 ～ 130mmol/L$（腰池）。

3. 细菌学检查

（1）涂片检查：用针尖刺破皮肤瘀点，挤出少许血液及组织液，涂片染色后镜检，阳性率高达 80% 以上。脑脊液沉淀涂片的阳性率为 60% ～ 70%，脑脊液不宜搁置太久，否则脑膜炎奈瑟菌易自溶而影响检出。

（2）细菌培养：应在使用抗生素前，取瘀斑组织液、血液或脑脊液培养，阳性率较低。若阳性应进行菌株分型和药敏试验。

4. 免疫学检查

（1）特异性抗原：敏感性和特异性均较高，用于早期诊断。检测患者血液和脑脊液中的特异性抗原，方法包括对流免疫电泳法、乳胶凝集试验、反向间接血凝试验、菌体蛋白协同凝聚试验、ELISA 或放射免疫法等。

（2）抗体检测：敏感性和特异性均较差，不能作为早期诊断方法。其主要包括间接血凝法、杀菌抗体试验、ELISA、放射免疫测定法等。如恢复期血清效价大于急性期 4 倍以上，则有诊断价值。

5. 分子生物学诊断 PCR 方法能早期检测血清、脑脊液中 A、B、C 群细菌的 DNA，血清阳性率约为 86%，脑脊液阳性率约为 92%，具有特异、敏感、快速的特点，可对细菌进行分型且不受抗生素影响。

案例 3-2[临床特点]

1. 流行病学资料 患者为儿童，在流脑的流行季节发病。

2. 临床表现 高热伴上呼吸道症状和头痛、呕吐、精神委靡；无昏迷、惊厥。

3. 体格检查 血液正常。双侧瞳孔等大等圆。四肢可见散在瘀点，颈抵抗 (+)，凯尔尼格征和布鲁津斯基征 (+)。

4. 实验室检查 血白细胞和中性粒细胞计数明显升高。

该患儿应怀疑流行性脑脊髓膜炎普通型。需做脑脊液常规、生化、细菌涂片、细菌培养以明确诊断。

【诊断与鉴别诊断】

（一）诊断

本病冬春季发病，1 周内有流脑患者密切接触史或当地有流脑的发生；儿童多见，大流行时成人亦不少见。突起高热、头痛、呕吐，伴神志变化，皮肤黏膜瘀点或瘀斑，脑膜刺激征阳性者，即可做出初步临床诊断。确诊有赖于脑脊液常规、生化检查及脑膜炎奈瑟菌的涂片和培养。免疫学及分子生物学检查有利于及早确立诊断。

（二）鉴别诊断

1. 其他细菌引起的化脓性脑膜炎、败血症或感染性休克 ①肺炎链球菌感染多见于成年人，大多继发于肺炎、中耳炎和颅脑外伤；②流感嗜血杆菌感染多见于婴幼儿；③金黄色葡萄球菌感染多继发于皮肤感染；④铜绿假单胞菌脑膜炎常继发于腰椎穿刺、麻醉、造影或手术后；⑤革兰阴性杆菌感染易发生于颅脑手术后。此外，上述细菌感染的发病均无明显季节性，以散发为主，无皮肤黏膜瘀点、瘀斑。确诊有赖于细菌学检查。

2. 结核性脑膜炎 无季节性。多有结核病史或密切接触史。起病缓慢，病程较长。有潮热、盗汗、消瘦等症状，神经系统症状出现晚，脑膜刺激征明显，无皮肤黏膜瘀点、瘀斑。脑脊液白细胞数较少且以单核细胞为主，蛋白明显增加，糖降低，氯化物明显减少；脑脊液涂片抗酸染色阳性。

3. 流行性乙型脑炎 儿童多见，常流行于夏秋季。突起高热、惊厥或抽搐、昏迷，无皮肤黏膜瘀点、瘀斑。脑脊液澄清，白细胞数很少超过 1000×10^6/L，早期以中性粒细胞为主，随后淋巴细胞增多。蛋白轻度增高，糖含量正常或稍高，氯化物正常。血液特异性IgM抗体阳性可助确诊。

4. 虚性脑膜炎 伤寒、大叶性肺炎等急性感染有严重毒血症时，可出现脑膜刺激征，但脑脊液除压力稍增高外，常规、生化及细菌学检查均正常。

> **案例 3-2[诊断]**
> 1. 脑脊液检查 压力 240mmHg，WBC 2600×10⁶/L，单核细胞12%，多核细胞88%，蛋白质3.3g/L，糖 0.8μmol/L，氯化物 91μmol/L。
> 2. 脑脊液沉淀涂片 检出脑膜炎奈瑟菌。脑脊液细菌培养阴性。
> 初步诊断：流行性脑脊髓膜炎。

【预后】

普通型如及时诊断，合理治疗则预后良好，多能治愈，并发症和后遗症少见。暴发型病死率较高，其中脑膜脑炎型及混合型预后更差，如不及时治疗可于24小时内危及生命。小于1岁的婴幼儿及老年人预后差。如能早期诊断，及时予以综合治疗，病死率可显著下降。

【治疗】

（一）普通型流脑的治疗

1. 病原治疗 一旦高度怀疑流脑，应在30分钟内给予细菌敏感并能透过血脑屏障的抗菌药物。

（1）青霉素：目前青霉素对脑膜炎奈瑟菌仍为一种高度敏感的杀菌药物。虽然青霉素不易透过血脑屏障，但加大剂量仍能在脑脊液中达到有效治疗浓度，治疗效果满意。剂量成人每天20万～40万U/kg，儿童每天10万～25万U/kg，分3次加入5%葡萄糖溶液内静脉滴注，疗程为5～7天。

> **温馨提示**
> 注射大剂量青霉素可致青霉素脑病，不能误认为病情加重。

（2）头孢菌素：第三代头孢菌素对脑膜炎奈瑟菌抗菌活性强，脑脊液内浓度高且毒性低。头孢噻肟钠，成人每天4～6g，儿童每天150mg/kg，分3～4次静脉快速滴注；头孢曲松，成人每天2～4g，儿童每天100mg/kg，每天1次静脉滴注。疗程为7天。

（3）氯霉素：易透过血脑屏障，脑脊液浓度为血浓度的30%～50%，除对脑膜炎球菌有良好的抗菌活性外，对肺炎球菌和流感嗜血杆菌也敏感，但需警惕其对骨髓造血功能的抑制，可用于青霉素过敏的患者。剂量：成人每天2～3g，儿童每天50mg/kg，分次加入葡萄糖液内静脉滴注，症状好转后改为肌内注射或口服，疗程为7天。

2. 一般对症治疗 早期诊断、就地住院、隔离治疗、密切监护是本病治疗的基础。高热时物理降温或小剂量安乃近肌内注射；头痛可酌情用可待因或阿司匹林；惊厥可用副醛0.2ml/kg肌内注射；如有颅内压升高，可用20%甘露醇1～2g/kg，儿童每次0.25g/kg，快速静脉滴注，根据病情4～6小时1次，可重复使用，应注意其对肾脏的损害。

（二）暴发型流脑的治疗

1. 休克型
（1）抗菌治疗：尽早应用抗菌药物，用法同前。
（2）迅速纠正休克
1）扩充血容量、纠正酸中毒：最初1小时内成人1000ml，儿童10～20ml/kg，快速静脉滴注。此后酌情使用晶体液和胶体液，24小时输入液量为2000～3000ml，儿童为50～80ml/kg，其中含钠液体应占1/2左右。用5%碳酸氢钠纠正酸中毒。
2）血管活性药物：在扩充血容量、纠正酸中毒的基础上，休克无明显好转，可应用血管活性药物。

多巴胺，剂量为每分钟 2～6µg/kg，根据治疗反应调整浓度和速度。山莨菪碱（654-2）每次 0.3～0.5mg/kg 静脉注射。重者可用 1mg/kg，每 10～15 分钟 1 次，直至血压上升，面色红润，四肢转暖，减少剂量，延长给药时间至停药。

（3）肾上腺糖皮质激素：短期应用，可减轻毒血症、稳定溶酶体、增强心肌收缩力及抑制血小板凝聚，有利于抗休克。氢化可的松成人每天 100～500mg，儿童 8～10mg/kg，休克纠正即停用，一般应用不超过 3 天。

（4）抗 DIC 治疗：如皮肤黏膜瘀点、瘀斑不断增加，且融合成片，并有血小板明显减少者，应及早应用肝素治疗，剂量每次 0.5～1mg/kg，加入 10% 葡萄糖溶液 100ml 内静脉滴注，4～6 小时可重复一次，使凝血时间维持在正常值的 2.5～3 倍，多数患者应用 1～2 次即可见效而停用。高凝状态纠正后，应输入新鲜血浆及应用维生素 K，以补充被消耗的凝血因子。

（5）保护重要脏器功能：注意监测脑、心、肝、肾、肺功能，根据病情对症处理。

🍁 **温馨提示**

感染性休克的具体治疗细节参见"感染性休克"一节。

2. 脑膜脑炎型

（1）尽早使用有效抗菌药物：用法同前。

（2）减轻脑水肿及防止脑疝：治疗的关键是早期发现颅内压升高，积极脱水治疗，预防脑疝及呼吸衰竭。20% 甘露醇用法同前。如症状严重，可交替加用 50% 葡萄糖溶液静脉注射，直到颅内高压症状好转，同时注意补充电解质。

（3）防治呼吸衰竭：保持呼吸道通畅，吸氧，给予洛贝林、尼可刹米等中枢呼吸兴奋剂，必要时气管插管，机械通气。

（4）亚冬眠疗法：主要用于高热、频繁惊厥以及有明显脑水肿或脑疝者。氯丙嗪和异丙嗪各 1～2mg/kg 肌内注射，间隔 4～6 小时肌内注射 1 次，共 3～4 次。安静后放冰袋于枕后、颈部、腋下及腹股沟，使体温迅速下降至 36℃左右。

案例 3-2[治疗]

按普通型流脑的治疗原则治疗：

1. 一般对症治疗　呼吸道隔离，密切监测生命体征。物理降温。20% 甘露醇 8.75g 快速静脉滴注降颅内压，根据病情 4～6 小时 1 次，可重复使用。

2. 病原治疗　患儿青霉素皮试阴性，使用 5% 葡萄糖液 100ml+ 青霉素 240 万 U 静脉滴注，每天 3 次，疗程为 7 天。

定期复查血常规和脑脊液检查以指导治疗。使用甘露醇应监测肾功能。

【预防】

（一）管理传染源

早期发现患者并就地隔离至症状消失后 3 天。密切观察接触者，应医学观察 7 天。

（二）切断传播途径

加强卫生宣传，搞好环境卫生，保持室内通风。流行期间应避免大型集会或集体活动，不要携带婴幼儿到公共场所，外出应戴口罩。

（三）保护易感人群

1. 疫苗预防　以 15 岁以下儿童为主要对象，新兵入伍及免疫缺陷人群均应注射。国内多年来应用脑膜炎球菌 A 群多糖菌苗，保护率达 90% 以上。剂量为 0.5ml，皮下注射 1 次，无明显不良反应。注射后约 2 周大多数受种者的体内可测出杀菌抗体，一般持续 2 年以上。

2. 药物预防　对密切接触者，除医学观察外，可用磺胺嘧啶或复方磺胺甲噁唑进行药物预防，剂量均为每天 2g，儿童 50～100mg/kg，连用 3 天。在流脑流行期间，凡具有：①发热伴头痛；②精神委靡；③急性咽炎；④皮肤、口腔黏膜出血等 4 项中 2 项者，可给予足量全程的磺胺药治疗，能有效地降低发病率和阻止流行。国外采用利福平或米诺环素进行预防，利福平每天 600mg，儿童 5～10mg/kg，分 2 次服用，连服 3 天。米诺环素 300mg/d，共 3 天。另外，头孢曲松、环丙沙星等也能起到良好的预防作用。

复习要点

1. 病原学　脑膜炎奈瑟菌又称脑膜炎球菌，属奈瑟菌属，为革兰阴性球菌。我国 90% 以上病例由 A、B、C 三群引起。

2. 流行病学　带菌者和患者是本病的传染源，带菌者作为传染源的意义更大。流脑主要通过咳嗽、喷嚏等经飞沫由呼吸道直接传播。5 岁以下尤其是 6 个月至 2 岁的婴幼儿发病率最高。有明显季节性，多发生于冬春季。

3. **发病机制与病理解剖** 鼻咽部感染，菌血症，脑脊髓膜化脓性炎症的过程。暴发型发病机制。

4. **临床表现** 普通型（四期）、暴发型（暴发型休克型和暴发型脑膜脑炎）和慢性脑膜炎奈瑟菌败血症。

5. **实验室检查** 血常规、脑脊液检查、细菌学检查和免疫学检查的特点。

6. **诊断与鉴别诊断** 流行病学治疗、临床表现和实验室检查。与其他细菌引起的化脓性脑膜炎、结核性脑膜炎、流行性乙型脑炎、虚性脑膜炎等鉴别。

7. **治疗** 普通型流脑的治疗：病原治疗（青霉素、第三代头孢菌素、氯霉素）和一般对症治疗。暴发型流脑（休克型和脑膜脑炎型）的抢救治疗。

8. **预防** 患者隔离、切断传播途径和菌苗注射及药物预防。

习题精选

3-6 患者，男性，7 岁。因"发热、头痛伴呕吐 1 天"于 11 月 20 日入院。体格检查：T 40 ℃，BP 50/30mmHg，浅昏迷，皮肤广泛的瘀点、瘀斑，融合呈大片，面色苍白，四肢发冷，颈抵抗可疑，布鲁津斯基征 (-)。血 WBC 22×10⁹/L，中性粒细胞 0.9，淋巴细胞 0.1。腰椎穿刺脑脊液检查：压力 290mmHg，WBC 1.08×10⁹/L，多核细胞 0.8，单核细胞 0.2，蛋白质 3.0g/L，糖 1.3μmol/L，氯化物 89μmol/L。

(1) 此患者最可能的诊断是（　　）
   A. 隐球菌性脑膜炎
   B. 流行性出血热
   C. 流行性脑脊髓膜炎普通型
   D. 流行性脑脊髓膜炎暴发型休克型
   E. 流行性脑脊髓膜炎暴发型脑膜脑炎

(2) 有助于确诊的检查为（　　）
   A. 血、脑脊液涂片找细菌＋培养
   B. 脑脊液常规检查
   C. 脊髓检查
   D. 头颅 CT
   E. 检测血清乙脑病毒特异性 IgM 抗体

(3) 下列处理不正确的是（　　）
   A. 大剂量青霉素治疗
   B. 甘露醇脱水
   C. 抗真菌治疗

   D. 补液抗休克、营养支持治疗
   E. 保持呼吸道通畅

3-7 患者，男孩，11 岁。发热，呕吐，腹泻 1 次，神志不清 1 天，于 7 月 3 日入院。发病前有不洁饮食史。体格检查：T 39.9 ℃，BP 60/45mmHg，神志不清，皮肤未见出血点，颈抵抗 (-)，凯尔尼格征 (-)，四肢发冷。血常规：WBC 20×10⁹/L，中性粒细胞 0.92，淋巴细胞 0.08。腰椎穿刺脑脊液检查：压力不高，WBC 8×10⁶/L，蛋白质、糖正常，氯化物 119μmol/L。

(1) 此患者最可能的诊断为（　　）
   A. 隐球菌性脑膜炎
   B. 流行性出血热
   C. 中毒性痢疾
   D. 流行性脑脊髓膜炎暴发型
   E. 流行性乙型脑炎

(2) 有助于确诊的检查为（　　）
   A. 血、脑脊液涂片找细菌＋培养
   B. 脑脊液常规检查
   C. 大便检查＋培养
   D. 检测血清乙脑病毒特异性 IgM 抗体
   E. 头颅 CT

(3) 下列处理不正确的是（　　）
   A. 抗结核治疗
   B. 甘露醇脱水
   C. 第三代头孢菌素抗感染治疗
   D. 营养支持治疗
   E. 保持呼吸道通畅

（程明亮）

第三节　伤寒、副伤寒

 重要知识点

掌握伤寒、副伤寒的临床表现、诊断依据和治疗原则；熟悉病原学、流行病学和预防；了解发病机制和鉴别诊断。

> **案例 3-3**
> 患者，男性，36 岁。因"发热 7 天"于 2005 年 6 月 30 日入院。
> 患者于 2005 年 6 月 23 日开始出现发热，体温高达 39℃，为持续性发热，无畏寒，曾在诊所

按"感冒"用头孢氨苄治疗 2 天，症状未见好转，体温升高至 40℃，来我院就诊收入院治疗。既往无饮酒史及肝病病史。

体格检查：T 39.4℃，P 78 次 / 分，R 20 次 / 分，BP 90/60mmHg，神志清醒，表情淡漠，皮肤、巩膜无黄染，腹部可见 5 个淡红色斑疹，直径约 3mm，压之褪色，无瘙痒。心肺未发现异常，腹平软，无压痛及反跳痛，肝肋下 1cm，质软、边钝，有轻压痛，脾肋下未触及，肝区无叩击痛，腹水征阴性，肠鸣音正常。

实验室检查：血常规示白细胞计数为 $3.1×10^9/L$，N 0.658，L 0.242，嗜酸粒细胞计数为 $0.005×10^9/L$。肝功能：ALT 206 U/L，AST 113U/L。乙肝病毒标志物阴性。

[问题]

1. 该患者最可能的诊断是什么？
2. 该患者确定诊断需哪些辅助检查？
3. 该患者可能会发生哪些主要并发症？

一、伤　寒

伤寒（typhoid fever）是由伤寒沙门菌（*Salmonella typhi*）引起的急性肠道传染病。其典型临床表现为持续发热、神经系统中毒症状、消化道症状，相对缓脉、玫瑰疹，肝脾肿大与白细胞减少等，可并发肠出血及肠穿孔等。

【病原学】

伤寒沙门菌属于沙门菌属 D 群，革兰染色阴性，呈短杆状，有鞭毛，无荚膜，不形成芽孢。长 2 ~ 3μm，宽 0.4 ~ 0.6μm。为需氧及兼性厌氧菌，运动活泼，可在普通培养基上生长，但在含有胆汁的培养基上生长更好。

伤寒沙门菌在自然界中生命力较强，水中存活 1 ~ 3 周，粪便中可存活 1 ~ 2 个月。耐低温，冰冻环境中可存活数月，但对光、热、干燥及消毒剂敏感，日光直接照射数小时、60℃ 15 ~ 30 分钟或煮沸后死亡。菌体裂解后可产生内毒素。

伤寒沙门菌具有三种主要抗原：菌体抗原（O 抗原）、鞭毛抗原（H 抗原）和表面抗原（Vi 抗原）。三种抗原可刺激机体产生相应的抗体。O 抗原及 H 抗原的抗原性较强，检测患者体内 O 抗体和 H 抗体可以辅助临床诊断。Vi 抗原性弱，产生的 Vi 抗体效价低、持续时间短，对本病的诊断帮助不大，但有助于发现带菌者，常用于流行病学调查。

【流行病学】

1. 传染源　患者或带菌者为伤寒的唯一传染源，患者在整个病程中均具传染性，尤以第 2 ~ 4 周传染性最强。病后 3 个月以上仍持续排菌者，称为慢性带菌者。原有胆石症或慢性胆囊炎等胆道系统疾病的患者容易变为慢性带菌者。慢性带菌者是伤寒的主要传染源。

2. 传播途径　伤寒沙门菌通过粪 - 口途径感染人体。水源污染是本病最重要的传播途径，常可引起暴发流行。食物污染是伤寒传播的主要途径，可引起食物型暴发流行。日常生活密切接触是伤寒散发流行的重要传播途径。苍蝇和蟑螂等媒介可机械性携带伤寒沙门菌引起散发流行。

3. 人群易感性　人群对伤寒沙门菌普遍易感。病后可获稳固持久的免疫力，再次患病者少见。伤寒和副伤寒之间没有交叉免疫力。

4. 流行特征　伤寒遍布于世界各地，以热带和亚热带地区多见；欧美等发达国家发病率稳定在低水平，但在发展中国家仍然是一种常见的传染病。全年均有发病，夏秋季节多见，发病高峰北方地区比南方地区迟 1 ~ 2 个月；病例以儿童和青壮年居多。近年出现 H_1 质粒介导的多重耐药性菌株的地方性流行。

【发病机制】

伤寒沙门菌随污染的水或食物进入胃内，突破胃酸屏障的残余细菌进入小肠，侵入肠黏膜，部分细菌被巨噬细胞吞噬并在其细胞质内繁殖，部分经淋巴管进入回肠集合淋巴结、孤立淋巴滤泡及肠系膜淋巴结中生长繁殖，然后由胸导管进入血流，形成第一次菌血症。此阶段相当于临床潜伏期。如果机体免疫力较强，细菌可被杀灭，而不发病；如果机体免疫力不足，细菌则随血流进入肝、脾、骨髓和淋巴结等单核吞噬细胞系统后继续大量繁殖，再次入血引起第二次菌血症，并释放强烈的、有致病性的内毒素，产生发热、全身不适等临床症状，出现皮肤玫瑰疹和肝脾肿大等体征。伤寒沙门菌继续随血流散播至肝、胆、脾、骨髓、肾和皮肤等全身各脏器，临床上处于初期和极期（相当于病程 1 ~ 3 周）。在胆道系统内大量繁殖的伤寒沙门菌随胆汁排到肠道，一部分随粪便排出体外，一部分经肠黏膜再次侵入肠壁淋巴结，使原先致敏的淋巴组织发生严重的炎症反应，引起坏死、脱落而形成溃疡，临床上处于缓解期（相当于病程的第 3 ~ 4 周）。在极期和缓解期，若坏死或溃疡的病变累及血管可引发肠出血；若溃疡穿透肌层和浆膜层则致肠穿孔。

伤寒沙门菌还可引起其他组织化脓性炎症，如骨髓炎、肾脓肿、胆囊炎、脑膜炎、心包炎等。随着机体免疫力的增强，伤寒沙门菌在血液和各个脏器中被清除，肠壁溃疡愈合，临床上处于恢复期（相当于病程的第5周）。

【病理改变】

伤寒的病理特征为全身单核-吞噬细胞的增生性反应，以回肠末端集合淋巴结和孤立淋巴滤泡最为显著。

病程第1周：肠道淋巴组织增生呈纽扣样突起。镜检可见有炎症细胞浸润，以巨噬细胞为主，而无中性粒细胞。巨噬细胞质内含有被吞噬的淋巴细胞、红细胞、伤寒沙门菌及坏死组织碎屑，又称伤寒细胞（图3-3-1）。多个伤寒细胞聚积成团形成伤寒小结或伤寒肉芽肿（图3-3-2），是本病的特征性病变，具有病理诊断意义。

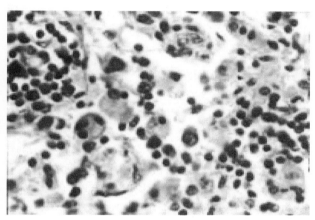

图3-3-1 伤寒细胞

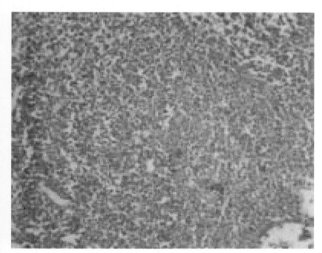

图3-3-2 伤寒小结

病程第2～3周：肿胀的淋巴结坏死。
病程第3～4周：坏死组织脱落形成溃疡。
病程第5周：溃疡逐渐愈合，不留瘢痕，不引

起肠道狭窄。

温馨提示

肠道病变不一定与临床病情的严重程度成正比。伴有严重毒血症的患者，尤其是婴儿，其肠道病变可能不明显；而毒血症轻微的患者也可发生肠出血或肠穿孔。

伤寒除肠道病变外，还可有肝脾大，镜检见肝、脾组织内有灶性坏死，伤寒小结形成。胆囊呈轻度炎症病变，重症患者有心、肺、脑等脏器的中毒性病变。

【临床表现】

潜伏期为3～60天，大多为7～14天，其长短与伤寒沙门菌的数量有关。

1. 典型伤寒 自然病程为4～5周，可分四期。

（1）初期：相当于病程第1周。多缓慢起病，发热是最早出现的症状，体温呈阶梯状上升，于5～7天达到39℃以上。发热前可有畏寒而少寒战，热退时出汗少，伴全身疲倦、乏力、头痛、食欲减退、腹痛、腹泻等表现。部分患者可触及肿大的肝脏和脾脏。

（2）极期：相当于病程第2～3周，出现伤寒特征性的临床表现。

1）持续高热：持续2周左右，免疫功能低下者可长达1～2个月，呈稽留热，但近年由于早期使用抗菌药物，使弛张热及不规则热增多，无明显寒战。

2）消化道症状：表现为食欲缺乏、腹胀、右下腹隐痛、腹泻或便秘。

3）神经系统中毒症状：患者表情淡漠，反应迟钝，耳鸣或听力减退。重者有谵妄、颈强直（虚性脑膜炎的表现）甚至昏迷。

4）相对缓脉：正常人体温每增高1℃，每分钟脉搏增加15～20次，而伤寒患者脉搏增快常与体温升高不一致，称为相对缓脉，并发中毒性心肌炎时相对缓脉不明显。

5）玫瑰疹：部分患者于病程7～14天出现淡红色斑丘疹，压之褪色，直径2～4mm，数量一般少于10个，主要分布在胸、腹及肩部，四肢罕见。多在2～4天内消退，不留痕迹。

6）肝脾大：大多数患者有轻度的肝脾大。

（3）缓解期：相当于病程第3～4周。体温逐步下降，神经、消化系统症状减轻，肿大的肝脾开始回缩。

温馨提示

缓解期时患者的症状明显减轻，但肠道病变仍处于溃疡期，如果此时过早停用抗菌药物或过早恢复正常饮食和活动量，容易发生肠出血或肠穿孔。

（4）恢复期：相当于第 5 周。体温正常，神经、消化系统症状消失，肝脾大小恢复正常。

2. 不典型伤寒

（1）轻型：全身毒血症状较轻，体温在 38℃左右，病程短，1 ～ 3 周即可痊愈。多见于儿童、发病早期使用有效抗菌药物治疗以及曾接受过伤寒菌苗预防接种的患者。

（2）暴发型：起病急，全身毒血症状严重，可出现超高热或体温不升，常并发循环衰竭、中毒性脑病、中毒性心肌炎、中毒性肝炎、肠麻痹等。

（3）迁延型：起病初期与典型伤寒相似，但发热持续不退，呈弛张热或间歇热，可迁延数月，肝脾大明显。常见于伴有慢性血吸虫病的伤寒患者。

（4）逍遥型：全身毒血症状轻，患者可照常生活、工作，不察觉患病。可因突发肠出血或有肠穿孔而被诊断。

🍁 温馨提示

轻型和逍遥型的共同点是起病时全身毒血症状均较轻，但轻型的肠道病变不严重，而逍遥型的肠壁淋巴组织有明显的炎症反应，可发生肠出血或肠穿孔。

3. 特殊人群的伤寒特点

（1）小儿伤寒：临床表现常不典型，年龄越小越不典型。起病急，呕吐和腹胀、腹泻等胃肠道症状及肝脾大明显。热型不规则，便秘较少，多数患儿无相对缓脉，玫瑰疹少见。外周血白细胞计数可不减少。常并发支气管炎或肺炎，肠出血和肠穿孔少见。

（2）老年伤寒：症状亦不典型。体温不高，虚弱明显，神经系统和心血管系统症状严重。易并发支气管肺炎与心功能不全，常有持续性的胃肠功能紊乱。病程迁延，恢复缓慢，病死率高。

🍁 温馨提示

由于小儿和老年伤寒临床症状不典型，容易误诊，故常需通过细菌学检查和血清学检查明确诊断。

4. 伤寒的复发与再燃

（1）复发：退热后 1 ～ 3 周临床症状再次出现，血培养再度阳性。复发与病灶内细菌未被完全清除，重新侵入血流有关，多见于抗菌治疗不充分的患者。复发多为 1 次，少数患者可有 2 次以上的复发。

（2）再燃：部分患者进入恢复期，体温尚未降至正常又再次升高，血培养再次阳性。可能与伤寒沙门菌菌血症尚未得到完全控制有关。

【并发症】

1. 肠出血 为常见的严重并发症，发生率为 2.4% ～ 15%，多见于病程第 2 ～ 3 周。常有饮食不当、活动过多、腹泻及排便用力过度等诱因。症状与出血量的大小有关，少量出血可无症状或仅有头晕、脉快，大量出血可发生失血性休克。

2. 肠穿孔 为最严重的并发症，发生率为 1.4% ～ 4%，多见于病程第 2 ～ 3 周，穿孔部位多发生在回肠末段。诱因与肠出血相同。穿孔前可有腹胀、腹泻或肠出血等前兆表现。临床表现为右下腹突然疼痛，伴恶心、呕吐以及出冷汗、脉搏细速、体温与血压下降等休克表现（休克期）。经过 1 ～ 2 小时后，腹痛和休克症状暂时缓解（平静期）。不久，体温迅速上升，腹痛持续存在并加重，出现腹膜炎征象。白细胞较之前升高，X 线检查可发现膈下有游离气体（腹膜炎期）。

3. 中毒性肝炎 常见于病程第 1 ～ 3 周，表现为肝大、黄疸、ALT 升高。

🍁 温馨提示

中毒性肝炎与极期都有肝脏肿大，但中毒性肝炎有 ALT 升高或黄疸。

4. 中毒性心肌炎 多见于病程第 1 ～ 3 周，表现为脉搏增快，心律不齐，第一心音减弱，心电图显示 P-R 间期延长、T 波改变、ST 段偏移等。

5. 溶血 - 尿毒综合征 多见于病程第 1 ～ 3 周，以溶血性贫血、肾衰竭为主要临床表现，并有纤维蛋白降解产物增加，血小板减少及红细胞破碎现象。可能是由于伤寒沙门菌内毒素诱使肾小球微血管内凝血所致。

6. 其他并发症 包括支气管炎及肺炎、急性胆囊炎、急性胰腺炎、感染性心内膜炎、心包炎、肾盂肾炎、中毒性脑病、骨髓炎等。

【实验室检查】

1. 一般检查

（1）血液检查：白细胞计数偏低或正常。嗜酸粒细胞减少或消失，病情恢复后逐渐回升到正常。嗜酸粒细胞计数对病情诊断与评估具有重要的参考意义。

（2）便常规：并发肠出血时可出现隐血阳性。

2. 细菌培养 对于伤寒的诊断具有确诊意义。

（1）血培养：病程第 1 ～ 2 周阳性率最高，可达 80% ～ 90%，第 3 周末达 50%，以后迅速降低。应在使用抗菌药物之前采集标本进行血培养，以提高阳性率。

(2) 骨髓培养：阳性率较血培养为高，且较少受药物的影响。对血培养阴性或使用过抗菌药物的患者，骨髓培养更有助于诊断。

(3) 粪便培养：于病程第2周起阳性率逐渐增高，第3～4周阳性率最高，可达75%。

(4) 尿液培养：初期多为阴性，第3～4周培养阳性率仅为25%。

(5) 其他：玫瑰疹刮取物及十二指肠引流物培养有助于诊断，但操作不便，很少应用。

❀ 温馨提示

联合使用血培养、骨髓培养和粪便培养可以提高阳性率。

3. 免疫学检查

(1) 伤寒血清凝集试验：又称肥达试验（Widal test），是以伤寒及副伤寒沙门菌的五种抗原（O、H、A、B、C）通过凝集反应检测感染者相应抗体的凝集效价。以O抗体效价1：80以上，鞭毛抗原（H、A、B、C）的抗体效价1：160以上；或者恢复期效价增高4倍以上为阳性标准。但近年来认为肥达试验的敏感性和特异性均不高，对伤寒辅助诊断的价值有限。

(2) 其他免疫学检查：伤寒沙门菌抗原或特异性IgM和IgG抗体检测，方法有被动血凝试验、乳胶凝集试验、对流免疫电泳、免疫荧光试验等技术。

4. 分子生物学检查　聚合酶链反应（PCR）和DNA探针等分子生物学技术尚未证明能提供临床有用的信息，还未在临床中应用和发展。

案例3-3[临床特点]

(1) 在伤寒流行地区及季节。

(2) 发热超过1周，伴相对缓脉。

(3) 体检发现表情淡漠、玫瑰疹、肝大。

(4) 实验室检查：血白细胞和嗜酸粒细胞计数降低，肝功能示氨基转移酶升高。

该患者应怀疑伤寒伴中毒性肝炎。需做血培养、粪便培养、肥达试验以明确诊断。

【诊断】

（一）流行病学特点

当地有伤寒疫情、既往伤寒感染史、与伤寒患者有接触史以及夏、秋季发病等流行病学资料有重要的诊断参考价值。

（二）临床症状及体征

持续性高热1周以上，伴表情淡漠、听力减退、食欲缺乏、腹胀、腹痛、腹泻或便秘以及相对缓脉、玫瑰疹、肝脾大等体征。如并发肠出血、肠穿孔或中毒性肝炎对诊断更有帮助。

（三）实验室检查

从血、骨髓、粪便等标本中培养出伤寒沙门菌即可确诊。血常规示白细胞总数减少、嗜酸粒细胞消失及肥达试验阳性有辅助诊断意义。

【鉴别诊断】

（一）细菌性痢疾

患者有发热、腹痛、腹泻等表现与伤寒相似。但患者腹痛以左下腹为主，伴里急后重，黏液脓血便，外周血白细胞升高，粪便培养出痢疾杆菌。

（二）革兰阴性杆菌败血症

患者有高热、肝脾大、白细胞减少等表现与伤寒相似。此症可有胆道、泌尿道、肠道等原发感染灶，寒战明显，弛张热多见，常有皮肤瘀点、瘀斑、中性粒细胞核左移，血培养找到相应的致病菌。

（三）血行播散性肺结核

患者有发热、白细胞降低与伤寒相似。患者发热不规则，伴咳嗽、咳痰、潮热、盗汗。胸部影像学检查可见肺部有粟粒状阴影，痰查抗酸染色阳性可确诊。

（四）地方性斑疹伤寒

患者有发热、皮疹、中枢神经系统症状、消化道症状、脾大、夏秋季发病等与伤寒相似，易误诊为伤寒。但患者发热起病急骤，皮疹为鲜红色充血性皮疹，消退后常遗留色素沉着或脱屑，白细胞总数和分类多正常，外斐试验和莫氏立克次体特异性抗原补体结合试验及立克次体凝集试验可鉴别。

（五）疟疾

患者有发热、肝脾大、白细胞减少与伤寒相似，但疟疾每天体温波动较大，发热前伴畏寒或寒战，热退时多汗，红细胞和血红蛋白降低，外周血及骨髓涂片可找到疟原虫。

案例3-3[诊断]

(1) 粪便培养阴性，血培养找到伤寒沙门菌。

(2) 肥达试验：O抗体凝集效价1：160，H抗体凝集效价1：320。

初步诊断　1. 伤寒

　　　　　2. 中毒性肝炎

> 伤寒易并发肠出血、肠穿孔、中毒性肝炎、中毒性心肌炎、溶血尿毒综合征等并发症。

【治疗】

（一）一般治疗

1. 隔离 按消化道传染病隔离，解除隔离需患者临床症状消失后每隔 5 ～ 7 天连续两次大便培养阴性。

2. 休息 发热期患者需卧床休息，退热后 2 ～ 3 天可在床上稍坐，退热后 1 周才由轻度活动逐渐过渡到正常活动量。

3. 饮食 发热期应给予流质或无渣半流质饮食，少量多餐。退热后饮食应从稀粥、软质饮食逐渐过渡，退热后 2 周才能恢复正常饮食。过早进食多渣、坚硬或容易产气的食物有诱发肠出血和肠穿孔的危险。

（二）对症治疗

1. 高热 适当应用物理降温，如冰袋冰敷和 25% ～ 30% 的乙醇四肢擦浴。不宜滥用退热药，以免虚脱。

2. 腹胀 避免进食豆类、牛奶等容易产气的食物。可用松节油腹部热敷及肛管排气。禁用新斯的明等促进肠蠕动的药物。

3. 腹泻 饮食宜少糖少脂肪。酌情给予小檗碱（黄连素）0.3g 口服，每天 3 次。禁用阿片制剂，以免降低肠蠕动而引起鼓肠。

4. 便秘 可用生理盐水 300 ～ 500ml 低压灌肠。禁用高压灌肠和泻剂。

5. 肾上腺糖皮质激素 有严重毒血症者，可在足量有效的抗菌药物治疗下使用肾上腺糖皮质激素。地塞米松 5mg 静脉滴注，每天 1 次，或氢化可的松 50 ～ 100mg，静脉滴注，每天 1 次。疗程以不超过 3 天为宜。对显著鼓肠或腹泻的患者使用肾上腺糖皮质激素应慎重，以免发生肠出血及肠穿孔。

（三）病原学治疗

1. 喹诺酮类药物 是目前治疗伤寒的首选药物，可选择的药物有氧氟沙星、环丙沙星、左氧氟沙星、司帕沙星、莫西沙星等。孕妇和 18 岁以下青少年及儿童禁用，哺乳妇女应用该类药物时应暂停哺乳。疗程为 14 天。

2. 第三代头孢菌素 疗效较好，且毒副反应低，是孕妇、儿童、哺乳期妇女及耐喹诺类药物伤寒患者的首选药物。常用药物为头孢曲松、头孢他啶、头孢噻肟等。疗程为 14 天。

3. 其他药物 阿奇霉素、氯霉素、阿莫西林、复方磺胺甲噁唑也具有一定的抗菌作用，在不能使用喹诺酮和第三代头孢菌素的情况下可根据药敏试验选用。

🍁 **温馨提示**

氯霉素可使少数患者粒细胞减少，严重者可出现再生障碍性贫血，还可引起葡萄糖-6-磷酸脱氢酶缺乏症的患者发性溶血，个别患者可出现中毒性精神病。现临床已不作为常用药物。

（四）并发症治疗

1. 肠出血 ①绝对卧床，严密观察生命征及肠出血情况；②禁食，注意水电解质平衡及补充维生素；③止血药物应用；④根据出血情况适量输血；⑤动脉插管明胶海绵栓塞术止血；⑥内科治疗效果不好者可手术止血，但难度较大。

2. 肠穿孔 禁食，胃肠减压，注意水电解质平衡及肠外营养支持，伴有腹膜炎者应尽早手术治疗，同时加用有效抗菌药物联合治疗。

3. 中毒性心肌炎 严格卧床休息，应用糖皮质激素、维生素 C、维生素 B_1、FDP（1，6-二磷酸果糖）等治疗，有心功能不全时，可使用洋地黄类强心药物。

4. 溶血-尿毒综合征 ①加强伤寒沙门菌的原发感染治疗；②输血、输液，维持内环境平衡；③糖皮质激素的应用；④抗凝治疗，小剂量肝素或右旋糖酐 40 的应用；⑤血液或腹膜透析治疗。

【预防】

（一）控制传染源

患者按照肠道传染病隔离。慢性带菌者应调离饮食行业，并给予治疗。接触者医学观察 15 天。

🍁 **温馨提示**

如何发现慢性带菌者是难点。因为慢性带菌者一般不表现出临床症状，只有通过对患者做详细的流行病学调查及后续观察，并筛查与之密切接触的人群，方有可能发现慢性带菌者。

（二）切断传播途径

做好水源、饮食、粪便管理和消灭苍蝇、蟑螂等卫生工作。避免饮用生水、未煮熟的牛奶和进食未煮熟的蛋类、肉类等食品。

（三）保护易感人群

伤寒及副伤寒甲、乙三联菌苗预防效果尚不理想，反应也较大，不作为常规免疫预防应用，但在暴发流行区应急免疫对控制流行可能有一定作用。伤寒 Ty21a 活疫苗不良反应较少，有一定的保护作用。

温馨提示

以上疫苗仅有部分免疫保护作用。因此，已经进行免疫预防的个体仍然需要注意饮食卫生。

二、副伤寒

副伤寒甲、乙、丙是分别由副伤寒甲、乙、丙沙门菌引起的急性肠道传染病。副伤寒和伤寒在流行病学、病理过程、临床表现与防治措施等方面大致相同。

【病原学】

副伤寒的病原体有三种：副伤寒甲沙门菌、副伤寒乙沙门菌和副伤寒丙沙门菌，分别属于沙门菌属中的 A、B、C 三群。

【病原学】

1. **传染源** 患者或带菌者为传染源。

2. **传播途径** 通过粪 - 口途径感染人体。以食物传播较为常见。

3. **人群易感性** 人群对副伤寒甲、乙、丙沙门菌普遍易感。

4. **流行特征** 副伤寒甲分布较为局限，副伤寒乙见于世界各地，副伤寒丙少见。儿童副伤寒的发病率较高，以副伤寒乙居多，而成人以副伤寒甲较多。

【病理】

副伤寒甲、乙引起肠道病变的部位主要在回肠末端，但病变较少而表浅，继发肠出血或肠穿孔的机会少。副伤寒丙较少侵犯肠外组织及器官，常在骨、关节、胸膜、脑膜及心包等处形成化脓性迁延性脓肿，而肠道病理变化不明显。胃肠炎型副伤寒的肠道炎症病变则较明显而广泛，常侵及结肠。

【临床表现】

副伤寒的潜伏期较伤寒短，一般为 8～10 天，短者可为 3～6 天。

副伤寒甲、乙以症状轻、病程短、病死率较低、易复发为特点。大多急骤起病，可先有急性胃肠炎症状，如腹痛、腹泻、呕吐等，2～3 天后症状减轻，继而出现体温升高等类似伤寒的临床表现，体温波动大，以弛张热及不规则热多见，自然病程为 2～3 周，全身中毒症状较轻，皮疹（玫瑰疹）出现早且

数量多，直径大，分布广泛，颜色较深。复发与再燃多见，而肠出血、肠穿孔少见。副伤寒甲复发多见，副伤寒乙易形成慢性胆囊带菌。

副伤寒丙临床表现较为复杂，根据临床表现可分为肠热型（伤寒型）、胃肠炎型及脓毒血症型。

（1）**肠热型**：与副伤寒甲、乙相似，但常出现肝功能异常。

（2）**胃肠炎型**：以急性胃肠炎症状为主，表现为发热、恶心、呕吐、腹痛及腹泻，病程为 2～5 天。

（3）**脓毒血症型**：发病急，寒战高热，体温上升快，热型不规则，热程为 1～3 周。多有皮疹、黄疸和肝脾大。全身多处组织或器官出现迁徙性化脓性病变，以肺部、骨骼及关节等部位的局限性化脓灶为常见。肠出血、肠穿孔少见。

【诊断】

临床表现不易与伤寒鉴别，需依赖细菌培养和肥达试验才能确诊。

【治疗】

病原治疗仍以喹诺酮类药物为首选，其次为第三代头孢霉素类药物，应用时注意给予足够疗程，以防复发或再燃。有脓肿形成者，需切开引流。

复习要点

1. **流行病学** 患者或带菌者为伤寒的唯一传染源。慢性带菌者是伤寒的主要传染源。通过粪 - 口途径感染人体。夏秋季节多见，以儿童和青壮年居多。

2. **发病机制** 了解伤寒发病的二次菌血症学说。

3. **病理改变** 伤寒的病理特征为全身单核 - 吞噬细胞的增生性反应，以回肠末端集合淋巴结和孤立淋巴滤泡最为显著。注意四期肠道病理改变与临床表现的联系。

4. **临床表现** 重点掌握典型伤寒的临床表现，尤其是极期的特征性表现。了解不典型伤寒和特殊人群伤寒的临床特点以及复发与再燃。

5. **并发症** 肠穿孔为最严重的并发症，肠出血为常见的严重并发症。其他并发症还有中毒性肝炎、中毒性心肌炎、溶血 - 尿毒综合征和支气管炎及肺炎等。

6. **辅助检查** 细菌培养对于伤寒的诊断具有确诊意义。外周血白细胞计数偏低或正常。嗜酸粒细胞减少或消失。肥达试验对伤寒辅助诊断的价值有限。

7. **诊断与鉴别诊断** 结合流行病学特点、临床症状及体征和实验室检查诊断。了解与其他发热性

传染病的鉴别诊断。

8. 治疗 注意伤寒的一般治疗，避免诱发肠出血和肠穿孔。掌握对症治疗中禁用的药物。伤寒的病原治疗首选喹诺酮类药物。孕妇、儿童、哺乳期妇女及耐喹诺类药物的伤寒患者则首选第三代头孢菌素类药物。

9. 副伤寒 副伤寒和伤寒在流行病学、病理过程、临床表现与防治措施等方面大致相同。可采用类比的学习方法，了解副伤寒甲、乙、丙与伤寒临床特点的不同。

习题精选

3-8　患者，男性，36 岁。因"发热 13 天，体温 39℃左右，伴相对缓脉、腹胀、乏力"于 8 月 15 日来诊。体格检查：胸前可见 10 余个淡红色斑丘疹，肝不大，脾肋下可及。血白细胞 $3.2×10^9$/L，中性粒细胞 0.60，杆状细胞 0.01，淋巴细胞 0.39。

(1) 最可能的诊断是（　　）
　　A. 结核　　　　　　　　B. 伤寒
　　C. 地方性斑疹伤寒　　　D. 败血症
　　E. 疟疾

(2) 确诊的检查为（　　）
　　A. 血培养　　　　　　　B. PPD 试验
　　C. 大便培养　　　　　　D. 胸片
　　E. 肥达试验

(3) 病原治疗首选（　　）
　　A. 氯霉素　　　　　　　B. 氨苄西林
　　C. 利福平　　　　　　　D. 第三代头孢菌素
　　E. 喹诺酮类

3-9　患者，男性，42 岁。因"持续发热半个月"于 9 月 5 日住院。患者半个月前开始发热，最初几天体温在 38℃左右，后逐渐上升达 39.5℃，食欲明显减退，腹胀，腹泻，2～4 次 / 天，稀水样便，无脓血。入院后予以抗菌治疗，体温逐渐下降，症状随之好转。1 周后突感腹痛，体温有所上升。体格检查：T 40.1℃，P 124 次 / 分，神清，心肺（-），腹胀，右下腹压痛明显伴肌紧张，肝脾未及，肝浊音界消失。血白细胞 $18×10^9$/L，中性粒细胞 0.85，淋巴细胞 0.15，ALT 150U/L，HBsAg（+）。

(1) 最可能的诊断是（　　）
　　A. 慢性乙肝合并自发性腹膜炎
　　B. 阿米巴痢疾并发肠穿孔
　　C. 慢性乙肝合并伤寒并发肠穿孔

　　D. 胃溃疡穿孔
　　E. 急性胰腺炎

(2) 进一步确诊应做（　　）
　　A. 骨髓培养和腹部透视
　　B. 腹部 B 超
　　C. 血培养和腹部透视
　　D. 血尿淀粉酶
　　E. 肥达试验

(3) 下列处理最合理的是（　　）
　　A. 抗感染保守治疗，必要时手术
　　B. 足量有效抗生素抗感染治疗，不必做手术
　　C. 立即手术治疗
　　D. 手术治疗同时加用足量有效抗生素
　　E. 保肝降酶，抗感染治疗

（程明亮）

第四节　细菌性痢疾

 重要知识点

掌握细菌性痢疾的临床分型及诊断依据；掌握细菌性痢疾的鉴别诊断及治疗原则；掌握中毒性菌痢的治疗原则；了解细菌性痢疾的发病机制；熟悉痢疾杆菌分类与流行病学上的变迁及预防措施。

细菌性痢疾（bacillary dysentery）简称菌痢，是由志贺菌属（*Genus shigellae*）细菌引起的肠道传染病。本病终年散发，夏秋季可引起流行，在卫生条件差的国家和地区发病率较高。其主要临床表现为腹痛、腹泻、黏液脓血便及里急后重等，可伴发热及全身毒血症状，严重者可出现感染性休克和（或）中毒性脑病。

> **案例 3-4**
>
> 　　患者，男性，19 岁。因"腹痛、腹泻、黏液脓血便 1 天"就诊。
>
> 　　患者急性起病，发病前 2 天曾在外吃海虾等食物。1 天前突然畏寒、高热，继之出现腹痛、腹泻，初为稀便，后转为黏液脓血便，大便已解十余次，每次量不多，腹泻前均有腹痛。病后感头晕、乏力、食欲缺乏、恶心、欲吐。
>
> 　　体格检查：T 39.4℃，血压、脉搏正常，无明显脱水貌，神志清楚，心肺无异常发现，左下腹有压痛，肠鸣音亢进。

实验室检查：白细胞 $13.6 \times 10^9/L$，中性粒细胞 0.92。粪便检查：外观黏液血便，镜检见脓细胞 (+++)、白细胞 (++)、红细胞 (++)。

[问题]

1. 该患者应诊断为什么疾病？临床类型属于哪一型？

2. 为确诊还要进行什么检查？标本的采集有什么要求？

3. 该患者应如何进行治疗？

【病原学】

志贺菌属细菌亦称为痢疾杆菌，属肠杆菌科，为革兰阴性杆菌，有菌毛，无鞭毛及荚膜，在普通培养基上即可生长。根据抗原结构和生化反应不同将志贺菌属分为 4 群及 43 个血清型（不包括亚型）（表 3-4-1）。目前，我国多数地区仍以 B 群福氏志贺菌和 D 群宋内志贺菌流行占据优势。

🍁 **温馨提示**

各群志贺菌均具有复杂的抗原构型，各群的血清学特异性有交叉反应。

表 3-4-1 志贺菌属的分型

菌名	群	葡萄糖	甘露糖	血清型及亚型
痢疾志贺菌 (S.dysenteriae)	A	+	−	1 ～ 15
福氏志贺菌 (S.flexneri)	B	+	+	1a、1b、1c、2a、2b、3a、3b、3c、4a、4b、4c、5a、5b、6，x，y
鲍氏志贺菌 (S.boydii)	C	+	+	1 ～ 19
宋内志贺菌 (S.sonnei)	D	+	+	1

志贺菌致病必须具备三个条件：①具光滑型脂多糖抗原；②具有能侵袭上皮细胞并在其中繁殖的能力；③有内毒素。志贺菌属必须具有光滑型 O 抗原才有致病性，可能和细菌黏附性有关。侵袭力是志贺菌致病的主要毒力因子，由侵袭性大质粒介导。四型志贺菌死亡后均可释放内毒素，是引起发热、毒血症、休克等全身反应的重要因素。此外，志贺菌还有产生外毒素的能力，外毒素具有细胞毒、神经毒和肠毒素作用，可引起严重的临床表现。志贺菌在体外生存力较强，可在瓜果、蔬菜及污染物上生存 1 ～ 3 周，通常温度越低生存时间越长，其中 D 群宋内志贺菌抵抗力最强，其次为 B 群福氏志贺菌，A 群痢疾志贺菌抵抗力最弱。它们对各种化学消毒剂均很敏感，易被杀死。

【流行病学】

（一）传染源

传染源包括急、慢性菌痢患者和带菌者（恢复期带菌者、慢性带菌者和健康带菌者）。非典型患者、健康带菌者由于症状不典型且管理困难，在流行病学中有重要意义，特别是炊事员和保育员中的带菌者，危险性更大。

（二）传播途径

本病经粪 - 口途径传播。痢疾杆菌可通过生活接触、水、食物和苍蝇等途径传播。生活接触传播是非流行季节散发病例的主要传播途径。在流行季节如食物或饮用水被污染，则可引起食物型或水型暴发流行。

（三）易感人群

人群普遍易感，尤其是学龄前儿童及青壮年，这可能与他们的活动特点及卫生习惯有关。病后可获得一定的免疫力，但持续时间较短，且不同菌群和血清型之间无交叉免疫，易于反复感染。

（四）流行特征

痢疾主要集中发生在发展中国家，尤其是医疗条件差且水源不安全的地区。全球每年志贺菌感染人次估计为 1.63 亿，其中发展中国家占 99%。在志贺菌感染者中，约 70% 的患者和 60% 的死亡患者为 5 岁以下儿童。

菌痢终年散发，但有明显季节性，通常 5 月开始上升，7 ～ 9 月达高峰，10 月以后逐渐减少。本病夏秋季节发病率升高可能与降雨量多、苍蝇密度高以及进食生冷瓜果机会多有关。

【发病机制与病理解剖】

1. 发病机制 志贺菌经口进入人体后是否发病，取决于细菌数量、致病力以及人体的抵抗力。致病力强的志贺菌少量（10 ～ 100 个）进入人体即可引起发病。

志贺菌进入消化道后，大部分可被胃酸杀死，少量进入下消化道的细菌亦可因正常菌群的拮抗作用或由于肠道分泌型 IgA 阻断其对肠黏膜的吸附而无法致病。如人体因营养不良、暴饮暴食、胃酸缺乏等因素导致抵抗力低下，则细菌可侵入结肠上皮细胞，经基膜而进入固有层，并在其中繁殖、释放毒素，引起肠黏膜的炎症反应和固有层小血管循环障碍，出现坏死及溃疡，进而引起腹痛、腹泻和黏液脓血便。由于细菌在炎症区内可被吞噬细胞吞噬，且细菌很少侵入黏膜下层，故极少进入血流引起菌血症或败血症，只有抵抗力低下的人群，如儿童、老年人及 HIV 感染者，才会发生血行感染。

中毒型菌痢大多发生于儿童，其发病机制尚未查明，可能因患者为特异体质，对细菌毒素呈强烈过敏反应。当志贺菌释放的内毒素入血后即可引起发热及毒血症，又可通过直接作用于肾上腺髓质、刺激交感神经系统和单核吞噬细胞系统释放各种血管活性物质，引起急性微循环障碍，发生感染性休克、DIC 以及重要器官功能衰竭，临床上表现为中毒型菌痢（休克型）；脑组织病变严重者，可因脑水肿和（或）脑疝，而出现昏迷、抽搐与呼吸衰竭等中毒型菌痢（脑型）表现。此外，内毒素还是引起溶血性尿毒综合征的主要因素之一，主要见于痢疾志贺菌感染。

🍁 温馨提示

中毒型菌痢所导致的急性微循环障碍在脑组织的表现最为显著，使脑组织缺氧、脑水肿，继发脑疝引起呼吸衰竭，是中毒型菌痢死亡的主要原因。

2. 病理解剖　菌痢的肠道病变以乙状结肠和直肠最为显著，但重症者可累及结肠，甚至回肠下段。急性期肠黏膜基本病变是弥漫性纤维蛋白渗出性炎症，表面由大量黏液脓性渗出物覆盖（图 3-4-1），严重者肠黏膜上皮细胞大片坏死，与黏液脓性渗出物共同形成灰白色假膜（图 3-4-2），脱落后可形成黏膜溃疡，但由于病变通常局限于固有层，故肠穿孔少见；轻症者肠道仅见弥漫性充血水肿、点状出血，中性粒细胞及巨噬细胞浸润，肠腔内可见黏液脓血性渗出物，慢性期可有肠黏膜水肿和肠壁增厚，肠黏膜溃疡不断形成与修复，导致瘢痕与息肉形成，少数病例可引起肠腔狭窄；中毒性菌痢肠道病变轻微，多数见黏膜充血水肿，少有溃疡形成，突出病变为全身多脏器的微血管痉挛和（或）通透性增加；大脑及脑干水肿，可见点状出血与神经细胞变性。部分病例有肾上腺充血，肾上腺皮质出血和萎缩。

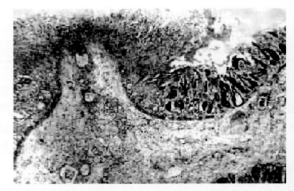

图 3-4-1　结肠黏膜表层坏死并有白细胞和纤维素性渗出物

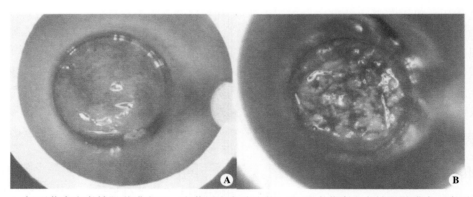

图 3-4-2　A. 轻型菌痢患者结肠黏膜充血，有薄层白色渗出物；B. 重症菌痢患者结肠黏膜表面广泛假膜形成

【临床表现】

潜伏期为 1 ～ 3 天（数小时～ 7 天）。潜伏期长短和病情轻重取决于患者年龄、抵抗力、感染细菌的数量、毒力及菌型等因素。痢疾志贺菌感染临床表现较重，但预后大多良好；宋内志贺菌感染症状较轻，非典型病例多，易被误诊或漏诊；福氏志贺菌感染病情介于两者之间，但排菌时间较长，且易转为慢性。

1. 急性细菌性痢疾

（1）普通型（典型）：起病急，有畏寒、发热（体温可达 39℃）、全身中毒症状，继以腹痛、腹泻、里急后重，每天排便十余次。初为稀便或水样便，1 ～ 2 日后可转为黏液脓血便，便量由多到少。可出现左下腹压痛和肠鸣音亢进，由于便量少，出现水、电解质紊乱及酸中毒者少见。急性菌痢自然病程为1～2周，如早期治疗，多数患者1周左右痊愈，少数患者可转为慢性。

（2）轻型（非典型）：全身毒血症状轻微，可无发热或仅有低热。表现为急性腹泻，一般每天不超过10次，稀便有黏液，但无脓血，里急后重较轻或缺如，可有腹痛及左下腹压痛。易误诊为肠炎，大便培养有志贺菌生长则可确诊。病程3～6天后可自愈，也可转为慢性。

（3）重型：多见于年老、体弱、营养不良患者，急起发热，腹泻每天30次以上，为稀水脓血便，偶可见排出的片状假膜，甚至大便失禁，腹痛、里急后重明显。后期可出现严重腹胀及中毒性肠麻痹，常伴呕吐，严重失水可引起循环衰竭。部分病例以中毒性休克为突出表现者，则体温不升，常有酸中毒和水电解质平衡失调，少数患者可出现心、肾功能不全。

（4）中毒型：多见于2～7岁体质较好的儿童，成人偶有发生。起病急骤，突起畏寒、高热，体温可达40℃以上，伴精神委靡、面色青灰、四肢厥冷、烦躁、反复惊厥、昏迷，可发生呼吸、循环衰竭。临床上以严重全身毒血症、休克和（或）中毒性脑病为主要表现，而消化道症状多不明显，常需灌肠或肛拭取粪便检查才能发现异常。小儿主要表现为高热、惊厥，发病初期肠道症状不明显。成人患者主要表现为脓血便频繁，循环衰竭症状明显。按其临床表现可分为三型：

1）休克型（周围循环衰竭型）：较多见，以感染性休克为主要表现，由于全身微血管痉挛导致微循环障碍，表现为面色苍白、四肢厥冷、脉细速、血压下降、皮肤花斑、发绀、少尿或无尿。

2）脑型（呼吸衰竭型）：是中毒型痢疾最严重的一种类型，病死率高。由于脑血管痉挛导致脑缺氧、脑水肿甚至脑疝，表现为烦躁不安、频繁呕吐、惊厥、昏迷、瞳孔不等大，严重者可出现中枢性呼吸衰竭。

3）混合型：具有以上两型的临床表现，通常先出现高热、惊厥，如未能及时抢救，则迅速发展为呼吸及循环衰竭。此型最为凶险，病死率极高。

2. 慢性细菌性痢疾　菌痢反复发作或迁延不愈达2个月以上者，即为慢性菌痢。其原因与下列因素有关：①急性菌痢治疗不彻底；②患者原有营养不良、胃肠道慢性疾病、肠道分泌性IgA减少导致的抵抗力下降；③细菌菌型，如福氏志贺菌易导致慢性感染，耐药菌株感染亦可引起慢性菌痢。

（1）慢性迁延型：急性菌痢后，病情迁延不愈，常有腹痛、腹泻，或便秘与腹泻交替，黏液便或脓血便。左下腹可有压痛，部分患者可扪及增生呈条

索状的乙状结肠。长期腹泻者可有营养不良、贫血及乏力等症状。

（2）急性发作型：有慢性菌痢病史，常因进食生冷食物、受凉或劳累等因素，而诱发急性菌痢症状，但较急性菌痢轻。

（3）慢性隐匿型：一年内有急性菌痢史，无明显临床症状，但乙状结肠镜检查有肠黏膜炎症甚至溃疡等病变，大便培养可检出志贺菌。

🍁 **温馨提示**

慢性菌痢中以慢性迁延型最多见，急性发作型次之，慢性隐匿型占少数。

【实验室检查】

1. 常规检查

（1）血常规：急性期血白细胞总数增高，多为（10～20）×10⁹/L，中性粒细胞亦有增高。慢性患者可有轻度贫血。

（2）粪便检查：外观多为黏液脓血便，常无粪质。镜检可见大量成堆的白细胞（≥15个/HP）、脓细胞及少量红细胞与巨噬细胞。

🍁 **温馨提示**

中毒型菌痢患儿可无明显腹痛、腹泻症状，常需盐水灌肠或采集肛拭子做粪便镜检。

2. 病原学检测　大便培养检出志贺菌有助于菌痢的确诊及抗菌药物的选用。

🍁 **温馨提示**

采集标本应在抗菌药物使用前，取脓血部分及时送检。搁置过久或与尿液混合可降低阳性率。采集标本的病期可影响阳性率，发病第1天标本的阳性率可达50%，第6天降至35%，第10天为14.8%，多次送检可以提高阳性率。

3. 免疫学检测　对菌痢的诊断帮助不大，因为患者恢复前相应抗体尚未产生，不利于早期诊断，只用于流行病学调查；但由于粪便中抗原成分复杂，易出现假阳性，故目前尚未推广应用。

4. 核酸检测　采用PCR技术与DNA探针杂交法进行志贺菌核酸检测，具有早期、快速的优点，且能检测标本中业已死亡的细菌核酸，故尤其适用于抗菌药物使用后患者标本的检测及细菌培养阴性患者标本的检测。

【诊断与鉴别诊断】

1. 诊断　依据流行病学史、症状体征及实验室

检查进行综合诊断。确诊则需依赖于病原学的检查。

流行季节，患者有不洁饮食或与菌痢患者接触史。急性菌痢的典型临床表现为急起发热、腹痛、腹泻、黏液脓血便及里急后重，左下腹压痛；急性菌痢迁延不愈病程超过 2 个月以上为慢性菌痢。中毒型菌痢以儿童多见，有高热、惊厥、意识障碍及呼吸、循环衰竭，起病时可无明显腹痛、腹泻症状，常需盐水灌肠或肛拭子做粪检方可诊断。确诊有赖于粪便培养检出志贺菌。

2. 鉴别诊断

（1）急性菌痢：需与下列疾病相鉴别。

1）急性阿米巴痢疾：见表 3-4-2。

表 3-4-2 急性菌痢与急性阿米巴痢疾的鉴别

项目	急性菌痢	急性阿米巴痢疾
病原及流行病学	志贺菌；散发；可引起流行	阿米巴原虫，散发性
潜伏期	数小时至数天	数周至数天
全身症状	较重，多有发热，毒血症状明显	轻微，多不发热，毒血症状少见
胃肠道症状	腹痛重，有里急后重，腹泻每天 10 次或数十次	腹痛轻，无里急后重，腹泻每天数次
腹部压痛部位	左下腹多见	右下腹多见
粪便检查	量少，为黏液脓血便	量多，暗红或果酱色血便，有腥臭味
	镜检见大量成堆白细胞、红细胞和少量巨噬细胞，培养有志贺菌	镜检见少量白细胞，红细胞较多，常有夏科 - 莱登晶体，有阿米巴滋养体
乙状结肠镜检查	肠黏膜弥漫性充血、水肿及浅表溃疡	肠黏膜大多正常，有散在溃疡，边缘隆起，周围有红晕

2）其他细菌引起的肠道感染：侵袭性大肠杆菌、空肠弯曲菌及气单胞菌等细菌引起的肠道感染亦可出现痢疾样症状，鉴别有赖于粪便培养检出不同的病原菌。

3）细菌性胃肠型食物中毒：有进食同一食物集体发病病史。潜伏期短，呕吐明显，有腹痛、腹泻，大便多为黄色水样便、黏液脓血便及里急后重少见，腹部压痛多在脐周。大便镜检通常白细胞计数不超过 5 个 /HP。确诊有赖于从可疑食物及患者呕吐物、粪便中检出同一细菌或毒素。

4）其他：急性菌痢尚需与肠套叠及急性坏死性小肠炎相鉴别。

（2）慢性菌痢：需与以下疾病相鉴别。

1）结肠癌及直肠癌：此类患者反复继发肠道感染亦可出现腹痛、腹泻及脓血便，常伴进行性消瘦，行直肠指诊、乙状结肠镜、X 线等检查有助鉴别。

2）慢性血吸虫病：部分患者可出现腹泻及脓血便，但有流行区疫水接触史，肝脾大，血常规嗜酸粒细胞增多，大便孵化沉淀检查或肠黏膜活检阳性可鉴别。

3）慢性非特异性溃疡性结肠炎（克罗恩病）：为自身免疫性疾病。病程长、有腹痛及脓血便，大便培养无致病菌生长，抗菌药物治疗通常无效。乙状结肠镜检查可见肠黏膜充血、水肿及溃疡形成。晚期患者钡剂灌肠可见结肠袋消失，肠壁呈铅管样改变为其特征。

（3）中毒型菌痢

1）休克型：需与其他细菌引起的感染性休克鉴别。血及大便培养检出不同致病菌有助鉴别。

2）脑型：本型需与乙脑鉴别。乙脑多发于夏秋季，有高热、惊厥、昏迷，起病后进展较缓，循环衰竭少见，意识障碍及脑膜刺激征明显，脑脊液有蛋白及白细胞增高，乙脑特异性 IgM 阳性可资鉴别。

案例 3-4[诊断]

（1）该患者发病前 2 天曾在外吃海虾等食物。

（2）起病急，畏寒、高热伴腹痛、腹泻，解黏液脓血便，有里急后重，腹部一痛即泻，大便次数多而量少。

（3）体温 39.4℃，血压、脉搏正常，左下腹有压痛，肠鸣音亢进。

（4）血常规：白细胞 13.6×10^9/L，中性粒细胞 0.92。粪便镜检见脓细胞（+++）、白细胞（++）、红细胞（++）。

初步诊断：急性细菌性痢疾（普通型）

进一步粪便培养后可确诊。标本采集要在应用抗菌药物之前；取新鲜脓血部分及时送检。

【预后】

急性菌痢患者于 1～2 周内痊愈，少数可转为慢性或带菌者。中毒型菌痢预后差，尤其以脑型和混合型病死率较高。预后与全身免疫状态、感染菌型、临床类型及治疗是否及时合理等因素密切相关。

【治疗】

1. 急性菌痢

（1）一般治疗和对症治疗：卧床休息，消化道隔离至临床症状消失，大便培养连续 2 次阴性，在没有粪便培养条件的情况下，应于症状消失后 1 周方可解除隔离；饮食以少渣易消化的流质或半流质为宜，忌食生冷、油腻及刺激性食物；注意水、电解质及酸碱平衡，脱水轻且不呕吐者可口服补液盐（ORS），不能进食者可酌情给予静脉输液；高热以物理降温为主，必要时适当使用退热药；腹痛可用颠茄片 8mg 或山莨菪碱（654-2）10mg，每日 3 次口服，腹痛剧烈者可肌内注射阿托品 0.5mg。毒血症状严重者可给予小剂量肾上腺皮质激素。

（2）病原治疗：轻型菌痢可以是自限性的，一般情况下可不用抗生素。其他各型菌痢通常需给予抗菌治疗。但由于抗菌药物的广泛应用，志贺菌耐药日趋严重，部分地区耐药菌株已呈多重耐药，故需根据当地的药敏谱选用抗菌药物，疗程不宜短于 5 天。

1）喹诺酮类：为成人菌痢首选药物。常用诺氟沙星 0.2g，每日 3～4 次或环丙沙星 0.2g，每日 2 次口服。其他如左氧氟沙星、加替沙星等亦可酌情选用，不能口服者尚可静脉滴注。但动物实验显示本药可影响骨骺发育，故儿童、孕妇及哺乳期妇女如非必要不宜使用。

2）复方磺胺甲噁唑（SMZ-TMP）：成人每次 2 片，每日 2 次，小儿酌情减量。对磺胺类药物过敏、白细胞减少及严重肝、肾功能不全者忌用。

3）其他：阿奇霉素、多西环素、庆大霉素、阿米卡星、氨苄西林及三代头孢菌素等药物亦可根据药敏结果选用。

2. 中毒型菌痢

病情凶险、变化迅速，需密切观察病情变化，采取对症治疗为主的综合抢救措施。

（1）病原治疗：根据当地药敏情况，尽快选用有效药物静脉滴注，成人可选用环丙沙星、左氧氟沙星及加替沙星等喹诺酮类；儿童可选用头孢曲松（ceftriaxone）、头孢噻肟（cefotaxime）等三代头孢菌素。

（2）高热和惊厥的治疗：高热可引起惊厥而加重脑缺氧及脑水肿，故应积极给予物理降温，必要时给予退热药，将体温降至 38.5℃以下；高热伴烦躁、惊厥者，可采用亚冬眠疗法，给予氯丙嗪和异丙嗪各 1～2mg/kg 肌内注射；反复惊厥者可给予地西泮、苯巴比妥钠肌内注射或水合氯醛灌肠。

（3）循环衰竭的治疗：①迅速扩充血容量纠正酸中毒。快速给予葡萄糖盐水、5% 碳酸氢钠（3～5ml/kg）及右旋糖酐 40 等液体，补液量及成分视脱水情况而定。②应用血管活性药物。本病主要为高阻低排型休克，可给予抗胆碱类药物山莨菪碱，成人每次 20～60mg（儿童 0.5～2mg/kg），每 5～15 分钟静脉注射 1 次，至面色红润、肢体转暖、尿量增多及血压回升即可减量渐停。如经上述治疗效果不佳，可改用酚妥拉明、多巴胺或间羟胺（阿拉明）等，以改善重要脏器的血流灌注。③保护重要器官功能（如有心力衰竭者可给予毛花苷丙）。④也可短期使用肾上腺皮质激素。有 DIC 早期表现者可给予肝素抗凝治疗。

（4）脑水肿呼吸衰竭治疗：① 20% 甘露醇每次 1～2g/kg 快速静脉注射，每 4～6 小时注射 1 次以减轻脑水肿；应用血管活性药物改善脑部微循环，同时给予肾上腺皮质激素有助改善病情；②保持呼吸道通畅、吸氧及呼吸兴奋剂，必要时可用呼吸机。

3. 慢性菌痢

由于慢性菌痢病因复杂，可采用全身与局部结合的治疗原则。

（1）一般治疗：注意生活节律，进食易消化、吸收的食物，忌食生冷、油腻及刺激性食物，积极治疗并存的慢性消化道疾病或肠道寄生虫病。

（2）病原治疗：根据病原菌药敏结果选用有效抗菌药物，通常宜联用 2 种不同类型的药物，疗程需适当延长，必要时可给予多个疗程治疗。亦可给予药物保留灌肠疗法，选用 0.3% 小檗碱溶液、5% 大蒜素溶液或 2% 磺胺嘧啶银悬液等灌肠液中的一种，每次 100～200ml，每晚 1 次，10～14 天为一疗程，灌肠液中添加小剂量肾上腺皮质激素可提高疗效。

（3）对症治疗：有肠道功能紊乱者可用镇静或解痉药物，如异丙嗪、复方地芬诺酯等。抗菌药物使用后，菌群失调引起的慢性腹泻可给予微生态制剂。

案例 3-4[治疗]

（1）静脉输液，并根据当地的药敏谱选用左氧氟沙星 0.2g，每天 2 次，静脉滴注，疗程为 5 天。

（2）高热用物降温，腹痛用颠茄片 8mg 口服，共 2 次。

（3）消化道隔离至临床症状消失，大便培养连续 2 次阴性，痊愈出院。

【预防】

采取以切断传播途径为主的综合预防措施。

1. 管理传染源 急、慢性患者和带菌者应隔离或定期进行访视管理，并给予彻底治疗，直至大便培养阴性。对慢性患者和带菌者还应粪便培养连续3次（隔周1次）为阴性者，方可解除访视管理。对炊管人员、水源管理人员、托幼机构保教人员等重点行业人群中的患者应立即调离原工作岗位并给予彻底治疗。慢性菌痢和带菌者一律不得从事上述重点行业的工作。

2. 切断传播途径 搞好个人及环境卫生，消灭四害，注意饮食及饮水卫生。把好病从口入关。

3. 保护易感人群 口服生物工程技术合成的含福氏和宋内志贺菌"依链"株的 FS 双价疫苗可刺激肠黏膜产生特异性分泌型 IgA。对同型志贺菌攻击保护率为80%，免疫力可维持6～12个月，但与其他菌型间无交叉免疫。基因工程杂交疫苗正在研制中。

复习要点

1. 痢疾杆菌的分群及特点 A 群：痢疾志贺菌；B 群：福氏志贺菌；C 群：鲍氏志贺菌；D 群：宋内志贺菌。

痢疾志贺菌抵抗力最弱，感染后临床表现较重，但预后大多良好；宋内志贺菌抵抗力最强，感染症状较轻，非典型病例多，易被误诊或漏诊；福氏志贺菌感染病情介于两者之间，但排菌时间较长，且易转为慢性。

2. 急性细菌性痢疾的典型临床表现

（1）感染中毒症状：畏寒、发热。

（2）肠道症状：腹痛、腹泻、黏液脓血便、里急后重，左下腹压痛。

3. 菌痢与阿米巴痢鉴别 表3-4-3。

表 3-4-3　细菌性痢疾与阿米巴痢疾的鉴别要点

项目	急性菌痢	急性阿米巴痢疾
病原及流行病学	志贺菌；散发；可引起流行	阿米巴原虫，散发性
全身症状	较重，多有发热及毒血症状	轻微，多不发热，毒血症状少见
胃肠道症状	腹痛重，有里急后重，腹泻次数多，左下腹压痛	腹痛轻，无里急后重，腹泻每天数次，右下腹压痛
粪便检查	量少，为黏液脓血便；镜检见大量成堆白细胞、红细胞和少量巨噬细胞，培养有志贺菌	量多，暗红或果酱色血便，有腥臭味；镜检见少量白细胞，红细胞较多，常有夏科 - 莱登晶体，有阿米巴滋养体
乙状结肠镜检查	肠黏膜弥漫性充血、水肿及浅表溃疡	肠黏膜大多正常，有散在溃疡，边缘隆起，周围有红晕

4. 如何提高大便培养阳性率 在抗生素使用前采样，取黏液脓血部分，标本新鲜，早期、及时、多次送检，注意不要与尿液混合。

5. 急性菌痢转化为慢性菌痢可能与哪些因素有关？

（1）急性菌痢未及时诊断及抗菌治疗不彻底。

（2）细菌菌型，如福氏志贺菌易导致慢性感染，耐药菌株感染。

（3）营养不良、胃肠道慢性疾病、肠道分泌性 IgA 减少导致免疫力低下。

6. 脑型中毒性菌痢与乙型脑炎的鉴别

（1）共同点：儿童多见，夏秋季发病，起病急，均有发热、昏迷及惊厥。

（2）不同点：乙脑病情发展较中毒型菌痢缓慢，以意识障碍为主，休克少见，脑膜刺激征明显，脑脊液有蛋白及白细胞增高，乙脑特异性 IgM 阳性，大便检查无炎性成分。而中毒型菌痢可有循环衰竭和休克，肛拭子行粪便检查见炎性成分。

7. 中毒型菌痢的治疗原则

（1）静脉用抗菌药物治疗病原。

（2）控制高热及惊厥。

（3）积极抗休克治疗，纠正微循环障碍。

（4）治疗脑水肿及呼吸衰竭。

习题精选

3-10 急性菌痢肠道病变的发生机制最重要的是（　　）

A. 痢疾杆菌毒素对结肠黏膜的直接损害

B. 肠道杂菌素对结肠黏膜的继发感染

C. 具有侵袭力的菌株进入黏膜固有层并在其具中繁殖引起炎症与溃疡

D. 痢疾杆菌对肠壁固有层小血管的损害，使局部循环障碍

E. 毒血症对肠黏膜的损害

3-11 鉴别中毒型菌痢与乙型脑炎重要的临床依据是（　　）

A. 高热、昏迷、惊厥

B. 严格的季节性

C. 肠道症状

D. 早期出现循环衰竭与休克

E. 脑脊液检查结果

3-12 鉴别细菌性痢疾与阿米巴痢疾的重要依据是
（　　）

A. 发热与毒血症症状的程度

B. 腹部疼痛与压痛的部位不同

C. 粪便的性状及红白细胞的多少

D. 粪便中检出病原体

E. 乙状结肠镜观察肠黏膜病变

3-13 患者，女孩，2岁。7月2日发病，发热12小时，
体温40℃，惊厥4次，四肢冷，血压下降，
脑脊液检查：潘氏试验（-），白细胞 $8×10^6$/L，
该患者最可能的诊断是（　　）

A. 流脑　　　　　　　B. 乙脑

C. 中毒型菌痢　　　　D. 结脑

E. 热性惊厥

3-14 疑为中毒性菌痢患儿，帮助及时诊断的重要
资料是（　　）

A. 痢疾接触史　　　　B. 循环衰竭

C. 急起高热惊厥　　　D. 大便细菌培养

E. 肛拭子做粪便检查

3-15 患者，女性，16岁。腹泻2天，每天7～8
次/分，为黄色稀便，少量脓血。体温
38.1℃，左下腹部轻压痛，粪检可见 RBC 0～8
个/HP，WBC（++），最可能的诊断为（　　）

A. 急性普通型（典型）菌痢

B. 急性轻型菌痢

C. 中毒型菌痢休克型

D. 中毒型菌痢脑型

E. 慢性细菌性痢疾

3-16 患儿，3岁。高热，昏迷，抽搐2天急诊入院，
疑为乙脑或中毒型痢疾，为及时诊断，应立
即进行的检查是（　　）

A. 大便培养

B. 肛拭子或盐水灌肠镜检

C. 脑脊液常规及生化

D. 头部 CT

E. 乙脑特异性 IgM 测定

3-17 患儿，5岁。于夏季高热4小时，伴抽搐1次，
T 40℃，BP 37/20 mmHg，昏睡状，面色苍白，
肢冷，皮肤花纹状，心肺腹未见异常。血常
规：WBC $18×10^6$/L，N 0.86，L 0.14。便常
规：WBC 2～8个/HP，脑脊液透明，压力
16cmH2O，蛋白 0.3g/L，糖 4.5g/L，氯化物
120 mmol/L，应首先考虑（　　）

A. 流行型乙型脑炎

B. 中毒型菌痢

C. 病毒性脑膜炎

D. 脑型疟疾

E. 金黄色葡萄球菌败血症

（黄　燕）

第五节　霍　乱

重要知识点

掌握霍乱的临床表现及诊断依据；掌握霍乱的
治疗原则；熟悉霍乱的流行病学特点及预防措施；
了解霍乱的发病机制。

案例 3-5

患者，男性，36岁。因腹泻水样便伴呕吐数
小时就诊。

患者发病前3天去过农村，接触过腹泻患者。
7月18日突然腹泻，数小时达十余次、量大，开
始为黄色稀便，继之为水样便，伴呕吐5次。无
明显发热、腹痛，无里急后重。

体格检查：T 36.4℃，BP 78/50mmHg，
神志清楚，有明显脱水征，脉细速，皮肤弹
性差，唇舌明显干燥，眼眶稍下陷，尿量明
显减少。

实验室检查：血常规示 WBC $15.6×10^9$/L，N
0.82。大便外观为水样，镜检阴性，粪便悬滴检
查可见运动力很强的细菌，涂片检查可见革兰阴
性弧菌。

[问题]

1. 本病的诊断是什么？临床上属于几度脱水？

2. 为明确诊断，该患者还要进行哪些检查？

3. 该患者应如何治疗？

霍乱（cholera）是由霍乱弧菌（*Vibrio cholerae*）
主要通过污染的水与食物引起的烈性肠道传染病，
是非洲、亚洲、拉丁美洲等地区腹泻的重要原因，
有发病急、传播快、危及人口多的特点，是国际检
疫传染病，在我国被列为甲类传染病。典型的临床
表现为：起病急，剧烈的腹泻、呕吐以及由此引起
的脱水、电解质紊乱及酸碱失衡，严重者导致周围
循环衰竭和急性肾衰竭。

【病原学】

1. 形态　霍乱的病原体为霍乱弧菌，由德国
医学家、细菌学家 Koch 在 1883 年从患者粪便中
首先发现，属弧菌科弧菌属，革兰染色阴性。霍乱

弧菌呈弧形或逗点状，无芽孢，无荚膜，一般长 1.5～3.0μm，宽0.3～0.4μm。菌体末端有鞭毛，借此能活泼运动，在悬滴镜检时呈穿梭状运动，有

人形容为如"夜空之流星"（图3-5-1）。粪便直接涂片并染色，可见霍乱弧菌呈鱼群样排列。其中，O_{139}血清型霍乱弧菌在菌体外还有荚膜。

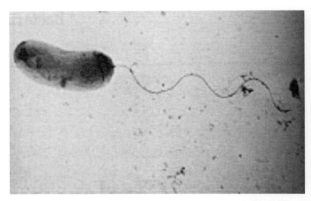

图3-5-1 霍乱弧菌形态

2. 培养特性 霍乱弧菌在碱性（pH 8.8～9.0）肉汤或蛋白胨水中繁殖迅速，属兼性厌氧菌。O_{139}霍乱弧菌能在无氯化钠或30g/L氯化钠蛋白胨水中生长，而不能在80g/L氯化钠浓度下生长。

3. 抗原结构 霍乱弧菌具有耐热的菌体（O）抗原和不耐热的鞭毛（H）抗原。各群霍乱弧菌的H抗原大多相同，而O抗原特异性高，有群特异性和型特异性两种抗原，是霍乱弧菌分群和分型的基础。

4. 毒素 霍乱弧菌产生三种毒素。Ⅰ型毒素为内毒素，是制作菌苗引起疫苗免疫的主要成分。Ⅱ型毒素为外毒素，即霍乱肠毒素，是霍乱弧菌在体内繁殖时产生的代谢产物，现已证明霍乱的剧烈腹泻就是由这种外毒素引起，有抗原性，可使机体产生中和抗体。Ⅲ型毒素在发病作用上意义不大。

❀ 温馨提示

常见的毒素（toxin）有肠毒素、神经毒素、内毒素等。其中，霍乱肠毒素（Cholera toxin，CTX）在古典型、埃尔托型和O_{139}血清型中均有产生，可释放于菌体外，CTX不耐热，56℃30分钟即破坏。

5. 分类 WHO腹泻控制中心将霍乱弧菌分为三群：

（1）O_1群霍乱弧菌：是霍乱的主要致病菌。根据表现型的不同，分为古典生物型（classical biotype）和埃尔托生物型（El-Tor biotype）。根据O抗原的不同，分为三个血清型：①原型（稻叶，Inaba）含A、C抗原；②异型（小川，Ogawa）含A、B抗原；③中间型（彦岛，Hikojema）含A、B、C三种抗原。

（2）非O_1群霍乱弧菌：不能被O_1群霍乱弧菌的多价血清所凝集，故统称为不凝集弧菌。非O_1群霍乱弧菌一般无致病性，少数可引起散发性腹泻。

但是O_{139}群霍乱弧菌具有特殊性，它是1992年孟加拉霍乱流行时发现的新的血清群，它不被O_1群和非O_1群（O_2～O_{138}）血清型霍乱弧菌诊断血清所凝集，故命名为O_{139}血清型。它含有与O_1群霍乱相同的毒素基因，能引起流行性腹泻。世界卫生组织确定O_{139}霍乱弧菌所引起的腹泻应与O_1群霍乱弧菌引起的腹泻被同样对待。

（3）不典型O_1群霍乱弧菌：可被多价O_1群血清凝集，但不产生肠毒素，此无致病性。

❀ 温馨提示

霍乱弧菌有变异株，可分为血清型变异株、细胞壁缺损（L型）、基因型变异株。

6. 抵抗力 霍乱弧菌对热、干燥、酸及一般消毒剂均甚敏感。干燥2小时或加热55℃10分钟，弧菌即可死亡，煮沸后立即被杀死。在正常胃酸中，霍乱弧菌能存活4分钟。自来水及深井水中加$0.5×10^{-6}$mol/L的氯，经15分钟即可杀死。但霍乱弧菌在自然环境中存活时间较长，一般在河水、海水和井水中，埃尔托生物型可存活1～3周；当霍乱弧菌黏附于藻类或甲壳类动物时，其存活期还可延长，在合适的外环境中甚至可存活1年以上。

【流行病学】

早在1498年印度就有霍乱发生的记载，目前该病已波及五大洲140多个国家和地区。一般认为霍乱有两个发源地：印度恒河三角洲是古典生物型的发源地；而印度尼西亚的苏拉威两岛则是埃尔托生物型的发源地。19世纪初，由于通商、航海、朝圣和战争等因素，霍乱开始由印度向外传播。从1817年迄今曾有过七次大流行，前六次大流行与古典生

物型有关，始于 1961 年的第七次霍乱大流行由埃尔托生物型所引发一直流行至今，先后波及我国 29 个省、市、自治区，发病 34 万例以上，死亡 5500 人以上。2000 年以后，O_{139} 群霍乱弧菌的检出比例逐渐增加，已成为霍乱疫情优势菌群，应予高度重视。

自从 1820 年霍乱传入我国后，每次霍乱的世界性大流行均波及我国（图 3-5-2）。新中国成立后我国医疗工作者对该病的流行特征有了全面系统的了解，提出了富有针对性的防治措施，霍乱在我国的流行态势得到了有效的控制。

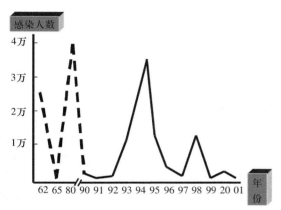

图 3-5-2 我国霍乱感染情况

（一）传染源

患者和带菌者是霍乱的主要传染源，其中轻型感染者和隐性感染者不易诊断，往往不能及时隔离和治疗，但在霍乱流行中起重要作用。患者在病期可连续排菌 5 ～ 14 天，每毫升粪便含霍乱弧菌 $10^7 \sim 10^9$ 个，传染性强，污染面大，是重要的传染源。

（二）传播途径

患者和带菌者粪便或排泄物污染水源或食物后引起传播。经水传播是最主要途径，常呈暴发流行。食物传播的作用仅次于水。还可通过污染的鱼、虾等水产品引起传播。日常生活接触和苍蝇等也起传播作用。

（三）人群易感性

人群对霍乱弧菌普遍易感，由于胃酸具有强大的杀弧菌作用，需足够量的霍乱弧菌进入时，才引起发病。病后可获一定免疫力，能产生抗菌抗体和抗肠毒素抗体，但持续时间短，可再次感染。

（四）流行特征

在我国霍乱流行季节为夏秋季，以 7 ～ 10 月为多。霍乱有分布在沿江沿海地区为主的地理特点。

🌸 温馨提示

O_{139} 霍乱无家庭聚集性，发病以成人为主，男性多于女性，主要经水和食物传播。在霍乱地方性流行区人群或对 O_1 群霍乱弧菌有免疫力者，不能保护免受 O_{139} 霍乱弧菌的感染。现有的霍乱菌苗亦不能对 O_{139} 霍乱起保护作用。

【发病机制与病理解剖】

1.发病机制 人体食入霍乱弧菌后是否发病，主要取决于机体的免疫力和食入弧菌的量。人体若能分泌正常的胃酸可不发病。但若胃酸分泌减少或大量饮水、大量进食使胃酸稀释，或因食入霍乱弧菌的量超过 $10^8 \sim 10^9$ 均能引起发病。霍乱弧菌经胃抵达小肠后通过鞭毛运动及其蛋白酶的作用，穿过肠黏膜上的黏液层，在毒素协同调节菌毛 A（toxin coregulated pilus A，TCPA）和黏附因子作用下，黏附于小肠上段黏膜上皮细胞的刷状缘上，在小肠的碱性环境中霍乱弧菌大量繁殖（一般致病菌量为 $10^7 \sim 10^9$/ml 肠液），并产生霍乱肠毒素，即霍乱原（choleragen）。霍乱弧菌不直接侵犯肠壁，而是通过霍乱肠毒素的作用引起肠液的过度分泌。

霍乱肠毒素有 A、B 两个亚单位。当肠毒素到达肠黏膜后，B 亚单位识别肠黏膜上皮细胞的膜表面受体——神经节苷脂（GM1）并与之结合，接着 A 亚单位与整个毒素脱离并进入细胞内，此时 A 亚单位水解成 A1 片段和 A2 片段，A1 片段释放至胞液内，激活腺苷酸环化酶（AC），其结果促进腺苷三磷酸（ATP）不断转变为环磷酸腺苷（cAMP）。当细胞内 cAMP 浓度增高时，即刺激隐窝细胞过度分泌水、氯化物及碳酸氢盐，同时抑制绒毛细胞对钠的正常吸收，以致出现大量水、电解质聚集于肠腔，形成本病特征性的剧烈水样腹泻。

霍乱肠毒素还能促使肠黏膜杯状细胞分泌黏液增多，使腹泻的水样便中含大量黏液。此外，腹泻导致的失水使胆汁分泌减少，因而腹泻排出的大便可呈米泔水样。弧菌产生的酶（如神经氨酸酶）、内毒素及其他代谢产物等也可能在本病的发病中起一定的作用（图 3-5-3）。

2.病理生理 霍乱患者的粪便为等渗性，电解质的含量：钠为 135mmol/L，氯为 100mmol/L，钾为 15mmol/L，碳酸氢盐为 45mmol/L，其中钾和碳酸氢盐浓度为血浓度的 2 ～ 5 倍。霍乱引起的剧烈吐泻可导致电解质紊乱、酸碱失衡。

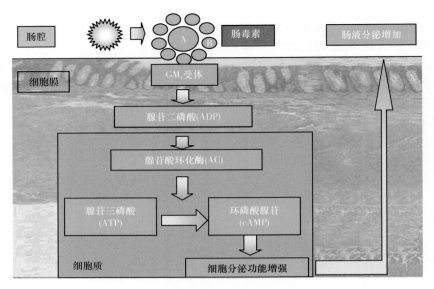

图 3-5-3　霍乱肠毒素作用机制示意图

（1）水和电解质紊乱：霍乱患者由于剧烈的呕吐与腹泻，体内水和电解质大量丧失，因而导致脱水和电解质紊乱。严重脱水者可出现循环衰竭，进一步发展可引起急性肾衰竭。

（2）代谢性酸中毒：由于腹泻丢失大量碳酸氢根，此外失水导致周围循环衰竭，组织因缺氧进行无氧代谢，因而乳酸产生过多可加重代谢性酸中毒，急性肾衰竭不能排泄代谢的酸性物质，也是引起酸中毒的原因。

温馨提示

虽然霍乱丢失的液体是等渗液，但其中含钾量为血清钾的 4 ～ 6 倍，而钠和氯则稍低于血清，因此补液治疗时，在有尿的情况下应及时补钾。

3. 病理解剖　本病主要病理特点是严重脱水引起的一系列改变，器质实质性损害不严重。可见皮肤苍白、干瘪、无弹性，皮下组织和肌肉脱水，心、肝、脾等脏器因脱水缩小。胃肠道的浆膜层干黏，肠黏膜轻度炎症，肠内充满米泔水样液体。胆囊内含有黏稠浑浊的胆汁。肾脏往往肿大，肾小球和肾间质毛细血管扩张，肾小球变性和坏死。

【临床表现】

潜伏期为 1 ～ 3 天（数小时至 7 天）。多为突然起病，古典生物型和 O_{139} 型症状较重；埃尔托生物型所致者常为轻型，隐性感染较多。典型霍乱的病程可分三期。

1. 泻吐期　剧烈的腹泻开始，继之出现呕吐，持续数小时或者 1 ～ 2 天，一般无发热（O_{139} 型除外）。

（1）腹泻：是发病的第一个症状，其特点为无里急后重感，多数不伴腹痛（O_{139} 型除外）。起初大便含粪质，后为黄色水样便或米泔水样便（图 3-5-4）。有肠道出血者排出洗肉水样便，无粪臭。大便量多，每天可达 10 余次，重者大便失禁。近年报道少数患者可有脓血便。O_{139} 血清型霍乱的特征是发热、腹痛比较常见（达 40% ～ 50%），而且可以并发菌血症等肠道外感染。

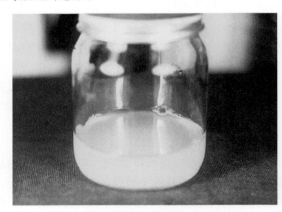

图 3-5-4　霍乱患者的米泔水样大便

（2）呕吐：一般发生在腹泻后，不伴恶心，多为喷射状。呕吐物初为胃内容物，后为水样，严重者可呕吐米泔水样物。

2. 脱水虚脱期　频繁的泻吐使患者迅速出现失水和电解质紊乱，严重者出现循环衰竭，此期一般为数小时至 2 ～ 3 天。

（1）脱水：轻度脱水可见皮肤黏膜稍干燥，皮肤弹性差，一般失水 1000ml。中度脱水可见皮肤弹性差，眼窝凹陷，声音轻度嘶哑，血压下降及尿量减少，丧失水分 3000 ～ 3500ml。重度脱水者出现皮肤干瘪，声音嘶哑，两颊深陷，腹呈舟状，神志淡漠或不清，患者极度无力，尿量减少，失水约 4000ml（图 3-5-5）。

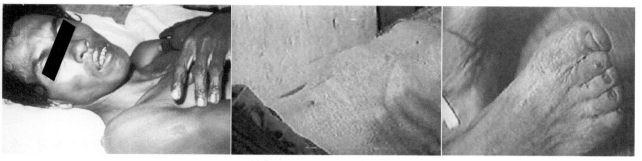

图 3-5-5 霍乱患者的严重脱水貌

（2）循环衰竭：是严重失水所致的低血容量性休克。出现四肢厥冷，脉搏细速，甚至不能触及，血压下降或不能测出。继而由于脑部供血不足，脑缺氧而出现意识障碍，开始为烦躁不安，继而呆滞、嗜睡甚至昏迷。

（3）代谢性酸中毒：临床表现为呼吸增快，严重者除出现库斯莫尔（Kussmaul）呼吸外，可有意识障碍。

（4）肌肉痉挛：由于呕吐、腹泻使钠盐大量丢失，低钠可引起腓肠肌和腹直肌痉挛，临床表现为痉挛部位的疼痛和肌肉呈强直状态。

（5）低血钾：表现为肌张力减弱，腱反射消失，鼓肠甚至心律失常。

3. 恢复期或反应期 脱水纠正后，症状逐渐消失，尿量增加，体温、脉搏、血压恢复正常。少数患者可有反应性低热，可能是循环改善后肠毒素吸收增加所致，持续 1 ～ 3 天后自行消退。

临床上根据脱水程度将霍乱分为轻、中、重三型（表 3-5-1）。除这三种临床类型外，尚有一种罕见的暴发型或称中毒型，又称干性霍乱（cholera sicca），本型起病急骤，尚未出现腹泻和呕吐症状，患者即迅速出现中毒性休克而死亡。

表 3-5-1 霍乱临床分型

表现	轻型	中型	重型
大便次数	10 次以下	10 ～ 20 次	20 次以上
脱水（体重 %）	5% 以下	5% ～ 10%	10% 以上
神志	清	不安或呆滞	烦躁，昏迷
皮肤	稍干，弹性稍差	弹性差，干燥	弹性消失，干皱
口唇	稍干	干燥，发绀	极干，青紫
前囟、眼窝	稍陷	明显下凹	深凹，目不可闭
肌肉痉挛	无	有	多
脉搏	正常	稍细，快	细速或摸不到
收缩压	正常	90 ～ 70mmHg	< 70mmHg 或测不到
尿量	稍减少	少尿	无尿
血浆比重	1.025 ～ 1.030	1.030 ～ 1.040	> 1.040

【并发症】

1. 急性肾衰竭 发病初期由于剧烈呕吐、腹泻导致脱水，出现少尿，此为肾前性少尿，经及时补液能迅速增加尿量而不发生肾衰竭。若补液不及时，脱水加重引起休克，可由于肾供血不足、肾小管缺血性坏死，出现少尿、无尿和氮质血症。

2. 急性肺水肿 快速补液若不注意同时纠正酸中毒，容易发生肺水肿。这是代谢性酸中毒导致肺循环高压的原因。

【实验室检查】

1. 血常规及生化检查 失水引起血液浓缩，红细胞及血红蛋白增高。白细胞可达 $10×10^9$ 以上，分类计数中性粒细胞和单核细胞增多。失水期间血钾、钠、氯正常或降低，尿素氮、肌酐升高，而 HCO_3^- 下降（< 15mmol/L）。

2. 尿常规 可有少量蛋白，镜检有少许红细胞、白细胞和管型。

3. 粪便检查

（1）便常规：可见黏液和少许红细胞、白细胞。

（2）涂片染色：粪便涂片并做革兰染色镜检，可见革兰染色阴性的弧菌，呈鱼群样排列。

（3）动力试验和制动试验：将新鲜粪便做悬滴或暗视野显微镜检，可见运动活泼呈穿梭状弧菌，即为动力试验阳性。随后加上一滴 O_1 群多价血清，细菌如停止活动，证明标本中有 O_1 群霍乱弧菌；如不能制止运动，应再用 O_{139} 血清重做试验，细菌活动消失，则证明为 O_{139} 霍乱弧菌。以上三项粪便检查可作为霍乱流行期间的快速诊断方法。

4. 细菌培养 所有怀疑霍乱患者的粪便除做显微镜检查外，均应进行细菌培养。粪便留取应在使用抗菌药物之前，用 1% 碱性蛋白胨水（pH 8.4 ~ 6）增菌 6 ~ 8 小时后，转种到霍乱弧菌能生长的选择性培养基，如庆大霉素、亚硝酸盐琼脂等培养基，数小时后有菌落生长，再与特异性的抗血清做玻片凝集试验，确定致病菌型。

5. 血清学检查 抗体一般在发病第 5 天出现，病程 8 ~ 21 天达高峰。血清免疫学检查主要用于流行病学的追溯诊断和粪便培养阴性可疑患者的诊断。若抗凝集素抗体双份血清滴度 4 倍以上升高，有诊断意义。

6. 分子生物学检查 用聚合酶链反应（PCR）、荧光 PCR 技术、霍乱弧菌基因芯片等方法可从患者泻吐物或已初步增菌的标本中检出霍乱弧菌编码肠毒素的基因序列及编码外膜蛋白的基因。其敏感性

与特异性均较高，可快速鉴定霍乱弧菌。

案例 3-5[临床特点]

（1）该患者发病前 3 天去过农村，接触过腹泻患者。

（2）突然出现大量腹泻水样便伴呕吐，而无明显腹痛和里急后重。

（3）血压 78/50mmHg，为休克血压，有明显脱水征，脉细速，皮肤弹性差，唇舌明显干燥，眼眶稍下陷，尿量明显减少。

（4）粪便悬滴检查可见运动力很强的细菌，涂片检查可见革兰阴性弧菌。

初步诊断：霍乱（中型）、中度脱水

需进一步行粪便培养后方可确诊。

【诊断与鉴别诊断】

1. 诊断

（1）确定诊断：符合以下三项中的一项者，①有泻吐症状，粪便培养霍乱弧菌阳性。②流行期疫区人群有典型症状，虽然粪便培养无霍乱弧菌生长，但并无其他原因可查者。有条件可做血清凝集抗体测定，效价呈 4 倍或 4 倍以上增长可诊断。③无症状，粪便培养阳性 + 前后 5 天曾有腹泻 + 密切接触史。

（2）疑似诊断：符合以下两项中一项者，①有典型症状，但病原学检查未明确者；②流行期间有明确接触史且出现泻吐症状，不能以其他原因解释者。

疑似患者应进行隔离、消毒，做疑似霍乱的疫情报告，并每天做粪便培养，连续 3 次阴性且血清学检查 2 次阴性，可否定诊断并更正报告。

2. 鉴别诊断 应与其他弧菌性（非 O_1 群、非 O_{139} 群）感染、大肠杆菌性肠炎、沙门菌肠炎、病毒性肠炎、急性菌痢等感染性腹泻相鉴别（表3-5-2）。

表 3-5-2 霍乱鉴别诊断

项目	霍乱	急性菌痢	大肠杆菌性肠炎	细菌性食物中毒
发热	—	+	+	+
腹痛	—	+	++	+
里急后重	—	+	—	—
大便	水样、米泔水样	脓血样	水样	黄水样
粪便检查	少量白细胞	大量白细胞、脓细胞	少量白细胞	少量白细胞
大便培养	霍乱弧菌	痢疾杆菌	大肠杆菌	相应细菌

【预后】

本病以往病死率很高，曾有达 50% ~ 60% 者，近 30 年来，由于诊疗技术的提高，已降至 1% 左右。老、幼及孕妇预后较差，死亡原因主要是循环衰竭和急性肾衰竭。

【治疗】

治疗原则：严格隔离，及时补液，辅以抗菌和对症治疗。

1. 严格隔离 患者应按甲类传染病进行严格隔

离，及时上报疫情。确诊及疑诊病例应分别隔离，彻底消毒排泄物。患者症状消失后，隔日粪便培养，连续 3 次阴性方可解除隔离。

2. 补液 迅速合理补充液体和电解质是治疗本病的关键，可使病死率从 5% 以上降至 1% 以下。因大量丢失水和电解质是霍乱的病理特征，而霍乱患者粪便中电解质与治疗常用液体中电解质含量基本相同（表 3-5-3）。故补液疗法应为首选。

表 3-5-3　常用液体与霍乱粪便中电解质含量（mmol/L）对照表

液体或粪便	Na^+	K^+	Cl^-	HCO_3^-
5：4：1 液	134	13	99	48
2：1 液	154	—	103	51
林格液	131	5	111	29
儿童霍乱粪便	128	25	90	48
成人霍乱粪便	135	15	100	48

（1）静脉补液：适合于重度脱水、不能口服的中度脱水及极少数轻度脱水患者。补液原则：早期、迅速、足量，先盐后糖，先快后慢，纠酸补钙，见尿补钾，对老人、婴幼儿及心肺功能不全的患者补液不可过快。

静脉补液的种类有：541 液、腹泻治疗液、2：1 溶液和林格乳酸钠溶液等。通常选择与患者所失去的电解质浓度相似的 541 液（按 0.9% NaCl 550ml，1.4% $NaHCO_3$ 300ml，10% KCl 10ml，10% 葡萄糖溶液 140ml 比例配制）。

输液量宜根据失水程度决定。以第一个 24 小时计，轻度失水 3000 ～ 4000ml，儿童 120 ～ 150ml/kg，含钠液量为 60 ～ 80ml/kg；中度失水 4000 ～ 8000ml，儿童 150 ～ 200ml/kg，含钠液量为 80 ～ 100ml/kg；重度失水 8000 ～ 12 000ml，儿童 200 ～ 250ml/kg，含钠液量为 100 ～ 120ml/kg。中度以上患者最初 2 小时内应快速输入 2000 ～ 4000ml 液体，多通道输液和（或）加压输液以保证输入量及速度（每分钟 1ml/kg），血压、脉搏恢复正常后，逐步减慢速度。在脱水纠正且有排尿时，应注意补充氯化钾，剂量按 0.1 ～ 0.3g/kg 计算，浓度不超过 0.3%。儿童应注意补钾，因其粪便含钾量高，腹泻时容易出现低钾血症。

🍁 **温馨提示**

由于患者存在个体差异和病情是否继续发展等情况，补液量和补液速度应根据病情而调整。补液过程中应仔细观察患者症状和体征变化，如血压是否恢复、皮肤弹性是否好转、尿量是否正常等。

（2）口服补液：霍乱患者肠道对葡萄糖的吸收能力仍然完好，葡萄糖的吸收能带动水的吸收，水的吸收又带动相同等量的 Na^+、K^+ 等电解质的吸收。口服补液不仅适用于轻、中度脱水患者，重度脱水患者在纠正低血容量性休克后，也可给予口服补液。尤其对年老体弱患者、心肺功能不良患者以及需要及时补钾的患者尤为重要，因为口服补液能防止补液量不足或者过多而引起的心肺功能紊乱及医源性低血钾。

WHO 推荐的口服补液盐（ORS）配方为葡萄糖 20g（可用蔗糖 40g 或米粉 30g 代替，其渗透压低，因而效果更好），氯化钠 3.5g，碳酸氢钠 2.5g，氯化钾 1.5g，加水 1000ml。对轻、中度脱水患者，ORS 用量在最初 6 小时，成人每小时 750ml，儿童（＜ 20kg）每小时 250ml，以后的用量约为泻吐量的 1.5 倍。呕吐不一定是口服补液的禁忌，只是速度要慢一些，特别是儿童病例。

3. 抗菌药物及抑制肠黏膜分泌药 两者均为辅助治疗。抗菌药物能减少腹泻量，缩短病程及排菌期，但不能替代补液疗法。常用药有四环素（每天 40mg/kg，分 4 次口服）、多西环素（成人 200mg，每天 2 次；儿童每天 6mg/kg）、环丙沙星（0.25 ～ 0.5g，每天 2 次）、诺氟沙星（0.2 ～ 0.4g，每天 3 次）、复方磺胺甲噁唑（成人 2 片，每天 2 次）。可选择其中一种，连服 3 天。近年报道有耐药菌株出现，且 O_{139} 血清型霍乱弧菌常对磺胺甲噁唑及链霉素耐药，流行早期应及早做药敏试验，选出合适的抗菌药物。抗分泌药有氯丙嗪、小檗碱、吲哚美辛（消炎痛）及肾上腺皮质激素等。

4. 对症治疗 重症患者补足液体后，血压仍较低，可加用肾上腺皮质激素及血管活性药物。出现急性肺水肿及心力衰竭时应暂停输液，给予镇静剂、利尿剂及强心剂。严重低钾血症者应静脉滴注氯化钾。若急性肾衰竭者在纠正脱水后仍不好转，可考虑透析治疗。

案例 3-5[诊断与治疗]

（1）该患者大便培养为霍乱弧菌（O_1 群）。

（2）霍乱血清凝集抗体测定阳性，效价 1：320。

[诊断] 霍乱（中型 O_1 群）、中度脱水

[治疗]

（1）静脉补液：根据失水程度该患者 24 小时内应计划补液 4000 ～ 8000ml。

（2）在最初 9 小时内应快速输入 2000 ～ 4000ml 液体，先补生理盐水，血压、脉搏恢复正常后，逐步减慢速度，改为 541 液静脉滴注，以后改为口服补液。

（3）多西环素200mg，每天2次，连服3天。

患者症状消失后，隔日粪便培养，连续3次阴性，痊愈出院。

【预防】

1. 控制传染源 建立肠道门诊，对腹泻患者进行登记，并做到逢泻必检，逢疑必报。搞好国境卫生检疫和国内交通检疫，发现患者立即隔离治疗，疑似患者隔离检疫。密切接触者隔离5天，同时进行医学观察与三次粪检，并预防性应用多西环素，200mg顿服，次日口服100mg，儿童每天6mk/kg，连服2天。亦可用诺氟沙星0.2g，每天3次，连服2天。

2. 切断传播途径 开展三管一灭（管水、管粪、管饮食和灭蝇）的卫生运动，加强卫生宣传及流动人口的卫生管理。普及农村自来水，个人养成良好的卫生习惯。对患者或带菌者的粪便与排泄物均严格消毒，对出院患者做好终末消毒。

3. 提高人群免疫力 以往的全菌体死菌苗和霍乱肠毒素的类毒素疫苗，已不提倡应用。WHO于1999年推荐在霍乱高危地区口服B亚单位 - 全菌体菌苗（BS-WC）。减毒口服活菌苗CVD103-HgR有一定潜在毒副反应，不推荐普遍使用。O_{139}霍乱疫苗的研究已取得新进展，双价菌苗对O_{139}霍乱的保护力良好。国内也报道研制出预防O_{139}霍乱的B亚单位 - 全菌体菌苗，动物试验中安全性及免疫原性良好。

复习要点

1. 霍乱的发病机制 图3-5-6。

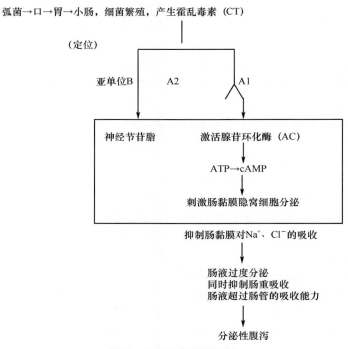

弧菌→口→胃→小肠，细菌繁殖，产生霍乱毒素（CT）

（定位）

亚单位B　A2　　A1

神经节苷脂　　激活腺苷环化酶（AC）

ATP→cAMP

刺激肠黏膜隐窝细胞分泌

抑制肠黏膜对Na^+、Cl^-的吸收

肠液过度分泌
同时抑制肠重吸收
肠液超过肠管的吸收能力

分泌性腹泻

图3-5-6 霍乱发病机制

2. 霍乱典型的临床表现

（1）泻吐期：急起腹泻，水样便或米泔水样大便，呕吐，无腹痛，无里急后重，无发热。

（2）脱水期：严重脱水，口干、声嘶、烦躁、皮肤弹性差、舟状腹，严重低血钠引起腹痛，低钾致肌张力减弱、心律失常，脱水严重者出现循环衰竭。

（3）恢复期：腹泻停止，脱水纠正，1/3患者有发热，为毒素吸收所致。

3. 干性霍乱的表现 患者以休克为首发表现，吐泻症状不明显或缺如，病情急骤发展迅速，多死于循环衰竭。

4. 霍乱的诊断标准 符合以下三项中的一项者可确诊：①有泻吐症状，粪便培养霍乱弧菌阳性。

②流行期疫区人群有典型症状，虽然粪便培养无霍乱弧菌生长，但并无其他原因可查者。血清凝集抗体测定，效价呈4倍或4倍以上增长可诊断。③无症状，粪便培养阳性＋前后5天曾有腹泻＋密切接触史。

5. 霍乱的疑似诊断标准 符合以下两项中一项者：①有典型症状，但病原学检查未明确者；②流行期间有明确接触史，且出现泻吐症状，不能以其他原因解释者。

6. 霍乱的治疗原则 治疗原则：严格隔离，及时补液，辅以抗菌和对症治疗。

（1）补液：补充液体和电解质是治疗霍乱的关键环节。

补液原则：早期、迅速、足量，先盐后糖，先快后慢，纠酸补钙，见尿补钾。

（2）抗菌药物治疗及抑制肠黏膜分泌，常用多西环素、环丙沙星。

（3）对症治疗。

习题精选

3-18 关于霍乱的临床表现，下列正确的是（ ）
    A. 剧烈腹泻，继而呕吐大量米泔水样排泄物
    B. 剧烈腹痛
    C. 最先出现中毒性休克
    D. 血白细胞增高，中性增高，血红蛋白降低
    E. 便常规有较多脓细胞，悬滴（+）

3-19 关于霍乱的特点叙述错误的是（ ）
    A. 反应期的发热是由于菌血症引起的
    B. 排便初为黄色稀便，继而水样便，以后是米泔水样，少数可有水样血便
    C. 重型患者是流行期的重要传染源
    D. 确诊需依靠粪便培养及血清凝集试验
    E. 补充液体及水、电解质是治疗的关键

3-20 霍乱患者反应期发热是由于（ ）
    A. 体温调节中枢障碍
    B. 血液浓缩而致散热障碍
    C. 弧菌侵入血液循环
    D. 毒素吸收
    E. 继发感染

3-21 下列不能用于霍乱病原学诊断的是（ ）
    A. 大便悬滴检查
    B. 粪便涂片染色或荧光抗体检查
    C. 大便碱性蛋白胨水培养
    D. 碱性醇酯培养
    E. 柯氏培养基培养

3-22 疑似霍乱患者最有诊断意义的检查是（ ）
    A. 血培养
    B. 粪便、呕吐物培养
    C. 粪便涂片革兰染色
    D. 血清凝集试验
    E. 粪便或呕吐物悬滴检查

3-23 抢救低血压休克患者的关键环节是（ ）
    A. 根据失水程度立即静脉快速滴注生理盐水
    B. 立即采用右旋糖酐以扩充血容量
    C. 立即用升压药提升血压，纠正休克
    D. 立即用利尿合剂防止肾功能不全
    E. 立即用肾上腺皮质激素和抗菌药物

3-24 某学生暑假后由沿海某市回校，在途中一码头食冷稀饭一碗，第二天突起大便20余

次，黄色水样便，呕吐10余次，无明显腹痛及里急后重，体格检查：T 36.5℃，中度失水，血压75/60mmHg；大便镜检：WBC 0～1个/HP，应先考虑做哪项检查以确诊（ ）
    A. 大便涂片染色检查
    B. 大便普通培养
    C. 大便碱性蛋白胨水培养增菌检查
    D. 血培养
    E. 霍乱血清凝集试验

3-25 患者，男性，7岁，急性腹泻2小时，共10余次，先为黄水样，后转为米泔水样，无腹痛及里急后重。体格检查：血压70/60mmHg，脉搏120次/分，便常规：镜检（－），悬滴见有穿梭运动的弧菌，粪便直接涂片染色见鱼群状排列的细菌，最可能的诊断是（ ）
    A. 中毒型菌痢
    B. 急性细菌性痢疾
    C. 霍乱
    D. 肠阿米巴病
    E. 急性胃肠炎

3-26 引起霍乱患者剧烈腹泻的因素是（ ）
    A. 神经氨酶
    B. 血凝素
    C. 霍乱内毒素
    D. 霍乱肠毒素
    E. 菌体裂解

（黄　燕）

第六节　细菌性食物中毒

 重要知识点

掌握细菌性食物中毒的流行特征、不同细菌感染所致的食物中毒的临床表现、诊断要点和治疗原则。熟悉细菌性食物中毒的发病机制和病理特点；熟悉胃肠型食物中毒的病原学、流行病学、鉴别诊断和预防；熟悉肉毒梭状芽孢菌的特点及其外毒素的分类与作用。

细菌性食物中毒（bacterial food poisoning）是由进食被细菌或其毒素污染的食物而引起的急性中毒性疾病，临床主要表现为起病急、病程短、恢复快，以呕吐、腹泻为主要症状。依临床表现不同分为胃肠型食物中毒与神经型食物中毒。

一、胃肠型食物中毒

案例 3-6

患者，男性，29岁。因"腹痛、腹泻、恶心呕吐、发热1天"入院。

患者1天前在单位集体进食后6小时开始出现阵发性腹痛，以脐周为主，腹泻，大便呈黄水样，10余次，量多，无黏液脓血，无里急后重感。恶心、呕吐，呕吐物为胃内容物。有畏寒、发热，体温高达39.1℃，就诊于我院，拟诊以"急性胃肠炎"收入院。同餐20余人有类似发病症状。

体格检查：T38.7℃，P80次/分，BP118/70mmHg。轻度脱水征。心肺未发现异常。腹平软，无压痛或反跳痛，肝脾肋下未能触及，肠鸣音亢进。

实验室检查：血常规示 WBC 21×10^9/L，N 0.9。便常规示脓样，WBC（+++），RBC（+++）。

[问题]

1. 该患者的可能诊断是什么？
2. 该患者确诊需何种检查？
3. 如何进一步治疗？

胃肠型食物中毒多见于夏秋季，临床以恶心、呕吐、腹痛、腹泻等急性胃肠炎症状为主要特征。常见的细菌有沙门菌属、副溶血弧菌、变形杆菌及葡萄球菌等。

【病原学】

1. 沙门菌 (Salmonella) 为革兰阴性杆菌，需氧，不产生芽孢，无荚膜，绝大多数有鞭毛，能运动。对外界抵抗力较强，粪便中能存活1～2个月，在冰冻土壤中能越冬。不耐热，55℃1小时或60℃10～20分钟即被灭活。细菌由粪便排出，污染饮用水、食物、餐具及蛋制品等，由人进食后造成感染发病。本菌是最常见的食物中毒病因之一，其中以鼠伤寒沙门菌、肠炎沙门菌和猪霍乱沙门菌为常见。

2. 副溶血弧菌 (Vibrio parahaemolyticus) 为革兰阴性杆菌，有荚膜，为多形性球杆菌。本菌嗜盐，广泛存在于海水中，偶尔亦存在于淡水中。在海水中能存活47天以上，在淡水中生存1～2天。对酸敏感，食醋中3分钟即死亡。不耐热，56℃5～10分钟、90℃1分钟灭活。致病菌株能溶解人及家兔红细胞，即神奈川现象（kanagawa phenomenon，KP），为此菌产生耐热的直接溶血素所致。本菌的主要载体是海产品及其他含盐较高的食物如咸菜、咸肉、咸蛋等。

3. 金黄色葡萄球菌 (Staphylococcus aureus) 本菌为革兰阳性球菌，无荚膜，不形成芽孢。在乳类和肉类食物中极易繁殖，在剩饭菜中亦易生长。此菌污染食物后，37℃经6～12小时而产生肠毒素，该毒素能耐受煮沸30分钟仍保持毒性。

4. 大肠杆菌 (E.coli) 为革兰阴性短杆菌，可有荚膜。体外抵抗力较强，在水和土壤中能存活数月，在阴凉处室内尘埃可存活1个月。本菌为人和动物肠道正常寄居菌，特殊条件下可致病，在大肠杆菌中，能引起食物中毒的菌种有16个血清型，亦称为致病性大肠杆菌。

🍁 **温馨提示**

除上述细菌外，可引起胃肠型食物中毒的细菌还有变形杆菌和蜡样芽孢杆菌。

【流行病学】

1. 传染源 被致病菌感染的动物如家畜、家禽、鱼类、野生动物和人为本病主要传染源。

2. 传播途径 进食被细菌污染的食物而传播。

3. 人群易感性 人群普遍易感，病后通常不产生明显的免疫力，且致病菌血清型多，可反复感染发病。

4. 流行特征 流行病学特征对临床诊断尤其重要。表现为：①夏秋季多发；②流行突然发生，病例集中，潜伏期短；③多集体发病，有共同进食可疑食物史，病情轻重与进食量有关；④未食者不发病，停止食用可疑食物后流行迅速停止。

【发病机制与病理改变】

细菌性食物中毒根据其发病机制可分为感染型、毒素型和混合型。发病与否和病情轻重与摄入食物被细菌和毒素污染的程度、进食量的多少以及人体抵抗力强弱等因素有关。胃肠型食物中毒发生的基本条件是病原菌在食品中大量繁殖，产生大量肠毒素，菌体裂解后又可释出大量内毒素。剧烈吐泻使病原菌及其毒素多能迅速排出体外，故很少引起败血症或毒血症，病程较短。重症病例可有胃、小肠充血、糜烂、出血；部分病例有结肠炎症和出血，肝、肾、肺等有中毒性病变。

🍁 **温馨提示**

感染型食物中毒细菌在肠道内繁殖，向外排菌，有传染性，同时有感染中毒表现。毒素型食物中毒进食的为细菌的毒素，无传染性，一般无感染中毒表现。

变形杆菌能使蛋白质中的组氨酸脱羧而成组胺，引起颜面潮红、头痛、荨麻疹等过敏反应症状。但细菌不侵入组织，因此没有炎症改变。

【临床表现】

潜伏期短，常在进食后数小时发病，金黄色葡萄球菌为 1～6 小时，副溶血性弧菌为 6～12 小时，大肠杆菌为 2～20 小时，沙门菌为 4～24 小时，超过 72 小时后发病者可排除食物中毒。临床主要表现为恶心、呕吐、腹痛、腹泻等胃肠道症状，有侵袭性感染时，可有发热等全身症状。常先吐后泻，腹泻轻重不一，每天数次至数十次，多为黄色稀便、水样或黏液便。腹痛以中上腹为常见，呈持续性、阵发性或痉挛性。葡萄球菌、蜡样芽孢杆菌食物中毒呕吐较剧烈，呕吐物含胆汁，有时带血和黏液。副溶血弧菌食物中毒粪便呈血水样，变形杆菌还可发生颜面潮红、头痛、荨麻疹等过敏症状。病程短，多在 1～3 天恢复，极少数可达 1～2 周。

🍁 **温馨提示**

老年人临床症状严重者可引起急性肾衰竭、急性血脑循环障碍、心肌梗死、肠系膜血管血栓形成等严重并发症，与水电解质失衡、血流动力学障碍有关，老年人还易发生坠积性肺炎。

【实验室检查】

1. **血常规** 沙门菌感染者血白细胞计数多在正常范围。副溶血弧菌及金黄色葡萄球菌感染者可增高在 10×10^9/L 以上，中性粒细胞比例增高。

2. **粪便检查** 稀水样便镜检可见少量白细胞，血水样便见多数红细胞，血性黏液便见大量红细胞和白细胞。

3. **细菌培养** 将患者的呕吐物、排泄物及进食的可疑食物做细菌培养，可获得相同病原菌。

4. **血清学检查** 患病早期及病后两周的双份血清特异性抗体 4 倍升高可明确诊断，由于患病数天即可痊愈，血清学检查较少应用。

> **案例 3-6[临床特点]**
> （1）患者为青年男性，在集体进餐后发病，主要表现为腹痛、腹泻、恶心、呕吐等急性胃肠炎症状。
> （2）体格检查无明显阳性体征。
> （3）同餐者有类似发病症状。
> 初步诊断：胃肠型食物中毒
> 需进一步行血常规、便常规及大便培养检查。

【诊断与鉴别诊断】

1. **诊断** ①流行病学资料：短期内集体发病，结合流行季节及饮食情况（同餐者症状相同）；②临床表现：急性胃肠炎症状；③细菌学及血清学检查：

对可疑食物、患者呕吐物及粪便进行细菌学培养、分离鉴定菌型。只有部分食物中毒者能确定病原。

有上述①②两项时可临床诊断，有①②③三项者可确诊。

2. **鉴别诊断**

（1）非细菌性食物中毒：包括化学性食物中毒（砷、汞、杀虫剂等）和生物性食物中毒（发芽马铃薯、生鱼胆、毒蕈等）。表现为潜伏期更短，仅数分钟至数小时，以呕吐为主，腹痛、腹泻少见，一般无发热。有肝肾损害及神经系统症状，可疑食物、排泄物分析可确定病因。

（2）霍乱及副霍乱：临床表现为无痛性泻吐，先泻后吐。吐泻物可呈米汤样，有不同程度脱水、周围循环障碍、酸中毒、低钾血症等。找到霍乱弧菌可确诊。

（3）急性菌痢：临床表现为发热、里急后重、黏液脓血便，一般呕吐少见。左下腹压痛明显。大便镜检有大量红细胞、白细胞或脓细胞，粪便培养约半数有痢疾杆菌生长。

【治疗】

本病病程较短，以对症治疗为主。

1. **一般治疗** 卧床休息，进流质或半流质饮食，病情好转可恢复正常饮食。沙门菌食物中毒者应床边隔离。

2. **对症治疗** 吐泻为人体的保护性反应，一般不用止呕、止泻治疗。严重腹痛可用解痉药，如山莨菪碱、阿托品等药物。发热者用物理降温或药物降温。

3. **补液治疗** ①口服补液：有液体丢失，但无明显脱水表现的患者，给予口服补液治疗。②静脉补液：剧烈呕吐不能进食或腹泻频繁者，给予静脉补液以纠正水电解质紊乱及酸中毒。脱水严重甚至休克的患者，应积极补液及抗休克。

4. **病原治疗** ①肠毒素引起食物中毒时抗生素治疗无效，可以不用抗菌药物；②侵袭性细菌如沙门菌、侵袭性大肠杆菌等食物中毒，可选用第三代头孢菌素或喹诺酮类药物治疗。

> **案例 3-6[诊断与治疗]**
> （1）血常规：WBC 21×10^9/L，N 0.9。便常规：脓样，WBC（+++），RBC（+++）。
> （2）大便培养：沙门菌。
> 患者进餐后 6 小时发病，腹痛腹泻症状突出，有发热，无神经系统症状，可排除化学性食物中毒和生物性食物中毒；大便为黄色水样，呕吐物为内容物，无周围循环障碍的体征，不考虑霍乱；患者无左下腹压痛，便常规虽然有大量的红白

细胞,但大便培养为沙门菌,可排除急性菌痢。

[诊断] 胃肠型食物中毒(沙门菌所致)。

[治疗] 卧床休息,流质饮食,给予口服补液和静脉补液,因有肠道侵袭症状,用三代头孢菌素或喹诺酮类药物抗感染治疗。

【预防】

1. 管理传染源 一旦发生疑似或确诊病例后,除及时治疗降低传染性外,还应按丙类传染病上报疾病预防控制部门,及时制订防疫措施,控制疫情。

2. 切断传播途径 加强食品卫生和个人卫生工作,避免摄入不洁饮食或水。

3. 保护易感人群 采取健康的生活方式,提高免疫力。目前无疫苗。

二、神经型食物中毒

案例 3-7

患者,男性,21 岁。因头痛、视物模糊、吞咽困难 4 小时入院。

患者于入院前一晚在工地与工友进食未加热的熟猪头肉,6 小时后开始出现头痛、视物模糊、吞咽困难,在诊所诊治,按"食物中毒"给予补液及头孢曲松治疗,症状未见好转,并出现呼吸困难,遂转我院就诊。

体格检查:T 36.8℃,P 98 次 / 分,R 28 次 / 分,BP 110/80mmHg。神志清楚,右眼睑下垂,右侧瞳孔 4mm,对光反应迟钝,左眼睑活动正常,左侧瞳孔 3mm,对光反应稍迟钝。呼吸幅度减弱,双肺未闻及干湿啰音。心脏未闻及异常。腹平软,无压痛及反跳痛,肝脾肋下未触及,腹水征阴性。四肢肌张力及肌力正常,生理反射存在,病理反射未引出。

追问病史共餐者有 1 人有类似病症,在诊所治疗过程中已死亡。

患者入院后给予对症治疗,呼吸困难继续加重,住院 4 天因呼吸衰竭死亡。

[问题]

1. 该患者最可能的诊断是什么?

2. 该患者确诊需哪些检查?

3. 该患者应如何进一步治疗?

神经型食物中毒又称肉毒中毒(botulism),是由于进食含有肉毒杆菌(*Clostridium botulinum*)外毒素的食物引起的中毒性疾病。临床以中枢神经系统症状如眼肌、吞咽肌麻痹为主要表现,重者可累及呼吸肌而致命。

【病原学】

肉毒杆菌属革兰阳性厌氧梭状芽孢杆菌,有周鞭毛,能运动,能产生剧毒性神经毒素的外毒素,按抗原性不同可分为 A、B、Ca、Cb、D、E、F、G 八种血清型。对人致病者以 A 型、B 型、E 型为主,偶有 F 型。

肉毒杆菌广泛存在于自然界。以芽孢形式存在于土壤或海水中,也可存在于动物粪便或附着于蔬菜、水果中。本菌芽孢体抵抗力极强,干热 180℃ 15 分钟、湿热 100℃ 5 小时、高压灭菌 120℃ 20 分钟可灭活。肉毒杆菌外毒素对酸有抵抗力,但不耐热,80℃ 30 分钟或煮沸 10 分钟即可被破坏。

【流行病学】

1. 传染源 我国主要是变质的牛羊肉类和发酵的豆、麦制品,国外主要是罐头食品。患者无传染性。

2. 传播途径 进食被肉毒杆菌外毒素污染的食物传播。

❀ 温馨提示

肉毒杆菌偶可污染创伤伤口,在人体内繁殖产生毒素而致病。

3. 易感人群 人群普遍易感,病后不产生免疫力。

【发病机制与病理解剖】

肉毒杆菌外毒素由上消化道吸收入血,作用于脑神经核、外周神经 - 肌肉接头处及自主神经末梢,抑制乙酰胆碱的释放,使肌肉收缩运动障碍,发生软瘫。

脑及脑膜显著充血水肿、广泛的点状出血和血栓形成。显微镜下可见神经节细胞变性。

【临床表现】

潜伏期最短为 2 小时,长者可达 10 天,多为 12 ~ 36 小时。潜伏期长短与外毒素的量有关。潜伏期越短,病情越重。起病急,早期有恶心、呕吐等症状,继之以神经系统症状为主,表现为头痛、头晕及肢体乏力,继之眼内外肌瘫痪,出现眼部症状,如视物模糊、复视、眼睑下垂、瞳孔散大、光反应迟钝或对光反射消失。重者四肢呈对称性迟缓性轻瘫,可有吞咽、咀嚼、发音甚至呼吸困难。神智始终清楚,一般不发热,可有轻度恶心、便秘或腹胀。一般无腹痛、腹泻。

通常于发病后 4～10 天内逐渐恢复,但乏力、眼肌瘫痪可持续数月之久。重者多死于延髓麻痹所致的呼吸衰竭、心功能不全及继发性肺部感染。

🍁 **温馨提示**

4～26 周婴儿食入少量肉毒杆菌芽孢,细菌可在肠内繁殖,产生神经毒素,出现中毒综合征。首发症状为便秘、拒奶、哭声低沉、颈软不能抬头及脑神经损害。病情进展迅速,很快因中枢性呼吸衰竭而死亡,为婴儿猝死综合征的病因之一。

🍁 **温馨提示**

创伤性肉毒中毒由伤口感染到出现中毒症状的潜伏期为 10～14 天,症状与食物中毒型相同,但无恶心、呕吐等胃肠道症状。

【 实验室检查 】

1. 细菌培养 将可疑食物、呕吐物或排泄物加热煮沸 20 分钟,接种于血琼脂培养基做厌氧培养,可检出肉毒杆菌。

2. 毒素检查 将检查标本浸出液饲喂动物或做腹腔内注射,或眼睑皮下接种,观察动物肢体麻痹及呼吸情况,如试验组动物出现麻痹性瘫痪或呼吸困难,可诊断本病。

> **案例 3-7[临床特点]**
>
> (1)患者为青年男性,在进食未加热的熟肉食 6 小时后发病。
>
> (2)患者主要表现为神经系统症状和体征:头痛、视物模糊、吞咽困难、呼吸困难、眼睑下垂、光反应迟钝,但神志清楚,无发热。
>
> (3)同餐者出现类似病症。
>
> 初步诊断:神经型食物中毒
>
> 需进一步行可疑食物的细菌培养和肉毒毒素检测。

【 诊断与鉴别诊断 】

1. 诊断 ①流行病学资料:有进食腊肉、罐头等可疑食物史,同餐者集体发病。②临床表现:脑神经麻痹症状和体征,如复视、斜视、眼睑下垂、吞咽困难、呼吸困难等,但神志清楚,体温正常,感觉存在。③实验室检查:确诊可用动物试验检查患者血清及可疑食物中的肉毒毒素,亦可用可疑食物进行厌氧培养,分离病原菌。各型抗毒素中和试验有助于判断毒素与定型。

2. 鉴别诊断 早期患者有咽干、咽红、咽痛症状,应注意与咽炎鉴别;呕吐、腹痛、便秘者应与肠梗阻鉴别;瞳孔扩大、黏膜干燥应与阿托品或曼陀罗中毒相鉴别,还需与河鲀或毒蕈中毒鉴别,因这两种食物中毒后也可产生神经麻痹症状,但河鲀中毒为指端麻木症状,重者引起四肢瘫痪。明显无力及瘫痪还应与多发性神经炎、重症肌无力、白喉后神经麻痹、脊髓灰质炎等相鉴别。

🍁 **温馨提示**

婴儿肉毒中毒的确诊主要依据检测患儿粪便中肉毒杆菌或肉毒杆菌毒素,因血中毒素可能已被结合而不易检出。

【 治疗 】

1. 一般治疗及对症治疗 由于肉毒杆菌外毒素在碱性溶液中易被破坏,在氧化剂作用下毒性减弱,因此应尽早(进食可疑食物 4 小时内)用 5% 碳酸氢钠或 1：4000 高锰酸钾溶液洗胃,清除摄入的毒素。对没有肠麻痹者,可应用导泻剂和灌肠排除肠内未吸收的毒素,但不宜使用枸橼酸镁和硫酸镁。因镁剂可加强肉毒杆菌毒素引起神经 - 肌肉阻滞作用。吞咽困难者宜用鼻饲或肠道外营养。呼吸困难者可行机械辅助呼吸。根据病情给予强心剂及防治继发性细菌感染等措施。

2. 抗毒素治疗 早期、足量使用多价抗毒血清可中和体液中的毒素,在起病后 24 小时内或瘫痪发生前注射最为有效。在毒型未能鉴定之前应给予多价抗毒素(A,B,E 混合三联抗毒素)5 万～10 万 U,一次肌内注射或静脉注射,6 小时后重复给药。重症病例,减量或停药均不宜过早。当毒素型别明确时,应采用同型抗毒素血清注射。注射前应做皮内过敏试验,如阳性需按脱敏方式注射。

🍁 **温馨提示**

婴儿肉毒中毒的治疗不建议使用抗毒素,因患儿血中很少有毒素,主要采取对症治疗。

3. 其他治疗 盐酸胍啶有促进周围神经释放乙酰胆碱的作用,故认为对神经瘫痪和呼吸功能有改进作用,剂量 15～50mg/(kg·d),可经鼻饲给予,不良反应有胃肠反应、麻木感、肌痉挛、心律不齐等。大剂量青霉素治疗可防止肉毒杆菌在肠道内继续繁殖产生神经毒素。

> **案例 3-7[诊断与治疗]**
>
> (1)可疑肉食的厌氧培养为:肉毒梭状芽孢菌。
>
> (2)可疑肉食浸出液给小鼠腹腔注射,小鼠出现肢体麻痹。

患者在进食未加热的肉食 6 小时后发病，以神经麻痹症状和体征为主：视物模糊，吞咽困难、呼吸困难、眼睑下垂、光反应迟钝，未进食河鲀或毒蕈，可排除河鲀或毒蕈中毒；患者神志清楚，无发热，无感觉障碍，病情在数小时内迅速进展，可排除多发性神经炎和重症肌无力。同餐者出现类似病症，细菌培养和动物试验可确诊为肉毒中毒。

[诊断] 肉毒中毒。

[治疗] 应尽早用 5% 碳酸氢钠或 1 ：4000 高锰酸钾溶液洗胃，静脉注射多价抗毒素 10 万U，6 小时后重复给药，大剂量青霉素治疗，同时给予呼吸机辅助呼吸，静脉营养。

【预防】

1. 管理传染源 一旦发生可疑食物中毒，应立即报告防疫部门，及时进行调查、分析，制订防疫措施，以尽早控制疫情。

2. 切断传播途径 与胃肠型食物中毒相同，尤应注意食品卫生检查，禁止出售和食用变质食品。

3. 保护易感人群 如所进食物证明被肉毒杆菌及外毒素污染，或同进食者已发生肉毒中毒时，应为发病者立即注射多价抗毒血清 1000 ～ 2000U，以防止发病。

复习要点

1. 胃肠型食物中毒的流行病学特征 ①夏秋季多发；②发病突然，潜伏期短；③集体发病，有共同进食可疑食物史，病情轻重与进食量有关；④未食者不发病，停止食用可疑食物后流行迅速停止。

2. 胃肠型食物中毒的常见病原体 沙门菌属、副溶血性弧菌、金黄色葡萄球菌、大肠杆菌、变形杆菌和蜡样芽孢杆菌。

3. 胃肠型食物中毒治疗方法

（1）一般治疗：卧床休息，进流质或半流质饮食。

（2）对症治疗：为最主要的治疗措施，给予相应的止呕、止泻和缓解腹痛的药物，口服或静脉补充液体维持水电解质平衡。

（3）病原治疗：一般不用抗菌药物，严重病例可针对病原体选用抗生素。

4. 肉毒杆菌产生的毒素的特点 毒素为嗜神经外毒素，毒力强，但不耐热。

5. 神经型食物中毒的主要临床特点

（1）有进食可疑食物史，如腊肉、罐头等。

（2）临床上以神经系统症状如眼肌及咽肌瘫痪为主要表现，如复视、斜视、眼睑下垂、吞咽困难、呼吸困难等。

（3）患者神志清楚，体温正常，感觉存在。

6. 神经型食物中毒的治疗方法

（1）进食可疑食物 4 小时内用 5% 碳酸氢钠或 1 ：4000 高锰酸钾溶液洗胃，口服泻剂并做清洁灌肠，以清除毒素。

（2）抗毒素治疗：早期、足量使用多价抗毒血清，5 万～ 10 万 U，一次肌内注射或静脉注射，6 小时后重复给药。注射前应做皮内过敏试验，如阳性需按脱敏方式注射。

习题精选

3-27 一家三人晚餐后约 6 小时相继出现呕吐、阵发性脐周隐痛、腹泻，有低热，大便 5 ～ 10 次 / 天，两人为水样便，一人为血水样便，无明显里急后重。大便镜检：WBC 0 ～ 5 个 / HP，RBC 5 ～ 10 个 /HP。当天中餐吃海蟹。最可能的诊断是（   ）

    A. 沙门菌属食物中毒

    B. 副溶血弧菌食物中毒

    C. 大肠杆菌食物中毒

    D. 葡萄球菌食物中毒

    E. 细菌性痢疾

3-28 患者，14 岁，学生。中午在食堂吃卤牛肉后出现恶心、呕吐、腹痛、腹泻，伴有低热，腹泻为水样便，带有黏液，无脓血。体格检查：体温 37.6℃，脐周有压痛，肠鸣音亢进。学校中有 6 人进食同一食物者有类似症状。血白细胞 11.6×10^9/L，中性粒细胞 0.82。

（1）该患者的可能诊断是（   ）

    A. 细菌性痢疾   B. 霍乱

    C. 胃肠型食物中毒   D. 神经型食物中毒

    E. 伤寒

（2）治疗该患者最重要的措施是（   ）

    A. 床旁隔离   B. 卧床休息

    C. 进流质或半流质饮食   D. 对症治疗

    E. 病原治疗

3-29 患者，男性，42 岁。突起头晕、头痛、乏力，恶心、呕吐，继而出现视物模糊，复视，吞咽困难，无发热。发病前一天曾进食过期的罐头食品。体格检查：双眼睑下垂，瞳孔对光反射迟钝，四肢肌力下降，深腱反射减弱，病理反射阴性，感觉正常。

（1）引起患者发病的最可能的病原体是（   ）

A. 沙门菌属　　　　　　B. 肉毒杆菌

C. 金黄色葡萄球菌　　　D. 蜡样芽孢杆菌

E. 变形杆菌

(2) 该患者最重要的处理措施是（　　　）

A. 洗胃　　　　　　　　B. 清洁灌肠

C. 抗生素治疗　　　　　D. 抗血清治疗

E. 腹泻剂

(3) 该病原体的特点下述错误的是（　　　）

A. 革兰染色阴性　　　　B. 厌氧条件下繁殖

C. 抵抗力强　　　　　　D. 产生外毒素

E. 主要存在土壤及家畜粪便中

（黄　燕）

第七节　白　喉

重要知识点

掌握白喉的流行病学、临床表现及诊断；掌握咽白喉的分型；熟悉白喉常见的并发症；掌握白喉的治疗。建立对临床出现白喉相关症状的患者进行相应的针对性检查项目并做出诊断的思路。

> **案例 3-8**
>
> 患者，男性，25 岁。因"咽痛、发热、全身不适、肌肉酸痛、食欲缺乏 5 天"就诊。
>
> 患者 5 天前因咽部疼痛，发热，全身不适，肌肉酸痛，食欲缺乏，恶心呕吐，头痛头晕，神志淡漠、烦躁，面色苍白，休息后不能缓解就诊。既往体健，无类似症状，有与白喉患者接触史。否认传染病史，否认药物过敏史，否认手术、外伤史及输血史。
>
> 体格检查：T 39.5℃，P 80 次 / 分，R 20 次 / 分，BP 115/80mmHg。神志淡漠、面色苍白。咽部检查见咽部充血，扁桃体肿大，表面覆有灰白色假膜，范围超出扁桃体之外（达咽后壁），不易剥离。颌下淋巴结肿大，有压痛，周围软组织水肿。发音嘶哑。心肺未见明显异常。腹部平软，无压痛和反跳痛。血常规：白细胞计数为 18×10^9/L，中性粒细胞 0.85。
>
> [问题]
>
> 1. 该患者的可能诊断是什么？
>
> 2. 需要做哪些检查？
>
> 3. 如何进一步治疗？

白喉（diphtheria）是由白喉棒状杆菌（*Corynebacterium diphtheriae*）经空气飞沫传播引起的急性呼吸道传染病。临床特征为咽、喉、鼻等处灰白色假膜形成和全身毒血症症状，严重者可并发心肌炎和周围神经麻痹。

【病原学】

白喉棒状杆菌简称白喉杆菌，为革兰阳性杆菌，长 3 ～ 4μm，宽 0.5 ～ 1μm，菌体一端或两端膨大呈鼓槌状，形态常呈"Y"形、"L"形、"V"形或栅栏样。不运动、无假膜、不产生芽孢。体内含有浓染的异染颗粒，染色时呈现不同的颜色，是白喉杆菌形态学诊断的重要依据。

白喉杆菌在普通培养基上均能生长，在加血或血清培养基中生长旺盛。生长最适温度为 34 ～ 37℃，在含亚硝酸钾培养基上按其菌落形态和生化反应可分为重型、轻型和中间型，以往多认为轻型多产生喉白喉，中间型和重型多为流行株，引起的病情较重。但目前则认为三型产生的毒素是相同的，所以可以引起相同的临床表现。

白喉杆菌产生的外毒素，又称白喉毒素，是致病的主要因素。完整的白喉毒素是一条含精氨酸的多肽链，经蛋白酶水解后，分为 A 和 B 两个片段，其中 A 片段具有酶活性，是主要致病因子，B 片段能与细胞受体结合，介导 A 片段进入细胞内发挥毒性作用。白喉毒素是具有强烈的细胞毒作用，能抑制敏感细胞正常合成蛋白质，从而破坏细胞的正常生理功能，引起组织细胞变性坏死。

白喉杆菌对寒冷和干燥有较强抵抗力，在干燥的假膜中能存活 3 个月。其对常用的消毒剂如碘酊、苯酚、含氯石灰等敏感。58℃ 10 分钟加热或煮沸 1 分钟即可杀死白喉杆菌。

【流行病学】

1. 传染源　患者和白喉带菌者是传染源。在潜伏期末即从呼吸道分泌物中向外排菌，具有传染性。流行期人群带菌率可达 10% ～ 20%，恢复期带菌率为 10% 左右。因此，轻型、不典型患者和无症状带菌者在流行病学上更有意义。

2. 传播途径　主要经呼吸道飞沫传播，也可经食物、玩具及物品间接传播。偶尔可经破损的皮肤传播。

3. 易感人群　人群普遍易感，新生儿经胎盘可获得免疫力，抗体水平在出生 3 个月后明显下降，1 岁后基本消失。患病后可产生针对外毒素的抗体，免疫力持久。预防接种或隐性感染可获得特异性免疫力。

4. 流行特征　本病见于世界各地，以温带多见，热带较少，以散发为主。实施计划免疫后儿童发病数明显下降，发病年龄向后推迟。全年可有发病，但以秋冬季和初春季为多见。

【发病机制】

白喉杆菌侵袭力较弱，侵入上呼吸道黏膜后，仅在表层上皮细胞内繁殖，一般不侵入深部组织或血流。在白喉杆菌的繁殖过程中释放的外毒素不但可引起局部病变，还可引起全身性中毒性病变，是致病的主要因素。细菌造成局部组织的黏膜上皮细胞坏死、血管扩张、大量纤维蛋白渗出及白细胞浸润。外毒素对细胞的强烈毒性作用更加重了局部的炎症、坏死，大量渗出的纤维蛋白与坏死细胞以及白细胞、细菌等凝结在一起覆盖在破坏的黏膜表面形成本病的特征性病变，即白喉假膜（图 3-7-1）。假膜一般为灰白色，有混合感染时可呈黄色或污秽色，伴出血时可呈黑色。假膜形成处及周围组织呈轻度充血、肿胀。喉、气管和支气管被覆柱状上皮的部位形成的假膜与黏膜粘连不紧，易于脱落造成窒息。外毒素由局部吸收，引起全身毒血症症状。毒素吸收量可因假膜部位及范围不同而异。

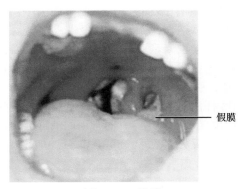

图 3-7-1　假膜

外毒素与各组织细胞结合后可引起全身性病理变化。其中，以中毒性心肌炎和白喉性神经炎最显著。心脏早期常扩大，心肌常有浑浊肿胀及脂肪变性，以后可有多发性灶性玻璃样变、心肌坏死及单核细胞浸润，传导束也可被累及，最后可有结缔组织增生。神经炎以外周神经为主，髓鞘常呈脂肪变性，神经轴亦断裂。感觉神经和运动神经均可受累，但主要为运动神经，第IX和第X对脑神经最易受累。肾脏可呈浑浊肿胀及肾小管上皮细胞脱落。肾上腺可有充血、退行性变或出血。肝细胞可脂肪变性，肝小叶可有中央坏死。

🍁 **温馨提示**

毒素吸收量与假膜所在部位及广泛度有关。假膜范围大，毒素吸收多，症状重。

【临床表现】

本病潜伏期为 1 ～ 10 天，多为 2 ～ 5 天，潜伏期末可具传染性。按假膜所在部位，白喉可分为以下四种类型。

1. 咽白喉　最常见，占发病人数的 80% 左右，根据病变范围和症状轻重又可分为如下四种。

（1）轻型：假膜局限于扁桃体上，呈点状或小片状，发热和全身症状轻微，数日后症状可自然消失，易误诊为急性扁桃体炎。在白喉流行期间应多加注意。

（2）普通型：起病缓慢，表现为咽痛、轻至中度发热、食欲缺乏、乏力、恶心呕吐等。咽部充血，扁桃体肿大。24 小时后即可有灰白色片状假膜形成，假膜边缘清楚，不易剥离，强行剥离则基底面出血。可有颌下淋巴结肿大压痛。若未行及时有效治疗可向重型发展。

（3）重型：全身症状重，体温常超过 39℃，面色苍白、恶心、呕吐。假膜广泛而厚，可扩大至腭弓、腭垂及咽后壁。假膜呈色灰黄污秽，伴口臭。可有淋巴结肿大和周围软组织水肿。

（4）极重型：起病急、进展快。假膜较重型更广泛，污黑色，伴有腐败口臭味。颈部因软组织水肿而似牛颈。体温可高达 40℃，伴有呼吸急促、烦躁不安、面色苍白、口唇发绀。可有心脏扩大、心律失常、中毒性休克、严重的周围神经炎等，抢救不及时常易死亡。

2. 喉白喉　大多由咽白喉扩散至喉部所致，亦可为原发性，原发性喉白喉占 25% 左右。此多见于 1 ～ 5 岁小儿。起病较缓，伴发热，特征性表现为犬吠样咳嗽，声音嘶哑，甚至失声。同时，由于喉部有假膜、水肿和痉挛而引起呼吸道阻塞症状，吸气时可有蝉鸣音，严重者吸气时可见三凹征，患者呈现惊惶不安和发绀。喉镜检查可见喉部红肿和假膜。假膜有时可伸展至气管和支气管，假膜脱落可因窒息而死亡。

3. 鼻白喉　少见。鼻白喉指前鼻部白喉而言，后鼻部白喉乃咽白喉的一部分。鼻白喉可单独存在，或与喉白喉、咽白喉同时存在。多见于婴幼儿，原发于鼻者较多。病变范围小，全身症状轻微，有张口呼吸或觅乳困难等。其主要表现为浆液血性鼻涕，以后转为厚脓涕，有时可伴鼻出血，常为单侧性。鼻孔周围皮肤发红、糜烂及结痂，鼻前庭或中隔上可见白色假膜。未经治疗者常迁延不愈。

4. 其他部位白喉　不多见。皮肤白喉以及外阴、脐、食管、中耳、眼结膜等处偶尔可发生白喉。全身症状轻。此种病例虽不多，但在疾病传播上有其重要性。

【实验室及辅助检查】

1. 常规实验室检查 血常规可见白细胞计数轻至中度升高，中性粒细胞百分比增高，严重时可出现中毒颗粒，可有血小板减少。部分患者尿常规可见白细胞、红细胞和蛋白尿。

2. 细菌学检查 在假膜与黏膜交界处取标本以提高阳性率，进行涂片检查和培养。细菌涂片为革兰阳性杆菌，当用 2% 亚碲酸钾溶液涂抹假膜变为黑色或深灰色时，提示有棒状杆菌感染。确诊需进行细菌培养或白喉杆菌毒力试验。当临床上高度怀疑白喉杆菌感染时，需用特殊培养基（Loffler 或 Tindale 血清培养基）进行培养。

3. 血清学检查 采用荧光抗体法，在荧光显微镜下检测白喉杆菌，可早期诊断。

4. 聚合酶链反应 (PCR) PCR 检测白喉毒素基因的 A 片段，阳性提示存在该毒素基因，但不能确定有白喉杆菌持续产毒素，需进一步进行细菌培养确诊。阴性有助于排除白喉杆菌感染。

案例 3-8[临床特点]

（1）患者为青年男性，有与白喉患者接触史。

（2）有咽痛，发热，全身中毒症状。

（3）体格检查发现咽部充血，扁桃体肿大，表面覆有灰白色假膜，范围超出扁桃体之外（达咽后壁），不易剥离。颌下淋巴结肿大、压痛，周围软组织水肿。

（4）血常规：白细胞计数为 18×10^9/L，中性粒细胞 0.85。

初步诊断：咽白喉（重型）

需进一步行细菌学检查。

【并发症】

1. 中毒性心肌炎 是本病最常见的并发症，也是本病死亡的主要原因。它常见于重型白喉，多发生在病程的第 2～3 周。临床上表现为极度乏力、面色苍白、呼吸困难，听诊心率加快或减慢、心律不齐。心电图显示 T 波或 ST 段改变，或传导阻滞、心律失常，严重者出现心力衰竭。

2. 周围神经麻痹 多见于病程的第 3～4 周，以运动神经受损较为多见，常表现为软腭麻痹，出现鼻音声重、进食呛咳及腭垂反射消失等症状；其次为颜面肌、眼肌及四肢肌麻痹等。一般在数周内恢复，多无后遗症。

3. 支气管肺炎 多见于幼儿，常为继发感染。

4. 其他细菌继发感染 白喉可继发其他细菌感染，造成急性咽峡炎、颈部淋巴结炎、中耳炎、败血症等。

【诊断与鉴别诊断】

白喉的诊断主要依据流行病学资料和临床表现。秋冬季或早春季节，当地有本病流行或散发；或患者于病前 1 周内有与白喉患者接触史，出现典型临床表现者，包括发热、咽痛、咽部黏附灰白色假膜以及全身乏力、淋巴结肿大等全身中毒症状，同时从呼吸道分泌物或黏膜病变处培养到白喉杆菌或毒力试验阳性可确诊。对临床上高度怀疑白喉杆菌感染的病例，需从假膜与黏膜交界处取标本进一步做白喉细菌培养和白喉毒力试验以明确诊断。

白喉需要与下列疾病相鉴别：

1. 链球菌性扁桃体炎 起病急，高热、咽痛，扁桃体上有点状黄色渗出物。

2. 樊尚咽峡炎 咽部有坏死、溃疡和假膜，伴有齿龈坏死及炎症。

3. 急性喉炎 症状重，呼吸困难，有周期性，日轻夜重，咽部无假膜。

4. 变态反应性喉水肿 突然发病，有变态反应史。

【治疗】

（一）一般治疗

白喉患者应严格卧床休息，轻症者 2 周，重症者 4 周，如有心肌炎则需延长到 6 周以上。患者需进高热量、流质饮食，维持水与电解质平衡，注意口腔护理，保持室内通风和湿度。

（二）病原学治疗

早期使用抗毒素和抗生素是治疗成功与否的关键。

1. 抗毒素 应用白喉抗毒素（diphtheria antitoxin，DAT）治疗是本病的特异性治疗方法。由于白喉抗毒素不能中和进入细胞内的外毒素，宜尽早、足量使用。用量按假膜部位、中毒症状、治疗早晚而定，轻中型为 3 万～5 万 U，重型 6 万～10 万 U；治疗晚者加大剂量；喉白喉适当减量。

温馨提示

用 DAT 治疗后假膜可能脱落造成堵塞气道，DAT 静脉注射 30 分钟达血峰浓度，肌内注射需 24 小时。重型及治疗晚者常将其稀释于 100～200ml 葡萄糖溶液中缓慢静脉滴注。注射前皮试过敏者采用脱敏疗法。

2. 抗生素 可抑制白喉杆菌生长、缩短病程和带菌时间。首选药物为青霉素。它对各型白喉均有效。

每天 80 万～ 160 万 U，分 2 ～ 4 次肌内注射，连用 5 ～ 10 天；也可用红霉素，每天 10 ～ 15mg/kg，分 4 次口服。也可用阿奇霉素或头孢菌素治疗，疗程 7 ～ 10 天，并发细菌性肺炎应根据药敏试验选用相应抗生素控制感染。

（三）对症治疗

并发心肌炎或中毒症状重者可用肾上腺皮质激素，并酌情用镇静剂。喉梗阻或脱落假膜堵塞气道者可行气管切开或喉镜取膜，软腭麻痹者给予鼻饲，呼吸肌麻痹者给予呼吸机辅助呼吸。

案例 3-8[诊断与治疗]

（1）患者为青年男性，有与白喉患者接触史。

（2）有咽痛，发热，全身中毒症状。

（3）体格检查发现咽部充血，扁桃体肿大，表面覆有灰白色假膜，范围超出扁桃体之外，不易剥离。颌下淋巴结肿大压痛，周围软组织水肿。

（4）外周血白细胞升高，为 18×10^9/L，中性粒细胞占 0.85。

（5）取假膜与黏膜交界处标本，涂片可见排列不规则的两端着色较深的棒状杆菌。

[诊断] 咽白喉（重型）。

[治疗]

（1）一般治疗：严格卧床 2 ～ 6 周。高热量、流质饮食，维持水与电解质平衡。

（2）病原治疗：①抗毒素：6 万～ 10 万 U；②抗生素：首选青霉素，每天 80 万～ 160 万 U，分 2 ～ 4 次肌内注射。

（3）对症治疗。

【预防】

应采取以预防接种为主的综合措施。

（一）控制传染源

患者应按呼吸道传染病隔离至临床治愈，然后 2 次（隔日 1 次）咽拭培养阴性者可解除隔离。接触者检疫 7 天，并用青霉素或红霉素治疗。

（二）切断传播途径

患者鼻咽分泌物及所用物品应严格消毒。呼吸道分泌物用双倍 5% 甲酚皂（来苏）或苯酚处理 1 小时；污染衣物或用具煮沸 15 分钟，不能煮沸的物品用 5% 煤酚皂浸泡 1 小时。

（三）保护易感人群

新生儿生后 3 个月注射白喉类毒素 - 破伤风类毒素 - 百日咳菌苗三联疫苗，分别在 4 月龄、5 月龄和 18 ～ 24 月龄再肌内注射 3 次，6 岁时可加强注射 1 次。7 岁以上儿童首次免疫或流行期易感者，接种吸附精制白喉类毒素或吸附精制白喉和破伤风类毒素。密切接触的易感者可肌内注射白喉类毒素和抗毒素。

复习要点

1. 白喉的流行病学

（1）传染源：患者和白喉带菌者是传染源。在潜伏期末即从呼吸道分泌物中向外排菌，具有传染性。轻型、不典型患者和无症状带菌者在流行病学上更有意义。

（2）传播途径：主要经呼吸道飞沫传播。

（3）易感人群：人群普遍易感，预防接种或隐性感染可获得特异性免疫力。

（4）流行特征：全年可有发病，但以秋、冬季和初春季多见。

2. 白喉的临床表现 本病潜伏期多为 2 ～ 5 天，潜伏期末可具传染性。按假膜所在部位，白喉可分为以下类型：

（1）咽白喉：最常见，占发病人数的 80% 左右，根据病变范围和症状轻重又可分为如下几种。

1）轻型：发热和全身症状轻微，易误诊为急性扁桃体炎。

2）普通型：起病缓慢，表现为咽痛、轻至中度发热、食欲缺乏、乏力、恶心呕吐等。咽部充血，扁桃体肿大。24 小时后即可有灰白色片状假膜形成，假膜边缘清楚，不易剥离，强行剥离则可致基底面出血。

3）重型：全身症状重，体温常超过 39℃，面色苍白、恶心、呕吐。假膜广泛而厚，可扩大至腭弓、腭垂及咽后壁。

4）极重型：起病急、进展快。假膜较重型更广泛，污黑色，伴有腐败口臭味。颈部因软组织水肿而似牛颈。体温可高达 40℃，伴有呼吸急促、烦躁不安、面色苍白、口唇发绀。可有心脏扩大、心律失常、中毒性休克、严重的周围神经炎等，抢救不及时常易死亡。

（2）喉白喉：起病较缓，伴发热，特征性表现为犬吠样咳嗽，声音嘶哑，甚至失声。同时，由于喉部有假膜、水肿和痉挛而引起呼吸道阻塞症状。

（3）鼻白喉。

（4）其他部位白喉。

3. 并发症

（1）中毒性心肌炎：是本病最常见的并发症，也是本病死亡的主要原因。

（2）周围神经麻痹：多见于病程的第 3 ～ 4 周。以运动神经受损较为多见，常表现为软腭麻痹，出现鼻音声重、进食呛咳及腭垂反射消失等症状。

（3）支气管肺炎。

（4）其他细菌继发感染。

4. 病原治疗　早期使用抗毒素和抗生素治疗是治疗成功与否的关键。

（1）抗毒素：白喉抗毒素（diphtheria antitoxin, DAT）治疗是本病的特异性治疗方法。由于白喉抗毒素不能中和进入细胞内的外毒素，宜尽早、足量使用。

（2）抗生素：可抑制白喉杆菌生长，缩短病程和带菌时间。首选药物为青霉素。它对各型白喉均有效。每天 80 万～ 160 万 U，分 2 ～ 4 次肌内注射，连用 5 ～ 10 天。

习题精选

3-30　患者，男性，6 岁。突发高热、咽痛、乏力、恶心呕吐 3 小时于 2012 年 2 月 15 日入院。体格检查：体温 39.7℃，呼吸 20 次 / 分，扁桃体中度红肿，上覆灰白色假膜，颌下淋巴结肿大有压痛。双肺未闻及杂音。血常规：白细胞计数为 $15×10^9$/L，中性粒细胞 0.85。以下对患儿的诊断最可能的是（　　）

　　A. 咽白喉

　　B. 上呼吸道感染

　　C. 流行性感冒

　　D. 急性扁桃体炎

　　E. 鹅口疮

3-31　确诊白喉后下列措施有误的是（　　）

　　A. 必须卧床休息 3 周以上

　　B. 本病的特异治疗手段是抗生素

　　C. 需合用抗毒素和抗生素行病原治疗

　　D. 抗毒素根据假膜范围大小、中毒症状轻重及治疗早晚而定

　　E. 中毒症状重者可用肾上腺皮质激素

3-32　抗生素能抑制白喉杆菌生长、缩短病程和带菌时间。治疗白喉时应首选的抗生素是（　　）

　　A. 红霉素　　　　　　　B. 庆大霉素

　　C. 青霉素　　　　　　　D. 头孢菌素

　　E. 四环素

3-33　白喉的最常见并发症是（　　）

　　A. 中毒性心肌炎　　　　B. 中毒性肾病

　　C. 中毒性脑病　　　　　D. 中毒性肝病

　　E. 并发其他化脓感染

（卢明芹）

第八节　炭　疽

 重要知识点

掌握炭疽杆菌的流行病学，各型炭疽的临床表现、诊断及病原治疗；熟悉炭疽的病原学、预后及预防；了解炭疽的发病机制及病理解剖。

案例 3-9

患者，男性，39 岁。因发热伴皮疹 5 天就诊。

患者 5 天前宰杀黄牛时不慎划破皮肤，后左上肢出现一直径约 3cm 圆形丘疹，继之形成水疱，周围红肿，并出现发热，最高达 38℃，无畏寒、寒战，1 天前发现水疱中间顶部破溃出血，形成黑色焦痂，无痛感。既往体健。

体格检查：T 37.9℃，神志清，精神委靡。左上臂掌侧见一直径 3cm 黑色焦痂状黑点。左侧腋窝可扪及一约 2cm 肿大淋巴结，活动度尚可，无压痛。心肺未见异常。腹部平软，无压痛及反跳痛，肝脾肋下未触及，肝区无叩痛，移动性浊音阴性，双下肢无水肿。

实验室检查：病变处分泌物涂片见革兰阳性杆菌。血常规：WBC $16×10^9$/L，N 0.9，L 0.1。

[问题]

1. 该患者的可能诊断是什么？

2. 需要做哪些检查？

3. 应如何治疗？

炭疽（anthrax）是由炭疽杆菌（*Bacillus anthracis*）引起的人畜共患的急性传染病，为自然疫源性疾病。其主要发生于草食类哺乳动物，如牛、马、羊和骆驼等，其次尚发生于猪、犬等动物。人类通过接触病畜或食用病畜的肉类而被感染。临床表现为局部皮肤溃疡、坏死、特异性焦痂、周围组织广泛水肿及毒血症症状，肺部、肠道及中枢神经系统的感染，部分患者可出现炭疽杆菌性败血症。人类炭疽病例以皮肤炭疽最常见，多为散发病例，肺炭疽和肠炭疽较少见，但病死率极高。

炭疽病是个古老的疾病，在我国的《黄帝内经》中就曾有记载；公元前 300 年，希波克拉底曾描述过此病。欧亚大陆曾发生过多次家畜和人间炭疽大流行。苏联的斯维尔德洛夫克州曾在 1979 年发生过炭疽杆菌泄漏事件，导致 96 人感染，69 人死亡。2001 年，国际恐怖分子利用邮件向美国播散炭疽芽孢，造成 22 人感染，5 人因吸入性炭疽死亡的恐怖事件。由于炭疽致病性较强并可作为生物武器，受到各国的广泛重视，其

发生率虽已明显减少，但仍应加强对炭疽防治的研究及关注。

【病原学】

炭疽杆菌为革兰阳性需氧芽孢杆菌，长 4～10μm，宽1～3μm，呈竹节状、长链状排列，无鞭毛，不能运动，芽孢呈椭圆形，居中，1～5μm。炭疽杆菌在机体内能形成荚膜，荚膜具有较强的致病性，并可抵抗吞噬细胞的吞噬作用，无毒菌株不产生荚膜。

炭疽杆菌主要有四种抗原：①保护性抗原，为一种蛋白质，是炭疽毒素的组成部分，有免疫原性，可诱生保护性抗体；②菌体多糖抗原，有种特异性，诊断意义较好；③荚膜多肽抗原，有抗吞噬作用；④芽孢抗原，为特异性抗原，有血清学诊断价值。

炭疽杆菌产生的毒素包括保护性抗原、水肿因子和致死因子。在致病时，单一因子不能发挥作用，水肿因子或致死因子必须与保护性抗原结合成水肿毒素（edema toxin，ET）或致死毒素（lethal toxin，LT）才具有活性。炭疽杆菌的基因组包括染色体和两大质粒（pXO1 和 pXO2），控制荚膜合成和降解的基因位于 pXO1，编码毒素的 3 个基因位于 pXO2。荚膜和炭疽毒素是炭疽杆菌主要的致病物质。

炭疽杆菌繁殖体于56℃2小时或75℃1分钟即可杀灭，常用浓度的消毒剂亦可杀灭。但芽孢抵抗力极强，对热、干燥、辐射、化学消毒剂均具有强大的抵抗力，1∶2500的碘液或0.5%过氧乙酸10分钟，4%甲醛（福尔马林液）15分钟，3%过氧化氢1小时，20%含氯石灰溶液2天，煮沸40分钟，110℃高压蒸汽1小时，140℃干热3小时才可将炭疽芽孢杀灭。炭疽芽孢在动物尸体、皮毛上及土壤中能存活数年。

【流行病学】

1. 传染源 炭疽的主要传染源为患病的食草动物，如牛、羊、马、骆驼等。此外，猪因吞食染菌饲料，犬、狼等食肉动物因吞食病畜而感染本病，成为次要传染源。炭疽患者的痰、粪便及病灶分泌物可检出细菌，且具有传染性，但人与人之间的传播极少见。

2. 传播途径 有多种，接触感染是本病的主要途径。常因皮肤直接或间接接触病畜或污染的畜产品、土壤及用具等感染。通过呼吸道吸入带芽孢的粉尘或气溶胶，可引起肺炭疽。进食污染炭疽杆菌的肉类、内脏和乳制品可引起肠炭疽。

3. 人群易感性 人群普遍易感，特别是农牧民、皮毛加工者及兽医等从业人员为高危人群。炭疽多为散发，病后可获得持久的免疫力。

4. 流行特征 本病在全球均有发生，7～9月为高峰，吸入性炭疽多发生于冬春季。发达国家因疫苗接种和动物医疗等措施，炭疽发生率极低，而经济落后、卫生条件较差的国家及地区仍在一定范围内流行，如南美洲、亚洲及非洲的牧区。在发展中国家，本病每年发病数估计为1万～20万。我国炭疽发病主要集中在贵州、广西、新疆、甘肃、云南、四川等西部地区。

【发病机制】

炭疽杆菌通过皮肤、黏膜侵入机体后，芽孢迅速增殖，产生并分泌大量外毒素和具有防止吞噬作用的荚膜。细菌产生的三种毒性蛋白包括保护性抗原（PA）、致死因子（LF）和水因子（EF）。首先，PA与细胞表面受体结合，促进致死因子和水肿因子进入细胞内，LF与PA结合形成致死毒素（LT），EF与PA结合形成水肿毒素（ET），引起明显的细胞水肿和组织坏死炭疽，形成原发性皮肤炭疽。局部吞噬细胞吞噬炭菌后使之播散至局部淋巴结，细菌经淋巴管或血管播散，引起局部出血、坏死、水肿性淋巴结炎和毒血症，细菌在血液循环中繁殖引起败血症。

【病理变化】

炭疽的主要病理改变是组织和脏器的出血、坏死和水肿。皮肤炭疽表现为痈样肿胀、组织中央出血、坏死形成出血性黑色焦痂，即凝固性坏死区，周围组织高度水肿。肺炭疽可见小叶出血性肺炎、出血性胸部淋巴结炎、出血性纵隔炎和胸腔积液等改变，胸膜及心包常受累。肠炭疽病变在末端回肠和盲肠呈局限性痈样病灶和弥漫性出血性浸润，肠系膜淋巴结肿大，腹腔有血性渗出液。脑膜炎型炭疽表现为脑膜与脑实质出血、坏死和水肿。败血症型炭疽有全身广泛的出血、坏死和水肿。上述病灶内均可检出炭疽杆菌。

【临床表现】

炭疽的类型主要分为皮肤炭疽、肺炭疽（吸入性炭疽）、肠炭疽以及继发于上述三型的炭疽败血症和炭疽脑膜炎。潜伏期可因侵入途径、暴露时间、吸入量、药物预防等诸多因素而长短不一。皮肤炭疽的潜伏期为数小时至2周左右，一般为1～5天；肺炭疽的潜伏期一般为数小时；肠炭疽潜伏期短于24小时。

（一）皮肤炭疽

皮肤炭疽（cutaneous anthrax）最为常见，占炭疽感染的 90% 以上。病变多发生于面、颈、手和足等肢体裸露部位，皮肤表面擦伤处易感染。早期在皮肤接触部位出现斑疹或丘疹，继而形成水疱，周围组织水肿。第 3～4 天病灶中心呈现出血性坏死而轻度凹陷，四周可有成群小水疱，水肿区扩大。第 5～7 天坏死区破溃，形成表浅溃疡，血性分泌物结成较硬的黑色碳样焦痂，痂下有肉芽组织，其周围组织呈非凹陷性水肿，范围可达 5～20cm（图3-8-1）。末梢神经因毒素影响敏感性下降，故无明显疼痛感，稍有痒感，病变不化脓。焦痂在 1～2 周内脱落，肉芽组织增生逐渐愈合形成瘢痕，3～4 周内水肿消退。发病后常有轻至中度发热、头痛和局部淋巴结肿大等症状。皮肤炭疽大多数病例为单灶性发病，少数严重病例也可表现为恶性水肿，多累及组织疏松的眼睑、颈、大腿等部位，无黑痂形成，特征表现为迅速扩散的大块水肿，致大片坏死。未经治疗的皮肤炭疽的病死率约为 20%。

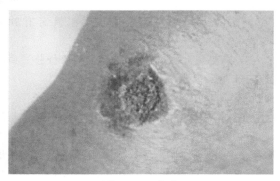

图 3-8-1 焦痂

（二）肺炭疽

肺炭疽（pulmonary anthrax）又称吸入性炭疽（inhalational anthrax），较少见，占炭疽感染的 5%，诊断困难，多为原发性吸入感染，偶继发于皮肤炭疽。初期表现为低热、干咳、肌痛等短期的非特异流感样症状，体征及辅助检查可无特异性。数天后病情急骤加重，表现为严重的呼吸困难、高热、寒战、大汗淋漓、咳嗽、发绀、咯血、喘鸣、胸痛、血性胸腔积液及全身中毒症状。体格检查示肺部可有少量湿啰音、哮鸣音和胸膜摩擦音。体征与病情严重度不成正比。X 线检查见胸腔积液、肺部浸润性阴影和纵隔增宽等。患者病情大多危重，易发生感染性休克、败血症和脑膜炎，死亡率极高。

（三）肠炭疽

肠炭疽（intestinal anthrax）罕见。临床表现不一，诊断困难。轻者如食物中毒，表现为全身不适，发热、恶心、呕吐，里急后重不明显，多于数日内恢复。重者出现高热、腹胀、剧烈腹痛、腹泻、呕血、血便，出现大量腹水，可呈血性。腹部可有明显的压痛、反跳痛甚至腹肌紧张等急腹症表现，易并发败血症和感染性休克，如不及时治疗，常于病后 3～4 天内死于感染性休克。

（四）炭疽败血症

炭疽败血症常继发于上述炭疽感染，原发性少见。临床表现为原有感染加重，全身毒血症状更为严重，出现高热、寒战、感染性休克和 DIC 等表现，病死率极高。

（五）炭疽性脑膜炎

炭疽性脑膜炎可发生于任何类型的炭疽感染，主要症状为剧烈头痛、喷射性呕吐，并出现谵妄、抽搐甚至昏迷，脑膜刺激征阳性。脑脊液为血性，涂片可见大量的革兰阳性杆菌。

【实验室检查】

（一）血常规

白细胞计数明显升高，一般为 $(10～20)×10^9/L$，甚至高达 $(60～80)×10^9/L$，中性粒细胞比例显著增多。

（二）病原学检查

1. 细菌培养　取分泌物、痰液、血液、腹水及脑脊液等体液进行细菌培养，细菌培养结果阳性有助于早期做出临床诊断。此项调查尽量争取在应用抗菌药物之前进行。

2. 涂片检查　上述标本涂片革兰染色可见革兰阳性粗大的呈竹节样排列的杆菌。

3. 动物接种　将上述标本接种于豚鼠或小白鼠皮下，24 小时内出现局部肿胀、出血为阳性反应。接种动物多于 48 小时内死亡，其血液及脏器中可检到革兰阳性的粗大杆菌。

（三）血清学检查

血清学检查主要用于炭疽的回顾诊断、流行病学调查及疫苗评价，对未获得细菌检查证据患者的诊断具有较好的特异性和敏感性，抗炭疽特异性抗体滴度出现 4 倍以上升高具有诊断意义。此外，还可进行抗荚膜抗体和 PA 外毒素抗体的免疫印迹试验。

（四）分子生物学检测技术

用聚合酶链反应技术（PCR）或者基因芯片探针技术检测特异性基因序列，特异性强，重复性好，有助于早期诊断。

【诊断与鉴别诊断】

1. 诊断依据

（1）流行病学资料：患者与病畜有密切接触史或从事与动物及其产品相关的职业。

（2）临床表现：皮肤炭疽表现为丘疹、出血、黑色焦痂，无痛性非凹陷性水肿等典型皮肤改变。肺炭疽的特点是高热、寒战及出血性肺炎的肺部症状。肠炭疽的特点为剧烈腹痛、血便、腹水及急腹症等表现。败血症型炭疽表现为严重的全身毒血症与出血倾向。脑膜炎型炭疽表现为严重的中枢神经症状。

（3）实验室检查：外周血白细胞及中性粒细胞数升高，涂片和培养阳性可明确诊断。肺部 X 线片特征性表现有助于诊断肺炭疽。免疫学及分子生物学检测技术有助于早期诊断。

2. 鉴别诊断 皮肤炭疽需与痈、疖、丹毒、蜂窝织炎及恙虫病等鉴别；肺炭疽需与大叶性肺炎、钩端螺旋体病及肺鼠疫等鉴别；肠炭疽需与其他病原体导致的肠道感染、出血性坏死性肠炎及肠套叠等鉴别。

【治疗】

炭疽的治疗原则：早期诊断，早期治疗；杀灭体内细菌，中和体内毒素；抗生素与抗血清药联合使用；密切监测生命体征；防止呼吸衰竭及并发炭疽败血症和脑膜炎。

（一）一般治疗和对症治疗

患者应严密隔离，卧床休息，对患者的排泄物、分泌物及被服等进行消毒处理。给予高热量流质或半流质饮食，对无法进食者给予静脉营养。对有出血及休克者，及时予以对症治疗。重症患者可用激素缓解症状，有助于控制水肿发展及减轻毒血症状，一般用氢化可的松 100～300mg/d。对于皮肤炭疽，切忌挤压和切开引流，可用 1：5000 高锰酸钾溶液湿敷，或以 1：2000 高锰酸钾液冲洗后，敷以抗菌软膏（如红霉素软膏）。肺炭疽、颈部皮肤炭疽患者，注意保持呼吸道通畅，必要时可行气管插管或气管切开。

（二）病原治疗

炭疽治疗的关键是及时应用抗菌药物。目前，青霉素仍是首选药物。青霉素用量：对于皮肤炭疽，用青霉素 240 万～320 万 U/d，分 2～3 次静脉注射，疗程 7～10 天；恶性水肿用 800 万～1200 万 U，分 3～4 次静脉滴注，疗程 2 周以上；肺炭疽、肠炭疽、炭疽脑膜炎及败血症者，应用大剂量青霉素，1000 万～2000 万 U，分次静脉滴注，6 小时 1 次，疗程 2～3 周，可同时加用氨基糖苷类药物静脉滴注，还可选用头孢菌素和喹诺酮类抗菌药物。

（三）抗血清治疗

炭疽为毒素原性疾病，抗生素治疗虽能杀灭体内细菌，但不能中和体内毒素。因此，对严重型炭疽需同时进行抗血清治疗。原则是早期给予大剂量治疗，治疗第 1 天 2mg/kg，第 2、3 天 1mg/kg，应用 3 天，应用前必须先做过敏试验。

案例 3-9[诊断与治疗]

（1）皮肤破损处与黄牛接触史。

（2）左上肢出现圆形丘疹，继之形成水疱，周围红肿，而后水疱顶部破溃出血，形成黑色焦痂，无痛感，并伴有发热。左侧腋窝有肿大淋巴结。

（3）病变处分泌物涂片见革兰阳性杆菌。白细胞计数升高，中性粒细胞比例增加。

[诊断] 皮肤型炭疽。

[检查] 取病灶分泌物做涂片检查，并送细菌培养，明确病原体，可行分子生物学技术检测。

[治疗] 除一般对症治疗外，最重要的是及早进行抗菌治疗，可给予青霉素，若青霉素过敏，可选用其他抗生素。可同时应用抗炭疽血清中和毒素。另用 1：2000 高锰酸钾溶液冲洗，敷上抗菌软膏。

🌸 **温馨提示**

对于皮肤炭疽，切忌挤压和切开引流，关键治疗措施是及时应用抗菌药物，目前首选药物为青霉素，对严重型炭疽需同时进行抗血清治疗。

【预防】

（一）严格管理传染源

根据我国传染病防治法规定，炭疽属乙类传染病，但对于肺炭疽需按照甲类传染病管理，对患者应严密隔离至痊愈，分泌物或排泄物细菌培养（间隔 5 天）连续 2 次阴性。患者的分泌物、排泄物及污染的物品均应按杀灭芽孢的消毒方法彻底消毒或烧毁，接触者需医学观察8天。对疫区草食动物应接种动物减毒疫苗并进行动物检疫，防止动物间传播，患病或病死动物应焚烧或深埋。

（二）切断传播途径

对接触可疑污染物的人群加强保护，穿戴防护装备。对可疑皮毛进行彻底消毒。加强对牛羊等动物的检疫和检验工作，禁止病死畜在市场的流通。防止水源污染，加强饮食、饮水及乳制品的监督。

（三）保护易感人群

对流行区动物进行预防接种对控制炭疽流行有十分重要的意义。对从事畜牧业、屠宰业、动物产品加工业的工作人员及疫区的高危人群接种炭疽减毒活疫苗，方法为0.1ml皮肤划痕法接种，每年1次，可有效防止易感者感染。在发生疫情时可进行药物预防。

复习要点

1.炭疽的流行病学

（1）传染源：炭疽的主要传染源为患病的食草动物，如牛、羊、马、骆驼等。人与人之间的传播极少见。

（2）传播途径：传播途径有多种，接触感染是本病的主要途径。通过呼吸道吸入带芽孢的粉尘或气溶胶，可引起肺炭疽。进食污染炭疽杆菌的肉类、内脏和乳制品可引起肠炭疽。

（3）人群易感性：人群普遍易感，病后可获得持久的免疫力。

2.临床表现 炭疽病的类型主要分为皮肤炭疽、肺炭疽（吸入性炭疽）、肠炭疽以及继发于上述三型的炭疽败血症和炭疽脑膜炎。

（1）皮肤炭疽：最为常见，占炭疽感染的90%以上。病变多发生于面、颈、手和足等肢体裸露部位，皮肤表面擦伤处易感染。早期在皮肤接触部位出现斑疹或丘疹，继而形成水疱，第3～4天病灶中心轻度凹陷，四周可有成群小水疱，第5～7天坏死区破溃，形成表浅溃疡，血性分泌物结成较硬的黑色碳样焦痂，无明显疼痛感，发病后常有轻至中度发热、头痛和局部淋巴结肿大等症状。未经治疗的皮肤炭疽的病死率约为20%。

（2）肺炭疽：较少见，占炭疽感染的5%，多为原发性吸入感染，初期表现为低热等非特异流感样症状，数天后病情急骤加重，表现为严重的呼吸困难、高热、寒战、大汗淋漓、咳嗽、发绀、咯血、喘鸣、胸痛、血性胸腔积液及全身中毒症状。体格检查肺部可有少量湿啰音、哮鸣音和胸膜摩擦音。体征与病情严重度不成正比。X线检查见胸腔积液、肺部浸润性阴影和纵隔增宽等。患者病情大多危重，易发生感染性休克、败血症和脑膜炎，死亡率极高。

（3）肠炭疽：轻者如食物中毒，多于数天内恢复。重者出现高热、腹胀、剧烈腹痛、腹泻、呕血、血便，出现大量腹水，可呈血性。腹部可有明显的压痛、反跳痛甚至腹肌紧张等急腹症表现，易并发败血症和感染性休克，如不及时治疗，常于病后3～4天内死于感染性休克。

（4）炭疽败血症：常继发于上述炭疽感染，原发性少见。临床表现为原有感染加重，全身毒血症状更为严重，病死率极高。

（5）炭疽性脑膜炎：可发生于任何类型炭疽感染，主要症状为剧烈头痛、喷射性呕吐，并出现谵妄、抽搐甚至昏迷，脑膜刺激征阳性。脑脊液为血性，涂片可见大量的革兰阳性杆菌。

3.实验室检查 白细胞计数明显升高，一般为$(10～20)×10^9/L$，甚至高达$(60～80)×10^9/L$，中性粒细胞比例显著增多。取分泌物、痰液、血液、腹水及脑脊液等体液进行细菌培养，细菌培养结果阳性有助于早期做出临床诊断。尽量争取在应用抗菌药物之前进行。涂片检查：上述标本涂片革兰染色可见革兰阳性粗大的呈竹节样排列的杆菌。血清学检查主要用于炭疽的回顾诊断、流行病学调查及疫苗评价，对未获得细菌检查证据患者的诊断具有较好的特异性和敏感性，抗炭疽特异性抗体滴度出现4倍以上升高具有诊断意义。

4.治疗 炭疽的治疗原则：早期诊断，早期治疗；杀灭体内细菌，中和体内毒素；抗生素与抗血清药联合使用；密切监测生命体征；防止呼吸衰竭和并发炭疽败血症及脑膜炎。

（1）一般治疗和对症治疗：患者应严密隔离，卧床休息，对患者的排泄物、分泌物及被服等进行消毒处理。对于皮肤炭疽，切忌挤压和切开引流，可用1:5000高锰酸钾溶液湿敷。

（2）病原治疗：炭疽治疗的关键是及时应用抗菌药物。目前，青霉素仍是首选药物。

（3）抗血清治疗：炭疽为毒素原性疾病，抗生素治疗虽能杀灭体内细菌，但不能中和体内毒素，对严重型炭疽需同时进行抗血清治疗。

习题精选

3-34 炭疽病最常见的临床类型（　　）

A. 皮肤型炭疽 　　　　B. 肺炭疽

C. 肠炭疽 　　　　　　D. 脑膜炎炭疽

E. 炭疽败血症

3-35 下列不是皮肤炭疽特征的是（　　）
A. 黑痂溃疡，不化脓
B. 周围有成群水疱
C. 溃疡周围组织水肿
D. 疼痛不明显
E. 一般不出现发热

3-36 对炭疽的处理，方法不妥的是（　　）
A. 卧床休息，加强营养
B. 体温较高时，采用物理降温
C. 创面切开引流，切开坏死组织
D. 应用抗生素控制感染
E. 医护人员注意自身防护

3-37 炭疽感染的组织病理特征为（　　）
A. 全身单核吞噬细胞系统增生性反应
B. 出血性浸润、坏死和周围水肿
C. 小血管内皮细胞肿胀、变性和坏死
D. 毛细血管中毒性损伤
E. 增生性、血栓性、坏死性血管炎

3-38 关于肠炭疽临床表现的叙述正确的是（　　）
A. 有无痛性腹泻
B. 无畏寒、发热
C. 无恶心呕吐
D. 大便为水样，甚至为血性大便
E. 本型预后良好

（卢明芹）

第九节　布鲁菌病

重要知识点

掌握布鲁菌病的传播途径，布鲁菌病的临床表现、诊断；了解布鲁菌病的发病机制；熟悉布鲁菌病的实验室检查及治疗方案。建立对临床出现布鲁菌感染相关症状的患者进行相应针对性检查项目并做出诊断的思路。

案例 3-10

患者，女性，40岁，牧场挤奶工。因"反复发热、多汗、膝关节疼痛2个月"就诊。

患者2个月前无明显诱因下出现发热，最高体温38.5℃（腋温），伴畏寒、寒战，夜间可自行退热，退热伴大汗，乏力，膝关节疼痛，呈游走性，无红肿、畸形，无咳嗽、咳痰，无胸闷、胸痛，无腹痛、腹泻。1个月前在当地医院诊断

为"类风湿关节炎"，自行服中药治疗1个月后，膝关节疼痛加剧，出现行走困难。既往体健，否认肝炎、结核病史，无吸烟饮酒史，无类似疾病家族史，在牧场工作10年。

体格检查：T 38.5℃（腋温），神志清，精神委靡，消瘦。皮肤、巩膜无黄染，无皮肤黏膜瘀点、瘀斑。心肺未见异常。腹部平软，无压痛及反跳痛，肝脾肋下未触及，双膝关节对称，压痛明显，无红肿、畸形，双下肢无水肿。

[问题]
1. 该患者的可能诊断是什么？
2. 需要做哪些检查？
3. 如何进一步治疗？

布鲁菌病（brucellosis）又称波状热，是由布鲁菌属（Brucella）细菌侵入机体引起的一种传染-变态反应性人畜共患细菌病，人患病后主要表现为长期发热、多汗、关节痛、肝脾大和淋巴结肿大等。

【病原学】

布鲁菌为革兰阴性的小球杆菌，菌体大小为 $(0.5 \sim 0.7) \mu m \times (0.6 \sim 1.5) \mu m$，无鞭毛、无芽孢，毒力菌株有微荚膜，常分散存在，少数聚集成小团状。本菌专性需氧，营养要求高，实验室常用肝浸液培养基或改良厚氏培养基培养。生长缓慢，初次分离时更为缓慢，培养4周仍无生长才能判定为阴性。根据储存宿主、生化、代谢和免疫学差异分类，布鲁菌属分为6个生物变种、19个生物型：羊布鲁菌（B. melitensis，马耳他布鲁菌）、牛布鲁菌（B. abortus，流产布鲁菌）、猪布鲁菌（B. suvis）、犬布鲁菌（B. canis）、绵羊布鲁菌（B. ovis）、森林鼠布鲁菌（B.neotomaes）。前4个变种可引起人类疾病。在我国以马尔他布鲁菌（羊种）为主，其次为流产布鲁菌（牛种），猪种仅存在于少数地区。

布鲁菌合成20余种蛋白抗原并产生内毒素，它的主要致病力为脂多糖。本菌各种之间有共同抗原，一种有效菌苗可对各种菌均有预防作用，因此可用毒力较弱的牛种布鲁菌制备活疫苗，预防毒力较强的羊种和猪种布鲁菌感染。

布鲁菌在自然环境中生命力较强，在病畜的分泌物、排泄物及畜的脏器中能生存4个月左右，在牛奶中可存活18个月。对光、热、常用化学消毒剂等均很敏感，日光照射10～20分钟、湿热60℃处理10～20分钟、3%含氯石灰作用数分钟即可将其杀灭。

温馨提示

布鲁菌病可以在半加工的奶制品和肉制品中长期存在,通过食用这些未煮熟的带菌乳制品或肉制品,可以导致易感人群患病。

【流行病学】

1. **传染源** 布鲁菌的宿主广泛,包括60余种家畜、家禽及野生动物。在我国,与人类感染相关的主要传染源是羊、牛及猪,其次为犬、马、骆驼等。家畜感染布鲁菌后,首先通过阴道分泌物、皮毛、乳汁、尿液等在同种动物间传播,造成带菌或发病,随后波及人类。这些家畜患本病后,早期往往发生流产或死胎,其阴道分泌物特别具传染性,其皮毛、各脏器、胎盘、羊水、胎畜、乳汁、尿液也常染菌。病畜乳汁中带菌较多,排菌可达数月至数年之久。感染布鲁菌的各类家畜既可成为人间布鲁菌病的传染源,又可成为家畜间布鲁菌病的传染源。患者虽也可从粪、尿、乳汁中排菌,但患者作为传染源的意义很小。

2. **传播途径**

(1) 经皮肤黏膜接触传染:牧民接羔或处理流产时,若缺乏防护措施时极易受感染,此外剥牛羊皮、剪打羊毛、挤乳、切病畜肉、屠宰病畜、儿童玩羊等均可受染,病菌从接触处的破损皮肤进入人体。实验室工作人员常可由皮肤、黏膜感染细菌。也可间接接触病畜污染的环境及物品而受染。

(2) 经消化道传染:进食染菌的生乳、乳制品和未煮沸病畜肉类时,病菌可自消化道进入体内。

(3) 经呼吸道传染:通过吸入病菌在环境中形成的气溶胶,发生呼吸道感染。

(4) 其他途径传染:如苍蝇携带,蜱叮咬也可传染。

3. **人群易感性** 人群对布鲁菌普遍易感。患病后有一定的免疫力,疫区居民也可因隐性感染获得免疫,且因不同布鲁菌之间存在交叉免疫,故再感染者较少见。其高危人群主要包括兽医、畜牧者、屠宰工人、皮毛工和进食被污染的动物产品或制品者。

4. **流行特征** 本病全球分布,每年上报WHO的病例数超过50万。地中海地区、亚洲及中南美洲为高发地区。国内多见于内蒙古、东北、西北等地区,我国于20世纪60~70年代曾进行大规模的动物布鲁菌病感染防治,发病率显著降低,全国104个疫区均达到基本控制标准,但90年代以来,散发病例以30%~50%的速度增加,个别地区还发生暴发流行。青壮年男性由于职业关系,发病率高于女性。国内以牧民的感染率最高,多发生于春末夏初或夏秋之间,与羊的产羔季节有关。

【发病机制】

本病发病机制较为复杂,细菌、毒素及变态反应均不同程度地参与疾病的发生和发展。

布鲁菌自皮肤或黏膜进入人体后,存活的布鲁菌随淋巴液到达局部淋巴结生长繁殖并被巨噬细胞吞噬,菌体在胞内生长繁殖形成原发病灶。当原发灶繁殖的细菌达到一定当数量后,冲破淋巴结屏障而侵入血液循环,在血液循环中继续生长、繁殖、死亡,释放内毒素,导致机体出现菌血症等一系列症状。继布鲁菌进入血液循环后,细菌进入全身各实质器官形成多发病灶,寄居于网状内皮系统如肝、脾、骨髓、淋巴结等,并可多次进入血液循环而导致复发。机体免疫功能正常,可以通过细胞免疫和体液免疫清除细菌获得痊愈。如果免疫功能不健全,或入侵的菌量大、毒力强,则发生部分细菌逃脱免疫,随巨噬细胞吞噬带入各组织器官形成新感染灶。经过一定时期,感染灶的细菌生长繁殖可再次入血,导致疾病复发,如此反复成为慢性感染。

【病理变化】

本病病理变化广泛,几乎有器官组织均可被侵犯,其中以单核巨噬细胞系统最为常见。本病急性期主要病理改变为炎性细胞渗出、组织细胞变性坏死。亚急性和慢性期以组织细胞增生和肉芽肿形成为特点,此种肉芽肿乃本病的典型病变,肉芽肿进一步发生纤维化,最后造成组织器官硬化。血管的增生破坏性病变主要累及肝、脾、脑、肾等脏器的小血管及毛细血管,导致血管内膜炎、血栓性脉管炎、脏器的浆液性炎症与微小坏死等。骨、关节和神经系统的变态反应性炎症主要表现为关节炎、关节强直、骨髓炎、神经炎、神经根炎等。

【临床表现】

本病临床表现多样化,潜伏期为1~3周,平均2周,少数患者在感染后数月或1年以上发病。人类布鲁菌病根据病程,临床上可分为亚临床感染、急性感染、亚急性感染和慢性感染。还可出现局限性感染、并发症和复发感染。急性感染,指患病3个月以内;亚急性感染,3个月到1年;慢性感染,1年以上。

(一)亚临床感染

亚临床感染又称为隐性感染,常发生于高危人群中,血清学检测30%以上有高水平的抗布鲁菌抗体,无明确的临床感染史。

（二）急性和亚急性感染

急性和亚急性感染症状缺乏特异性，起病多缓，主要症状表现为发热、多汗、乏力、关节炎、睾丸炎（占男性病例的 20%～40%）等。发热多为不规则热，波状型虽仅占 5%～20%，但最具特征性，其特点为发热 2～3 周后，间歇数天至 2 周，发热再起，反复多次，故被称为波状热。多汗是本病的主要症状，每于夜间或凌晨退热时可有大汗。70%以上患者伴有游走性大关节疼痛，呈锥刺样疼痛，一般镇痛药无效。坐骨神经、肋间神经、三叉神经等均可因神经根受累而疼痛。睾丸炎大多为单侧性，伴明显压痛，体格检查还可发现肝、脾、淋巴结肿大。

（三）慢性感染

病程持续 1 年以上称为慢性布鲁菌病，多与不恰当治疗和局部病灶的持续感染有关。慢性症状多不明显，也不典型，呈多样表现，主诉以夜汗、头痛、肌痛及关节痛为多，还可有疲乏、长期低热、胃肠道症状等，易被诊为神经官能症。少数患者有骨和关节的器质性损害。

（四）复发

经系统治疗后约 10% 患者出现复发。复发可发生在初次治疗后的数月内，亦可在多年后发生。其机制与布鲁菌可在细胞内寄生有关，经彻底治疗 3 年后再发病者称为再感染。

（五）局灶性感染

布鲁菌可局限在某一器官中，有相应的临床表现和检查发现，常见表现为局部脓肿。

案例 3-10[临床特点]

（1）患者，女性，40 岁，牧场挤奶工。

（2）因反复发热、多汗、膝关节疼痛 2 个月就诊。

（3）体格检查：T 38.5℃（腋温），神志清，精神委靡，消瘦，皮肤、巩膜无黄染，无皮肤黏膜瘀点、瘀斑，肝脾肋下未触及，双膝关节对称，压痛明显，无红肿、畸形。

初步诊断：布鲁菌病

需进一步行细菌学检查及免疫学检查确诊。

【实验室检查】

1. 血常规 白细胞计数正常或稍偏低，淋巴细胞相对或绝对增多，分类可达到 60%。贫血仅见于严重患者或有迁徙性病灶者。红细胞沉降率在急性期加速，慢性期则正常或偏高，持续增速提示有活动性。

2. 病原学检查 取血液、骨髓、组织、脓性脑脊液等做细菌培养，10 天以上才可获阳性结果。一般认为血培养急性期阳性率高，慢性期低。骨髓标本较血液标本阳性率高。近来还开展了 PCR 检测布鲁菌 DNA 法，其速度快，与临床符合率高，但尚未在临床推广应用。

3. 免疫学检查 临床对于布鲁菌病的诊断多采用血清学试验，主要检测人血清中的抗布鲁菌抗体。

（1）血清凝集试验（SAT）：以试管法较灵敏。患者多于病后第 2 周出现阳性反应。患者血清抗体效价大于 1∶100 以上有诊断意义，病程中恢复期较发病早期效价递增 4 倍及以上可确诊。正常人可有低滴度的凝集素；某些传染病的假阳性率可达 30% 以上，如兔热病患者该凝集效价亦升高；另外，接受过霍乱疫苗注射的人也可呈假阳性；接种布鲁菌活菌苗者，凝集效价也增高。

（2）补体结合试验（CFT）：补体结合试验测定血清中 IgG，对慢性患者有较高特异性。IgG 出现较迟，持续较久，抗体效价在 1∶16 以上为阳性。

（3）抗人球蛋白试验（Coombstest）：测定血清中不完全抗体。不完全抗体可阻断完全抗体与抗原的凝集反应，使凝集试验呈假阴性，因此凝集试验阴性者应做此检查。Coombs 试验是使不完全抗体与不可见抗原结合的复合物通过抗人球蛋白血清结合成块，结果直接可见。抗体效价在 1∶160 以上为阳性。

（4）ELISA：检测 IgM 和 IgG 抗体较凝集法有更好的敏感性和特异性。抗体效价在 1∶320 以上为阳性。

（5）皮肤试验：以布鲁菌抗原做皮内试验，阳性仅反映过去曾有过感染。接种疫苗也可呈阳性。阴性有助于除外布鲁菌感染。

4. 特殊检查 对于特定脏器受损患者，可行特异性检查。如并发骨关节损害者可行 X 线检查。有心脏损害者可做心电图。有肝损伤者做肝功能检查。对于淋巴结肿大患者可做淋巴结活检，镜下查看有无特异肉芽肿。有脑膜或脑病变者可做脑脊液检查及脑电图，脑脊液变化类似结核性脑膜炎。

案例 3-10[实验室检查]

1. 血常规示白细胞 $5×10^9/L$，中性粒细胞 0.45，淋巴细胞 0.35。

2. 多次血培养检测到布鲁菌。

3. SAT 布鲁菌抗体 1∶200 阳性。

【并发症和后遗症】

（一）血液系统

贫血，白细胞和血小板减少比较常见，血小板减少性紫癜的发生率为 1% ～ 4%，有时非常严重且持续时间很长，需要应用激素或切脾治疗。

（二）眼

葡萄膜炎、视神经炎、视盘水肿及角膜损害均有报告。

（三）心血管系统

心血管系统主要为心内膜炎，多侵犯主动脉，病死率较高。

（四）神经系统

神经系统并发症和后遗症发生率为 3% ～ 5%，可见脑膜炎、脑膜脑炎、脊髓炎、多发性神经根神经病。脑膜炎时脑脊液的变化类似于结核性脑膜炎：脑脊液中淋巴细胞增多，蛋白质增多，葡萄糖轻度减少。细菌培养及抗体检测均可出现阳性。

（五）其他

妊娠妇女罹患布鲁菌病如不进行抗菌治疗，流产、早产、死产均可发生。此外，肝脓肿、脾脓肿、肺炎、肾小球肾炎、胸膜炎等均有报道。

【诊断与鉴别诊断】

急性、亚急性感染患者主要通过采集流行病学史，根据临床表现和实验室检查不难做出诊断。慢性感染者与局灶性感染诊断相对困难，需要获得细菌培养结果最为可靠，PCR 检测其 DNA 阳性有较高的辅助诊断价值。因本菌生长缓慢，特异性凝集抗体检测可作为首选试验，双份血清呈 4 倍以上增高可确诊。另外，血培养检出布鲁菌对首诊误诊的患者、无明显接触史以及临床症状不典型患者的确诊具有重要意义。

我国布鲁菌病的诊断标准：①流行病学接触史；密切接触家畜、野生动物（包括观赏动物）、畜产品、布鲁菌培养物等，或生活在疫区的居民；②具有该病临床症状和特征并排除其他疑似疾病；③实验室检查：病原分离、试管凝集试验、补体结合试验、抗人球蛋白试验等检查阳性。凡具备第①②项和第③项中任何一项检查阳性即可确诊为布鲁菌病。

本病急性期应与伤寒、结核、风湿热、类风湿关节炎、淋巴瘤等鉴别；慢性期要与慢性疲劳综合征、神经官能症、慢性骨关节病鉴别。

🍁 **温馨提示**

布鲁菌病出现高热时，神志、精神尚可，很少有谵妄。诊断主要依靠结合流行病学史和实验室检查。

【预后】

本病一般预后良好，经正规、足疗程的治疗是可治愈的。未经抗菌药物正规治疗的病死率为 2% ～ 3%，主要死亡原因为心内膜炎、严重中枢系统并发症、全血细胞减少症等，其中 84% 心内膜炎发生在原有主动脉瓣异常和充血性心力衰竭者。慢性感染患者可出现关节病变、肌腱挛缩等而使肢体活动受限。有的病例出现中枢神经系统后遗症，肢体活动受限或精神异常。因诊治不及时、不彻底所导致的慢性病例治疗较为复杂、效果较差。

【治疗】

（一）急性和亚急性感染

1. 一般疗法及对症疗法 患者应卧床休息，注意水、电解质及营养的补充，并给予其他对症治疗。

2. 病原治疗 选择能进入细胞内的抗菌药物，且应采用联合治疗。

（1）成人及 8 岁以上儿童：利福平 600 ～ 900mg/d+ 多西环素 200mg/d，疗程 6 周，为世界卫生组织推荐的首选治疗方案；或者多西环素 200mg/d，疗程 6 周，联合链霉素 1g/d，2 ～ 3 周。不能使用一线药物或效果不佳的病例可酌情选用以下方案：多西环素合用复方磺胺甲噁唑或妥布霉素；利福平合用氟喹诺酮类。难治性病例可应用一线药物联合氟喹诺酮类或第三代头孢菌素类。

（2）8 岁以下儿童：可采用利福平合用复方磺胺甲噁唑，或采用利福平合用氨基糖苷类药物治疗。

（3）孕妇：可采用利福平合用复方磺胺甲噁唑治疗。如果在妊娠 12 周内发生布鲁菌病，可选用第三代头孢菌素类药物联合复方磺胺甲噁唑治疗，可减少妊娠中断的发生；药物治疗对孕妇有潜在的危险，应权衡利弊使用。

（4）并发症：合并睾丸炎病例抗菌治疗的基础上可短期加用小剂量糖皮质激素；合并脑膜炎病例在上述抗菌治疗基础上加用第三代头孢菌素类药物，并给予脱水等对症治疗；合并心内膜炎、血管炎、脊椎炎、其他器官或组织脓肿病例，在上述抗菌药物应用的同时加用第三代头孢菌素类药物，必要时给予外科治疗。

（二）慢性感染

治疗较复杂，包括病原治疗、脱敏治疗及对症治疗。

1. 病原治疗 与急性和亚急性感染者治疗相同，必要时需要重复治疗几个疗程。

2. 脱敏治疗 采用少量多次注射布鲁菌抗原避免引起剧烈的组织损伤，又起到一定的脱敏作用。

3. 对症治疗 根据患者具体情况采取相应的治疗方法。

案例 3-10[诊断与治疗]

患者，女性，40 岁，牧场挤奶工。长期在牧场工作，2 个月前出现反复发热、多汗、两膝关节疼痛。体格检查：T 38.5℃（腋温），精神委靡，消瘦，双膝关节对称，压痛明显，无红肿、畸形；查血常规示白细胞 $5×10^9$/L，中性粒细胞 0.45，淋巴细胞 0.35，多次血培养检到布鲁菌，SAT 布鲁菌抗体 1：200 阳性。

初步诊断：布鲁菌病

治疗上考虑给予对症支持治疗，补充水电解质、适当加强营养，膝关节疼痛可以适当使用解热镇痛药；抗生素治疗可选用利福平 600 ～ 900mg/

【预防】

应采取以家畜预防接种为中心的综合措施进行预防。

（一）控制传染源

对家畜可采取定期检疫、屠宰病畜、病健畜分群放牧、菌苗免疫等方法。患者作为传染源的意义虽不大，但仍需隔离治疗，患者的排泄物（主要是尿液）应予以消毒。直至症状消失且血、尿培养均阴性。

（二）切断传播途径

加强畜产品的消毒和卫生监督。加强粪、水管理，防治病畜、患者的排泄物污染水源。病畜流产物应深埋，污染场地应严格消毒。乳类及乳制品采用巴斯德消毒或煮沸，肉类要熟食。来自疫区的毛皮要自然存放 4 个月，达到自然灭菌的目的。家畜粪便要经过无害化处理后才能做肥料及燃料。

（三）保护易感人群

对流行区家畜普遍进行菌苗接种可防止本病流行。必要时可用药物预防。疫区人群应加强个人防护，尤其是高危人群接触病畜时应着防护装备，工作后应用消毒水或肥皂水洗手。牧民、兽医、实验室工作人员均应预防接种，采用减毒活疫苗皮上划痕法。

复习要点

1. 布鲁菌病传播途径

（1）经皮肤黏膜接触传染：直接接触病畜或其排泄物、阴道分泌物、娩出物；在饲养、挤奶、剪毛、屠宰及加工皮毛、肉制品过程中，经皮肤小创口或眼结膜感染；也可间接接触病畜污染的环境及物品而受染。

（2）经消化道传染：食用被病菌污染的食物、水或食用生乳以及未熟的肉制品、内脏而受染。

（3）经呼吸道传染：通过吸入病菌在环境中形成的气溶胶，发生呼吸道感染。

（4）其他途径传染：如苍蝇携带，蜱叮咬也可传染。

2. 布鲁菌病临床表现

（1）亚临床感染：又称为隐性感染，常发生于高危人群中。

（2）急性和亚急性感染：95% 以上患者慢性起病，急性期的主要临床表现为发热、多汗、乏力、关节炎、睾丸炎（占男性病例的 20% ～ 40%）等。发热以弛张热最多见，波状型虽仅占 5% ～ 20%，但最具特征性，其发热为 2 ～ 3 周，继以 3 ～ 5 天至 2 周无热期后发热再起。多汗是本病的主要症状，每于夜间或凌晨退热时可有大汗。70% 以上患者伴有游走性大关节疼痛，呈锥刺样疼痛，一般镇痛药无效。坐骨神经、肋间神经、三叉神经等均可因神经根受累而疼痛。睾丸炎大多为单侧性，伴明显压痛，体格检查还可发现肝、脾、淋巴结肿大。

（3）慢性感染：病程持续 1 年以上称为慢性布鲁菌病，多与不恰当治疗和局部病灶的持续感染有关。

（4）复发：经系统治疗后约 10% 患者出现复发。其机制与布鲁菌可在细胞内寄生有关，经彻底治疗 3 年后再发病者称为再感染。

（5）局灶性感染：布鲁菌可局限在某一器官中，有相应的临床表现和检查发现，常见表现为局部脓肿。

3. 布鲁菌病的治疗

（1）急性和亚急性感染

1）一般疗法及对症疗法。

2）抗菌治疗：选择能进入细胞内的抗菌药物。利福平 600 ～ 900mg/d+ 多西环素 200mg/d，疗程 6 周，为世界卫生组织推荐的首选治疗方案；或者多西环素 200mg/d，疗程 6 周，联合链霉素 1g/d，2 ～ 3 周。

（2）慢性感染：治疗较复杂，包括病原治疗、脱敏治疗及对症治疗。

习 题 精 选

3-39 下列关于布鲁菌病的叙述错误的是（　　）
　　A.人畜共患病
　　B.无慢性患者
　　C.有肝脾大
　　D.常见于牧区
　　E.主要经皮肤及黏膜接触传染

3-40 关于布鲁菌的解释正确的是（　　）
　　A.有鞭毛，活动
　　B.生长缓慢
　　C.革兰染色阳性
　　D.外界生存能力弱
　　E.能形成芽孢及荚膜

3-41 布鲁菌感染人的主要途径是（　　）
　　A.呼吸道　　　　　　B.蜱虫叮咬
　　C.眼结膜　　　　　　D.输血
　　E.皮肤及消化道黏膜

3-42 布鲁菌病的病理变化广泛，最常见受累的系统是（　　）
　　A.脾　　　　B.肝　　　　C.骨髓
　　D.淋巴结　　E.脑

3-43 布鲁菌病治疗的关键是（　　）
　　A.卧床休息、补充营养
　　B.高热者积极降温
　　C.镇痛剂的给予
　　D.使用肾上腺皮质激素
　　E.及时、合理使用抗菌药物

3-44 有多种抗生素都可以用来治疗布鲁菌病，其中 WHO 推荐的方案是（　　）
　　A.多西环素 200mg/d，疗程 6 周
　　B.利福平 600 ～ 900mg/d，疗程 6 周
　　C.氨基糖苷类如链霉素 1g/d，2 周
　　D.多西环素 200mg/d 和利福平 600 ～ 900mg/d 联用，疗程 6 周
　　E.首选第三代头孢菌素

（卢明芹）

第十节　鼠　疫

重要知识点

　　了解鼠疫的病原学特征及流行特征；掌握鼠疫的发病机制、分类及各型临床特点、诊断和鉴别诊断；熟悉鼠疫的临床处置及治疗，并掌握鼠疫的相关防控措施。

案例 3-11

　　患者，30 岁，男性，哈萨克族青年牧民，居住于新疆天山北部山区。因"高热伴胸痛、咯血 1 天"就诊。半个月前曾与两个同伴在放牧时兼捕旱獭，5 天前曾剥过死旱獭皮。其中一个同伴于 2 天前出现全身不适、高热、头痛、胸闷，咳嗽、咯血等症状，未治疗而死亡，另一同伴亦出现类似症状。

　　患者于晨起后不明原因出现全身不适、头晕、头痛、发热、咽痛等症状。于当地卫生所就诊，口服土霉素 0.5g，注射安乃近 0.25g 无效。病情继续加重，并出现胸痛、咳嗽、咳痰等，痰呈泡沫状，带有红色血丝。

　　体格检查：T 39.8℃，P 108 次 / 分，R 28 次 / 分，BP 90/60mmHg。急性面容，呼吸急促，扁桃体Ⅱ度肿大，全身淋巴结无肿大，双肺呼吸音减轻。腹部平软，无压痛及反跳痛，肝脾肋下未触及，移动性浊音阴性，双下肢无水肿。

[问题]

　　1.该患者的可能诊断是什么？
　　2.需要做哪些检查？
　　3.如何进一步治疗及临床处置？

　　鼠疫（plague）是由鼠疫耶尔森菌（*Yersinia pestis*）（鼠疫杆菌）引起的烈性传染病，主要临床表现为高热、淋巴结肿痛、出血倾向、肺部特殊炎症等。鼠疫属我国法定甲类传染病之一，主要流行于鼠类、旱獭和其他啮齿动物中，属于自然疫源性疾病。人间的传播是要通过带菌的鼠蚤为媒介，经人的皮肤传入引起腺鼠疫；经呼吸道传入发生肺鼠疫；均可发展为败血症。传染性强，病死率高。在世界历史上，曾先后发生过 3 次鼠疫世界大流行，导致至少 1.6 亿人死亡。据不完全统计，我国 1900 ～ 1949 年鼠疫发病人数达 1 155 584，死亡人数达 1 028 408。新中国成立后，我国人间鼠疫已基本控制，人间鼠疫以散发为主。

【病原学】

　　鼠疫耶尔森菌又称鼠疫杆菌，属肠杆菌科，耶尔森菌属，革兰阴性菌。典型的鼠疫杆菌外观为短而粗、两端钝圆、两极浓染的椭圆形小杆菌，菌体长 1.0 ～ 1.5μm，宽 0.5 ～ 0.7μm，有荚膜，无鞭毛，无芽孢或动力。从患者或死于鼠疫的人或动物取材的新鲜标本可见典型的鼠疫耶尔森菌，呈散在或小堆，偶见链状排列。在脏器压印标本中，可以看到吞噬细胞内、外均有鼠疫耶尔森菌，此点对鉴别杂菌污染有很大价值，因动物死亡后，污染杂菌不会

被吞噬细胞所吞噬。

鼠疫耶尔森菌为兼性需氧菌,可在普通培养基中生长。培养的适宜温度为 28 ~ 30℃,pH 为 6.9 ~ 7.2。其对外界抵抗力较弱,对光、热、干燥及一般消毒剂均敏感。日光直射 4 ~ 5 小时即可死亡,加热至 55℃ 16 分钟或 100℃ 1 分钟、0.1% 升汞、5% 甲酚皂溶液或苯酚、10% 石灰乳剂等 20 分钟均可使病菌死亡。但在潮湿、低温及有机物内存活时间较长,痰液、脓液、血液中可存活达 10 ~ 20 天,在蚤粪及尸体中存活数周至数月。

细菌的抗原成分:①FI(荚膜)抗原,分两种,其一是多糖蛋白(F-I);另一是蛋白质(F-IB)。抗原性强,有高度特异性,已广泛用于血清学诊断,亦可产生保护性抗体。②毒力 V/W 抗原,为菌体表面抗原,其 V 抗原是蛋白质,W 抗原为脂蛋白,前者可使机体产生保护性抗体,而后者不能;两者结合物能抑制吞噬作用,促进荚膜产生,增强细菌的毒力。

细菌的毒素有两种,一是外毒素,又称鼠毒素,为一种不耐热、可溶性类毒素蛋白,对小鼠和大鼠有很强的毒性;另一种毒素为内毒素,为一种耐热不溶性脂糖蛋白复合物,有很强的热源性,能引起发热、DIC、组织器官内溶血、中毒性休克等,为鼠疫致病、致死的毒性物质。

🌳 **温馨提示**

鼠疫耶尔森菌又称鼠疫杆菌,属肠杆菌科,耶尔森菌属,革兰阴性菌。FI(荚膜)抗原,抗原性强,有高度特异性,已广泛用于血清学诊断,亦可产生保护性抗体;细菌的毒素有外毒素、内毒素两种,是临床致病的基础。

【流行病学】

1. 传染源 鼠疫为典型的自然疫源性疾病,其主要传染源与鼠疫杆菌的储存宿主是多种啮齿动物,其中黄鼠属和旱獭属为最主要储存宿主,其次是褐家鼠、黄胸鼠。人间鼠疫传染以家鼠为主,旱獭次之,其他如猫、羊、狼、骆驼、兔、狐等也可能成为传染源。所有患者均具有传染性。肺鼠疫患者可以通过呼吸道传播,败血症患者早期可通过血液传播。腺鼠疫患者仅在脓肿破溃或被蚤叮咬时才起传染源的作用。人间鼠疫流行前,常先有鼠间鼠疫流行。

2. 传播途径

(1)动物和人间的鼠疫传播:主要是以蚤作媒介,构成"啮齿动物—蚤—人"的传播方式。鼠蚤吸吮病鼠后,病原菌在蚤前胃大量繁殖,形成菌栓堵塞消化道,疫蚤再叮咬人时,吸入的血液受阻,含菌血栓常因反流输入人体。

(2)经皮肤传播:少数因接触患者含菌的痰液、脓液或病兽的皮、血、肉,经皮肤及黏膜创口而感染。偶有含菌蚤粪被人抓痒时通过皮肤创口侵入人体。

(3)呼吸道飞沫传播:肺鼠疫患者痰中含病原菌,可借含菌飞沫以"人—人"的方式传播。

3. 人群易感性 人群普遍易感,没有年龄、性别差异。可有隐性感染。病后有持久的免疫力,预防接种使易感性降低。

4. 流行特征

(1)流行情况:鼠疫分布甚广,以非洲、亚洲、美洲发病最多,并呈明显的地方性。我国的鼠疫疫源地分布在 19 个省、自治区。疫情最多的是青藏高原喜马拉雅旱獭和滇西黄胸鼠疫源地。鼠疫监测结果表明,疫区动物鼠疫流行面积不断扩大。我国人间鼠疫病例从 1999 年的 16 例上升到 2000 年的 254 例,2000 年后虽然有所下降,但病死率却上升了 2.5 倍,重症地区病死率达 100%。

(2)流行性与季节性:流行季节与鼠类活动和鼠蚤繁殖有关,腺鼠疫多见于夏秋季,肺鼠疫流行多在冬季。人间鼠疫流行均发生于动物间鼠疫之后。

🌳 **温馨提示**

请记住,主要传播媒介为蚤,构成"啮齿动物—蚤—人"的传播方式。人间鼠疫可以通过呼吸道飞沫及经皮肤黏膜创面传播。

【发病机制与病理变化】

鼠疫杆菌自皮肤侵入后,在局部被中性粒细胞和单核/巨噬细胞吞噬,经淋巴管到达局部淋巴结繁殖,引起原发性淋巴结炎及周围组织炎症反应(腺鼠疫),淋巴结高度充血、出血,受累淋巴结可互相融合,周围组织水肿、出血。由于病菌对组织的破坏和抗吞噬作用,淋巴结内含大量病菌及其毒素,进入血流引起全身感染、败血症及严重毒血症状。若病菌经血进入肺组织可引起继发性肺鼠疫。此类患者由呼吸道排出的病菌通过飞沫传给他人,则引起原发性肺鼠疫。

鼠疫的基本病理改变是血管与淋巴管内皮细胞的损害及急性出血性坏死性炎症。腺鼠疫为淋巴结病变:淋巴结皮质和髓质界线不清、呈凝固性坏死,镜检可见充血、水肿、出血、细胞退行性变性和坏死、炎症细胞浸润及细菌团块等。肺鼠疫表现为肺部充血、水肿、出血为主的病变,气管支气管黏膜极度充血,管腔内含血性泡沫状浆液性渗出液。发生败血症时,全身皮肤黏膜可见出血点,多浆膜腔发生血性渗出液,各器官、组织均可有充血、水肿、出血或坏死改变。

温馨提示

鼠疫的基本病理改变是血管与淋巴管内皮细胞的损害及急性出血性坏死性炎症。但不同类型的鼠疫病理改变有一定的差异：腺鼠疫为淋巴结病变；肺鼠疫表现为以肺部充血、水肿、出血为主的病变；败血症鼠疫主要为败血症的相关改变。

【临床表现】

潜伏期：腺鼠疫2～5天；肺鼠疫数小时至2～3天；曾经预防接种者可延至9～12天。

鼠疫的主要临床表现为发病急，寒战、高热、体温骤升至39～41℃，呈稽留热。可出现中枢性呕吐、剧烈头痛、呼吸急促、心动过速。重症患者可出现血压下降、意识障碍、谵语。临床上可分为轻型、腺型、肺型和败血型。

1. 轻型鼠疫　又称小鼠疫，多见于流行初、末期或预防接种者。患者发热较轻，全身症状亦较轻微，局部淋巴结肿大，可有压痛，偶有化脓，无明显出血征象。

2. 腺型鼠疫　最为常见，多发生于流行初期。其主要特征为受侵部位所属淋巴结肿大。患者急性起病，寒战、高热、头痛、乏力、全身酸痛偶有恶心、呕吐、烦躁不安、皮肤瘀斑、出血。并同时出现淋巴结肿痛，进展迅速，淋巴结明显触痛并且坚硬，与周围组织粘连，不移动，周围明显水肿。常见淋巴结受累依次为腹股沟、腋下、颈部、颌下淋巴结。由于淋巴结及周围组织炎症致患者疼痛加剧，使之呈强迫体位。

3. 肺型鼠疫　依据不同的传播途径，可分为两种类型：原发性肺鼠疫和继发性肺鼠疫。病死率较高，多见于流行高峰。患者急性起病，进展迅猛，寒战高热，全身中毒症状明显，发病数小时至36小时内可出现胸痛、咳嗽、咳痰，痰由少量迅速转为大量粉红色或者鲜红色泡沫血痰。呼吸困难迅速加重。肺部可以闻及少量湿啰音，部分可闻及轻微的胸膜摩擦音，体征与症状常不相称。

4. 败血型鼠疫　也称暴发型鼠疫，亦可分为原发性和继发性两种类型。最为凶险，病死率极高。原发性少见。继发性鼠疫患者病初常有肺鼠疫或者腺鼠疫等其他类型鼠疫的相关症状，并发展极速，全身毒血症症状、中枢神经系统症状及出血现象严重。患者迅速进入神志不清、谵妄或昏迷状态，出现皮下及黏膜出血、呕血、便血、休克、心力衰竭等。常于1～3天内死亡。因为患者皮肤广泛出血、瘀斑、发绀、坏死，死后尸体呈黑紫色，故有黑死病之称。

5. 其他类型鼠疫　如皮肤型、眼型、咽喉型、肠炎型、脑膜炎型等，均少见。

【实验室检查】

1. 常规检查　大多患者外周血白细胞总数明显上升，可达(20～30)×10⁹/L。初期多为淋巴细胞升高，后为中性粒细胞增多，红细胞与血红蛋白减少则因出血程度而异，血小板可减少。尿常规检查可见蛋白尿及血尿，尿沉渣中可见红细胞、白细胞和细胞管型。便潜血可阳性。

2. 细菌学检查　涂片检查：取患者血液、脓液、痰液、脑脊液、淋巴结穿刺液等材料涂片或印片，送检。革兰染色，可找到G⁻两端浓染的短杆菌。细菌培养：动物肝、脾等器官或者患者血液、脓液、痰液、脑脊液、淋巴结穿刺液等，接种于普氏琼脂或者肉汤培养基可分离出病菌。一般检查程序包括显微镜检查、培养、鼠疫噬菌体裂解试验和动物实验，简称四步试验，以上四步获阳性结果可确诊鼠疫。

3. 血清学检查　①荧光抗体法(FA)：用荧光标记的特异性抗体血清检测可疑标本，具有快速、敏感度及特异性较高的优点，但有假阳性或假阴性。②间接血凝法(IHA)：用FI抗原检测血清中FI抗体。此抗体可持续1～4年。IHA是一种快速、敏感、特异性高的血清学诊断方法。不仅可检查活菌和死菌，也可检查可溶性抗原以及污染、腐败的材料。③酶联免疫吸附试验(ELISA)：较间接血凝法敏感，适合大规模流行病学调查。

4. 分子生物学检测　主要通过DNA探针和聚合酶链反应(PCR)检测特异性基因。可以在几小时内做出诊断，是一种快速和高度特异的方法。对鼠疫监测、临床早期诊断及分子流行病学调查有重要意义。

案例3-11[临床特点]

(1)患者为青年男性，有明确的传染病接触史：5天前曾剥过死旱獭皮。一个同伴于2天前出现全身不适、高热、头痛、胸闷、咳嗽、咯血等症状，未治疗而死亡，另一同伴亦出现类似症状。

(2)临床上主要症状为：高热、全身不适、胸痛、咳嗽、咳痰等，痰呈泡沫状，带有红色血丝。

(3)双肺呼吸音减轻，并有扁桃体Ⅱ度肿大。

初步诊断：原发性肺鼠疫

需立即行患者及死亡尸体的血液、痰及咽部分泌物的涂片及培养等检查。

【诊断】

早期诊断尤其是首例患者的及时发现对鼠疫的

防治至关重要。在流行区，流行初期散发性不典型病例尤应特别注意。根据流行病学资料及典型临床表现，一般即可做出诊断。对可疑患者需进行细菌学或血清学检查，检出鼠疫杆菌是确诊的最重要依据。

【鉴别诊断】

1. 各型鼠疫　早期应与斑疹伤寒、流行性出血热、恙虫病、钩端螺旋体病等鉴别。

2. 腺型鼠疫

(1) 急性淋巴结炎：常有原发感染病灶，受累区淋巴结肿大、压痛，周围组织无粘连，且少破溃，常有淋巴管炎，全身中毒症状轻，重要的是无鼠疫接触史。

(2) 丝虫病淋巴结肿大：本病急性期，淋巴结炎与淋巴管炎常同时存在，数天后自行消退，肿大淋巴结与周围组织无粘连，且少破溃，全身中毒症状轻，患者无鼠疫接触史。

3. 肺型鼠疫

(1) 大叶性肺炎：本病的临床特点为铁锈色痰，肺部出现肺实变体征，痰培养获得相应病原菌即明确诊断。

(2) 炭疽：发病后多出现低热、疲劳和心前区压迫等，持续 2～3 天后突然加重。

4. 败血型鼠疫　应与普通败血症鉴别，临床表现及血培养致病菌可以鉴别。

5. 皮肤型鼠疫　应注意与皮肤炭疽相鉴别。

🍁 温馨提示

此病依据传染病接触史、临床症状以及病原学检查即可明确诊断。根据病菌侵袭的部位不同，则出现相应的症状，形成不同的临床分型。

案例 3-11 [病原学检查]

患者入院后行患者及死亡尸体的血液、痰及咽部分泌物的培养，次日菌培养结果回报鼠疫杆菌，确诊原发性肺鼠疫。

【治疗】

1. 一般治疗与护理

(1) 严密隔离：凡确诊或疑似鼠疫患者，均应迅速组织隔离，就地治疗，不适宜转运。患者应隔离在单间病房，病区严格执行防鼠、灭蚤措施，并定期进行消毒，患者的排泄物及分泌物、痰液等均需及时消毒。局部分泌物、血或痰培养每 3 天一次。隔离至症状消失，病菌 3 次（肺鼠疫 6 次）阴性，方可出院。

(2) 支持治疗：急性期绝对卧床，按需补液、降温、

适当给予镇静止痛剂。注意心肺功能，出现休克、心力衰竭者及时给予相应处理。

2. 病原治疗　治疗原则是早期、联合、足量、应用敏感的抗生素治疗。

氨基糖苷类抗生素均有效，链霉素剂量为 30mg/(kg·d)，分 2 次肌内注射。成人首日用量可为 2～4g，分 2～4 次肌内注射。体温下降至 37.5℃ 以下，全身症状和局部症状明显好转后可减量至 1～2g/d，疗程以 10～20 天为宜，链霉素总量不超 60g。亦有主张对肺型及败血型等危重患者首日链霉素可用至 4～6g 或更多。实践表明，危重患者首次用大量链霉素后，可导致赫氏反应，引起严重致死性休克，对老年患者的听神经毒性及肾脏损害应特别警惕。亦可选用氨基糖苷类、氟喹诺酮类、第三代头孢菌素或者四环素等。脓毒血症症状严重者可加用肾上腺皮质激素静脉滴注，症状好转后即可停用。

【预防】

1. 管理传染源　大力开展捕鼠、灭鼠、消灭其他疫源动物，控制鼠间鼠疫。同时，严格隔离制度。加强疫情报告制度。发现疑似或确诊患者立即给予分别隔离，并立即向卫生防疫机构报告（城镇要求 2 小时内上报，农村不超过 6 小时），接触者检疫 9 天。肺鼠疫隔离至痰培养 6 次阴性，腺鼠疫隔离至淋巴结肿完全消散后再观察 7 天。患者排泄物及用具应彻底消毒或焚毁。疫区封锁至少 9 天。

2. 切断传播途径　灭蚤必须彻底。加强国际检疫，防止从国外传入。严格交通检疫，对可疑旅客应隔离检疫。

3. 保护易感者

(1) 个人防护：进入疫区的防疫人员或参与治疗的医护人员应穿衣裤相连的防护服，戴口罩、防护眼镜、胶皮手套及穿长筒靴。接触者应预防用药，可选用四环素、多西环素、磺胺甲噁唑、环丙沙星等，或链霉素每天 1g，分 2 次肌内注射，疗程均为 7 天。

(2) 预防接种：主要接种对象是疫区及其周围的群众、参加防疫的工作人员和参与治疗的医护人员。非流行区的人员应在接种 10 天后方可进入疫区。目前，世界上普遍认为现有的几种免疫制剂，无论是鼠疫活菌苗、死菌或提纯疫苗，在预防人间鼠疫发生上确实存在一些缺陷，如接种后免疫强度不高，免疫效期短等。

案例 3-11 [诊断与治疗]

(1) 常规检查结果：血常规示白细胞及中性粒细胞均明显升高，WBC 16.8×10^9/L，N 0.92。尿常规示尿蛋白及红细胞阳性。

（2）X 线胸片提示：左下肺及右上肺炎症，以左下肺为重，可见融合性阴影。

（3）病原学检查：患者及死亡尸体的血液、痰及咽部分泌物的培养，培养结果回报鼠疫杆菌。

[诊断] 原发性肺鼠疫。

[治疗]

（1）立即将患者及其接触者隔离。

（2）立即给予补液、对症状支持治疗，嘱患者绝对卧床休息。

（3）立即给予抗生素治疗：链霉素每次 1g，2 次/天，肌内注射；口服四环素，每次 0.75～1g，4 次/天。因为氨基糖苷类和四环素抗菌药物对鼠疫杆菌敏感，对于肺鼠疫联合用药优于单用药物。两个患者（患者及另一发病的同伴）分别于第 5 天、6 天后体温恢复正常，症状消失。第 6 天、9 天、12 天血液及痰培养阴性，第 15 天解除隔离痊愈出院。

复习要点

1. 鼠疫的病原学 鼠疫耶尔森菌又称鼠疫杆菌，属肠杆菌科，耶尔森菌属，革兰阴性兼性需氧菌。细菌的抗原成分有两种：① FI（荚膜）抗原，抗原性强，有高度特异性，已广泛用于血清学诊断，亦可产生保护性抗体；②毒力 V/W 抗原，其 V 抗原是蛋白质，W 抗原为脂蛋白，前者可使机体产生保护性抗体，而后者不能。细菌的毒素有两种，一是外毒素；又称鼠毒素；另一种毒素为内毒素。

2. 鼠疫的流行病学 鼠疫主要传染源与鼠疫杆菌的储存宿主是多种啮齿动物，其中黄鼠属和旱獭属为最主要储存宿主，其次是褐家鼠、黄胸鼠。人间鼠疫传染以家鼠为主，旱獭次之，其他如猫、羊、狼、骆驼、兔、狐等也可能成为传染源。所有患者均具有传染性。肺鼠疫患者可以通过呼吸道传播，败血症患者早期可通过血液传播。腺鼠疫患者仅在脓肿破溃或被蚤叮咬时才起传染源作用。人间鼠疫流行前，常先有鼠间鼠疫流行。动物和人间的鼠疫传播：主要是以蚤作媒介，构成"啮齿动物—蚤—人"的传播方式。少数因接触患者含菌的痰液、脓液或病兽的皮、血、肉，经皮肤及黏膜创口而感染。肺鼠疫患者可借含菌飞沫以"人—人"的方式传播。腺鼠疫多见于夏秋季，肺鼠疫流行多在冬季。人间鼠疫流行均发生于动物间鼠疫之后。

3. 鼠疫的发病机制 鼠疫的基本病理改变是血管与淋巴管内皮细胞的损害及急性出血性坏死性炎症。

4. 鼠疫的临床表现 鼠疫潜伏期：腺鼠疫 2～5 天；肺鼠疫数小时至 2～3 天；曾经预防接种者可延至 9～12 天。鼠疫的主要临床表现为发病急，寒战、高热、体温骤升至 39～41℃，呈稽留热。可出现中枢性呕吐、剧烈头痛、呼吸急促、心动过速。重症患者可出现血压下降、意识障碍、谵语。临床上可分为轻型、腺型、肺型和败血型。

5. 鼠疫的诊断 根据流行病学资料及典型临床表现，一般即可做出诊断。对可疑患者需进行细菌学或血清学检查，检出鼠疫杆菌是确诊的最重要依据。

6. 鼠疫的治疗 严密隔离，凡确诊或疑似鼠疫患者，均应迅速组织隔离，就地治疗，不适宜转运。急性期患者绝对卧床，按需补液、降温、适当给予镇静止痛剂。注意心肺功能，出现休克、心力衰竭者及时给予相应处理。抗生素治疗原则是：早期、联合、足量应用敏感的抗生素治疗。首选链霉素，亦可选用氨基糖苷类、氟喹诺酮类、第三代头孢菌素或者四环素等。疗程以 10～20 天为宜。

7. 鼠疫的预防 大力开展捕鼠、灭鼠、消灭其他疫源动物，控制鼠间鼠疫。同时，严格隔离制度。加强疫情报告制度。发现疑似或确诊患者立即给予分别隔离，并立即向卫生防疫机构报告（城镇要求 2 小时内上报，农村不超过 6 小时），接触者检疫 9 天。患者排泄物及用具应彻底消毒或焚毁。疫区封锁至少 9 天。加强国际检疫，防止鼠疫从国外传入。严格交通检疫，对可疑旅客应隔离检疫。接触者应预防用药、预防接种。

习题精选

3-45 腺鼠疫的好发部位是（ ）
 A. 肺部   B. 肝脏
 C. 脾脏   D. 腋下或腹股沟淋巴结

3-46 最凶险的鼠疫临床分型是（ ）
 A. 败血型   B. 腺型
 C. 肺型   D. 其他型

3-47 鼠疫在我国传染病防治法中为哪一类传染病（ ）
 A. 甲类   B. 乙类
 C. 丙类   D. 以上都不是

3-48 人间鼠疫的主要传染源是（ ）
 A. 鼠蚤   B. 旱獭
 C. 黄鼠   D. 褐家鼠

3-49 对鼠疫或疑似鼠疫的患者，只要标本量许可，首先要做的检查是（　　）

A. 尿培养　　　　　　B. 血培养

C. 粪培养　　　　　　D. 反向血凝试验

3-50 治疗鼠疫的首选抗菌药物是（　　）

A. 青霉素　　　　　　B. 链霉素

C. 氯霉素　　　　　　D. 磺胺嘧啶

3-51 腺鼠疫淋巴结病变的特点为（　　）

A. 淋巴结肿大，但不疼痛

B. 淋巴结肿大，剧烈疼痛，但与周围组织不粘连

C. 淋巴结肿大，剧烈疼痛，与周围组织粘连，但不破溃

D. 淋巴结肿大，剧烈疼痛，与周围组织粘连，1 周后很快化脓破溃

3-52 下列哪项是感染肺鼠疫的主要途径（　　）

A. 鼠蚤吮吸病鼠血液后再叮咬人

B. 人剥食染病动物

C. 接触患有肺鼠疫的患者

D. 以上都不是

3-53 在鼠疫的血清检查中，可对鼠疫感染做出快速诊断的是（　　）

A. 接血凝法（PHA）

B. 酶联免疫吸附试验（ELISA）

C. 放射免疫沉淀试验（RIP）

D. 荧光抗体法（FA）

3-54 ＿＿＿＿＿＿＿是消灭鼠疫的根本性措施。

A. 拨除鼠疫的自然疫源地

B. 预防接种

C. 加强国境卫生检疫

D. 开展流行病学监测

3-55 鼠疫是主要通过下列＿＿＿＿＿＿＿媒介传播的自然疫源性烈性传染病。

A. 野鼠　　　　　　　B. 鼠蚤

C. 蚊子　　　　　　　D. 家鼠

3-56 发现鼠疫疑似病例后，应以最快的通信方式向当地疾病预防控制中心报告，报告的时限为（　　）

A. 城市 2 小时内，农村 6 小时内

B. 城市 4 小时内，农村 6 小时内

C. 城市 6 小时内，农村 12 小时内

D. 城市 12 小时内，农村 24 小时内

（高旭东　王春平）

第十一节　肺　结　核

 重要知识点

掌握肺结核的定义、临床表现、临床分型的特点；掌握肺结核临床诊断的重要指标及影像学鉴别肺结核分型的要点；掌握抗结核药物的规范化使用及常见不良反应；熟悉肺结核的防治方法。

案例 3-12

患者，女性，28 岁。因"咳嗽，咳痰，午后低热 1 年，胸痛半年"就诊。

1 年前患者"感冒"后出现咳嗽，咳少量黏痰，持续 3 月余不愈，不伴咯血。午后至午夜常伴有发热，但均未超过 38℃。半年前出现胸痛，呈针刺样，随咳嗽和深呼吸加重，曾在当地卫生院按"肺炎"给予抗炎、对症治疗，效果不佳。近月余上述症状加重，因夜间咳嗽入睡困难，并渐感乏力、消瘦、食欲差。

平素体健，否认传染病史。其母亲 20 年前曾患肺结核，现已治愈。

体格检查：T 37.8℃，P 80 次 / 分，R 20 次 / 分，BP 110/70mmHg。发育正常，消瘦，慢性病容。浅表淋巴结无肿大。胸廓对称，左肺锁骨上下区叩诊呈浊音，并可闻及细湿啰音。心浊音界不大，心律齐，各瓣膜听诊区未闻及杂音。腹平软，无压痛，肝脾肋下未触及。

实验室检查：①PPD 试验：局部硬结直径为 23mm；②血常规；血红蛋白 95g/L，白细胞 4.4×10⁹/L，中性粒细胞 0.56，红细胞沉降率 26mm/h；③晨痰涂片：抗酸染色呈阳性；④X 线胸片：左肺锁骨上下小片云絮状影，密度较淡。

[问题]

1. 请明确初步诊断及诊断依据。

2. 所得出的诊断，应与哪些疾病鉴别？

3. 建议患者进一步行哪些辅助检查？

4. 如何治疗？

肺结核（pulmonary tuberculosis，PTB）是由结核分枝杆菌（*Mycobacterium tuberculosis*）引发的肺部感染性疾病。主要病变为结核结节、浸润、干酪样变和空洞形成，临床多呈慢性过程，表现为长期低热、咳痰、咯血等。大多数人在感染结核分枝杆菌后，机体的免疫系统能够控制其复制而不发展成为结核病，此时结核分枝杆菌处于潜伏状态，机体

不表现出临床症状但又不能将其彻底清除，这种宿主感染结核杆菌后尚未发病的状态称为潜伏性结核感染。在免疫力低下或抵抗力下降时，结核杆菌能重新复制，发展成为活动性结核感染并导致相应的临床症状，即肺结核，痰中排菌者称为传染性肺结核病，除少数可急起发病外，临床上多呈慢性过程。

【病原学】

肺结核的病原菌为结核分枝杆菌，属放线菌目、分枝杆菌科、分枝杆菌属，包括人型、牛型、鸟型和鼠型等类型。对人致病的主要为人型（标准株 H37Rv），牛型少见。接种常用的卡介苗（Bacillus Calmette-Guérin，BCG）来源于牛结核分枝杆菌。结核分枝杆菌细长而稍弯，两端微钝，(0.3 ~ 0.6) μm×(1 ~ 4) μm，无芽孢、无鞭毛、不能活动。电镜下结核分枝杆菌细胞壁厚约 20nm，其表层粗糙，伴有横式排列的绳索状皱褶物。结核分枝杆菌属于专性需氧菌，在 35 ~ 40℃ 范围内均可生长，最适生长温度为 37℃。结核分枝杆菌对营养要求较高，对某些营养成分有特殊的要求，在特殊的培养基中才能生长。常用的培养基为罗氏培养基。结核分枝杆菌培养生长缓慢，增殖周期为 15 ~ 20 小时，至少需要 2 ~ 4 周才有可见菌落，故通过传统的培养方法确诊结核感染常需 4 周左右。结核分枝杆菌不易染色，但着色后可抵抗酸性乙醇脱色，故又称为抗酸杆菌（acid-fast bacillus）。其对外界抵抗力较强，耐干燥，在干痰中可存活 6 ~ 8 个月；对热、紫外线、乙醇比较敏感；煮沸 1 分钟、5% ~ 12% 甲酚皂（来苏）2 ~ 12 小时、75% 乙醇 2 分钟均可将其灭活。

结核分枝杆菌菌体含类脂质、蛋白质和多糖类。菌体成分在赋予其抗酸性、多态性和抵抗力强等特性的同时，也和诱导宿主免疫反应及导致结节性病理变化等致病性相关。如索状因子（双分枝菌酸海藻糖脂）能抑制白细胞游走，引起慢性肉芽肿；磷脂能促进单核细胞增生，使吞噬细胞转为类上皮细胞，形成结核结节；蜡质 D 可激发机体产生迟发型超敏反应；菌体蛋白使机体发生变态反应。在一些特定的条件下，结核分枝杆菌的形态、致病力、药物敏感性等特性可发生改变，如形成 L 型细菌、产生耐药菌株等。耐药性为结核分枝杆菌重要的生物学特性，按其产生机制，可分为选择性突变耐药、适应性耐药、质粒介导耐药及交叉耐药等类型；从细菌流行病学角度可分为原发耐药和继发耐药。耐药的产生主要与基因突变有关。如利福平耐药与 *rpoB* 基因突变有关，耐异烟肼与 *ahpC*、*inhA*、*KatG* 基因突变相关。耐药的发生常由不合理的抗菌治疗引起；此外，药品质量差、患者吸收障碍、治疗依

从性差、HIV 感染等也与耐药发生有关。耐药结核病是指结核病患者感染的结核分枝杆菌被体外试验证实对一种或多种抗结核药物耐药的现象。

> **温馨提示**
>
> 结核分枝杆菌的生物特征中，对临床诊断最具有意义的是抗酸性。

【流行病学】

（一）传染源

活动性肺结核患者和动物（主要是牛）的排菌是结核传播的主要来源。

（二）传播途径

本病主要经空气传播，肺结核患者咳嗽、打喷嚏时排出的结核分枝杆菌悬浮在飞沫核中播散，健康人吸入可致感染；痰干燥结核杆菌吸入也可感染，大颗粒多在气道沉积随黏液纤毛运动排出体外，直径 1 ~ 5μm 大小最易在肺泡沉积。其他途径如饮用带菌的牛奶经消化道感染、患病孕妇母婴传播以及经皮肤伤口感染均少见。

（三）人群易感性

人群普遍易感。婴幼儿、青春后期及老年人发病率较高。生活贫困、居住拥挤、营养不良等是经济落后社会中人群结核病高发的原因。免疫抑制状态包括免疫抑制性疾病，如人类免疫缺陷病毒（human immunodeficiency virus，HIV）感染患者和接受免疫抑制剂治疗者，尤其好发结核病。近年来在易感基因的研究方面越来越深入，研究提示在结核潜伏感染的人群中仅 10% 最终会演变为活动性结核。

（四）流行特征

世界卫生组织《2012 年全球结核病报告》指出，目前罹患结核病的人数不断下降，但全球的结核病负担仍然很重，2011 年全年新发病例 870 万，140 万人死于结核病，估计仍有 4/5 的患病者未获得诊断和治疗。艾滋病与结核共感染以及耐药结核病的死亡率高，是目前威胁全球结核病防控的两大主要问题。据世界卫生组织估计，目前我国结核病年发患者数约为 130 万，占全球年发患者数的 14%，仅次于印度，居世界第二。我国虽不属于艾滋病高发地区，但耐药结核问题越来越严重。中国于 2007 年对全国的耐多药肺结核情况进行调查显示，新发肺结核患者中耐多药结核比例为 5.7%，而复治肺结核

患者中耐多药比例高达 25.6%。

【发病机制与病理变化】

（一）发病机制

1. 细胞介导免疫反应 巨噬细胞吞噬结核菌后经溶酶体酶处理，产生抗原肽片段再与机体自身的 MHC Ⅱ 类因子结合形成复合物，至巨噬细胞表面，递呈给辅助 T 淋巴细胞（主要为 Th1 细胞、$CD4^+T$ 细胞）表面受体，致使 $CD4^+T$ 细胞致敏，当再次受到抗原刺激时产生、释放氧化酶和消化酶及多种因子，如 IL-2、IL-6、IFN-γ 等，它们与 IFN-α 共同作用杀灭病灶中的结核分枝杆菌。$CD4^+T$ 细胞中不同亚群 T 细胞介导对结核菌感染的保护性免疫应答，使结核长期不发病。当抑制性淋巴细胞（$CD8^+T$ 细胞）溶解已吞噬结核菌和受抗原作用的巨噬细胞，可导致宿主细胞和组织破坏，同时可有结核菌释放与扩散。

2. 持续感染 结核菌被吞噬后，在巨噬细胞内形成带菌液泡 - 吞噬体。在结核菌持续感染期，吞噬体并不与溶酶体融合，从而阻碍了吞噬体的正常成熟过程，造成结核菌难以清除。巨噬细胞内吞噬体中结核菌细胞壁的主要成分（LAM）外排到吞噬体外，引起细胞质中 Ca^{2+} 浓度下降，影响磷酸肌醇 3 激酶活性，抑制磷脂酰肌醇生成磷脂酰肌醇三磷酸，进而阻止早期内吞体自身抗原 1（EEA1）结合到吞噬体上再与 syntaxin 6 结合促进溶酶体成分向吞噬体运输的作用。使吞噬 - 溶酶体无法形成，最终阻碍吞噬体的形成。还有研究发现，结核菌也可通过干扰受体介导的鞘氨醇激酶传导途径影响 Ca^{2+} 浓度的增加，并与 LAM 引起 Ca^{2+} 浓度下降有很大程度重叠。在这些途径相互或单独作用下，结核菌与宿主长期共存而不被溶酶体吞噬。

3. 迟发型变态反应 结核菌核糖体 RNA（rRNA）引起机体的免疫反应，在局部聚集抗原量少时，有利于清除结核菌。结核菌素蛋白和蜡质 D 等引起迟发型变态反应的直接和间接作用，可引起细胞坏死及干酪性改变或形成空洞。

（二）病理变化

1. 基本病变 渗出、增生和变质三种基本病变，结核结节和干酪性坏死是特征性病变。渗出型病变往往出现在机体免疫力弱、致敏淋巴细胞活性高时，表现为组织充血、水肿，中性粒细胞、淋巴细胞及单核细胞浸润，纤维蛋白渗出等。当结核杆菌数量少而致敏淋巴细胞增多时则形成增生型病变，即结核结节形成。结节中央为朗格汉斯细胞（Langhans cell），周围是类上皮细胞及淋巴细胞、浆细胞。结核性肉芽肿是增生型病变的另一种表现，多见于空洞壁、窦道及干酪坏死灶周围。当病变恶化变质时则表现为干酪性坏死。镜下组织细胞浑浊肿胀、细胞质脂肪变性、细胞核碎裂溶解；肉眼观坏死组织呈黄色乳酪样。三种病变常以某种病变为主，可相互转化、交错存在。

2. 病理演变 渗出型病变组织结构大体完整。机体免疫力提高或经有效化疗后病变可吸收。随着炎性成分吸收，结节性病灶中成纤维细胞和嗜银细胞增生，形成纤维化。轻微干酪性坏死可经过治疗吸收，遗留细小纤维瘢痕。局限的干酪病灶可脱水形成钙化灶。纤维化和钙化是机体免疫力增强、病变静止、愈合的表现。空洞壁可变薄，空洞可逐渐缩小、闭合，遗留瘢痕。空洞久治不愈或严重免疫抑制可引起结核杆菌扩散，包括局部病灶蔓延邻近组织、支气管、淋巴管和血行播散到肺外器官。钙化灶或其他静止期结核杆菌可重新活跃。

【临床表现】

（一）临床类型

根据结核病的发病过程和临床特点，结核病可分为以下五型：

1. 原发型肺结核（Ⅰ型） 为初次感染后发病的肺结核，为初染结核。其包括原发复合征（primary syndrome）和胸内淋巴结结核。肺内原发灶、引流淋巴管炎及肺门淋巴结肿大三者合称为原发综合征。X 线可仅显示肺门淋巴结或纵隔淋巴结肿大，称为支气管淋巴结结核。此型多见于儿童，偶尔发生于既往未受感染的成年人。原发灶好发于胸膜下通气良好的肺区（如上叶下部和下叶上部）。临床症状轻微，90% 以上患者呈自限性。

🍀 **温馨提示**

肺结核原发复合征的临床表现为原发灶、淋巴管炎及肺门淋巴结结核。

2. 血行播散型肺结核（Ⅱ型） 多由原发型肺结核发展而来，常见于儿童。在成人，原发感染后潜伏于病灶中的结核杆菌进入血液循环或因肺及其他脏器活动性结核病灶侵袭淋巴道而引起，包括急性、亚急性及慢性血行播散型肺结核三种类型。结核杆菌短期大量入侵引起的急性血行播散型肺结核，临床上有严重的急性中毒症状，常伴有结核性脑膜炎等肺外结核。少量结核杆菌入侵或机体免疫力较好时，表现为亚急性及慢性血行播散型肺结核，病变局限于肺部。

3. 继发性肺结核（Ⅲ型）　由初染后体内潜伏病灶中的结核杆菌重新活动和释放而发病，极少数可为外源性再感染所致，是成人肺结核的最常见类型。其包括渗出型肺结核、增殖型肺结核、干酪型肺炎、结核球或空洞等表现。因浸润病灶的大小和病变活动程度不同，临床表现差异很大。它好发于肺上叶尖后段或下叶尖段。

温馨提示

注意继发性肺结核的好发部位为肺上叶尖后段或下叶尖段。

4. 结核性胸膜炎（Ⅳ型）　是结核杆菌及其代谢产物进入高度过敏状态的胸膜引起的炎症。常发生于原发感染后数月，为播散型肺结核病的一部分。在病情发展的不同阶段有干性胸膜炎、渗出性胸膜炎及结核性脓胸等表现，以结核性渗出性胸膜炎最常见。

5. 肺外结核（Ⅴ型）　是结核杆菌感染了肺部以外的脏器而引起的临床结核病。肺外结核的发病大多发生在肺内初次感染的基础上，后经淋巴或血行途径播散至肺外某个或多个脏器。但其中大多不引发进行性病变，而处于休眠状态；当机体发生其他疾病或免疫机制受损时，才会产生活动性病变，引起某个或多个脏器的结核病。如结核性脑膜炎、骨结核、结核性胸膜炎、肠结核及泌尿生殖系统结核等。

（二）症状与体征

结核病的临床表现多种多样。临床表现与病灶的类型、性质和范围及机体反应性有关。

1. 全身症状　发热为肺结核最常见的全身毒性症状，多数为长期低热，每于午后或傍晚开始，次晨降至正常，可伴有倦怠、乏力、夜间盗汗，或无明显自觉不适。有的患者表现为体温不稳定，于轻微劳动后体温略见升高，虽经休息半小时以上仍难平复；妇女于月经期前体温增高，月经后亦不能迅速恢复正常。当病灶急剧进展扩散时则出现高热，呈稽留热或弛张热，可以有畏寒，但很少有寒战，出汗一般也不多。

2. 呼吸系统症状　包括咳嗽、咳痰、咯血和胸痛等。咳嗽是肺结核的常见症状，一般咳嗽轻微，干咳或有少量黏液痰，继发细菌感染时痰呈脓性。肺结核患者可有不同程度的咯血，绝大多数情况表明病情活动、进展，但少数也可在肺结核已好转或稳定时发生。肺结核咯血原因多为渗出和空洞病变存在或支气管结核及局部结核病变引起支气管变形、扭曲和扩张。肺结核患者咯血可引起窒息、失血性休克、肺不张、结核支气管播散和吸入性肺炎等严

重合并症。当炎症波及壁胸膜时，相应胸膜有刺痛，一般并不剧烈，可随呼吸和咳嗽加重。肺实变范围广或干酪性肺炎者有胸部叩诊浊音、支气管呼吸音、细湿啰音等体征。支气管结核可有刺激性呛咳、局限性哮鸣。慢性空洞性肺结核患侧胸廓下陷、肋间变窄、气管和纵隔移位。渗出性胸膜炎常伴有发热、胸痛、咳嗽等；大量胸腔积液者呼吸困难，呼吸运动受限，胸部语颤及呼吸音减弱或消失等。

同时，肺结核可合并气胸、肺部继发感染、结核性损毁、结核性气管支气管狭窄、结核性支气管扩张。①气胸：多种肺结核病变可引起气胸，如胸膜下病灶或空洞破入胸腔，结核病灶纤维化或瘢痕化导致肺气肿或肺大疱破裂，粟粒型肺结核的病变在肺间质也可引起间质性肺气肿性肺大疱破裂等。病灶或空洞破入胸腔，胸腔常见渗出液体多，可形成液气胸、脓气胸。②肺部继发感染：肺结核空洞、胸膜肥厚、结核纤维病变引起支气管扩张、肺不张及支气管结核所致气道阻塞，是造成肺结核继发其他细菌感染的病理基础。肺结核患者可同时存在多种病原体的复合感染，如非结核分枝杆菌、革兰阴性菌等。③结核性损毁肺：肺结核晚期类型，由肺结核引起的支气管扩张、支气管狭窄、肺不张、多发空洞或广泛的干酪病变和纤维化，肺组织不可逆性破坏，病肺功能大部丧失毁损。④结核性气管支气管狭窄：由支气管内膜结核、肺门淋巴结结核压迫形成反复炎症、肉芽增生、瘢痕形成，造成气管、支气管的管腔变细。主要表现为呼吸困难、发绀等症状。⑤结核性支气管扩张：由于肺结核、支气管结核或者淋巴结结核后，造成组织破坏、纤维组织增生，牵拉压迫细支气管使其扭曲、变形、管腔狭窄、引流不畅、反复继发感染，进而管壁的弹性纤维和支气管平滑肌均遭到破坏，因咳嗽使管内压增高，造成管壁不可逆性扩张。

3. 肺外结核的临床类型和表现　肺外结核包括淋巴结结核、骨关节结核、消化系统结核、泌尿系统结核病、生殖系统结核及中枢神经系统结核。淋巴结结核（tubcreulosis of lymph nodes）常出现无痛性淋巴结肿大，可出现坏死、液化、破溃、瘘管形成等。结核性心包炎（tuberculous pericarditis）表现为心前区疼痛、呼吸困难、心界扩大、颈静脉怒张等表现。结核性脑膜炎（tuberculous meningitis）多有头痛、呕吐、意识障碍等表现，同时可伴有脑膜刺激征阳性。结核性腹膜炎（tuberculous peritonitis）常有腹水或腹膜粘连，表现为发热、腹痛、腹胀、腹壁揉面感等，同时伴有局部的压痛、反跳痛。肠结核（tubcreulosis of intestines）以回盲部多见，表现为消瘦、腹泻与便秘交替、腹部肿块等表现。肾、输

尿管及膀胱结核有膀胱刺激征、血尿及脓尿等。肝、脾结核等表现为发热、消瘦、贫血、肝肿大等。

【实验室检查】

（一）一般检查

外周血白细胞计数一般正常，可有血红蛋白降低。在急性进展期白细胞可增多，重症感染时可发生类白血病样血象。红细胞沉降率可增快，但无特异性。

（二）病原体检查

1. 涂片镜检　痰、尿、胸腔积液、粪便等各种分泌物、排泄物及淋巴结穿刺吸引物涂片可查到抗酸杆菌，但阳性率低。最近，应用荧光染料标记肽核酸（PNA）的原位杂交法大大提高了结核杆菌的检测灵敏度，对含菌量少的病例更有意义。

温馨提示

肺结核诊断的金标准是痰培养示结核分枝杆菌阳性。

2. 病原菌分离　应用改良罗氏（Lowenstein-Jensen）培养基或米德布鲁克（Middlebrook）培养基培养结核菌，敏感性和特异性高于涂片法，但培养时间为 4 ～ 6 周，难以满足临床需要。应用 Bactec 460 系统检测含放射性 ^{14} 碳棕榈酸 Middlebrook 7 H12 培养基中 $^{14}CO_2$ 释放量作为分枝杆菌生长指数，涂片阳性标本生长时间为 8 天，涂片阴性标本生长时间为 14 天，明显短于上述培养法所需时间，并可用于药敏测定。目前，Bactec-MGIT 960 系统和 Bactec-9000 MB 系统已应用临床，但设备和试剂昂贵。

3. 特异性核酸检测　核酸探针、PCR 及 DNA 印迹杂交等可检测结核菌 DNA。同位素标记探针进行 DNA 杂交只能检出约 10^6 以上个结核菌。PCR 可测出 1 ～ 100fg 纯化结核菌 DNA，相当于 1 ～ 20 个结核菌，实时定量 PCR（real-time PCR）使扩增和检测同步进行，效果好，但有假阳性。基因芯片技术已用于结核菌鉴定、耐药性及基因组分析等。

（三）免疫学检测

1. 结核菌素皮试试验　结核菌素是结核杆菌的特异代谢产物，是鉴定人体是否感染结核杆菌和感染反应程度的一种生物制剂，包括旧结核菌素（old tuberculin，OT）和结核杆菌纯蛋白衍化物（purified protein derivative，PPD）。我国应用的 PPD 主要有两种，一种是人结核杆菌制成的 PPD-C；另一种是卡介苗（Bacillus Calmette-Guérin，BCG）制成的 PCG PPD。以 PPD 5U（0.1ml）于前臂皮内注射，48 ～ 72 小时后观察注射部位皮肤硬结直径。

结核菌素试验结果判定：

（1）局部皮肤硬节 5 ～ 10mm 为弱阳性。

（2）局部皮肤硬结 11 ～ 20mm 为阳性反应，提示结核菌感染。

（3）成人强阳性（硬节＞ 20mm 或＜ 20mm 但有水疱或坏死）提示活动性结核可能。

（4）高浓度（100～250U）仍阴性（硬节直径＜5mm）基本可排除结核病。

温馨提示

对未接种卡介苗者，结核菌素试验阳性的解释最准确的是曾感染结核分枝杆菌。

2. 血清学诊断　随着对分枝杆菌分子生物学和免疫学研究的深入，酶联免疫吸附试验、斑点免疫渗滤试验、间接荧光法、免疫印迹法和蛋白芯片等方法已应用于临床，检测血清、痰液、胸腔积液等体液中的相关抗体。近年来，采用 ELISA/ELISPOT（酶联免疫吸附 / 酶联免疫斑点）方法定量检测全血 / 外周血单核细胞在结核菌特异性抗原刺激下释放 γ 干扰素的水平，用于诊断潜伏性结核分枝杆菌及结核病，即 γ 干扰素释放试验（interferon gamma release assay，IGRA），为克服结核菌素试验的不足，近年来发展的以 T 细胞为基础的干扰素释放试验，作为新一代的检测结核感染的免疫血清学诊断技术，比结核菌素试验有更高的敏感性与特异性。其原理是被结核分枝杆菌抗原刺激而致敏的 T 细胞，再遇到同类抗原时能产生 IFN-γ，对分离的全血或单个核细胞在特异性抗原刺激后产生的干扰素进行检测，可以反映机体是否存在结核感染。这种检测方法所采用的结核分枝杆菌特异性的抗原为 ESAT-6 和 CFP-10，其编码基因 RD1（region of difference 1）在 BCG 和绝大多数非结核分枝杆菌中是缺失的，因此避免了上述在结核菌素皮试中影响特异性的 PPD 交叉抗原反应，能够较好地区分真性结核感染和 BCG 接种诱导的反应。目前，已有两种较为成熟的方法，即 Quanti FERON-TB GOLD 试验（QFT-G）和 T-SPOTTB 试验，其对应的方法和试剂盒被美国 FDA 批准应用于临床。该方法具有灵敏、特异、快速的优点；缺点是操作较复杂，需特殊仪器设备，试剂费用较贵。

（四）影像学检测

X 线片和胸部 CT 是常用于肺结核的影像学检查手段。相对于 X 线片，胸部 CT 有助于发现隐蔽区病灶和孤立性结节的鉴别诊断。在显示纵隔/肺门淋巴结、肺内空洞、钙化、支气管充气征和支气管扩张等方面较胸部X线敏感，对于诊断困难病例有重要参考价值。肺结核的影像表现取决于病变类型和性质。原发型肺结核的典型表现为肺内原发灶、淋巴管炎和肿大的肺门或纵隔淋巴结组成的哑铃状病灶。急性血行播散型肺结核表现为散布于两肺野、分布较均匀、密度和大小相近的粟粒状阴影。继发性肺结核病变多发生在肺上叶尖后段、肺下叶背段，X线表现复杂多变，或云絮片状，或斑点（片）结节状，干酪性病变密度偏高而不均匀，常有透亮区或空洞形成。结核空洞根据洞壁厚度又可分为薄壁空洞和厚壁空洞。前者指纤维组织与肉芽组织形成的洞壁厚在3mm以下的空洞，X线与CT表现为边界清晰，内壁光滑的类圆形透亮区。后者洞壁厚度多在3mm以上，多不均匀，空洞一般较小，腔径大多在2cm以下，空洞外缘多整齐，内壁则多不光滑。结核空洞的中央多有活动的结核杆菌，洞壁组织血管分布少，结构致密，不利于抗结核药物进入空洞中央部位杀灭结核杆菌。

🍁 **温馨提示**

①判断肺结核具有活动性最有价值的结果是胸部X线示肺部空洞性改变；②对诊断痰菌阴性肺结核意义最大的是典型的胸部X线表现。

（五）内镜检查

支气管内镜检查可发现淋巴结-支气管瘘及支气管内膜结核。进行分泌物或冲洗标本涂片、支气管或肺内病灶刷片检查有助于诊断。结肠纤维镜检查有助于肠结核的诊断。

（六）活体组织检测

对不排菌的肺结核以及与外界不相通的脏器结核病，如淋巴结、骨、关节、肝、脾等，可通过活体组织检测来进行病原学和病理学诊断。

> **案例 3-12[进一步检查项目]**
> （1）收集下呼吸道分泌物，涂片做抗酸染色或结核菌培养。
> （2）CT检查。
> （3）纤维支气管镜检查：可对支气管或肺内病灶进行活检并做病理学诊断。

【诊断】

肺结核的诊断需结合流行病学资料、临床表现与实验室检查、影像学辅助检查综合分析，主要的诊断依据为胸部X线检查、CT检查及痰菌检查。出现下列情况应警惕本病的可能：①反复发作或迁延不愈的咳嗽、咳痰或呼吸道感染正规抗菌治疗3周以上仍无效；②痰中带血或咯血；③长期发热（常为午后低热），可伴盗汗、乏力、体重减轻、月经失调；④肩胛区湿啰音或哮鸣音；⑤结节性红斑、关节疼痛、泡性结膜炎等表现而无免疫性疾病依据；⑥有渗出性胸膜炎、肛瘘或长期淋巴结肿大等病史；⑦密切接触开放性肺结核的婴儿或儿童等。

菌阴肺结核是指三次痰涂片及一次培养阴性的肺结核，其诊断标准为：①典型肺结核临床症状和胸部X线表现；②抗结核治疗有效；③临床可排除其他非结核性肺部疾病；④ PPD（5TU）强阳性，血清抗结核抗体阳性；⑤痰结核杆菌 PCR⁺ 探针检测呈阳性；⑥肺外组织病理证实结核病变；⑦ BALF 检出抗酸分枝杆菌；⑧支气管或肺部组织病理证实结核病变。具备①～⑥中3项或⑦～⑧条中任何一项可确诊。诊断肺结核时，并应注明病变范围（左侧、右侧或双侧）、痰菌和初治与复治情况。

根据症状、肺部X线及痰菌综合判断结合病变活动性。下列情况之一为进展期：新发现活动性病变；病变较前恶化、增多；新出现空洞或空洞增大；痰菌阳性。下列三项之一为好转期：病变较前吸收好转；空洞闭合或缩小；痰菌转阴。稳定期依据有：病变无活动性，空洞闭合，痰菌（每月查1次）连续6次阴性，空洞存在则需痰菌连续阴性1年以上。

> **案例 3-12[诊断及诊断依据]**
> （1）诊断：左肺继发性肺结核，结核性胸膜炎。
> （2）诊断依据：①长期咳嗽、低热、胸痛，抗炎治疗无效；②有肺结核密切接触史；③左肺锁骨上下区叩诊呈浊音，可闻及细湿啰音；④实验室辅助检查结果即为诊断依据。

【鉴别诊断】

（一）肺癌

中央型肺癌常有痰中带血，肺门附近有阴影，与肺门淋巴结结核相似。周围型肺癌可呈球状、分叶状块影，需与结核球鉴别。肺癌多见于40岁以上男性，多有刺激性咳嗽、胸痛和进行性消瘦。X线胸片上结核球周围可有卫星灶、钙化，而肺癌病灶边缘常有切迹、毛刺。胸部CT对鉴别有帮助。结合痰结核菌、脱落细胞检查及纤维支气管镜检查和活检等能及时鉴别。肺癌和肺结核可有并存，需注意发现。

（二）肺炎

支原体、细菌性肺炎的胸部X线表现可与肺结核相似。支原体肺炎可在 2 ~ 3 周好转。原发综合征的肺门淋巴结结核不明显或原发灶周围存在大片渗出，病变波及整个肺叶并将肺门掩盖时以及继发型肺结核主要表现为渗出性病变或干酪性肺炎时，需与细菌性肺炎鉴别。细菌性肺炎起病急、高热、寒战、胸痛伴气急，X 线上病变常局限于一个肺叶或肺段，血白细胞总数和中性粒细胞增多，抗生素治疗有效可协助鉴别；肺结核需与其他病原体肺炎鉴别，关键是病原学检测有阳性证据。

（三）肺脓肿

肺脓肿空洞多见于肺下叶，脓肿周围的炎症浸润较严重，空洞内常有液平面。肺结核空洞则多发生在肺上叶，空洞壁较薄，洞内很少有液平面或仅见浅液平。此外肺脓肿起病急，高热，大量脓痰，痰中无结核菌，但有多种其他细菌，血白细胞总数和中性粒细胞总数增多，抗菌药物治疗有效。慢性纤维空洞合并感染时易与慢性肺脓肿混淆，后者痰结核菌阴性，鉴别不难。

（四）支气管扩张

有慢性咳嗽、咳脓痰及反复咯血史，需与继发性肺结核鉴别。X 线胸片多无异常发现或仅见局部肺纹理增粗或卷发状阴影，CT 有助于确诊。应当警惕化脓性支气管扩张症可以并发结核感染，细菌学检测时应考虑到。

（五）其他疾病

某些发热性疾病如伤寒、败血症、淋巴瘤等与结核病有诸多相似之处，应注意鉴别诊断。

> **案例 3-12[鉴别诊断]**
> ①肺炎；②肺脓肿；③肺癌；④其他发热性疾病如伤寒、败血症等。根据病史、体检结果及辅助检查可鉴别，不能鉴别者可进一步检查。

【治疗】

结核病的治疗主要包括抗结核化学药物治疗、对症治疗和手术治疗，其中化学药物治疗是治疗和控制疾病、防止传播的主要手段。

（一）结核化疗药物

抗结核药物按效力和不良反应大小分为两类：①一线（类）抗结核药物，指疗效好、不良反应小，如链霉素（streptomycin，SM，S）、异烟肼（isoniazid，INH，H）、利福平（rifampin，RFP，R）、吡嗪酰胺（pyrazinamide，PZA，Z）、乙胺丁醇（ethambutol，EMB，E）；②二线（类）抗结核药物，效力或者安全性不如一线药物，在一线药物耐药或不良反应不能耐受时被选用。其包括卡那霉素、阿米卡星、卷曲霉素、对氨基水杨酸、氨硫脲、环丝氨酸以及氟喹诺酮类的氧氟沙星、左氧氟沙星与莫西沙星等。常见化疗药物及不良反应见表 3-11-1。

1. 异烟肼　具有强杀菌作用、价格低廉、不良反应少、可口服的特点，是治疗肺结核病的基本药物之一。异烟肼被结核菌摄取后会经菌体内触酶 - 过氧化酶活化，抑制叶酸的合成。异烟肼对于胞内、外代谢，活跃持续繁殖和近乎静止的结核菌均有杀菌作用。小分子的异烟肼能渗入全身各组织中，可通过血脑屏障，通透比例为 90% ~ 95%，胸腔积液、干酪样病灶中药物浓度高。成人剂量为每天 300mg（或每天 4 ~ 8mg/kg），一次口服；儿童剂量为每天 5 ~ 10mg/kg（每天不超过 300mg）。急性血行播散型肺结核和结核性脑膜炎剂量可加倍。异烟肼常规剂量不良反应发生率低，主要包括周围神经炎、中枢神经系统中毒和肝脏损害。

> **温馨提示**
> 异烟肼是通过抑制结核菌 DNA 与细胞壁的合成来抗结核的。

KatG 基因和 inhA 基因是异烟肼耐药机制研究中发现的重要耐药基因。KatG 基因位于结核分枝杆菌染色体上，其表达的过氧化氢酶 - 过氧化物酶可将药物前体异烟肼转化为有杀菌活性的成分。KatG 基因的突变会导致异烟肼无法转换为有效杀菌成分，导致结核分枝杆菌对异烟肼耐药。inhA 基因是结核分枝杆菌酸烯酰基还原酶的编码基因，其表达的结核分枝杆菌酸烯酰基还原酶上有一个与烟酰胺或黄素核苷结合的位点，参与分枝杆菌细胞壁中的生化代谢，催化的产物是结核分枝杆菌细胞壁的重要组成部分，与 NADH 结合的 inhA 酶容易受到活化的异烟肼的攻击。inhA 基因突变可导致 inhA 酶对 NADH 亲和力下降，使其优先与底物结合再与 NADH 结合，不容易受到活化异烟肼的攻击，导致异烟肼耐药。

2. 利福平　对胞内和胞外代谢旺盛及偶尔繁殖的结核菌均有杀菌作用，属于利福霉素的半合成衍生物，通过抑制 RNA 聚合酶，阻止 RNA 合成发挥杀菌活性。RFP 主要从肝脏代谢，经胆汁排泄。RFP 在组织中浓度高，能穿透干酪样病灶，进入巨噬细胞内。正常情况下不易通过血脑屏障，通透比例仅为 5% ~ 25%，脑膜炎症时可增加药物渗透能力。成人剂量为 450 ~ 600mg，每天 1 次，空腹服用。主要不良反应为胃肠道不适、肝功能损害（ALT 升高与黄疸）、皮疹和药物热。肝功能损害的发生率为 5%～10%，INH 和 RFP 合用引起药物性肝炎的发生率比单用异烟肼高 2～4 倍。利福喷丁和利福布汀是两种与利福平作用机制相同的半合成的利福霉素衍生物，也用于抗结核治疗，与异烟肼联合用药疗效优于利福平，且不良反应较利福平轻微。因不易透过血脑屏障，利福喷丁不用于结核性脑膜炎的治疗。

rpoB 基因是利福平相关的主要耐药基因，编码结核分枝杆菌 RNA 聚合酶 β 亚单位，该亚单位是利福平的作用靶点。利福平通过与其结合，干扰细菌转录和 RNA 延伸，从而抑制细菌生长。结核分枝菌 *rpoB* 基因突变使氨基酸置换，空间构象发生变化，从而阻止与利福平结合，导致利福平耐药。

3. 吡嗪酰胺 是类似于异烟肼的烟酸衍生物，与异烟肼之间无交叉耐药，吡嗪酰胺能杀灭巨噬细胞内，尤其是酸性环境中的结核菌，成为结核病短程化疗中不可缺少的主要药物。吡嗪酰胺被结核菌摄入后经吡嗪酰胺酶转变为吡嗪酸，发挥杀菌作用。胃肠道吸收好，全身各部位均可到达，易通过血脑屏障，通透比例高达 95%～100%。成人剂量为 1500mg，每天 1 次。常见的不良反应为药物性肝炎（ALT 升高和

黄疸）、高尿酸血症，皮疹和胃肠道反应相对少见。

pncA 基因是结核分枝杆菌吡嗪酰胺酶的编码基因。*pncA* 基因突变可导致吡嗪酰胺酶活性下降，吡嗪酰胺不能有效转变为具有杀菌作用的吡嗪酸，导致吡嗪酰胺耐药。

4. 乙胺丁醇 通过抑制结核菌 RNA 合成发挥抗菌作用，不易通过血脑屏障，通透比例为 10%～50%。成人剂量一般每天 750mg，与异烟肼、利福平同时一次顿服。常见不良反应为球后视神经炎、过敏反应、药物性皮疹、皮肤黏膜损伤等。

温馨提示

乙胺丁醇不属于杀菌剂。

embB 基因是主要的乙胺丁醇耐药相关基因。乙胺丁醇可选择性地抑制分枝杆菌细胞壁的重要结构成分阿拉伯半乳聚糖和脂阿拉伯甘露聚糖的生物合成。*embB* 基因编码多种合成细胞壁阿拉伯聚糖必需的酶类，其中 *embB* 基因编码阿拉伯糖基转移酶，*embB* 基因的突变或过度表达使结核分枝杆菌持续合成阿拉伯聚糖，导致对乙胺丁醇耐药。

表 3-11-1 常见抗结核药物剂量及不良反应

药名	每天剂量			间歇疗法**		不良反应	用法
	成人 (g)		儿童	成人 (g)			
	50kg	＞50kg	(mg/kg)	50kg	＞50kg		
异烟肼 (INH、H)	0.3	0.3	10～15	0.5	0.6	肝毒性	每天 1 次顿服
链霉素 (SM、S)	0.75	0.75	10～30	0.75	0.75	听力障碍、眩晕、肾功能障碍、过敏反应	每天 1 次
利福平 (RFP、R)	0.45	0.6	10～20	0.6	0.6	肝毒性、胃肠反应、过敏反应、高尿酸血症	每天 1 次饭前 2 小时顿服
利福喷丁 (RFT、L)				0.45*	0.6*	同利福平	每天 1 次，饭前或饭后顿服
吡嗪酰胺 (PZA、Z)	1.5	1.5	20～30	2.0	2.0	肝毒性、胃肠反应、过敏反应、高尿酸血症	每天 1 次顿服或分 2～3 次服用
乙胺丁醇 (EMB、E)	0.75	1.0	15～25	1.0	1.2	视物障碍、视野缩小	每天 1 次顿服
丙硫异烟胺 (PTH、TH)	0.75	1.0	10～20			胃肠反应、口感金属味	每天分 3 次服用
对氨基水杨酸钠 (PAS、P)	8.0	8.0	150～250	10	12	肝毒性、胃肠反应、过敏反应	每天分 3 次服用
阿米卡星 (AMK)	0.4	0.4	10～20	0.4	0.4	同链霉素	每天 1 次，肌内注射
卷曲霉素 (CPM)	0.75	0.75		0.75	0.75	同链霉素、电解质紊乱	每天 1 次，肌内注射
氧氟沙星 (OFLX、O)	0.4	0.6				肝肾毒性、胃肠反应、过敏反应、光敏反应、中枢神经系统反应、肌腱反应	每天 1 次或分 2～3 次服用
左氧氟沙星 (LEVY、V)	0.3	0.3				同氧氟沙星	每天 1 次或分 2～3 次服用
异烟肼对氨基水杨酸盐 （帕星肼、PSNZ）	0.6	0.9				同异烟肼	每天分 2～3 次服用

* 每周 2 次；** 间歇疗法指用药日

温馨提示

仅对细胞外碱性环境中的结核菌有杀菌作用的药物是链霉素。

（二）标准化的抗结核治疗

1. **初治方案** 初治患者的定义是既往未接受抗结核治疗或接受抗结核治疗疗程短于 1 个月者。初治病例的标准化治疗方案分为两个阶段，即 2 个月的强化期和 4 个月的巩固期。如新涂阳肺结核患者治疗到 2 个月末痰菌检查仍为阳性，则应延长 1 个月的强化期治疗，巩固期化疗方案不变。标准方案为 $2H_3R_3Z_3E_3/4H_3R_3$（右下角阿拉伯数字代表每周服药次数，斜线前的"2"代表强化期 2 个月，斜线后的"4"代表巩固期 4 个月，后同）或 2HRZE/4HR。

2. **复治方案** 以下患者适用于复治方案：①初治失败的患者；②规则用药满疗程后痰菌又转阳的患者；③不规则化疗超过 1 个月的患者；④慢性排菌患者。因故不能用链霉素的患者，延长 1 个月的强化期。如复治涂阳肺结核患者治疗到第 2 个月末痰菌仍阳性，使用链霉素方案治疗的患者则应延长 1 个月的复治强化期方案治疗，巩固期治疗方案不变。复治标准方案为 $2H_3R_3Z_3E_3S_3/6H_3R_3E_3$ 或 2HRZES/6HRE。

（三）耐药肺结核的治疗

耐药结核病按照耐药程度的不同依次分为单耐药、多耐药、耐多药、泛耐药四种。单耐药（monoresistance）指结核病患者感染的结核分枝杆菌经体外证实对一种抗结核药物耐药。多耐药（polyresistance）指结核病患者感染的结核分枝杆菌经体外证实对一种以上的抗结核药物耐药，但不包括同时耐异烟肼、利福平。同时对异烟肼和利福平耐药的肺结核称为耐多药结核病（multiple drug resistant tuberculosis，MDR-TB）。在耐多药结核病基础上同时对喹诺酮类药物耐药且对三种二线注射类抗结核药物耐药称为泛耐药结核病（extensively drug-resistant tuberculosis，XDR-TB）。

耐多药结核病化疗方案的制订根据实验室提供的药物敏感试验的结果或地区耐药监测资料为依据，结合患者既往用药的治疗反应和耐受状况，个体化地选择抗结核药物。一般以二线注射剂和氟喹诺酮类药物各 1 种为核心，配以 2 ~ 3 种口服二线药和尚敏感的一线药组成方案，最终方案中至少包括 4 种以上有效的药物。方案中需包括 1 种敏感的注射剂，耐药结核病至少连续应用 3 个月，耐多药结核病和广泛耐药结核病分别至少连续应用 6 个月和 12 个月。耐单药和多耐药结核病治疗总疗程为 9 ~ 18 个月（注射期 3 个月，巩固期 6 ~ 15 个月），耐多药结核病和广泛耐药结核病需 24 个月或以上（注射期 6 ~ 12 个月，巩固期 18 ~ 24 个月）。

目前，WHO 推荐的用于耐药结核治疗的药物共分为 5 组，如表 3-11-2 所示。

表 3-11-2　WHO 推荐的耐多药结核治疗药物分组

	药物分组	药物名称
一线	第 1 组 一线口服药物	吡嗪酰胺（pyrazinamide，Z） 乙胺丁醇（ethambutol，E） 利福布汀（rifabutin，Rfb）
二线	第 2 组 注射类药物	卡那霉素（kanamycin，Km） 阿米卡星（amikacin，Am） 卷曲霉素（capreomycin，Cm） 链霉素（streptomycin，S）
	第 3 组 喹诺酮类药物	左氧氟沙星（levofloxacin，Lfx） 莫西沙星（moxifloxacin，Mfx） 氧氟沙星（ofloxacin，Ofx）
	第 4 组 口服二线抑菌药物	对氨基水杨酸（para-aminosalicylic acid，PAS） 环丝氨酸（cycloserine，Cs） 特立齐酮（terizidone，Trd） 丙硫异烟胺（protionamide，Pto） 乙硫异烟胺（ethionamide，Eto）
三线	第 5 组 疗效不确切药物	氯法齐明（clofazimine，Cfz） 利奈唑胺（linezolid，Lzd） 阿莫西林 / 克拉维酸钾（amoxicillin/clavulanate，Amx/Clv） 氨硫脲（thioacetazone，Thz） 亚胺培南 / 西司他丁（imipenem/cilastatin，Ipm/Cln） 高剂量异烟肼（high-dose isoniazid，high-dose H） 克拉霉素（clarithromycin，Clr）

注意药物性肝损害的防治：药物性肝损害是抗结核治疗的常见不良反应，其对人体影响较大，是结核患者终止化疗的最常见原因之一。防治抗结核药物引起的肝损伤应注意以下几点：①抗结核化疗前应对患者的肝功能进行评估，常规检查肝功能、HBsAg，结合患者的病情，制订安全、有效的方案。②对可能发生药物性肝损害的高危人群（如慢性病毒性肝炎、酒精性肝炎、脂肪肝、各种原因引起的肝硬化、老年患者等）制订化疗方案时应充分考虑患者肝功能的耐受性，尽量选用肝损害小的药物短程使用。③对既往有明确的抗结核药物肝损害病史的患者，应避免再度给予相同的药物。④抗结核化疗期间应定期监测肝功能。一般用药初期应1～2周检查肝功能，治疗过程中每个月至少复查1次肝功能。若患者出现食欲缺乏、恶心、呕吐、厌油，肝区疼痛，巩膜黄染等症状时，应及时复查肝功能。高危人群应缩短检查周期，加强肝功能监测。⑤一旦药物性肝损害诊断明确，则应根据受损程度做出相应处理。肝功能轻度损伤时可在保肝治疗的基础上适当调整抗结核化疗方案。若患者出现肝功能明显损伤或伴有持续性恶心、呕吐、黄疸等症状，或肝功能异常伴发热、皮疹、关节炎、嗜酸粒细胞增多等表现时，应及时停用抗结核药物，并予以积极护肝治疗。

（四）对症治疗

1. 休息与饮食　中毒症状重者卧床休息，予以进食富含营养及多种维生素的食物。

2. 对症处理　对高热、咯血、胸痛、失眠及盗汗者，给予相应处理。急性粟粒型肺结核合并浆膜渗出伴严重毒血症状，在有效抗结核治疗的同时，肾上腺皮质激素有助于改善症状，促进渗出液吸收，减少粘连。

（五）手术治疗

化疗的发展使外科治疗在结核治疗中的比值和地位显著降低。但对药物治疗失败或威胁生命的单侧肺结核特别是局限性病变，如一侧肺毁损，不能控制的大咯血等，外科治疗仍是可选择的重要治疗方法。这类患者多病情严重，存在结核反复播散、病变范围广，需参考心肺功能、播散灶控制情况，就手术效果、风险程度及康复多方面衡量，做出合理选择。手术指征为：经正规抗结核治疗9～12个月，痰菌仍阳性的干酪病灶、厚壁空洞、单侧肺毁损、支气管结核管腔狭窄伴远端不张或肺化脓症；慢性结核性脓胸、支气管胸膜瘘内科治疗无效；反复多量咯血不能控制等。

【预防】

（一）控制传染源

加强本病防治知识宣传。早发现、早诊断、早治疗痰菌阳性肺结核患者。直接督导下短程化疗（directly observed therapy short course，DOTS）是控制本病的关键。

（二）切断传播途径

管理好患者的痰液，用2%煤酚皂或1%甲醛（2小时）消毒，污染物在阳光下暴晒。

（三）保护易感人群

新生儿出生时接种卡介苗后可获免疫力，但不提倡复种。对儿童、青少年或HIV感染者等有感染结核杆菌好发因素而结核菌素试验阳性者，酌情预防用药，如每天INH 300mg，儿童每天5～10mg/kg，1次顿服，疗程为6～12个月。疑耐INH结核杆菌感染可用OFLX和EMB（或PAZ）预防。

🍁 **温馨提示**

控制结核病流行的最根本措施是治愈痰涂片阳性的患者。

复习要点

（1）结核病是结核分枝杆菌引起的慢性感染性疾病，可累及全身多个脏器，以肺结核最为常见，80%的病例表现为肺结核。原发结核感染后可将结核菌向全身传播，可累及肺脏、胸膜及肺外器官。免疫功能正常的宿主往往将病灶局限在肺脏或其他单一的脏器，而免疫功能较弱的宿主往往造成播散性结核病或多脏器的累及。

（2）结核病临床表现较为复杂，发热最为常见，多为午后或傍晚，并可伴有倦怠、乏力、夜间盗汗，或无明显自觉不适。同时，由于累及的脏器不同，可有呼吸系统表现及肺外脏器的感染症状。

（3）结核病中肺结核的诊断分为确诊病例、临床诊断病例和疑似病例。一般综合临床表现、痰菌检查结果、影像学检查结果进行诊断。

（4）化学治疗是现代结核病最主要的基础治疗。其他治疗方法，如对症治疗、手术治疗等均为辅助治疗。化学治疗的目标不仅是杀菌和防止耐药性的产生，而且在于最终灭菌，防止和杜绝复发。当前国际公认的化学治疗原则是：早期、联合、适量、规则、全程。

习题精选

3-57 结核病最重要的社会传染源是（　　）
   A. 原发型肺结核
   B. 浸润型肺结核
   C. 急性粟粒型肺结核
   D. 慢性血行播散型肺结核
   E. 慢性纤维空洞型肺结核

3-58 患者，女性，67 岁。因左侧胸腔积液给予规律三联试验性抗结核治疗 2 个月，近 2 天出现视力异常。导致上述表现最可能的原因是（　　）
   A. 类赫氏反应　　　　B. 溶血尿毒综合征
   C. 乙胺丁醇不良反应　D. 异烟肼不良反应
   E. 利福平不良反应

3-59 患者，女性，28 岁。发热、咳嗽 2 个月。胸部 X 线片示左上肺不规则斑片状阴影。给予抗结核治疗 1 月余。体格检查：T 36.5℃，巩膜稍黄染，右肺未闻及干湿啰音。WBC 4.3×10⁹/L，N 0.55。肝功能：ALT、AST 正常，总胆红素 40.6μmol/L，直接胆红素 17.8μmol/L。出现上述情况的原因是（　　）
   A. 利福平　　　　　　B. 异烟肼
   C. 吡嗪酰胺　　　　　D. 乙胺丁醇
   E. 链霉素

3-60 患者，男性，31 岁。因低热、咳嗽、痰中带血 1 月余，诊断为左上肺肺结核，现正规抗结核治疗（2HRZE/4HR）已 4 月余。近 1 周食欲缺乏，肝功能示 ALT 较正常升高 4 倍，此时应（　　）
   A. 加用护肝药
   B. 停用抗结核药物
   C. 改用 HE+ 链霉素
   D. 改用 HE+ 对氨基水杨酸
   E. 改用 HE+ 左氧氟沙星

（赵　雷　杨东亮）

第十二节　败血症及感染性休克

重要知识点

掌握败血症的定义、发病机制、临床表现及治疗原则；熟悉败血症的病原学种类；掌握感染性休克的定义、发病机制、各期微循环的变化特点；掌握感染性休克细胞代谢变化及细胞损伤发生的机制；掌握感染性休克分子变化及其影响；熟悉败血症及感染性休克的防治方法。

一、败血症

案例 3-13

患者，男性，14 岁。因"寒战、高热伴咳嗽、胸痛 4 天"就诊。

4 天前，患者因着凉后急起寒战、高热，伴咳嗽、右侧胸痛，咳痰呈淡黄色，量不多，其中无血迹。服用感冒药 2 天，不见好转，加服琥乙红霉素片 0.5mg，3 次 / 日，仍无效，当即收入院。患者系乡下学龄少年，平素体弱，课余经常下地干活。

体格检查：T 39.5℃，P 116 次 / 分，R 23 次 / 分，BP 120/80mmHg。发育无异常，营养呈瘦力型。急性热病容，神志清晰，查体合作。全身皮肤黏膜及浅表淋巴结未发现异常。头颅、五官、颈部未见异常。胸廓对称，但呈鸡胸样改变，呼吸动度尚可，右下胸语颤增强，叩诊为浊音，并可闻及干、湿啰音，较局限。其余肺野呼吸音增强。心脏检查未发现异常。腹平软，肝脾肋下刚触及，质中，光滑，缘锐，轻触痛，腹水征阴性，肝区叩痛。肠鸣音 4 次 / 分。脊柱、四肢未见异常。

实验室检查：血常规示 WBC 15.0×10⁹/L，N 0.91，核左移。肝功能示 ALT 110U/L。X 线胸片示右下肺大片致密阴影，密度较均匀。

[问题]

1. 请考虑该患者的诊断是什么？
2. 所得出的诊断，应与哪些疾病鉴别？
3. 若病情进展，会出现哪些新变化？

败血症（septicemia）是病原菌侵入血液循环并在血液中迅速繁殖后，产生大量毒素和其他代谢产物所引起的急性全身炎症反应综合征（systemic inflammatory response syndrome，SIRS）。全身炎症反应综合征为人体对各种损害因素所引起的全身性炎症反应，临床上符合以下两条或两条以上即可诊断：①体温＞ 38℃或＜ 36℃；②心率＞ 90 次 / 分；③呼吸＞ 20 次 / 分或 PCO_2 ＜ 32mmHg；④白细胞计数＞ 12×10⁹/L 或＜ 4×10⁹/L，或不成熟粒细胞 10% 等。

目前，虽然医学的发展日新月异，但是败血症仍然是世界级的难题。并且因其高发病率、高死亡率，目前还没有行之有效的特效治疗，成为当今医学领域的一大挑战。近年来，院内获得者增多，院外获得者减少，院内败血症病源常呈多重耐药。其临床上主要表现为寒战、高热、心动过速、呼吸急促、皮疹、关节肿痛和肝脾大等，严重者可出现急性器官功能障碍，称为重型败血症。病情进一步加重后可发展为感染性休克、弥散性血管内凝血（DIC）和多器官功能衰竭综合征（MODS）。

【病原学】

（1）革兰阳性球菌：主要为葡萄球菌、肠球菌和链球菌。

（2）革兰阴性杆菌：常见的细菌为大肠杆菌、肺炎克雷伯杆菌、假单胞菌属、阴沟肠杆菌、黏质沙雷菌、变形杆菌及不动杆菌等。

（3）厌氧菌：占败血症病原的 5%～7%，以脆弱类杆菌、梭状芽孢杆菌属细菌及消化链状菌多见。

（4）真菌：以白念珠菌为多见，其他常见菌有曲菌、隐球菌等。

（5）其他细菌。

❀ 温馨提示

随着医学水平的发展、抗生素的滥用、人类生活习惯的改变等，致病菌也有所改变，如革兰阳性球菌有所下降，革兰阴性菌逐年上升，厌氧菌、真菌、耐药菌、条件致病菌、复数菌败血症的发生率逐渐增多。

致病菌的种类与原发感染病灶、入侵途径有着密切的关系：①由皮肤软组织、手术后伤口感染引起的败血症，以葡萄球菌属最为常见；②泌尿道感染所致败血症常见致病菌为大肠杆菌、变形杆菌、肠球菌等；③留置导尿、尿路手术后败血症常见致病菌为肠杆菌、铜绿假单胞菌、肠球菌和真菌；④腹腔、盆腔、肝胆系统的可能致病菌为肠杆菌和厌氧菌；⑤严重烧伤后败血症的致病菌以葡萄球菌、铜绿假单胞菌多见，也可为肠杆菌及真菌等。

【发病机制】

1. 病原菌的作用 革兰阴性菌能产生的内毒素，革兰阳性菌产生的外毒素、磷壁酸等，在败血症中起着重要作用，如内毒素能通过单核/巨噬细胞释放白细胞介素并作用下丘脑体温调节中枢引起发热，通过激活凝血因子Ⅻ，启动内源性凝血系统，直接损伤血管内皮细胞引起 DIC，通过诱导产生一系列的细胞因子、炎性介质导致感染性休克。

2. 机体的炎症反应 病原微生物及其产物引起的炎症介质的过度表达，是导致败血症、感染性休克、多器官功能障碍发生、发展的主要原因。

（1）NO 的毒性作用：NO 合成增加，激活鸟苷酸环化酶，提高细胞内 cGMP 的浓度，随后调节蛋白激酶、磷酸二酯酶的活性和引起离子通道等一连串变化，引起血管平滑肌扩张及降低血管平滑肌的反应性，增加血管通透性，造成顽固性低血压的发生和心肌收缩性的抑制。同时，NO 还可通过抑制非血红素铁硫酶类活力，抑制糖酵解来抑制细胞的能量代谢，通过脱氨基、抑制 DNA 合成限速酶核糖核苷酸还原酶（ribonucleotide reductase，RNR）来引起 DNA 损伤、中断 DNA 合成。

（2）中性粒细胞（PMN）引起的组织损伤：PMN 在感染部位的微血管中大量聚集，造成微循环的机械性阻塞，加重组织的缺血、缺氧。其产生的活性氧代谢产物、白三烯、血小板活化因子、蛋白酶类等各类介质对组织损伤也起着重要作用，如 TNF 可促进 PMN 聚集，并激活 PMN 产生各种炎症介质，进一步加重组织的损伤。

（3）凝血系统的激活：内毒素、蛋白酶、氧自由基等可引起弥漫性血管内皮细胞损伤，广泛暴露下层组织，凝血因子Ⅻ与内皮下组织，特别是胶原纤维接触时，激活内源性凝血途径。LPS、TNF、IL-1 等损伤组织释放凝血因子Ⅲ启动形成凝血酶原激活物，激活外源性凝血途径。同时，TNF 可抑制组织纤溶酶原活化，导致纤溶系统活性下降。

案例 3-13[病情进展]

患者入院第 3 天，即第 7 病日诉右髋部疼痛，右髋关节活动受限。发热稍缓解；咳痰增多呈脓性，晨起明显。体格检查示右髋局部肿胀，有凹陷性水肿。当天拍 X 线胸片示：右下肺病灶有所局限，其中见有空洞形成。右髋关节穿刺，抽出 5ml 脓性液体。

【临床表现】

败血症的临床表现因致病菌种类、病程长短、有无原发感染灶和迁徙病灶而不同，其共同特点如下：

1. 毒血症 突起畏寒或寒战，继发高热，热型常为弛张热或稽留热，有些患者体温不升甚至低于正常，以老年体弱者、慢性重症疾病及免疫力严重低下者多见，且预后不佳。一般全身感染症状严重，如心动过速，呼吸急促，全身肌肉酸痛或卧床不起，常有食欲缺乏、恶心、呕吐、腹胀、腹泻等消化道症状，以及头痛、谵妄、昏睡甚至昏迷等神经症状，严重者可出现 ARDS、休克甚至中毒性脑病。

2. 皮肤损害 部分患者可出现皮肤损害，表现多种多样，以瘀点最为多见，多分布于躯干、四肢、黏膜等处；也可表现为荨麻疹、猩红热样皮疹及脓疱疹，如铜绿假单胞菌败血症可出现坏疽性深脓疱，皮损呈圆形或卵圆形，边缘隆起，周围皮肤呈红斑和硬结或红晕样改变，中心为坏死性溃疡。

3. 关节症状 多见于革兰阳性球菌和产碱杆菌败血症，主要表现为关节炎、关节肿痛及关节腔积液。

4. 肝脾症状 一般轻度肿大，并发中毒性肝炎或肝脓肿时可较明显。

5. 原发病灶及迁徙病灶症状 随病原菌种类不同而不同。确定原发病灶对选用抗生素有重要意义。

6. 感染性休克 多见于革兰阴性菌败血症。

【实验室检查】

1. 病原学检查 在使用抗菌药物前取血、脑脊液、皮疹吸取物等标本进行普通培养、厌氧培养、真菌培养或血培养，阳性者做药敏试验。

2. 溶解物试验 (limulus lysate test，LLT) 可检测革兰阴性菌败血症中的内毒素，但不能鉴别为何种病原菌。

3. 血常规 白细胞增多，一般为 $(10 \sim 30) \times 10^9/L$，伴有核左移，中性粒细胞增高且含有中毒颗粒，嗜酸粒细胞减少或消失。

温馨提示

机体反应较差者和少数革兰阴性杆菌败血症的白细胞总数可不升高，甚至降低。

4. 尿常规 可有少量蛋白尿。

5. 其他检查 出现脏器损害时行相关检查，如有化脓性关节炎时行 X 线检查，有心内膜炎时行心脏超声。

【诊断】

由于败血症绝大多数继发于各种感染，又缺乏特异的临床表现，故易造成漏诊或误诊。为提高败血症的早期确诊率应及时进行相应检查。其诊断思路如下：

1. 怀疑败血症 ①急性发热患者，白细胞总数及中性粒细胞明显升高，而无局限于某一系统的急性感染时；②有肺、尿路、皮肤等感染或外伤，但严重的毒血症不能以局部感染来解释时；③各种局灶感染虽经有效抗菌药物治疗，而体温仍未能控制者，均应高度怀疑有败血症的可能。

2. 辅助诊断 如在病程中出现皮疹、肝脾大、迁徙性脓肿等，则败血症的临床诊断基本成立。

3. 确诊 血培养和骨髓培养阳性为败血症确诊的依据。

同时，败血症还需与粟粒性结核、恶性组织细胞病、系统性红斑狼疮、深部淋巴瘤、变应性亚败血症、布鲁菌病、伤寒、流行性出血热、恶性疟疾、风湿病等进行鉴别。

案例 3-13[诊断]

患者，女性，66 岁。因寒战、高热 7 天就诊。

7 天前无明原因及诱因出现寒战、高热，体温达 39.6℃，呈间歇热型。偶咳、无痰。当地医院诊断为"扁桃体炎"，给予静脉滴注头孢唑啉钠等处理，效果差，遂转往上级医院进一步求治。

体格检查：T 39.5℃，P 100 次/分，R 24 次/分，BP 10/70mmHg。发育无异常，营养呈超力型，急性面容，神志清晰，查体合作。全身皮肤黏膜及浅表淋巴结未发现异常。头颅、五官、颈部未见异常。心肺检查未见异常。腹部查体仅见左肾区深压痛，叩击痛，余无异常发现。脊柱、四肢未见异常。

实验室检查：血常规示 WBC $10.9 \times 10^9/L$，N 0.91。尿常规示尿蛋白 (+)，尿糖 (++)。空腹血糖 9.7mmol/L。

入院诊断：1. 泌尿道感染

2. 2 型糖尿病

入院一周内，行胸部 CT 检查，报告示两肺纹理增多模糊；腹部 CT 示左肾多发阳性结石致肾盂重度积水，肾排泄功能减退；右肾及输尿管未见异常。

先后应用头孢硫咪、氯霉素、丁胺卡那、头孢曲松等抗菌药物，入院时症状无缓解。后经左肾穿刺引流出灰绿、浑浊脓液。自此，体温渐下降，病情好转。在有效控制血糖前提下，行左肾摘除术。血培养回报培养出大肠杆菌。参考药敏结果，调整抗生素应用，患者好转出院。出院时补充诊断：大肠杆菌性败血症。

【治疗】

1. 一般治疗

（1）对症治疗：维持水、电解质平衡，纠正酸碱平衡紊乱，补液，纠正休克。

（2）支持治疗：注意能量供给，必要时输注白蛋白、免疫球蛋白及新鲜冰冻血浆等。

2. 抗菌治疗 败血症治疗的关键措施。败血症抗菌治疗要遵守以下原则：

（1）尽早开始经验治疗（取标本后即开始）。

（2）根据细菌耐药性、患者耐受性调整用药。

（3）尽量采用杀菌剂，可联合多种有效抗菌药物。

（4）刚开始必须静脉给药，保证药物吸收。

（5）剂量大于一般治疗量，疗程宜较长，一般体温正常后继续使用 7～10 天，有迁徙病灶者酌情延长。

败血症的抗菌治疗因致病菌种类、有无原发病灶和迁徙病灶的不同而千差万别，在此不一一赘述。

二、感染性休克

案例 3-14

患者，女性，27 岁。因"左下腹痛、排脓血便 3 天"就诊。

3 天前，患者因食用过夜剩残西瓜，约数小时后感腹痛，以左下腹为主，呈阵发性，大便后可暂时缓解；大便呈脓血样，4 ～ 6 次 / 天，有下坠感。服用氟哌酸胶囊 0.2g，3 次 / 天，不见好转，并出现恶心、呕吐、尿量减少，当即收入院。

患者 1 个月前行妇科肿瘤切除术，现正在接受抗肿瘤化疗方案，3 个月前有精神创伤史。

体格检查：T 36 ℃，P 110 次 / 分，R 30 次 / 分，BP 100/80 mmHg。发育无异常，营养中等，表情淡漠，面色苍白，神志尚清，查体合作。肢端皮肤厥冷。全身浅表淋巴结未扪及肿大。头颈部查体，仅见口唇发绀，呼吸频率加快，心率增快。腹部除左下腹压痛，肠鸣音 8 次 / 分外，未发现其他异常。

实验室检查：便常规示黏液脓血便，镜下见大量脓细胞及红细胞，可见巨噬细胞。血常规示 WBC 0.4×10^9/L，中性粒细胞绝对数 0.2×10^9/L。

[问题]

1. 你应该如何诊断和紧急处理该患者？

2. 若该患者病情恶化会出现哪些病理生理学变化？

3. 为遏制病情进一步发展应做什么处理？

休克（shock）是机体在多种强烈损伤性因素的作用下，有效循环血量降低，使组织微循环血液灌流量急剧减少，由此导致细胞损伤，重要器官功能障碍、代谢紊乱和结构破坏的急性全身性病理过程。感染性休克（infectious shock）即败血症性休克（septic shock），是机体在受到各种病原微生物严重感染而导致微循环灌流不足时发生的临床常见的休克类型，是病原微生物与宿主免疫系统间相互作用的结果，大量细胞因子的释放和激活在感染性休克的发生发展中起重要作用。由于其发病率和死亡率高，一直是医学研究的重点。治疗感染、补充血容量、调节代谢紊乱、改善微循环、维护重要脏器功能是防治

的重点。

【发病机制】

随着医学水平的发展，科学家对于休克发病机制的研究已经从整体水平逐渐深入到微循环、细胞、分子水平。但休克特别是感染性休克的发病机制极为复杂，是多种因素综合作用的结果，其确切的机制尚未完全阐明。微循环灌注量急剧减少、细胞受损是休克的主要特征。

（一）微循环机制

根据微循环的变化进程，可将休克大致分为三个阶段。

1. 休克代偿期（compensatory stage of shock） 又称为缺血性缺氧期（ischemic anoxia phase）或休克早期。

（1）微循环的变化：①毛细血管前后阻力增加；②真毛细血管网关闭；③微循环灌流减少；④动 - 静脉吻合支开放，使微循环缺血缺氧更为明显。

（2）微循环障碍的机制：①儿茶酚胺增多：可能与内毒素有拟交感神经系统的作用有关。休克时，大量儿茶酚胺大量释放，既刺激 α 受体，造成皮肤、内脏血管明显痉挛，又刺激 β 受体，引起大量动静脉短路开放，构成微循环非营养性血流通道，使器官微循环血液灌流减少。②血管紧张素 Ⅱ 增多：拟交感神经系统使肾小动脉强烈收缩，肾血流量减少，RAAS 激活，使血管紧张素 Ⅱ 分泌增多，引起血管强烈收缩。③血管升压素增多：血容量减少、疼痛、血管紧张素 Ⅱ 增多引起血管升压素大量分泌，收缩内脏小血管和微血管。④血栓素与内皮素、心肌抑制因子、血小板活化因子、白三烯等缩血管物质增多。

2. 休克进展期（progressive stage of shock） 又称为淤血性缺氧期（stagnant hypoxic stage）或休克失代偿期（decompensatory stage of shock）。

（1）微循环的变化 ①毛细血管前阻力降低，血管运动现象减弱；②真毛细血管网开放；③毛细血管后阻力增加，微循环血流缓慢；④血细胞的黏附或聚集，使微循环淤血缺氧加剧。

（2）微循环障碍的机制：①酸中毒，微循环持续的缺血缺氧，无氧酵解增强，大量乳酸堆积，造成代谢性酸中毒。在酸性环境中，微动脉和毛细血管前括约肌对儿茶酚胺反应性降低明显，而微静脉对酸中毒耐受性较强而松弛不明显，且微静脉有血细胞的瘀滞，最终引起多灌少流。②组胺增多，长期缺血缺氧、酸中毒刺激肥大细胞释放组胺，扩张毛细血管前阻力，收缩毛细血管后阻力，加重微循环淤血。③激肽、腺苷、5- 羟色胺等增多，作用同组胺。④内毒素增多，激活激肽系统、补体系统、

单核细胞、中性粒细胞，损伤血管内皮细胞，引起血管扩张，导致低血压及其他损害。⑤白细胞附壁于微静脉，增加毛细血管后阻力，加重微循环淤血。同时，白细胞释放氧自由基和溶酶体酶，损伤内皮细胞及其他细胞。

3. 休克难治期 (refractory stage of shock) 又称不可逆休克期 (irreversible stage of shock) 或休克晚期。

（1）微循环的变化：①毛细血管前后阻力均降低，毛细血管大量开放；②微血管麻痹性扩张；③广泛的微血栓形成，微循环不灌不流，血流停滞。

（2）微循环障碍的机制：① DIC，休克晚期，组织缺氧，组胺、激肽等增多更为明显，引起毛细血管通透性增加，血浆外渗，血液浓缩，血液黏滞性增加，同时损伤内皮细胞，活化凝血因子，激活内源性凝血系统。另外，严重酸中毒及内毒素入血，可使血管内皮细胞受损，激活Ⅻ因子而启动内源性凝血系统。②微血管麻痹性扩张，严重缺氧和酸中毒导致血管对儿茶酚胺的反应性显著下降，血管麻痹、扩张，血压进行性下降。

（二）细胞机制

休克时细胞结构、功能发生了一系列的变化。

1. 细胞膜 ①通透性增加，膜内外钠钾离子浓度改变，跨膜电位明显下降。同时使内皮细胞肿胀，血浆外渗，加重微循环障碍。②细胞能量不足，导致细胞代谢紊乱，进而使细胞膜上腺苷酸环化酶系统受体损伤，血管平滑肌对儿茶酚胺反应性降低，最终导致血管麻痹性扩张。③膜的完整性因缺氧、酸中毒、内毒素等因素被破坏，最终可导致细胞坏死。

2. 线粒体 是休克时最早发生变化的细胞器。早期基质颗粒减少甚至消失，线粒体嵴肿胀，后期线粒体嵴消失，线粒体水肿，线粒体膜完整性被破坏，最终线粒体破裂。从而导致 ATP 生成减少，能量供给不足，引起细胞坏死。同时，线粒体内细胞凋亡启动因子被释放及激活，引起细胞凋亡。

3. 溶酶体 缺血缺氧、酸中毒等损伤溶酶体膜，溶酶体水肿、形成空泡并释放溶酶体酶。溶酶体酶水解蛋白，破坏线粒体膜完整性，引起细胞自溶。溶酶体酶释放入血后，损伤内皮细胞及其他细胞，使微血管收缩，组胺、激肽等释放增加，毛细血管通透性增加，加重微循环障碍。

细胞结构、功能的变化最终可导致细胞坏死或凋亡。

（三）分子机制

1. 内毒素 本身并无活性，在体内与某些特殊成分发生作用后，引起组胺、溶酶体酶、TNF、IL-1 等体液、细胞因子的释放，从而引起发热、白细胞附壁、内毒素血症、DIC 等。

2. 超抗原 许多外毒素具有强抗原性，成为超抗原，直接激活 T 细胞，释放大量 IL-2、TNF 等细胞因子，导致免疫紊乱，加重休克。

3. TNF 大量 TNF 的释放导致血管通透性增高、组织水肿、白细胞附壁、发热等，促进前列腺素、白三烯等释放增加，促进血小板黏附、血栓形成，最终导致 DIC。

4. IL-1 引起发热、分解代谢亢进、白细胞附壁等，加重微循环障碍及血管凝血。增加前列环素释放，导致血管扩张，抑制血小板聚集。同时，增加 TXA_2 释放，导致血管收缩，促进血小板聚集。

5. NO 感染性休克时巨噬细胞、肝细胞、中性粒细胞产生大量 NO 合成酶，NO 合成增加，激活鸟苷酸环化酶，提高细胞内 cGMP 浓度，引起血管舒张。

6. 组胺 可引起血管扩张、血液淤滞，毛细血管通透性增加，血液外渗，血压下降等变化。

感染性休克的病理生理过程中还有许多其他介质参与，如前列腺素、TXA_2、心肌抑制因子等。

【临床表现】

感染性休克按临床表现可分为早期、中期和晚期。

1. 休克早期 多数患者出现畏寒或寒战，然后发热，热型多为弛张热或稽留热。由于微血管收缩，微循环缺血，出现面色苍白、四肢发凉、皮肤湿冷。脉搏细速，呼吸急促，神志清楚或嗜睡、反应迟钝、兴奋、烦躁不安。血压正常、稍高或稍低，脉压缩小。眼底动脉痉挛，甲皱微血管收缩、缺血、数目减少。尿量减少。

> **案例 3-14 [临床特点]**
> 患者有周围及胃肠血管收缩表现，T 36℃，可能预示病情危重，呼吸及心跳频率加快，脉压小，提示微循环痉挛期病理生理学改变已发生。

2. 休克中期 由于微循环大量淤血，缺氧加重，组织有效血液灌流量减少，患者皮肤发绀，出现花斑样改变。脉搏细速，血压下降，脉压缩小。由于血液供应不足，ATP 减少，出现心肌收缩力减弱，心搏无力，心音低钝，神志淡漠甚至昏迷。由于肾血流减少导致少尿或无尿。体温下降。

3. 休克晚期 休克中期症状进一步加重。皮肤明显发绀、四肢凉，浅表静脉萎缩，心音低弱，脉搏微弱，不能触及。血压进行性下降，甚至测不到。呼吸困难、不规律，呈吸气性呼吸困难，呼吸衰竭。眼底动脉及甲皱微血管扩张、淤血，周围有红细胞渗出。意识模糊甚至昏迷。无尿，可并发弥散性血管内凝血或多器官功能障碍综合征（multiple organ dysfunction syndrome，MODS）。若并发 DIC 常出现顽固性低血压、皮下瘀斑、点状出血，感觉迟钝、反应性降低、嗜睡、意识模糊甚至昏迷。若并发 MODS 常出现急性心功能不全、急性呼吸窘迫综合征、急性肾衰竭、脑功能障碍、肝衰竭等。

案例 3-14[病情进展]

患者入院后即给予积极处理，入院第 2 天评估病情，仍不见好转，反而有所加重。大便次数未减少，出现浅昏迷，呼吸由深快变为浅速，心音低钝，表浅静脉萎陷，血压波动在 80/60mmHg 左右，皮肤花斑样改变，少尿等微循环扩张期改变。立即组织相关专家、教授大会诊，制订周密、细致诊疗方案，实施监控护理、医疗环节。

入院第 3 天，患者血压持续走低，60/40mmHg 左右，昏迷较前加深，全身皮肤出现多处大片瘀斑，以静脉穿刺部位为著，口腔黏膜渗血并见有血肿，出现进行性呼吸困难，吸氧也不能缓解。心电图提示心肌损伤，BUN 35mmol/L，ALT 500 U/L，总胆红素 150μmol/L，白蛋白 29g/L，血糖 30mmol/L。于当天病故。

	休克早期	休克中期	休克晚期
皮肤	苍白、四肢发凉	发绀，花斑样改变	明显发绀，四肢凉冷
体温	升高，弛张热或稽留热	下降	下降
呼吸	急促	浅速	困难、不规律
意识	一般清醒	淡漠甚至昏迷	昏迷
脉搏	细速	细速、无力	微弱、难以触及
尿量	减少	少尿	无尿
血压	正常、稍高或稍低，脉压缩小	下降	进行性下降，甚至难以测出

【实验室检查】

1. **血常规** 白细胞计数大多升高，中性粒细胞增多伴有核左移现象。严重病例可出现白细胞总数降低。若出现血细胞比容和血红蛋白升高，说明血液浓缩。并发 DIC 时血小板计数进行性减少。

2. **病原学检查** 在抗菌药物治疗前常规进行血（或其他体液、渗出物）和脓液培养。阳性者做药敏试验。溶解物试验（limulus lysate test，LLT）有助于内毒素的检测。

3. **尿常规和肾功能检查** 发生肾衰竭时，尿比重由初期的偏高转为低而固定（1.010 左右），血尿素氮和肌酐值升高，尿 / 血肌酐之比 < 10，尿渗透压降低，尿 / 血渗透压之比 < 1.5，尿钠排泄量 > 40mmol/L。

4. **酸碱平衡的血液生化检查** 二氧化碳结合力（CO_2CP）为临床常测参数，但在呼吸衰竭和酸中毒时，必须同时做血气分析，测定血 pH、$PaCO_2$、标准重碳酸盐（SB）、缓冲碱（BB）与碱剩余（BE）等。这些指标可以及时反映体内酸碱平衡紊乱的情况。

5. **电解质测定** 感染性休克时组织细胞发生坏死或肾脏发生衰竭时，可发生各种电解质紊乱，如高钾、低钠等，应进行监测，及时给予纠正。

6. **血清酶的测定** 血清氨基转移酶、磷酸肌酸激酶、乳酸脱氢酶明显升高，表明有心脏、肝脏的损害。

7. **血液流变学和有关 DIC 的检查** 休克时血液流速减慢、毛细血管淤滞，血细胞、纤维蛋白、球蛋白等聚集，血液黏滞度增高，故初期血液呈高凝状态，其后纤溶亢进而转为低凝。有关 DIC 的检查包括消耗性凝血障碍和纤溶亢进两方面：前者有血小板计数、凝血酶原时间、纤维蛋白原、白陶土凝血活酶时间等；后者包括凝血酶时间、纤维蛋白降解产物（FDP）、血浆鱼精蛋白副凝（3P）和乙醇胶试验及优球蛋白溶解试验等。如血小板计数 < $8.0×10^9$/L，纤维蛋白原 < 1.5g/L，凝血酶原时间较正常延长 3 秒，3P 试验阳性，即可诊断 DIC。

8. **动脉血乳酸盐测定** 感染性休克持续时间越长，组织血液灌注障碍越严重，动脉血中乳酸盐浓度也越高。如果该指标持续保持在高浓度，表示病情危重，预后差，乳酸盐浓度 > 8mmol/L 则表示生存希望渺茫。

案例 3-14[诊断]

患者入院时有脓血便，左下腹压痛，结合便常规改变、有不洁饮食史，细菌性痢疾诊断成立。患者系肿瘤术后化疗患者，白细胞及中性粒细胞非常低，具备发生休克的宿主条件。

患者入院后呈现了较为典型的休克早期、中期、晚期临床表现。

最后诊断：细菌性痢疾，感染性休克

【诊断】

感染性休克的诊断应符合以下标准：

(1) 临床上有明确感染证据。

(2) 有全身性炎症反应综合征（systemic inflammatory response syndrome，SIRS），即有以下两项或两项以上体征：体温 > 38℃或 < 36℃；心率 > 90 次 / 分；呼吸频率 > 20 次 / 分或 $PaCO_2$ < 32mmHg；外周血白细胞 > $12×10^9$/L 或 < $4×10^9$/L，或未成熟细胞 > 10%。

（3）收缩压低于 90mmHg 或较原来基础值下降 40mmHg，经液体复苏后 1 小时不能恢复或需要血管活性药物维持。

（4）伴有器官组织的低灌注，如尿量小于 30ml/h，或有急性意识障碍等。

（5）血培养可能有致病微生物生长。

当临床上存在严重感染伴有发热或体温不升、意识障碍、过度通气、皮肤潮红、脉搏洪大等临床表现时，感染性休克容易诊断。但临床表现不典型时，易漏诊或误诊。年老体弱和免疫功能低下的患者往往缺乏典型的表现。另外，感染性休克患者存在心功能不全及血容量不足时，同样表现为皮肤湿冷及脉搏细速，与心源性休克及低血容量性休克不易鉴别。意识障碍及少尿对感染性休克的诊断并不特异。

【治疗】

感染性休克病情危重复杂，发展快，病死率高，必须在休克早期即采取有力的治疗措施，以防止出现不可逆性的器官功能损害。目前的治疗以感染病因治疗与抗休克治疗为主。

1. 病因治疗 控制感染是纠正感染性休克的关键措施。内科感染主要依赖于有效的抗菌治疗。剂量宜较大，首次给冲击量，由静脉滴注或缓慢静脉注射。为更好地控制感染，宜联合用药。为减轻毒血症，在有效抗菌药物治疗下，可考虑短期应用肾上腺皮质激素。应及时处理原发感染灶和迁徙性病灶。外科感染应采取手术并联合抗菌药物治疗，彻底手术治疗应在纠正休克后进行。

2. 抗休克治疗

（1）补充血容量：有效循环血量的不足是感染性休克的突出矛盾，因此补充血容量是抗休克治疗的关键措施。补液要补充已丧失的血容量与淤滞于扩张血管床中的血容量，以达到合适的心排血量，但不出现肺水肿为原则。扩容所用液体应包括晶体溶液、胶体溶液和血液制品，各种液体的合理组合才能维持机体内环境的恒定。一般第一个 500ml 液体应在 30 ～ 60 分钟内输完，血压回升后逐步调整，一般每分钟 5ml 左右，根据血压、心率、周围循环情况和尿量来判断疗效。

（2）纠正酸中毒：根本措施在于改善组织的低灌注状态。补充血容量，微循环障碍解除后，酸中毒一般可很快缓解或消失，但休克晚期和休克持续时间较长的患者，应适当补充碱。纠正酸中毒常用 5% 碳酸氢钠，可增强心肌收缩力、恢复血管对血管活性药物的反应性。

（3）血管活性药物的应用：经补液治疗仍难以纠正的患者，需使用血管活性药物以调整血管舒缩功能、疏通微循环淤滞，满足组织细胞的氧供需要。应用血管活性药物有以下原则：①必须以补充有效血容量、纠正酸中毒为前提。②收缩血管药物：可选用间羟胺、去甲肾上腺素等，其中去甲肾上腺素可使 α、β 受体兴奋，有正性肌力和收缩血管作用，为血管活性药物首选药物。收缩血管药物一般用低浓度小剂量即可，如去甲肾上腺素 10 ～ 20mg/L，每分钟 1 ～ 2ml。③舒张血管药物：常用胆碱受体拮抗剂、多巴胺、α 受体拮抗剂、β 受体兴奋剂等。胆碱受体拮抗剂有扩血管和改善微循环的作用，主要有阿托品、东莨菪碱等，血压回升、面色红润、尿量增加、四肢变暖后逐渐停止使用。小剂量多巴胺适用于肾血管收缩引起的少尿或无尿，能扩张肾血管，改善肾功能。α 受体拮抗剂常用酚妥拉明，可缓解小血管痉挛，降低外周阻力，增加心排血量。β 受体兴奋剂如异丙肾上腺素可扩张血管，增加心肌收缩力，增加心排血量（心率＞ 120 次 / 分时一般不用）。④收缩血管药物和舒张血管药物可联合使用，根据具体病情灵活调整。⑤使用血管活性药物后收缩压最好维持于 90 ～ 100mmHg，脉压最好维持在 20 ～ 30mmHg 以上。

（4）维护重要脏器的功能：①强心药物的应用。如果血容量补充已足够，但血压仍较低，心率偏快，可使用强心剂如毛花苷丙。②维持呼吸功能、防治 ARDS。吸氧可增加动脉血氧含量，缓解组织缺氧状态。伴有心力衰竭、肺炎、ARDS 的患者应及时插管，或用呼吸机辅助呼吸，以预防低氧血症和酸中毒。③肾功能的维护。血容量补充足够后，仍少尿或无尿的患者，应使用利尿剂如呋塞米，但需保持血压在正常范围内。④脑水肿的防治。应及早使用脑血管解痉药物如山莨菪碱、渗透性利尿剂等。⑤保护胃黏膜。可使用 H_2 受体拮抗剂或质子泵抑制剂以预防和治疗上消化道出血。⑥肾上腺皮质激素。在感染性休克的治疗中是否使用肾上腺皮质激素一直存在争论。有学者认为大剂量使用肾上腺皮质激素可增加二重感染和消化道出血发生的危险，不应使用肾上腺皮质激素。也有学者认为有大量临床证据显示肾上腺皮质激素可明显降低感染性休克患者的死亡率，应坚持继续使用。⑦防治 DIC。DIC 早期高凝状态应使用肝素进行治疗，如使用过程中凝血时间超过 30 分钟应停止使用。如果表现为纤溶亢进，应补充冷沉淀、纤维蛋白原。

习题精选

3-61 患者，男性，62 岁。糖尿病病史 12 年，颈部一痈溃破，经抗生素治疗 2 周未见好转，近日体温明显升高，面色潮红，周身出现皮疹，背部一区域有水肿，压痛明显。

(1) 此时宜考虑（　　）

A.金黄色葡萄球菌感染性败血症

B.大肠杆菌感染性败血症

C.变形杆菌感染性败血症

D.铜绿假单胞菌感染性败血症

E.白念珠菌感染性败血症

(2) 该患者行清创术及联合应用抗生素后，病情好转，体温下降至 37.3℃，故持续应用大剂量广谱抗生素以期控制感染，10天后患者突然发生寒战、高热，体温达 39.8℃，出现神志淡漠、嗜睡及休克，白细胞计数 25×10^9/L，此时应考虑并发（　　）

A.真菌性败血症

B.中毒性休克

C.革兰阳性细菌败血症

D.革兰阴性细菌败血症

E.铜绿假单胞菌败血症

(3) 为确诊再次高热的原因，宜（　　）

A.行胸部 X 线检查

B.抽血做普通细菌学检查

C.抽血做真菌检查和培养

D.抽血做厌氧性培养

E.抽骨髓做细菌培养

(4) 如该患者上述诊断成立，应（　　）

A.加大原抗生素药的剂量

B.输血，进行抗休克治疗

C.联合使用物理和化学疗法降温

D.停止使用原广谱抗生素，改全身应用抗真菌药物

E.应用肾上腺皮质激素或人工冬眠，减轻中毒症状

3-62 对于感染性休克的概念，下面叙述错误的是（　　）

A.感染性休克是多种因素相互作用、互为因果的综合结果

B.病原微生物引起的炎症介质过度表达，是导致感染性休克的主要原因

C.内毒素是革兰阳性细菌发生感染性休克的主要因素

D.感染性休克最常见致病菌为革兰阴性杆菌

E.感染性休克的突出表现为有效血容量急剧减少

3-63 感染性休克患者抗休克治疗的最基本手段是（　　）

A.扩充血容量

B.纠正酸中毒

C.合理使用血管活性药物

D.维护重要脏器功能

E.肾上腺皮质激素的应用

3-64 下列因素在感染性休克的发病机制中不起主要作用的是（　　）

A.细菌及其毒素

B.机体的内环境与应答

C.TNF 等多种细胞因子

D.水潴留及脑水肿

E.微循环障碍

（童巧霞　杨东亮）

第十三节　抗原抗体化学疗法

 重要知识点

掌握抗原抗体化学疗法的定义，免疫治疗的种类；掌握常见的免疫疫苗有哪些，各在哪个年龄段接种；了解如何进行抗原抗体疗法以达到免疫预防的效果。

感染是临床最常见的病症，可累及几乎所有组织和器官，积极有效的抗感染治疗是救治感染性疾病的关键。某些特殊感染还可使用血清免疫制剂治疗，该疗法则称为抗原抗体化学疗法。应用各类生物或非生物制剂来建立、增强或抑制机体的免疫应答，调节免疫功能，达到预防或治疗某些疾病的目的，称为免疫预防和治疗。随着免疫学理论和生物学技术的不断发展与完善，免疫预防和治疗的范围日益扩大，现已可特异性或非特异性地建立、增强或抑制机体的免疫功能，以不断适应人类生存需要。

一、免疫治疗

免疫治疗（immunotherapy）是应用某些生物制剂或药物来改变机体的免疫状态，达到治疗疾病的目的。免疫治疗包括两个方面：一是免疫调节。即用物理、化学或生物学手段调节机体免疫功能。二是免疫重建。将正常个体的造血干细胞或淋巴细胞转移给免疫缺陷个体，以恢复其免疫功能。由于细胞生物学和分子生物学的迅速发展，对机体免疫功能的认识日趋完善，现人们已将免疫治疗推向一个新阶段。

Oldhan 提出生物应答调节剂（biological response modifier，BRM）的概念：主要指来自生物体自身的一些分子和细胞，它们既是机体对内外环境刺激应

答的效应机制，又是维持内环境稳定的重要因素。但许多非生物制剂亦有同样功效，现已研制出多种新型生物和非生物制剂，用于某些传染病、自身免疫病、抗移植物排斥和恶性肿瘤的治疗。现分述如下：

（一）生物应答调节剂

1. 重组细胞因子　细胞因子是机体免疫系统内部及免疫系统与其他系统间进行信息传递的工具。目前，多种细胞因子已被重组成功，为临床应用奠定了基础。

（1）干扰素（IFN）：是一组具有特殊功能的糖蛋白。能与细胞表面相应受体结合，诱导细胞产生抗病毒蛋白，抑制病毒复制。可用于带状疱疹、乳头瘤病毒感染及各种疣等的局部治疗。IFN-α 亦可降低患者血清中 HBeAg 滴度和病毒 DNA 水平，减轻肝脏受损程度，降低肝硬化发生率。另外，INF-α 和 IFN-β 可增强单核 - 巨噬细胞活性，促进 FcrR 表达，通过 ADCC 杀伤肿瘤细胞；亦能激活 NK 细胞发挥杀瘤效应。实验证明，造血系统肿瘤对 IFN-α 和 IFN-β 敏感，而治疗实体瘤疗效较差，且毒副反应严重。若与某些化疗药物联合使用，可减少用量。IFN-γ 则具有免疫调节作用，是单核 - 巨噬细胞强有力的激活剂；能促进多种细胞表达 MHC Ⅱ类分子；促进 T 细胞、B 细胞分化和 T_C 细胞成熟。但某些情况下，又能抑制 T_{H2} 细胞；抑制 Fcε R 表达，从而阻止Ⅰ型超敏反应发生。

（2）白细胞介素（IL）：研究较多的是 IL-2。它是 T 细胞最主要的生长因子，而 T 细胞在机体免疫应答及调节中均起重要作用，因此 IL-2 是保障机体正常免疫功能的关键。IL-2 能促进活化 T 细胞、B 细胞的增殖和分化；诱导 T_C 细胞分化为效应细胞；促使 T_C 细胞产生 IFN-γ；激活 NK 细胞，增强其杀伤肿瘤细胞的活性等。业已证明，当 T_C 细胞介导的抗瘤效应强烈时，低剂量 IL-2 即可激发机体抗瘤作用。鉴于 IL-2 单独注射时全身不良反应大，临床上已试用 IL-2 体外激活患者外周血淋巴细胞，制成 LAK 细胞后再与小剂量 IL-2 联合应用，用于肿瘤治疗。亦可将 IL-2 基因导入肿瘤细胞，待扩增后再输入给肿瘤患者。其疗效有待进一步观察。

🍁 温馨提示

以细胞因子及其拮抗剂为基础的免疫治疗。细胞因子疗法是应用重组细胞因子作为药物治疗疾病的方法，如 IFN-α 用于治疗病毒性感染。细胞因子阻断疗法是通过阻断细胞因子与其相应受体的结合及其信号传导，抑制细胞因子的病理生理作用。

（3）集落刺激因子（CSF）：包括 GM-CSF、G-CSF、M-CSF、IL-3、EPO 等。不同的 CSF 有不同的集落刺激作用。实验和临床观察表明，CSF 能明显促进造血过程，促进各类髓系白细胞的分化和成熟，并对成熟白细胞和白血病细胞亦有促生长作用。临床应用最多的是 GM-CSF 和 G-CSF，对再生障碍性贫血有短期缓解作用；对化疗和放疗后机体造血系统功能的恢复，有明显治疗效果。近来又将 CSF 与细胞周期特异性药物联用，以促进幼稚白血病向终末细胞分化，促使白血病细胞逆转。目前，CSF 已被认为是血液病和肿瘤治疗中一个令人振奋的新领域。

（4）肿瘤坏死因子（TNF）：是直接造成肿瘤细胞死亡的细胞因子。分 TNF-α 和 TNF-β，但两者生物活性相似。适当剂量的 TNF 表现为抗感染和炎症反应作用，如 TNF 促使白细胞黏附于血管内皮细胞，导致白细胞在炎症部位积聚，并可激活炎症白细胞发挥杀伤微生物的作用；刺激免疫细胞释放细胞因子，包括 CSF、IL-1、IL-6、IL-8、TNF 和加强 MHC Ⅰ、MHC Ⅱ类分子表达；但 TNF 单独应用于人体毒性很大。TNF 若与 IFN、环磷酰胺联用，可产生协同效应，可望在肿瘤治疗方面取得更好疗效。

🍁 温馨提示

以免疫调节剂为基础的免疫治疗，可分为免疫增强剂和免疫抑制剂。

2. 化学合成制剂

（1）AS-101：化学名为三氯（二氧乙烯 -O，O′）合碲酸铵，是新合成的 BRM。体外实验，AS-101 能刺激淋巴细胞增殖，产生 IL-2 和 CSF；体内用药，可提高淋巴细胞对丝裂原的敏感性。其机制是：AS-101 加速 Ca^{2+} 经钙通道回流。临床研究表明，艾滋病患者静脉注射 AS-101，可使 P 24 抗原转阴，$CD4^+T$ 细胞明显增多。一些晚期癌症患者静脉用药后，体质增强（提高一个等级），$CD4^+T$ 细胞、CD4/CD8 值、TNF 和 IFN 含量均有提高。研究者将 AS-101 的抗肿瘤作用，归因于 AS-101 的免疫促进作用。另外，由于 AS-101 与抗肿瘤药顺铂化学结构类似，故 AS-101 也有直接杀瘤作用。

（2）胞壁酰二肽（muramyl dipeptide，MDP）：是分枝杆菌胞壁中最小免疫活性单位，具有非特异性抗感染和抗肿瘤作用。能直接刺激单核 - 巨噬细胞，使其活性增强 10 倍以至数百倍，促使 IL-1、IL-6、IFN、CSF 和超氧离子释放；诱导内源性 TNF 生成，直接增强 NK 细胞杀伤力。临床发现 MDP 用于晚期肿瘤患者治疗时能恢复免疫功能，增强机体抵抗力。

另外，MDP 有弗氏完全佐剂的辅助活性。若将人工合成的 MDP 衍生物 B 30-MDP 与经 X 线照射的肿瘤细胞混合免疫动物，可激发 T_c 细胞介导细胞毒效应，发挥特异性抗瘤作用，现已制成抗瘤疫苗用于临床。

（3）异丙肌苷（isoprinosine，ISO）：是由 N- 二甲基氨基 -2- 丙醇和肌苷组成的复合物。ISO 原是抗病毒药，其机制是干扰和抑制病毒 RNA 的复制。后来发现，ISO 有类似胸腺素样活性，能诱导 T 细胞成熟；增强其对丝裂原（PHA）的敏感性，促进 T 细胞、B 细胞的活化、增殖和分化；激发体内 MΦ 和 NK 细胞的生物活性。临床研究表明，ISO 的免疫增强作用，有利于艾滋病及肿瘤患者免疫功能的修复。

3. 微生物制剂

（1）OK-432：是用溶血性链球菌弱毒株 Su 制备的细菌制剂，具有多种复杂的免疫作用。在体外能激活中性粒细胞、MΦ 和 NK 细胞，发挥非特异性吞噬杀伤作用和抗肿瘤效应。在体内，可增强 NK 细胞活性。另外，OK-432 能改善肿瘤患者淋巴细胞对丝裂原的敏感性；促进多种免疫细胞产生 CSF，刺激骨髓造血干细胞和各种祖细胞增殖和分化，使患者免疫状况明显改善。在临床上，已将 OK-432 单独或与化疗、放疗联合应用，以改善多种癌症患者的免疫状况，修复和增强细胞免疫功能，达到延长生存期的目的。

（2）卡介苗（BCG）：是免疫佐剂，具有良好的非特异性免疫增强作用，如能增强 MΦ 吞噬作用和溶菌酶活力；刺激 MΦ 释放 IL-1；促进 T 细胞、B 细胞增殖和分化；增加 NK 细胞活性；促进造血干细胞成熟。还可引起某些肿瘤细胞坏死，阻止肿瘤细胞转移，消除机体对肿瘤抗原的耐受性，目前已用于某些肿瘤疾病的辅助治疗。

4. 单克隆抗体及其交联物

用杂交瘤技术制备针对多种抗原决定簇的单抗，如抗 TCR-CD3 单抗、抗 CD4 单抗、抗 IL 及其受体单抗等。其中，CD4 分子主要存在于具有免疫调节作用的 T_H 细胞表面，当抗 CD4 单抗与 $CD4^+T$ 细胞结合后，可阻断 CD4 分子与 MHC Ⅱ类分子的结合，经补体作用或 ADCC 效应清除部分 $CD4^+T$ 细胞，引起免疫抑制。其已在动物实验中治疗移植物排斥反应和自身免疫病并取得了较好效果。类风湿关节炎患者关节滑液中有较高 IL-1 含量，若注入抗 IL-1 单抗，局部症状明显缓解。用单抗作为导向载体，与毒素、化疗药物或放射性同位素交联，制成针对肿瘤细胞、具有高度特异性和高杀伤力的交联制剂称为生物导向制剂或生物导弹。其中，单抗与细胞毒性物质（如蓖麻毒素、白喉毒素等）的交联物，称为免疫毒素

（immunotoxin）。该制剂在骨髓移植时应用较多：一方面，清除骨髓中肿瘤细胞，使白血病患者自体骨髓移植复发率下降；另一方面，用抗 T 细胞免疫毒素处理骨髓，可预防 GVHR。若将单抗与放射性同位素（如 ^{125}I、^{131}I、^{111}I 等）交联，经单抗导向和同位素辐射，其交联物无需进入细胞，即能杀伤靶细胞。且所用放射性同位素比普通放疗剂量小得多，能较好地保护周围正常组织。

🍁 温馨提示

以抗体为基础的免疫治疗主要用于抗感染、抗肿瘤和抗移植排斥反应。抗体治疗的原理包括中和毒素、介导溶解靶细胞、中和炎症因子活性、作为靶向性载体等。

5. 过继免疫细胞

输注过继免疫细胞，为肿瘤的生物治疗开创了新的领域，尤其在消除肿瘤转移病灶方面，有明显优势。目前，已有多种免疫细胞被应用于这一疗法。

（1）淋巴因子活化杀伤细胞：即 LAK 细胞，是由 IL-2 刺激后产生的免疫效应细胞，具有广泛杀伤肿瘤细胞的能力，对正常细胞无毒性。直接杀伤肿瘤细胞或分泌 TNF、IFN- α 等细胞因子间接杀伤。目前认为，LAK 细胞无需抗原致敏，就能杀伤 NK 细胞所不能杀伤的体外传代细胞和新分离的肿瘤细胞，而且无 MHC 限制性。其被认为是很有潜力的抗肿瘤效应细胞。

（2）肿瘤浸润淋巴细胞（tumor infiltrating lymphocyte，TIL）：是将肿瘤组织中浸润的淋巴细胞分离出来，用 IL-2 在体外激活增殖后，再回输体内，其杀瘤效应较 LAK 细胞强 50 ～ 100 倍。由于 TIL 有特异性杀瘤活性，对 IL-2 的刺激比 LAK 细胞敏感，活化 TIL 在体内应用时对 IL-2 依赖性较小。若与环磷酰胺联合应用，可取得更好的杀瘤效果。

（3）细胞因子基因重组免疫细胞：利用基因工程技术，将有关细胞因子基因导入免疫效应细胞（如 TIL），使细胞因子（如 TNF）基因随回输的 TIL 导向肿瘤灶，细胞因子则以自分泌或旁分泌方式在局部集聚，从而协同 TIL 发挥抗瘤效应。其设想令人鼓舞。

🍁 温馨提示

以细胞为基础的免疫治疗是将自体或异体的造血细胞、免疫细胞或肿瘤细胞经体外培养、诱导扩增后回输机体，以激活或增强机体的免疫应答。

（二）免疫抑制剂

1. 微生物制剂

（1）环孢素（cyclosporin A，CsA）：是真菌代谢产物的提取物，由 11 个氨基酸组成的环形多肽。对 T 细胞有较高的选择性抑制作用。CsA 通常作用于 T_H 细胞激活的早期阶段。如阻止其 IL-1R 的形成，抑制 IL-2 的合成和释放等。对 T_S 细胞有中等程度的激活作用。并可阻止 T_C 细胞前体分化为成熟 T_C 细胞，导致 T_C 细胞介导的细胞毒作用受阻。大剂量 CsA 可抑制 B 细胞，影响抗体生成。CsA 在抗移植物排斥和抑制自身免疫反应的几个重要环节上起针对性的作用。因 CsA 选择性高，对骨髓造血干细胞毒性远较其他免疫抑制剂低，CsA 对 NK 细胞无抑制作用。目前，CsA 已作为抗排斥反应的首选药物。

（2）FK-506：是继 CsA 后发现的又一高效免疫抑制剂。FK-506 为大环内酯类药物，分子式与 CsA 相同，但结构却不同。现已明确，FK-506 是 T 细胞特异性免疫抑制剂，通过与细胞质内特异性结合蛋白作用，干扰或抑制 T 细胞内依赖钙信号转导，从而阻止细胞因子基因的转录。在体外，FK-506 可抑制抗原和有丝分裂原激活 T 细胞，阻止细胞因子（如 IL-2、IFN-γ、TNF-α、GM-CSF 等）释放和有关受体（如 IL-2R、TF-R）的表达、阻止 T_C 细胞前体分化。FK-506 的这种抑制能力比 CsA 强 10～100 倍。在体内，FK-506 对移植物抗宿主反应和迟发型超敏反应的抑制活性比 CsA 强 10 倍以上。另外，FK-506 有亲肝性，可刺激术后肝细胞再生，并对因缺血或灌注损伤的肝肾有保护作用，现已用于肝移植患者。

2. 化学合成制剂

（1）肾上腺皮质类固醇：可抑制 MΦ 趋化作用、阻止 MΦ 摄取和处理抗原、阻止 IL-1 释放。在一定浓度下，可控制淋巴细胞 DNA 复制、阻止 IL-2 释放并能溶解破坏的 B 细胞、干扰 T_C 细胞攻击杀伤靶细胞。因此，肾上腺皮质类固醇对免疫应答具有多方面的抑制作用。另外，还能稳定肥大细胞和嗜碱粒细胞膜，使 C-AMP 浓度升高，阻止血管活性物质释放，减轻炎症反应和某些超敏反应发生。其已广泛用于预防和治疗超敏反应性疾病与移植物排斥反应，以及自身免疫病的治疗。

（2）环磷酰胺（cyclophosphamide，CY）：属烷化剂。主要作用是破坏 DNA 的结构与功能，抑制 DNA 复制和蛋白质合成，阻止细胞分裂。对体液免疫有较强的抑制作用，亦可抑制细胞免疫，故应用广泛。实验发现，各种淋巴细胞及其亚群对 CY 敏感性不一致：Ts 细胞和 B 细胞对 CY 敏感性高，而 T_H 细胞较低，控制给药方式，可使 CY 选择性地杀伤 T_S 细胞，导致细胞免疫应答增强。另外，CY 又可诱发免疫耐受，产生特异性免疫抑制作用。临床上，CY 多用于肿瘤和多种自身免疫病的治疗，若与皮质激素联合应用，可减弱移植物排斥反应的程度。

3. 生物制剂

（1）抗淋巴细胞丙种球蛋白（antilymphocyte globulin，ALG）：是将人外周血或胸导管淋巴细胞作抗原，免疫动物而获得的丙种球蛋白。ALG 有较强的免疫抑制作用。进入机体后与淋巴细胞结合，经补体作用使淋巴细胞溶解，直接影响机体的特异性免疫应答。ALG 主要用于移植排斥反应的治疗。

（2）免疫脂质体：脂质体（liposome）是由类似胞膜的双层磷脂包裹毒性物质或其他生物活性物质而形成的脂质微粒。若将抗体嵌入脂质体，即成为免疫脂质体（immunoliposome）。免疫脂质体可经抗体与靶细胞特异性结合，通过吞噬或胞饮方式进入靶细胞，并在胞内释放包裹物，杀伤靶细胞。

二、免疫重建

免疫重建（immune reconstruction）是将免疫功能正常个体的造血干细胞或淋巴细胞，移植给免疫缺陷个体，使后者免疫功能全部或部分得到恢复。由于造血干细胞来自骨髓或胚胎肝脏，故免疫重建疗法包括骨髓移植和胚胎肝移植。

1. 骨髓移植

（1）同种异体骨髓移植：由于供受者组织相容性差异和受者处于免疫缺陷状态，骨髓移植后常发生 GVHR，使移植失败。若在术前用抗 T 细胞及其亚群单抗或免疫毒素除去供者骨髓中的成熟 T 细胞，即可避免 GVHR。另外，由于 T 细胞分泌 IL-3 和 GM-CSF，促进造血干细胞再生和其他细胞成熟，故临床上在除去供者骨髓 T 细胞的同时，常给予 IL-3 和 GM-CSF，以提高骨髓移植的成功率。异体骨髓移植长期存活的两种遗传基因细胞同时在受者体内存活和增殖；而受者体内的骨髓细胞、淋巴细胞和单核 / 巨噬细胞又完全来自供者，对于这种免疫重建后，受者能对供者组织相容性抗原产生耐受的机制尚不清楚。

（2）自体骨髓移植：在肿瘤患者接受放疗或化疗前，常先将患者骨髓取出，低温保存，待放疗或化疗结束后，再将低温保存的骨髓回输，以恢复其造血和免疫功能。目前，该方法在多种肿瘤治疗中应用。

2. 胚胎肝移植
胚胎肝含有大量造血多能干细

胞，可作为免疫重建细胞来源。由于胚胎期免疫细胞遭受抗原刺激后易诱发免疫耐受，而胚胎肝组织中T细胞含量极少，故移植后不易引起GVHR。过去，人们习惯于通过手术和服药来治疗疾病。自从首次应用疫苗调动机体自身抗病能力后，其在传染病预防领域取得了辉煌成就。随着免疫学理论重大进展和生物学技术的飞速发展，免疫治疗用药已从天然的细菌和真菌制剂过渡到化学结构稳定和更有选择性的制剂。大批针对免疫细胞膜受体、具有免疫应答调节作用的BRM被研制开发，并已用于血液、移植物排斥、肿瘤和自身免疫等疾病的治疗。未来的免疫治疗，有希望达到免疫定位修复、特异或高选择性免疫抑制并免除复发。

三、免疫预防

免疫预防（immunoprophylaxis）是根据特异性免疫原理，采用人工方法将抗原（疫苗、类毒素等）或抗体（免疫血清、丙种球蛋白等）制成各种制剂，接种于人体，使其获得特异性免疫能力，达到预防某些疾病的目的。前者称人工主动免疫（artifical active immunity），主要用于预防；后者称人工被动免疫（artifical passive immunity），主要用于治疗和紧急预防。有关人工主动免疫和人工被动免疫特点见表3-13-1。

表3-13-1　人工主动免疫和人工被动免疫的特点

项目	人工主动免疫	人工被动免疫
接种物质	抗原	抗体
接种次数	1～3次	1次
生效时间	2～3周	立即
维持时间	数月～数年	2～3周
主要用途	预防	治疗和紧急预防

（一）人工主动免疫

自英国医生Jenner首创接种牛痘预防天花以来，已制备出多种疫苗用于免疫预防接种。回顾疫苗研制历史，大致分三个阶段：即pasteur及其后继者制备减毒和灭活疫苗；从病原生物提取、人工合成制备或采用基因重组技术制备有效抗原组分疫苗；现阶段是核酸疫苗的研制。分述如下：

1. 人工主动免疫生物制剂

（1）死疫苗：用物理或化学方法将病原微生物杀死而制成的制剂，称为死疫苗（dead vaccine）或灭活疫苗（inactivated vaccine）。死疫苗在机体内不能生长繁殖，对人体免疫作用弱，为获得强而持久的免疫力，必须多次注射（2～3次），用量较大，接种后反应亦大。但死疫苗稳定，易保存，无毒力回

复突变危险，如乙型脑炎疫苗、狂犬疫苗等。

（2）活疫苗：用人工变异或直接从自然界筛选出来的毒力高度减弱，或由基本无毒的活病原微生物制成，称为活疫苗（live vaccine）或减毒活疫苗（attenuated vaccine）。活疫苗在机体可生长繁殖，如同轻型感染，故只需接种一次，用量较小，接种后不良反应也小。另外，某些活疫苗经自然途径接种后，除了产生循环抗体外，还可产生sIgA，发挥黏膜免疫保护作用，活疫苗的缺点是稳定性较差，不易保存，有毒力回复突变可能，故制备和鉴定必须严格，如卡介苗、脊髓灰质炎疫苗等。

（3）类毒素：用0.3%～0.4%甲醛处理外毒素，使其失去毒性，保留抗原性，即成类毒素（toxoid）。例如，白喉类毒素、破伤风类毒素等。若在类毒素中加入适量氢氧化铝或明矾等吸附剂，则制成精制吸附类毒素。该制剂在体内吸收较慢，能增强免疫效果，类毒素常与死疫苗混合使用，制成白喉类毒素、破伤风类毒素及百日咳杆菌联合疫苗。

（4）亚单位疫苗：提取病原生物有效抗原组分制成的制剂，称为亚单位疫苗（subunit vaccine）。为提高亚单位疫苗的免疫原性，常加入适当佐剂。如口服幽门螺杆菌亚单位疫苗，就是用该菌表面蛋白脲酶与黏膜佐剂混合口服，诱导黏膜免疫应答，可产生免疫保护作用。另外，亚单位疫苗可减少无效抗原组分所致的不良反应，毒性显著低于全菌疫苗。又因其不含核酸，排除了病毒核酸致癌的可能性。我国目前使用的乙型肝炎血源性疫苗，就是分离纯化乙型肝炎病毒小球型颗粒HBsAg制成的亚单位疫苗，接种后人群免疫保护力超过80%。

（5）合成疫苗：将具有免疫保护作用的人工合成抗原肽结合到载体上，再加入佐剂制成的制剂，称为合成疫苗（synthetic vaccine）。研制合成疫苗，首先需要获得病原生物中具有免疫保护作用有效组分的氨基酸序列，然后以此序列进行人工合成多肽组分。如乙型肝炎病毒多肽疫苗。合成疫苗的优点是：①可以大量生产，解决某些病原生物因难以培养而造成原料缺乏的困境。②既无病毒核酸疫苗传播感染的危险性；亦无减毒活疫苗返祖的危险性。③可制备多价合成疫苗，如在同一载体上连接多种人工合成免疫保护有效组分的氨基酸序列，即具有多价疫苗的作用。

（6）基因工程疫苗：将编码病原生物有效抗原组分的DNA片段（目的基因）插入载体，形成重组DNA，再导入宿主细胞（如酵母菌），目的基因随重组的DNA的复制而复制，随宿主细胞的分裂而扩增，使目的基因表达大量有效抗原组分，由此制备的制剂，称为基因工程疫苗，即重组疫苗（recombinant vaccine）。现已成功地将编码多种

病原生物特定抗原组分的 DNA 片段（如 HBsAg 的 DNA、HBcAg 的 DNA、HBeAg 的 DNA、流感病毒血凝素的 DNA、单纯疱疹病毒的 DNA）导入牛痘病毒或酵母菌中，制备了多种高纯度的基因工程疫苗。其中，接种 HBsAg 基因工程疫苗后，95% 以上婴儿体内抗 HBs 滴度达到保护水平，成人接种后有效率达 85%～95%。另外，有人将细胞因子，如 IL-2、IL-4、IFN-γ、TNF、IL-7、GM-CSF、G-CSF 等基因直接导入肿瘤细胞，制备出所谓细胞因子基因转导的肿瘤疫苗，再接种动物，以观察所分泌的细胞因子能否激发免疫应答而抑制肿瘤生长。实验表明，该疫苗能使肿瘤组织周围产生极高浓度的细胞因子，这种"旁分泌"生理学特征同正常情况下细胞因子作用非常相似。据报道，许多细胞因子基因导入肿瘤细胞后，诱发产生了依赖白细胞浸润的炎症反应或 T 细胞介导的免疫应答，发挥了很好的抗瘤作用。但该疫苗转导基因类型、表达能力、免疫途径及肿瘤细胞被攻击部位，均对免疫效果起关键性作用。

（7）核酸疫苗：将编码病原生物有效的蛋白抗原基因插入到质粒 DNA 中，建成基因重组质粒，再将其导入机体组织细胞，达到免疫接种效果。将这种既是载体，又是有效蛋白抗原来源的重组质粒，称为核酸疫苗（nucleic acid vaccine）。核酸疫苗包括 DNA 疫苗和 RNA 疫苗，目前研究最多的是 DNA 疫苗。已发现核酸疫苗接种到肌肉组织后产生的免疫效果较好。因此，肌细胞中 T 管结构对吸收注入核酸疫苗起重要作用。另外，为了核酸疫苗在体细胞中高效表达，必须选择有高表达力的质粒。应用特殊启动子和增强子均可明显增强外源性基因的表达。

核酸疫苗是近年来受到关注的新型疫苗，它避免了蛋白抗原烦琐的纯化过程，注入机体后可直接表达有效蛋白抗原，引起类似病原体轻度自然感染，诱发体液免疫和细胞免疫应答。该疫苗只需接种一次，即可获得持久有效的免疫保护。亦没有减毒活疫苗回复突变的潜在危险性。因为核酸疫苗直接在肌组织中表达病毒蛋白抗原，并提供型别交叉保护细胞免疫应答，特别适合于制备表面蛋白抗原易变的某些病毒疫苗（如流感病毒表面血凝素抗原等）。未来的核酸疫苗，可望将多个编码病原生物有效蛋白抗原的基因插入质粒，制备多价核酸疫苗，发挥广谱的抗感染免疫效应。

（8）转基因植物口服疫苗：将编码病原生物有效蛋白抗原基因和高表达力质粒一同植入植物（如番茄、黄瓜、马铃薯、烟草、香蕉等）的基因组中，由此产生一种经过基因改造的转基因植物。该植物根、茎、叶和果实出现大量特异性免疫原，经食用即完成一次预防接种。将这种供人食用的转基因植物，称为转基因植物口服疫苗（oral vaccine in transgenic plants）。由于转基因植物能保留天然免疫原形式，模拟自然感染方式接种，故能有效地激发体液和黏膜免疫应答，在 Norwalk 病毒、大肠杆菌不耐热 B 亚单位（LT-B）、变异链球菌表面蛋白（SPQA）和 HBsAg 转基因植物的研究中，均取得突破性进展。另外，转基因植物替代昂贵的重组细胞培养，避开了复杂的纯化蛋白抗原过程，可低成本生产大量免疫原；加上该疫苗方便的接种法，对幼儿和需多次接种者有独特的优势。

2. 人工主动免疫注意事项

（1）接种对象：凡是免疫防御能力差、与某些病原生物接触机会多、疾病及并发症危害大、流行地区易感者均应免疫接种。

（2）接种剂量、次数和间隔时间：在一定范围内，免疫力的产生与接种剂量呈正相关，但一次接种量不宜过大。通常死疫苗接种量大，要接种 2～3 次，每次间隔 7～10 天。类毒素接种 2 次，因其吸收缓慢，产生免疫力需时稍长，每次间隔 4～6 周。活疫苗能在体内繁殖，一般只接种一次。婴儿出生后，体内 IgG 水平与母体相等，大约每 3 周递减 50%，直至婴儿免疫系统发育成熟。4～12 周前婴儿还不能很好地产生抗体，故一般 3 月龄婴儿开始预防接种。目前，我国计划免疫程序见表 3-13-2。

表 3-13-2　我国目前计划免疫程序表

出生后时间	接种疫苗	出生后时间	接种疫苗
1 天	乙型肝炎疫苗	6 个月	乙型肝炎疫苗
2～3 天	卡介苗	8 个月	麻疹疫苗
1 个月	乙型肝炎疫苗	1.5～2 岁	百白破混合制剂
2 个月	脊髓灰质炎三价混合疫苗	4 岁	脊髓灰质炎三价混合疫苗
3 个月	脊髓灰质炎三价混合疫苗 百白破混合制剂	7 岁	卡介苗、麻疹疫苗、精制吸附白喉、破伤风二联类毒素
4 个月	脊髓灰质炎三价混合疫苗 百白破混合制剂	12 岁	卡介苗
5 个月	百白破混合制剂		

（3）接种途径：死疫苗经皮下注射途径接种，活疫苗可通过皮内注射、皮上划痕和自然感染途径接种，脊髓灰质炎疫苗以口服为佳，麻疹疫苗、流感疫苗、腮腺炎疫苗雾化吸入为好。

（4）接种后反应：常在接种后 24 小时发生，表现为局部红肿、疼痛、淋巴结肿大；全身发热、头痛、恶心等，数天后即恢复正常。引起这些反应的主要原因是疫苗中带有异种蛋白、培养基成分或防腐剂等。一般无需处理。少数人接种后，可引起严重的超敏反应及全身进行性疾病，如接种后过敏性休克、接种后脑炎等。预防措施：严格掌握各疫苗使用范围。制备疫苗时，要尽量减少异种蛋白和有害成分。

（5）禁忌证：凡高热、严重心血管疾病、急性传染病、恶性肿瘤、肾病、活动性结核、活动性风湿病、甲亢、糖尿病和免疫缺陷病等患者，均不宜接种疫苗，以免引起病情恶化。为防止流产或早产，孕妇应暂缓接种。

（二）人工被动免疫

1. 人工被动免疫生物制剂

（1）抗毒素（antitoxin）：是将类毒素免疫马，取其血清分离纯化而成，主要用于治疗和紧急预防外毒素所致疾病，如白喉、破伤风、气性坏疽以及肉毒杆菌引起的食物中毒等。

（2）正常人丙种球蛋白和胎盘丙种球蛋白：正常人丙种球蛋白（plama gammagloulin）是正常人血浆提取物，含 IgG 和 IgM；而胎盘丙种球蛋白（placental gammaglobulin）则是从健康孕妇胎盘血液中的提取物，主要含 IgG。由于多数成人已隐性感染或显性感染过麻疹、脊髓灰质炎和甲型肝炎等传染病，血清中含有相应抗体。因此，这两种丙种球蛋白可用于上述疾病潜伏期的治疗或紧急预防，以达到防止发病、减轻症状或缩短病程的目的。

（3）人特异性免疫球蛋白：来源于恢复期患者及含高效价特异性抗体供血者血浆以及接受类毒素和疫苗免疫者的血浆。与丙种球蛋白相比，人特异性免疫球蛋白含高效价特异性抗体；与动物免疫血清比较，人特异性免疫球蛋白在体内保留时间长，超敏反应发生率低，常用于过敏性体质以及丙种球蛋白治疗不佳的病例。

2. 人工被动免疫注意事项

（1）注意防止超敏反应：动物免疫血清使用前，应询问病史，做皮试，如阳性可使用脱敏方法。在注射丙种球蛋白时亦应注意观察。

（2）注意早期和足量：只有在毒素尚未结合组织细胞前使用抗毒素，才能发挥其中和毒素的作用；若毒素已与组织细胞结合，抗毒素就不再发挥中和毒素的作用。

（3）不滥用丙种球蛋白：多次注射丙种球蛋白，易引起超敏反应。如给无麻疹接触史者注射丙种球蛋白，使其不易隐性感染，反而使易感人群增多。给儿童注射丙种球蛋白预防麻疹，虽能推迟发病年龄，但大年龄发病时症状较重，并发症亦多。鉴于以上情况，应严格控制丙种球蛋白的使用。

复习要点

（1）以抗体为基础的免疫治疗主要用于抗感染、抗肿瘤和抗移植排斥反应。抗体治疗的原理包括中和毒素、介导溶解靶细胞、中和炎症因子活性、作为靶向性载体等。

（2）以细胞因子及其拮抗剂为基础的免疫治疗：细胞因子疗法是应用重组细胞因子作为药物治疗疾病的方法，如 IFN-α 用于治疗病毒性感染。细胞因子阻断疗法是通过阻断细胞因子与其相应受体的结合及信号传导，抑制细胞因子的病理生理作用。

（3）以细胞为基础的免疫治疗是将自体或异体的造血细胞、免疫细胞或肿瘤细胞经体外培养、诱导扩增后回输机体，以激活或增强机体的免疫应答。

（4）以免疫调节剂为基础的免疫治疗，可分为免疫增强剂和免疫抑制剂。

习题精选

3-65 下列疾病目前尚无疫苗的是（　　）

  A. 乙型肝炎   B. 流行性乙型脑炎

  C. 登革热   D. 森林脑炎

  E. 脊髓灰质炎

3-66 目前我国普遍使用的乙脑疫苗是（　　）

  A. 合成疫苗   B. 减毒活疫苗

  C. 基因工程疫苗 D. 亚单位疫苗

  E. 灭活疫苗

（杨东亮）

第四章　朊毒体病

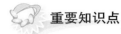
重要知识点

掌握朊毒体（prion）的概念及主要生物学性状（结构、复制和抵抗力），朊毒体蛋白（PrP^C）与其致病性异构体 PrP^SC 的主要区别；了解朊毒体所致疾病的种类、临床及流行特点；掌握克雅病的临床表现、诊断技术和标准、治疗及预防。

案例 4-1

患者，女性，89 岁，美国人。因"头晕、行走不稳 4 个月，加重伴智力视力障碍 1 个月"于 2012 年 9 月就诊。

患者 2012 年 5 月无诱因出现头晕、行走不稳、失眠、健忘，并逐渐加重，出现视物障碍，曾跌倒多次。否认发热、头痛及其他局灶性神经症状。行头颅 MR 当时报告：除有老年性脑萎缩外，无明显异常。考虑老年痴呆症，给予晕海宁等对症治疗，头晕无缓解。病情逐渐加重，近 1 个月患者出现行走障碍，易怒、惊恐、认知功能减退，注意力、记忆力、办事能力下降。不能与人交流，生活不能自理。左侧上肢阵发性发作性肌阵挛，存在左侧忽视。既往体健。无类似病史。否认高血压、心脏病、糖尿病及脑梗死。无手术史或输血史。1980 年曾在德国有食用少熟牛肉史，当时其室友曾死于"疯牛病"。

神经系统检查：痴呆状，惊恐貌，意识清楚，记忆力、定向力、计算力减退，左侧忽视，双侧瞳孔等大等圆，直径约 3 mm，光反应灵敏。视力仅能辨别手指。同侧性双侧视野缺损。双上肢肌张力增高，腱反射增高（++）。

[问题]

1. 考虑该患者可能的诊断是什么？
2. 需要做哪些检查？
3. 如何进一步治疗？

朊毒体病（prion disease）是一组由变异的具有传染性的朊毒体蛋白（PrP）引起的可传递的中枢神经系统变性疾病，又称为蛋白病、蛋白粒子病、传染性海绵状脑病等。人畜共患，潜伏期长，可达数年至数十年，一旦出现临床症状病情持续进展直至死亡。目前，人类认识的朊毒体病包括：库鲁病（Kuru disease）、克雅病（Creutzfeldt-Jakob disease，CJD）、新型克雅病（new variant Creutzfeldt-Jakob disease，nvCJD）、格斯特曼综合征（Gerstmann syndrome，GSS）和致死性家族性失眠症（fetal familial insomnia，FFI）。

温馨提示

作为一种人畜共患性疾病，动物朊毒体病和人类朊毒体病在病原学、病理特点和临床表现及实验室检查方面均很相似。已经明确的动物朊毒体病为：牛海绵状脑病（俗称疯牛病）、羊瘙痒病、传染性水貂脑病、黑尾鹿病等。其中，牛海绵状脑病最为常见，且与人类新型克雅病关系密切。朊毒体病尤其是对克雅病的研究引起广泛的社会关注。目前，学术界将朊毒体病与艾滋病同视为 20 世纪末 21 世纪初全球性两大顽疾。

【病原学】

朊毒体蛋白（prion protein，PrP），是一种特殊的具有传染性的不含核酸和脂类的疏水性糖蛋白，分子质量为 27 ～ 35kDa，由 253 个氨基酸组成。1982 年 Dr. Stanley Prusiner 构建了"prion"一词来指一种仅有蛋白而缺少核酸的新的感染性病原体，以与病毒、细菌、真菌及其他已知的病原体相区别。

朊毒体蛋白由正常宿主细胞基因编码产生。人类 *PrP* 基因位于第 20 号染色体短臂上，*PrP* 基因编码产生细胞朊蛋白（cellular prion protein，PrP^c）。PrP^c 的分子构型主要为 α 螺旋结构，对蛋白酶 K 敏感，在正常组织和细胞中普遍表达，如脑神经元、淋巴细胞、单核细胞及血小板、CD34^+ 造血干细胞/祖细胞。它具有一定的生理功能，可能与神经系统的维持有关，没有致病性。

PrP^c 的分子构型发生异常变化时便会形成具有致病作用的异常朊毒体蛋白，也称为羊瘙痒病朊蛋白（scrapie prion protein，PrP^sc）。PrP^sc 的分子构型以 β 折叠为主，对蛋白酶 K 有抗性，仅存在于感染的人和动物组织中，具有致病性与传染性。PrP^sc 是 PrP^c 的构象异构体，由同一染色体基因编码，其氨基酸序列完全一致，根本的差别在于它们空间构象上的差异（图 4-0-1）。

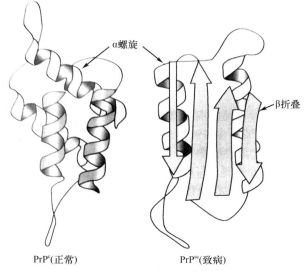

α螺旋

β折叠

PrP^c(正常)　　　　PrP^{sc}(致病)

图 4-0-1　正常和异常 PrP

PrP^{sc} 具有一些特殊的生物学特性，包括朊毒体能引起慢性感染，但宿主没有免疫应答，不破坏宿主 B 淋巴细胞和 T 淋巴细胞的免疫功能；无免疫原性，机体感染后不发热，不产生免疫应答，不能检测出特异性抗体；不诱发干扰素的产生，也不受干扰素影响。

PrP^{sc} 对理化因素有很强的抵抗力，能抵抗蛋白酶 K 的消化作用；对热有很强的抗性，标准的高压蒸汽灭菌（121.3℃ 20 分钟）不能破坏，需高压蒸汽灭菌 134℃ ≥ 2 小时才能失去传染性。对辐射、紫外线及常用消毒剂也有很强的抗性。在土壤中可存活 20 年。目前，灭活朊毒体蛋白的方法是：室温 20℃、用 1mol/L NaOH 或者 2.5%NaClO 溶液处理 1 小时后，再高压蒸汽灭菌 134℃ ≥ 2 小时。

PrP^c 向 PrP^{sc} 的转变是朊毒体病发生、发展的关键，但这一过程的确切机制目前仍不清楚。目前，研究认为可能与自身 *PrP* 基因突变或翻译错误有关。基因突变或翻译错误可导致 PrP^c 中的 α 螺旋结构不稳定，至一定量时产生自发性转化，β 折叠增加，最终变为 PrP^{sc}，并通过多米诺效应倍增致病。PrP^c 的存在是形成 PrP^{sc} 的必要条件，两者相互作用便复制出大量的 PrP^{sc} 来，即少量的 PrP^{sc} 与正常 PrP^c 结合后，以 PrP^{sc} 为模板，使 PrP^c 发生明显构象改变而转变为 PrP^{sc}，从而达到 PrP^{sc} 传染扩增的目的，最后使 PrP^c 全部或大部分转变为致病性的 PrP^{sc}。

人类的朊毒体病的临床表型和 *PrP* 基因的点突变有关。目前资料显示，PrP 102 位 Pro → Leu 突变、105 位 Pro → Leu 突变、117 位 Ala → Val 突变、198 位 Phe → Ser 突变、217 位 Gln → Arg 突变可能与格斯特曼综合征有关。第 200 位 Glu → Lys 突变、第 210 位 Val → Ile 突变、第 232 位 Met → Arg 突变可能与散发性或家族性克雅病有关。第 178 位 Asp → Asn 突变可能与致死性家族性失眠症有关。

温馨提示

朊毒体蛋白（PrP）是一种感染性的蛋白质颗粒，不含核酸。PrP 有两种异构体，为正常的不致病的 PrP^c 和致病性的 PrP^{sc}，两者的本质差别在于空间构象上的差异，从而产生了不同的理化性质和生物学特性。正常脑组织中只有 PrP^c，而患病大脑中既有 PrP^c，又有 PrP^{sc}，PrP^{sc} 的大量复制必须有 PrP^c 的存在。通过免疫学和分子生物方法证实脑组织或其他组织、体液中致病因子 PrP^{sc} 的存在是确诊朊毒体病的金标准。

【流行病学】

1. 传染源　感染朊毒体的人和动物均可成为传染源。朊毒体病是一种人畜共患病。

2. 传播途径

（1）消化道传播：食用感染了牛海绵状脑病的牛肉或其他动物的肉类及其制品导致感染是主要的感染途径。如人通过进食库鲁病患者的内脏或脑组织感染库鲁病；人因进食疯牛病牛肉而感染新型克雅病。

（2）化妆品：化妆品除了使用植物原料之外，也有使用动物原料的成分如牛羊器官或组织成分胎盘素、羊水、胶原蛋白等，所以化妆品也有可能含有牛海绵样脑病病原。

（3）医源性传播：手术时接触受朊毒体污染的器械或输血等。克雅病最早发现在应用被污染的脑深部电极、角膜移植、使用生长激素或垂体激素以及硬脑膜移植等医源性感染上。

（4）接触传播：如库鲁病的传播，其感染途径之一是通过污染的手将病原接种到皮肤和黏膜。接触来自牛海绵状脑病国家的活牛，或牛产品、副产品的感染病原物品也可能受到感染。

（5）母婴垂直传播：克雅病可通过孕妇胎盘垂直传播。

（6）遗传：如致死性家族性失眠症。遗传也可引起克雅病传播。

3. 人群易感性　人群普遍易感。感染朊毒体后人体不能产生有效保护性抗体。目前尚无疫苗供预防使用。

4. 流行特征　本病是一类综合征，可以表现为不同的临床类型。动物发病可以表现为流行，与喂养的饲料有关。自英国 1986 年确认第 1 例牛海绵状脑病以来，仅英国在 1987 ～ 1999 年证实的牛海绵状脑病就达到 17 万例以上。其主要流行于欧洲，自 1985 年至今，全世界包括亚洲国家日本在内约有 26 个国家发生了牛海绵状脑病。欧洲国家从 1988 年开始陆续实行禁用反刍动物蛋白作为反刍动物饲料的法令。实施相关措施后，牛海绵样脑病的流行被逐渐控制。克雅病是最早被认识的人类朊毒体病，是一世界范围的疾病，年发病率约为1/100万，我国也有报道。克雅病主要分为四型，即散发型克雅病（sporadic CJD，sCJD）、遗传型或家族型克雅病（genetic CJD/familial CJD，g CJD/fCJD）、医源型克雅病（iatrogenic CJD，iCJD）和新型克雅病（new variant CJD，nvCJD）。散发型克雅病约占克雅病的85%，其传播途径不明。一般认为与人体遗传基因129密码子、180密码子发生变异有关；遗传型或家族型克雅病约占15%，已证明在遗传性患者家族中均有编码*PrP*基因的突变，包括点突变基因及插入性突变基因；医源性克雅病与医疗操作有关，为人与人之间的传播，至2006年文献报道医源性克雅病400余例，约200例为人体硬脑膜移植所致，其中50%以上发生在日本；新型克雅病是1996年才发现的克雅病，目前认为其与牛海绵状脑病有密切关系，因进食患病动物的肉类而导致。库鲁病是20世纪上叶巴布亚新几内亚东部福尔族高地居民中的一种流行病，该部落有摄食死亡亲戚的脑部和其他组织的风俗习惯。自1960年这一习俗被废止后已无新发病例。格斯特曼综合征为常染色体显性遗传病。致死性家族性失眠症是罕见的常染色体显性遗传朊毒体病。

温馨提示

人类对朊毒体病普遍易感，传播途径多种多样，包括消化道传播、医源性传播、母婴垂直或遗传传播，接触也可传播。感染朊毒体后人体不能产生有效保护性抗体。目前，无疫苗供预防使用。避免感染的措施主要为防护。

【发病机制】

目前认为朊毒体的致病机制可能为外源性致病性 PrP^{sc} 侵入或内源性朊蛋白基因突变，使中枢神经细胞内聚集 PrP^{sc}，再催化正常的 PrP^{c} 发生变构反应成为 PrP^{sc}，加速致病性 PrP^{sc} 的产生和聚集，导致神经元空泡变性、死亡，灰质出现海绵状病变。

对于外源性 PrP^{sc} 如何到达脑组织尚不十分清楚。一般认为，感染部位的 PrP^{sc} 可通过神经纤维直接进入脑组织如视神经，也可能是 PrP^{sc} 经过一定传播途径后首先在单核细胞系统（淋巴结和脾脏）内复制，经过漫长的潜伏期后，经血流或神经脊髓等途径最后进入脑组织。

PrP^{sc} 导致神经细胞病变的机制有：PrP^{sc} 具有神经细胞毒性，引起神经细胞凋亡；PrP^{sc} 为不可溶的蛋白质，沉淀于脑组织形成淀粉样斑块使脑细胞损伤；PrP^{c} 与铜原子结合形成的复合物具有类似超氧化物歧化酶（SOD）的活性，有利于清除脑组织细胞内的氧自由基等过氧化物，维持脑细胞的功能稳定，而 PrP^{sc} 不具有这样的特征。PrP^{c} 被转化为 PrP^{sc}，使 PrP^{c} 耗竭，从而使神经细胞对超氧化物所造成的氧化损伤的敏感性增加，并可使神经细胞对高谷氨酸和高铜毒性的敏感性增加，最终导致神经细胞的坏死。朊毒体感染的过程见图4-0-2。

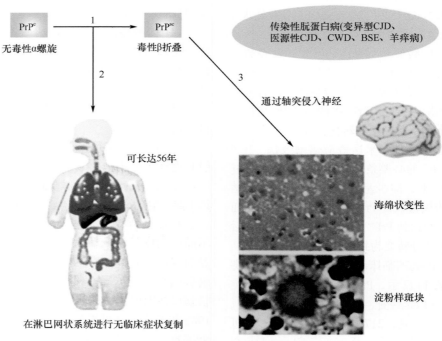

图4-0-2　朊毒体蛋白的感染过程

1. PrP^{c} 转化为 PrP^{sc}；2. 许多朊毒体病通过肠道感染淋巴组织，进入漫长的无临床症状期；3. PrP^{sc} 进入中枢神经系统，发展为具有特征性的病理变化：脑组织海绵状改变和淀粉样斑块

人类朊毒体病的病因不完全一致。克雅病病因可概括为外源性致病性 PrP^{sc} 侵入或内源性朊蛋白基因突变。库鲁病病因为感染外源性朊毒体蛋白。格斯特曼综合征病因为人朊毒体蛋白基因（prion protein gene，PRNP）的遗传性基因突变，未知因素使 PRNP 基因中的一个甲基化胞苷磷酸鸟苷脱氨基致胞嘧啶被胸腺嘧啶所代替。致死性家族性失眠症的病因为 PRNP 基因 178 密码子中的天冬氨酸（Asn）被天冬酰胺（Asp）所替换。

【病理变化】

人类朊毒体病都具有类似的或共同特点的神经病理变化。尸检可见患者脑皮质和小脑萎缩，脑组织重量减轻。在病理切片上观察到朊毒体病的典型病理变化是脑组织呈海绵状改变。镜下见弥漫性神经细胞丢失，代之反应性胶质细胞增生、淀粉样斑块形成（为 PrP^{sc} 阳性的圆性嗜酸性结构）和神经细胞空泡变性（图 4-0-3）。空泡可以发生在神经细胞的纤维中，也可以发生在神经细胞的细胞质内，多个空泡可以互相融合。但在这些病变部位，几乎不见白细胞浸润等炎症或免疫反应。海绵状变性一般出现较早，常在临床症状出现以前就已形成，而当发生星形胶质细胞增生和神经细胞坏死时，病情则迅速发展、加重，患者因此死亡。朊毒体病的病变区域可以遍及大脑皮质、豆状核、尾状核、丘脑、海马、脑干和脊髓等多个部位，但不同的朊毒体病有其主要的病理部位，图 4-0-4 显示不同的朊毒体侵犯中枢神经系统不同部位。牛海绵状脑病主要感染脑干部分，克雅病主要感染大脑皮质部分，其次感染纹状体、丘脑、脑干上段和小脑。新型克雅病的海绵状变性以丘脑最为明显。库鲁病和格斯特曼综合征主要感染小脑部分。致死性家族性失眠症主要感染丘脑部分。

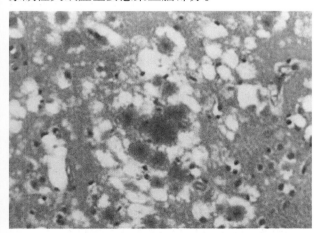

图 4-0-3　大脑组织切片中海绵状变性及周围的淀粉样斑块

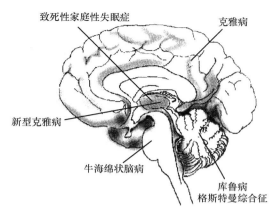

图 4-0-4　不同朊毒体病侵犯中枢神经系统部位示意图

【临床表现】

1. 克雅病　根据不同的病因，临床上常将 CJD 分为：散发型、遗传型或家族型、医源型和新型克雅病。

（1）散发型 CJD（sCJD）：是最常见的类型。潜伏期可长达 10 个月～20 年。发病年龄为 50～75 岁，最小 14 岁，最长 86 岁。其基本特征为快速进展性痴呆伴神经受损症状，如肌阵挛、锥体束征或椎体外系体征。可有忧郁、幻觉等精神症状，最终发展为无动性缄默。痴呆进展非常迅速，甚至每周或每日都有不同。1/3 的患者在出现痴呆前数周至数月可有非特异前驱症状，如疲劳、头痛、睡眠紊乱、眩晕、不适、体重下降、疼痛、抑郁、行为改变等。肌阵挛是 sCJD 最常见的症状，可因强光、声响或碰触诱发；初期限于某些肌肉，进展后身体各处均可发生。中位生存期为 5 个月，约 85% 患者在症状发作的 1 年内死亡。本病有 10% 患者呈卒中样突然发病，数周内死亡。

（2）新型 CJD（nvCJD）：潜伏期较长，可长达 15 年以上。发病年龄轻，多在 30 岁以下，平均发病年龄为 29 岁，很少在老年人中发生。典型的 nvCJD 精神异常的前驱症状可持续超过 6 个月。临床表现以感觉异常（如疼痛、感觉迟钝或麻木）和精神症状（如抑郁、焦虑及精神分裂）为主；神经症状包括共济失调、感觉迟钝、痴呆、运动障碍（舞蹈症、肌阵挛、肌张力障碍）等表现较迟。晚期有痴呆、中枢性瘫痪、椎体外系体征及大小便失禁。少见的表现有感觉障碍、眩晕、听力减退及视觉和眼球运动障碍。与 sCJD 不同，肌电图及脑电图大多正常。神经病理表现为围绕以海绵状病变的、中心嗜酸性而周边苍白的广泛淀粉样斑块形成，而在 sCJD 淀粉样斑块沉积不一。病程为 3～12 个月。

（3）医源型 CJD（iCJD）：潜伏期为 3～22 年不等。不少患者以痴呆、行为异常起病，且进展迅速。

典型表现往往是先出现痴呆，后有共济失调。患者的另一突出表现是肌阵挛，渐进加重。病情继续发展，多会出现椎体外系及小脑损害表现。约半数患者可出现皮质脊髓通路的功能异常，包括神经反射亢进、身体强直等。部分患者可出现视觉异常，如视野缺损、皮质盲和视觉丧失等。患者大多在起病7～9个月后死亡。

（4）遗传型CJD（gCJD）：发病年龄为63～80岁，平均病程为6.5个月。以精神障碍起病并贯穿整个病程如抑郁、易激惹、行为不适当等。随之出现运动症状，共济失调不明显。突变基因位点不一样，发病的症状也有一些差异。可以感染眼，表现为家族性的失明症。

2. 库鲁病 潜伏期长，4～30年不等。起病隐匿。前驱期症状仅感头痛及关节疼痛。与克雅病相反，先有震颤及共济失调后有痴呆是本病的临床表现。目前该病已极罕见。

3. 格斯特曼综合征（GSS） 发病年龄为19～66岁（平均为40岁），无明显性别差异。一家系可有3代人发病，一般多为2代，但散发病例也不罕见。发病及进展缓慢。病程持续2～10年，多于发病5年内死亡，死因多为肺部感染或并发感染性休克或心力衰竭。早期突出的临床表现是小脑共济失调，智力衰退、锥体束征与下肢肌肉萎缩也是主要症状。后期合并缓慢进展的双下肢痉挛性截瘫。临床常见类型包括三型：

（1）共济失调型：是GSS最常见类型。表现为小脑性共济失调。与家族型CJD难以鉴别。PrP基因检测有帮助。GSS多为密码子102、105、117、145、198、217突变，家族型CJD多为178、200和210突变。

（2）痴呆型：痴呆出现早且明显，可有小脑共济失调、锥体束征或椎体外系症状。与家族型CJD难以鉴别。PrP基因检测有帮助。GSS多为密码子102、105、117、145、198、217突变，家族型CJD多为178、200和210突变。

（3）截瘫痴呆型：部分病例无小脑症状，仅表现缓慢进展痉挛性截瘫，数年后出现痴呆或精神症状。病理可见双侧皮质脊髓束变性，大脑皮质用PrP抗血清为第一抗体免疫组化染色呈（+），无海绵状变性。与常见的典型GSS不同，大脑PrP沉积较小脑多；PrP基因突变是129M/V。

4. 致死性家族性失眠症（FFI） 发病年龄为18～61岁，病程为7～36（平均13.3）个月。睡眠障碍是FFI的早期症状，严重者24小时内睡眠时间不超过1小时，催眠药无效。常伴有自主神经功能失调如多汗、低热、心动过速及血压增高等。晚期可出现内分泌异常症状。随病情进展，可出现运动障碍如发声困难、语言障碍、共济失调、小脑体征、痴呆与肌阵挛等，可伴随认知功能障碍。FFI与家族型CJD的PrP基因表达均为178号密码子突变，天门冬氨酸变为天门冬酰胺。但在突变等位基因上129密码子具有多态性，178号密码子与甲硫氨酸结合则为FFI，与缬氨酸结合则为家族型CJD。

🌸 **温馨提示**

人类朊毒体病的共同特点：①潜伏期长，可达数年甚至数十年之久。除新变异型CJD外，其余四种疾病多在中年以后发病。②临床表现为进展性精神症状、智力障碍、痴呆、椎体外系症状等中枢神经系统损伤。③病理改变主要是神经细胞脱失，星形胶质细胞增生及以大脑灰质为主的海绵状变性，无炎症反应。④预后不良，CJD多于发病1年内死亡，GSS在发病5年后死亡，FFI平均13.3个月死亡。⑤实验动物可以传递，CJD冷藏的脑组织制成匀浆接种于实验鼠脑内，1～2年后动物发病，伴有PrP基因突变者难以传递成功；约50%的GSS可以传递，FFI已被传递成功。

【实验室检查】

1. 血液常规和生化 血、尿和便常规正常。血生化检查无异常。

2. 脑脊液常规和生化 基本正常，无特殊意义。测定脑脊液中脑蛋白14-3-3，对克雅病具有较高的诊断价值，敏感性为96%，特异性为80%。脑蛋白14-3-3是一种神经元蛋白，参与维持其他蛋白构型的稳定。正常脑组织中14-3-3含量丰富，正常血清及脑脊液中不存在。当感染朊毒体时大量脑组织破坏，可使脑蛋白泄漏于脑脊液中，故可测定。

3. 血清S100蛋白 克雅病患者血清S100蛋白随病情进展呈持续性升高，对诊断克雅病的特异性达到81.1%，敏感性为77.8%。

4. 脑电图 脑电图改变被认为是临床诊断克雅病的重要根据。90%的克雅病患者在疾病极期脑部出现特异性周期性同步放电（periodic synchronous discharge，PSD），出现一种特异性的脑电图波形——周期性同步二相或三相尖锐复合波，频率为1～2Hz，长度100～600ms，间歇500～2000ms（图4-0-5）。但这种特异的脑电图改变仅在极期出现，早期和晚期患者缺乏阳性结果。敏感性为65%，特异性为80%。新型克雅病很少出现典型散发型克雅病的脑电图改变。GSS、FFI罕有典型周期性同步放电。

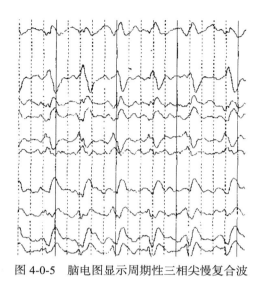

图 4-0-5 脑电图显示周期性三相尖慢复合波

5. 头颅 CT、MRI 通常在早期头颅 CT、MRI

无异常发现。病情进展至中晚期可见皮质萎缩。sCJD 的 MRI 特异性表现主要包括 DWI 和 FLAIR 序列上大脑皮质高信号和基底核区（尤其是尾状核头和壳）双侧、对称、均质的信号增高；此外也可有海马、丘脑、小脑皮质受累，而 T₁WI 序列未见异常；增强未见病灶强化。苍白球受累少见。随 CJD 的病变进展，脑部 MRI 信号改变也是一个快速动态进展的过程（图 4-0-6）。MRI DWI 远比普通 MRI 能更早地发现改变，可在脑电图和脑脊液 14-3-3 蛋白出现阳性结果前显示异常，其诊断克雅病的灵敏度为 92%，特异度为 94%。nvCJD 与 sCJD 不同，在 MRI 质子相通常表现为双侧丘脑后部的丘脑枕对称的高信号（77%），称为丘脑枕征（图 4-0-7），对诊断有高度特异度和灵敏度。目前，丘脑枕征是非侵入性诊断活体 nvCJD 的最好方法。GSS MRI 检查可见对称性小脑萎缩。

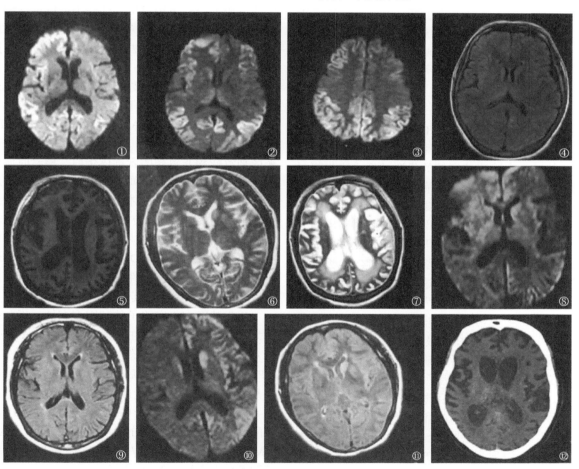

图 4-0-6 CJD 患者头 MRI 的典型特征及动态变化

图①女性，71 岁。幻视、肌阵挛、进行性智力减退。轴面 DWI 示右侧为主的大脑皮质明显高信号。图②～④女性，61 岁。右手阵发性抖动并进行性加重，进行性智力减退。图②③为轴面 DWI，示两侧大脑皮质、两侧尾状核头及丘脑高信号，大脑皮质病变广泛。图④为轴面液体衰减反转恢复（FLAIR）像，示大脑半球皮质稍增厚，信号轻度增高，两侧尾状核头及丘脑对称、均质高信号。图⑤～⑪女性，59 岁。进行性智力减退，肌阵挛；⑤为轴面增强 T₁WI，脑实质未见强化灶。图⑥⑦分别为第 2、3 次检查时的轴面 T₂WI，图⑦中侧脑室和外侧裂较图⑥明显增宽，皮质变薄，脑室周围新发片状脱髓鞘改变。图⑧⑨分别为首次检查的轴面 DWI、FLAIR 像，示左侧岛叶及枕叶皮质信号中度增高，两侧尾状核及壳前段信号增高。图⑩⑪为第 2 次检查的 DWI、FLARI 像，病变范围增大，病变信号增高。图⑧、图⑨为病程第 18 天，图⑥⑩⑪为病程第 45 天，图⑤、图⑦为病程第 8 个月。图⑫女性，39 岁。进行性意识障碍。病程晚期头颅 CT 检查，脑皮质明显变薄，脑室增大

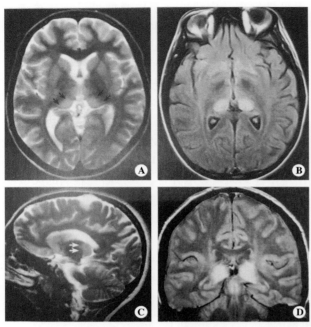

图 4-0-7　丘脑枕征

A. T_2WI 上，相对于其他基底节区，丘脑为高信号；B. FLARI 图像上，显示相对于大脑其他部位，双侧丘脑枕特别明显的、对称的高信号；C. 矢状位 T_2WI 图像显示在丘脑枕前界，高信号的突然截断；D.FLAIR 冠状位图像，显示相对于大脑皮质，特别明显的丘脑枕高信号

6. 正电子脑扫描（PET/CT）　PET 可在疾病早期 DWI 还没有出现病灶时即发现异常，可表现为颞叶、顶叶、枕叶、小脑或基底核的代谢减低，这与阿尔茨海默病或其他神经变性疾病的低代谢分布特点不同，可用于鉴别 CJD 及其他变性疾病。

7. 组织病理学　尸体解剖或活检脑对临床确诊具有重要意义。克雅病的病理形态学特点主要为脑组织的海绵状变、淀粉样斑块形成、神经元丢失及反应性星形胶质细胞增生。这些改变局限在中枢神经系统内。其中，海绵状变为最常见、最具特征性的病理改变，主要累及大脑皮质、基底核、丘脑和小脑皮质。其中，大脑皮质最为明显。

8. 病原学诊断　病原学确诊需要通过免疫学和分子遗传学方法检查致病因子 PrP^{sc}。

（1）免疫组化法：是目前诊断该病的有效方法之一。可采用同时能与 PrP^c 和 PrP^{sc} 反应的 PrP 抗体（因为两者的氨基酸序列完全一致），在免疫组化染色时标本首先用蛋白酶 K 处理，以破坏 PrP^c，然后再用 PrP 单克隆抗体或多克隆抗体检测对蛋白酶 K 有抗性的 PrP^{sc}。能够区分 PrP^c 和 PrP^{sc} 的单克隆抗体目前也已研制成功。新型克雅病可直接行扁桃体活检，扁桃体组织中存在 PrP^{sc}，可以确定诊断。但其他类型的朊毒体病则需行脑组织检查。

（2）免疫印迹法（western blotting）：是目前国际上诊断朊毒体病最常用的有效方法。先用蛋白酶 K 处理组织标本，电泳后转印至硝酸纤维膜，再用 PrP 单克隆抗体或多克隆抗体检测 PrP^{sc}。

（3）实时震动诱导转化（real-time quaking-induced conversion，RT-QuIC）技术和 PrP^{sc} 错误蛋白折叠的循环扩增法（protein misfolding cyclic amplification，PMCA）：新近建立的两种检测微量 PrP^{sc} 的技术，在概念上类似 PCR 扩增。即在体外将组织匀浆或生物体液与过量的 PrP^c 孵育，如有 PrP^{sc} 存在，则会以其为模板，诱导 PrP^c 变构为 PrP^{sc} 并形成不溶性凝聚物。凝聚物经实时震动或超声作用后可产生多个小的结构单位，这些小单位可继续作为形成新 PrP^{sc} 的模板，最终形成大量的 PrP^{sc}，对组织和体液中用其他方法无法检测到的 PrP^{sc}，可用这种循环扩增的方法检测。

（4）构象免疫分析技术（conformation-dependent immunoassay，CDI）：是目前最新的经过改良的 CDI 技术，由直接 CDI、ELISA、时间相关免疫分析（TRF）三项技术结合发展而来。通过检测空间构象的不同来区别致病和非致病的朊毒体蛋白。检测时朊毒体蛋白被两种抗体夹在中间，当第一个抗体俘获朊毒体蛋白后，让第二个抗体（检测蛋白）能有效地标记出朊毒体蛋白。这种方法可提高敏感度。

（5）基因分析法：常用于诊断家族性朊毒体病。从疑似患者组织中提取 DNA，PCR 扩增，限制性酶切分析，再行等位特异性杂交或核苷酸序列分析，以确定其 PrP 基因型及其是否发生突变。

PrP 基因 129 密码子的基因多态性，近年研究认为，临床表现的不同在很大程度上取决于 *PrP* 基因 129 位点密码子的多态性和异常朊蛋白的分型。PrP^{sc} 被蛋白酶 K 切割后可形成 21kD 和 19kD 两种片段，分别称为朊蛋白 I 型和朊蛋白 II 型，根据 *PrP* 基因 129 密码子中含甲硫氨酸（Met）或缬氨酸（Val）的多态性可分为六种分子分型：MM1、MM2、MV1、MV2、VV1 和 VV2。不同基因型的散发型克雅病的临床特点见表 4-0-1。

表 4-0-1　不同基因型的散发型克雅病的临床特点

项目	MM1/MV1	VV2	MV2	MM2	VV1
平均发病年龄	70 岁	65 岁	60 岁	67 岁	44 岁
病程	4 个月	6 个月	18 个月	14 个月	21 个月

续表

项目	MM1/MV1	VV2	MV2	MM2	VV1
主要临床表现	快速进展的认知功能下降伴肌阵挛	进展性共济失调和认知功能下降	明显的共济失调和认知功能下降	快速进展性痴呆伴肌阵挛	精神症状，缓慢进展性痴呆
MRI	70%患者基底核或大脑皮质高信号	70%患者基底核，45%在丘脑呈现高信号	70%患者基底核高信号并呈丘脑枕征	25%患者大脑皮质改变，少见基底核变化	大脑皮质改变，少见基底核变化
脑电图	8%患者出现周期性尖锐复合波	10%患者出现周期性尖锐复合波	10%患者出现周期性尖锐复合波	42%患者出现周期性尖锐复合波	无
脑脊液14-3-3蛋白	95%阳性	80%阳性	80%阳性	91%阳性	100%阳性
sCJD的发生率	60%～70%	约15%	约10%	约5%	约1%

🍁 **温馨提示**

　　脑脊液、脑电图、头颅 MRI 检测对人类朊毒体病的诊断与鉴别诊断具有重要作用。首先要正确认识脑脊液、脑电图、头颅 MRI 的典型特征以及与疾病发展阶段的关系。例如，尽管克雅病的脑脊液常规和生化正常，但首先通过脑脊液检测可排除一些其他脑病，如血管性脑病、感染性脑炎等。其次，再检查脑蛋白 14-3-3，若阳性可助于诊断。头颅 MRI DWI 和 FLAIR 序列甚至能比脑电图更早期地发现脑组织特征性异常高信号，而且其动态变化与疾病进展有关。在疾病早期若头颅 MRI 未提示特征性异常信号，要注意随疾病发展再次复查头部MRI。特征性脑电图改变（周期性尖锐复合波），仅出现在疾病极期，在早期或晚期检测不到。组织病理学发现典型的脑组织海绵状变以及通过免疫学和分子方法学方法证实脑组织或其他组织、体液中存在致病因子 PrP^{sc} 是确诊的金标准。

案例 4-1[临床特点]

　　患者为老年，快速进展性痴呆，伴肌阵挛、视觉障碍。病情进展迅速。

　　体格检查：痴呆状，惊恐貌，认知功能障碍，左侧忽视，视力仅能辨别手指。同侧性双侧视野缺损。双上肢肌张力增高，腱反射增高（++）。

　　32 年前曾有"疯牛病"患者接触史，以及当时曾食用少熟牛肉史。

[初步诊断]：克雅病

　　需进一步行脑脊液常规及 14-3-3 蛋白检测、脑电图及头颅 MRI 检查。有条件的单位可利用 RT-QuIC 技术和 PMCA 技术检测脑脊液 PrP^{sc}。

【诊断与鉴别诊断】

　　1. 散发型克雅病诊断标准　　目前采用 1998 年 WHO 的诊断标准，具体见表 4-0-2。具备 A+B 中 2 项 +C 中 1 项可诊断很可能的（probable）CJD（临床诊断）；仅具备 A+ B 中 2 项，不具备 C 项中特征性脑电图表现为诊断可能的（possible）（疑似诊断）CJD；脑活检发现海绵状变性和 PrP^{sc} 为确诊的 sCJD。

表 4-0-2　1998 年 WHO 对克雅病的诊断标准

A	B	C
快速进行性痴呆	肌阵挛视觉或小脑障碍	脑电图示周期性同步放电的特征性改变
	锥体/锥体外系功能异常无动性缄默	脑脊液 14-3-3 蛋白阳性伴病程短于 2 年

　　2. 新型克雅病的诊断标准

　　（1）病史：①进行性精神障碍；②病程≥6 个月；③常规检查不提示其他疾病；④无医源性接触史。

　　（2）临床表现：①早期精神障碍（抑郁、焦虑、情感淡漠、退缩、妄想）；②持续性疼痛感 [疼痛和（或）感觉异常]；③共济失调；④肌阵挛、舞蹈症、肌张力紊乱；⑤痴呆。

　　（3）辅助检查：①脑电图无典型的散发型克雅病波形，或未进行脑电图检测；②MRI 质子相出现双侧丘脑后结节部高信号。

　　（4）病理组织学：扁桃体活检阳性。

　　具备以上（1）和（2）中的任意 4 项以及（3）或（1）和（4），可临床诊断。具备以上（1）和（2）中的任意 4 项以及（3）中①为疑似诊断；具有进行性神经精神障碍和新型克雅病神经病理学诊断（基底神经核、丘脑海绵状变性，大小脑广泛分布的淀粉样斑块）可确诊。

　　3. 医源型克雅病的诊断标准　　在散发型克雅病诊断的基础上具有下面两者之一。①接受由人脑提取的垂体激素治疗的患者出现进行性小脑综合征；②确定的暴露危险，如曾接受过硬脑膜移植、角膜移植等手术。

　　4. 家族型 / 遗传型克雅病的诊断　　具有本病特异的 PrP 基因突变和（或）一级亲属中具有确诊诊

断或临床诊断的克雅病病例。

5. 致死性家族性失眠症 (FFI) 的诊断 主要根据进行性睡眠障碍、自主神经失调等症状、常染色体显性遗传、*PrP* 基因检测等。病理检查证实丘脑神经细胞大量丧失可临床确诊。

6. 格斯特曼综合征 (GSS) 的诊断 临床诊断较困难，以下可作为诊断的参考：①表现如家族性小脑性共济失调，病程出现不同程度智力障碍或两侧小腿对称性肌肉萎缩；②呈家族性双下肢痉挛性截瘫，进展性病程，伴不同程度智力障碍；③家族性缓慢进展的痴呆，病程中出现小脑症状；④MRI 显示小脑萎缩；⑤小脑活检可见海绵状改变、神经细胞脱失和散在淀粉样斑块。免疫组化染色证实 PrP^{sc} 沉积。

朊毒体病的鉴别诊断比较困难，脑活检对临床确诊具有重要意义。临床诊断克雅病时，应与阿尔茨海默病、皮质下动脉硬化性白质脑病（Binswager 病）、多梗死痴呆、多灶性白质脑病、橄榄脑桥小脑萎缩等鉴别。散发型克雅病与新型克雅病的鉴别见表 4-0-3。

表 4-0-3　散发型克雅病与新型克雅病的鉴别

项目	克雅病	新型克雅病
发病年龄	65 岁左右，45 岁以下极少	30 岁左右，最年轻者 16 岁
病程	7.5 ～ 22.5 个月（平均 12 个月）	平均 14 个月
潜伏期	数年至 30 年	平均 5 ～ 10 年
症状	视物模糊，语言不清，行动失调，痴呆	心理异常、幻觉、焦虑、抑郁、孤僻、萎缩、感觉障碍，进行性小脑综合征，记忆力障碍，肌阵挛，痴呆，锥体束/锥体外束征
神经病理	大脑皮质海绵状病变，淀粉斑块形成，神经元缺损，神经胶质细胞增生	海绵状病变在基底神经节、丘脑最明显，淀粉样斑块广泛分布于大小脑，神经胶质细胞增生在丘脑基底神经核明显
脑电图	全面三相周期性尖锐复合波	无周期性尖锐复合波
MRI 丘脑枕征	无	＞75% 患者有
PrP 免疫组化	沉积有差异	大量沉积
淋巴样组织存在	无	有

近年来，朊毒体病尤其是克雅病的研究在影像学、分子生物学实验技术诊断及基因突变方面取得了很多进展。例如，与脑电图比较，MRI DWI 序列能更早地发现特征性脑部改变；利用重组 PrP 做底物，利用实时震动诱导转化（RT-QuIC）技术，可快速检测脑脊液中的 PrP^{SC}，对诊断克雅病的敏感性为 80% ～ 90%，特异性为 100%，优于脑脊液脑蛋白 14-3-3 的检测。2014 年出版的新英格兰医学杂志发表两篇文章，各自报道了一种技术，可作为所有类型的克雅病（散发型、遗传型和获得型）的诊断工具。一篇报道是基于 PrP^{SC} 可从嗅神经分泌的机制，将 RT-QuIC 技术应用于鼻部嗅上皮组织刷取标本来检测鼻腔 PrP^{SC}，该技术微创、特异、快速，而不需要行腰穿检测脑脊液。其敏感性可达 97%，特异性可达 100%。RT-QuIC 技术目前被认为是除脑组织病理检查外最敏感和特异的诊断技术。另一篇报道是将超声处理后蛋白错误折叠循环扩增（PMCA）应用于尿液标本的技术，其敏感性可达 93%，特异性可达 100%。近年研究发现，朊毒体病的基因分型与临床表型有关，两者相结合增加了诊断不同类型朊毒体病的确定性。CDI 技术检测脑组织中 PrP^{sc} 比常规组织病理及免疫组化具有更高的灵敏度，无假阳性。尽管脑组织活检对临床确诊具有重要意义，甚至是金标准，但近年来随着朊毒体病的深入研究，深刻认识了其典型临床表现、病史要性、典型 MRI 表现、特征性脑电图改变、脑蛋白 14-3-3 的检测以及敏感无创高效检测病原体的实验诊断技术的发展（如 RT-QuIC 检测刷取的鼻部嗅上皮组织或脑脊液），学者们对是否有必要再进行脑组织活检产生了争论。文献报道，脑组织活检确诊成功率仅 54% ～ 57%，以此改变治疗方案的仅 8% ～ 11%，且并发症为 9%，故认为仅在上述无创诊断方法仍不能确诊时再进行脑组织活检，且要应用 CDI 技术检测 PrP^{sc}。Safar 报道称 CDI 技术准确性为 100%，而且可检测脑组织任何部位，不仅仅局限于病变明显部位。2015 年 *Neurosurg Focus* 杂志发表 Manix M 的文章，建议更新克雅病的诊断标准（表 4-0-4）和诊治流程（图 4-0-8）。

表 4-0-4　建议更新的克雅病诊断标准

A	B	C	D
	(1) 肌阵挛	(1) 脑电图示周期性同步放电的特征性改变	
	(2) 视觉或小脑障碍		
	(3) 锥体 / 锥体外系功能异常		
	(4) 无动性缄默	(2) 脑脊液 14-3-3 蛋白阳性	
	(5) VV2 基因型伴共济失调为主要表现，早期无肌阵挛		
快速进展性痴呆	(6) MV2 基因型伴长于 12 个月的病程和病程早期以共济失调为主要表现		常规检查不提示其他诊断
	(7) MM2 基因型和颞叶的 MRI 特征性改变，无基底核的变化	(3) MRI DWI、FLAIR 序列显示尾状核和（或）壳核异常高信号	
	(8) VV1 基因型和发病年龄较轻（小于 50 岁），疾病缓慢进展，伴额颞叶病变性痴呆		

注：临床诊断 CJD =（A）+ B 中至少两项 + C 中至少一项 +（D）；疑似诊断 CJD =（A）+ B 中至少两项 + 缺乏（C）+ 缺乏（D）；确定诊断 CJD = 常规的神经组织病理；和（或）免疫组织化学技术；和（或）CDI 技术证实 PrP^{sc}；和（或）RT-QuIC 技术检测脑脊液或刷取的鼻部嗅上皮组织中 PrP^{sc} 阳性

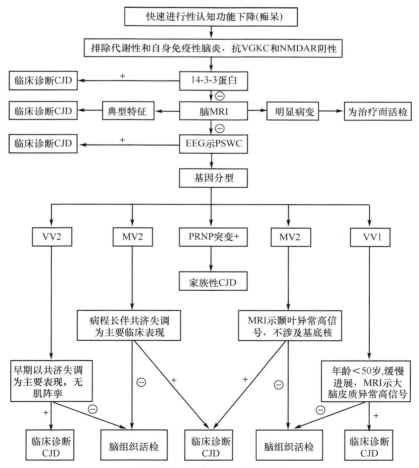

图 4-0-8　克雅病的诊治流程

注：VGKC，voltage-gated potassium channel，电压门控钾通道；NMDAR，*N*-methyl-Daspartate Receptor，*N*- 甲基 -*D*- 天（门）冬氨酸受体；
　　EEG，electroencephalography，脑电图；PSWC，periodic sharp wave complexes，周期性尖锐复合波

案例 4-1[实验室检查]

入院后进行脑脊液检查：压力 150mm H_2O（$1mmH_2O=0.0098kPa$），蛋白 0.52g/L（正常 $0.15 \sim 0.45$g/L），糖 5.1mmol/L（正常 $2.2 \sim 3.9$mmol/L），氯 123 mmol/L（正常 $119 \sim 129$mmol/L），免疫球蛋白 A 5.83 mg/L（正常 $0 \sim 5.00$mg/L），免疫球蛋白 G、M 均在正常范围，抗酸染色、墨汁染色阴性，无恶性肿瘤细胞，脑脊液 14-3-3 蛋白检测呈阳性。

动态脑电图示右侧大脑半球周期性大量 $1 \sim 2$Hz 中 - 高，尖慢复合波（PSWC）（图 4-0-9）。

复查头颅 MRI DWI 序列示右侧大脑皮质、左侧枕叶沿脑回分布弥漫彩带样高信号。5 月头颅 MR DWI 序列示右侧大脑皮质沿脑回分布少许局限性彩带样高信号，伴有老年性脑萎缩（图 4-0-10）。

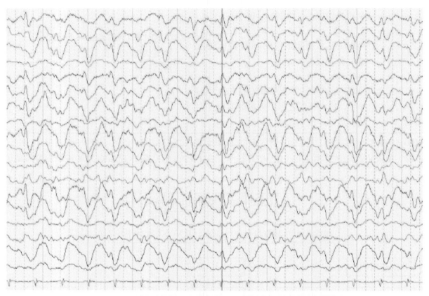

图 4-0-9　脑电图示右侧大脑皮质周期性尖慢复合波

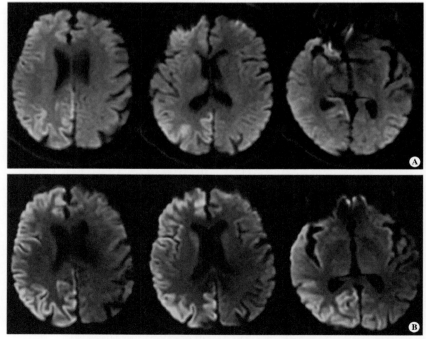

图 4-0-10　A. 发病初期头颅 MRI DWI 序列示右侧大脑皮质沿脑回分布少许局限性彩带样高信号，伴有老年性脑萎缩；B. 1 个月后复查 MRI 示右侧大脑皮质、左侧枕叶沿脑回分布弥漫彩带样高信号

【治疗】

朊毒体病仍属于目前无特效治疗的致死性疾病。临床上主要是对症处理及支持治疗。

【预防】

机体对朊毒体感染不产生保护性的免疫应答反应。所以免疫接种不是预防朊毒体病的理想方法。

（一）控制和消灭传染源

全部屠宰已感染牛海绵状脑病的牛及其他动物并做安全销毁处理。防止经献血或捐献器官而传播。严禁医源性 CJD 患者捐献组织器官。朊毒体病及任何神经系统退行性疾病患者、曾接受器官提取的人体激素治疗者、有朊毒体病家族史者和在疫区居住过一定时间者，均不可作为器官、组织及体液的供体。

（二）切断传播途径

1. 严格海关检疫　对从有疯牛病流行的国家进口活牛或牛肉或其制品，必须进行严格和特殊的检疫。禁止用牛羊等反刍动物内脏，包括脑、脊髓、骨、肉等作为饲料喂养牛等动物。生产生物制品需用牛原料时，应考虑和了解这些牛原料来自国的疯牛病流行情况。

2. 预防医源性传播　对角膜及硬脑膜的移植要排除供者患病的可能，对移植材料特别是硬脑膜的来源进行仔细考查。对神经外科手术的操作及器械的消毒要严格规范化。对患者的血液等体液及手术器械等污染物必须彻底灭菌，对含病原因子的动物尸体、组织块或注射器等用品必须彻底销毁。手术器械需用 1mol/L NaOH 处理 1 小时，清洗后再高压蒸汽灭菌 134℃≥ 2 小时。对带有 PrPsc 的提取液、血液等用 10% 含氯石灰溶液或 5% 次氯酸钠处理 2 小时以上。

（三）保护易感人群

人群普遍易感。①医护人员和研究人员加强防范意识，自我保护；②对遗传性朊毒体病家族进行监测，并予遗传咨询和优生筛查。

> **案例 4-1[诊断与治疗]**
>
> （1）快速进行性痴呆，伴有肌阵挛、视觉障碍、行走失调。
>
> （2）脑脊液常规及生化正常。脑脊液 14-3-3 蛋白阳性。
>
> （3）脑电图显示特征性尖慢复合波（PSWC）。
>
> （4）头颅 MRI DWI 序列示右侧大脑皮质、左侧枕叶沿脑回分布弥漫彩带样高信号。随疾病进展病变扩大。
>
> **[诊断]**　散发型克雅病
>
> **[治疗及预后]**　对症支持治疗。患者病情急剧恶化，于入院 2 周后死亡。
>
> **[尸检脑组织病理]**　见图 4-0-11。
>
> （1）死后脑组织病理检查示：枕叶、小脑广泛海绵状空泡，胶质细胞增生，神经元退行性变。
>
> （2）免疫组化：利用抗 PrP 片段 109 ～ 112 特异性单克隆抗体 3F4 检测到大量的朊毒体蛋白（PrPsc）在空泡周围的沉积。
>
> 免疫印迹（western blot）显示存在蛋白酶抗性的无突变 PrP。

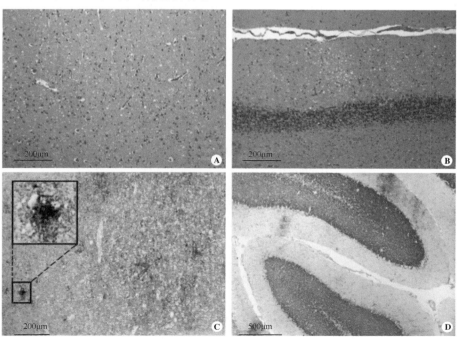

图 4-0-11　A. 枕叶海绵状变性（HE 染色）；B. 小脑海绵状变性（HE 染色）；C. 枕叶免疫组化检测到大量的 PrPsc 在空泡周围颗粒状沉积；D. 免疫组化显示小脑分子层可见大量 PrPsc 存在

复习要点

1. 朊毒体蛋白（PrP） 是一种感染性的蛋白质颗粒，不含核酸。PrP 有两种异构体，为正常的不致病的 PrP^c 和致病性的 PrP^sc，两者本质差别在于空间构象上的差异，从而产生了不同的理化性质和生物学特性。PrP^sc 与 PrP^c 的主要区别如下：

PrP^sc 与 PrP^c 的区别

项目	PrP^c	PrP^sc
分子构型	α 螺旋占 40%，β 折叠仅占 3%	α 螺旋占 20%，β 折叠占 50%，
对蛋白酶 K 的抗性	敏感	抗性
对去污剂的溶解性	可溶	不可溶
存在	正常及感染动物	感染动物
致病性	无	有致病性和传染性

2. 各种朊毒体病的临床特点

各种朊毒体病的临床特点

项目	朊毒体病类型				
	sCJD	vCJD	fCJD	GSS	FFI
平均发病年龄	60～70 岁	28 岁	60 岁	60 岁	50 岁
病程	5 个月	14 个月	6 个月	5 个月	14 个月
主要临床表现	快速认知功能下降，肌阵挛	早期精神症状，继而认知功能下降	类似 sCJD	小脑症状	失眠症
MRI	60%～70% 有基底核或大脑皮质高信号	90% 有丘脑枕征	基底核和大脑皮质高信号	很少异常	非特异性萎缩
脑电图	60%～70% 有周期性尖锐复合波	无周期性尖锐复合波	75% 有周期性尖锐复合波	很少阳性	很少阳性
脑脊液 14-3-3 蛋白	90% 阳性	50% 阳性	类似 sCJD	阴性	很少阳性
基因分型或突变	70% 为 MM1 型	100%MM	PRNP 突变	P102L 为常见突变	D178N 突变

3. 散发型克雅病诊断标准 目前仍采用 1998 年 WHO 的诊断标准。

1998 年 WHO 对克雅病的诊断标准

A	B	C
快速进行性痴呆	肌阵挛	脑电图示周期性同步放电的特征性改变
	视觉或小脑障碍	
	锥体/锥体外系功能异常	脑脊液 14-3-3 蛋白阳性伴病程短于 2 年
	无动性缄默	

注：临床诊断 CJD =（A）+ B 中至少两项 + C 中至少一项；疑似诊断 CJD =（A）+ B 中至少两项 + 缺乏（C）；确定诊断 CJD = 常规的神经组织病理；和（或）免疫组织化学、免疫印迹法证实 PrP^sc 阳性

4. 特征性的实验室检查 脑脊液 14-3-3 蛋白阳性已成为 sCJD 敏感性和特异性均较好的诊断指标。特异性的脑电图（EEG）波形——周期性同步二或三相尖锐复合波，可以为 CJD 诊断提供较可靠的依据。头颅 MRI DWI 和 FLAIR 序列甚至能比脑电图更早期地发现脑组织特征性异常高信号，而且随疾病进展发生动态变化。典型的病理形态学特点主要为脑组织的海绵状变、淀粉样斑块形成、神经元丢失及反应性星形胶质细胞增生。免疫组化法和免疫印迹法检查脑组织 PrP^sc 的存在仍是目前常用的确诊标准。实时震动诱导转化（RT-QuIC）技术和 PrP^sc 错误蛋白折叠的循环扩增法（PMCA）是近年建立的两种检测微量 PrP^sc 的技术，具有更高的敏感性，特异性为 100%。构象免疫分析技术（CDI）检测脑组织中 PrP^sc 比常规组织病理及免疫组化具有更高的灵敏度，无假阳性。

5. 治疗及预防 目前无特效治疗，也尚无疫苗进行预防。防止感染的途径主要是做好个人防护、切断传播途径。

习题精选

4-1 人食用患疯牛病的牛肉可导致（ ）
　　A. 库鲁病

B. 克雅病

C. 致死性家族性失眠症

D. 新变异型克雅病

E. 格斯特曼综合征

4-2 朊毒体可以诱发机体产生（　　）

    A. 细胞免疫　　　　　　B. 体液免疫

    C. 补体　　　　　　　　D. 细胞凋亡

    E. 体液免疫和细胞免疫

4-3 朊毒体病的常见临床表现不包括（　　）

    A. 痴呆

    B. 共济失调，肌阵挛

    C. 阳性锥体系和锥体外系征

    D. 瘫痪

    E. 发热

4-4 确诊朊毒体疾病的实验室方法是（　　）

    A. 计算机断层扫描

    B. 脑电图出现特征性的周期性尖锐复合波

    C. 脑组织切片呈海绵状改变

    D. 免疫组化或生物学技术检查 PrP^{sc}

    E. 磁共振成像

4-5 下列情况不会传播朊毒体病的是（　　）

    A. 器官移植

    B. 神经外科手术

    C. 进食煮熟的牛肉

    D. 空气传播

    E. 注射尸体来源的人体激素

4-6 朊毒体的本质是一种（　　）

    A. 细菌　　　　　　　　B. 病毒

    C. 真菌　　　　　　　　D. 蛋白质

    E. 寄生虫

4-7 下列方法可完全灭活朊毒体的感染性的是（　　）

    A. NaOH 浸泡 + 高压蒸汽灭菌法

    B. 电脑辐射

    C. 紫外线照射

    D. 核酸酶

    E. 蛋白酶 K

4-8 朊毒体疾病的临床特点不包括（　　）

    A. 潜伏期长

    B. 中枢神经系统的异常

    C. 病情进展迅速

    D. 可以治愈

    E. 很快导致死亡

（王春平　杨永平）

第五章　立克次体病

立克次体病（rickettsiosis）是由一组立克次体引起的自然疫源性传染病。人类立克次体病可分为五大组：①斑疹伤寒组（含流行性斑疹伤寒和地方性斑疹伤寒）；②斑点热组（含斑点热、马赛热、澳洲蜱型斑疹伤寒、立克次体痘症）；③恙虫热组（含恙虫病）；④Q 热组（含 Q 热）；⑤阵发性立克次体病组（含战壕热）。在我国已经发现的有流行性斑疹伤寒、地方性斑疹伤寒、北亚蜱传立克次体病、恙虫病、Q 热。

立克次体生物特性介于细菌与病毒之间，具有以下特点：①需在活细胞内生长，在代谢衰退的细胞内生长旺盛；②具典型的细胞壁、有 DNA 和 RNA，呈短小、多形性球杆状，染色后光学显微镜可以查见；③除 Q 热、战壕热及立克次体痘症的立克次体外，均与某些变形杆菌（OX$_{19}$、OX$_2$、OX$_K$ 株）有共同抗原，故可进行外斐反应（变形杆菌凝集反应）以协助诊断；④对广谱抗生素，如四环素族、氯霉素等敏感；⑤其毒素属内毒素性质，为其主要致病物质；⑥耐低温、干燥，对热和一般消毒剂敏感。

立克次体病的共同特点是：①病原体在自然界中主要在啮齿类动物（鼠类）和家畜（牛、羊、犬）等储存宿主内繁殖。虱、蚤、蜱、螨等吸血节肢动物为主要传播媒介。②特异的病理改变为广泛的血管周围炎和血栓性血管炎。③主要临床特点是发热、头痛和皮疹（Q 热除外）。④广谱抗生素有效。病后可获持久免疫力，各病之间有交叉免疫力。

我国的立克次体病主要有流行性斑疹伤寒、地方性斑疹伤寒、恙虫病和 Q 热。

第一节　流行性斑疹伤寒

 重要知识点

掌握流行性斑疹伤寒的临床特点、诊断、治疗，与地方性斑疹伤寒的鉴别；熟悉流行性斑疹伤寒的流行病学、实验室检查；了解流行性斑疹伤寒的病原学特点、发病机制与病理解剖、并发症。

案例 5-1

患者，男性，43 岁。因"发热、头痛 1 周，皮疹，全身不适 3 天"入院。

入院前 1 周不明原因出现畏寒、发热，最高

体温 40.3℃，头痛，恶心。当地查血常规无明显异常，给予头孢类抗生素治疗，无好转。3 天前发现全身红色斑丘疹，伴全身疼痛不适。以"发热待诊"收入院。

体格检查：体温 39.7℃，面色潮红，结膜充血，躯干部可见散在暗红斑丘疹，颈抵抗阴性，心肺阴性，双肾区叩痛，双下肢不水肿。

实验室检查：血常规示：WBC 6.3×10^9/L，N 0.59，L 0.32，Hb 124g/L，PLT 159×10^9/L；尿常规示蛋白（+）；肝功能示：ALT 79U/L，AST 68U/L，TBIL 26μmol/L，ALB 42g/L。

给予利巴韦林、头孢呋辛等治疗 5 天，无好转，后查外斐反应 OX$_{19}$ 1：640；出血热荧光抗体阴性。

[问题]

1. 该病诊断考虑什么疾病？
2. 主要需与哪种疾病鉴别？
3. 应如何治疗？

流行性斑疹伤寒（epidemic typhus）又称虱传斑疹伤寒或典型斑疹伤寒，是普氏立克次体通过体虱传播的急性传染病。其临床特点为急性起病、稽留热、剧烈头痛，皮疹与中枢神经系统症状，肝脾大。病程 2～3 周，40 岁以上患者病情相对较重。新中国成立前本病发病率高，常有流行，新中国成立后基本得以控制，仅有少数散发病例。作为再现传染病，近年在俄罗斯、秘鲁、阿尔及利亚和中部非洲本病有局部流行，流行期间，病死率为 6%～30%。

【病原学】

普氏立克次体为立克次体属，斑疹伤寒群，呈多形性球杆状，（0.3～1）μm×（0.3～0.4）μm，最长达 4μm。革兰染色阴性，吉姆萨染色呈淡紫红色。它可在鸡胚卵黄囊及组织中繁殖。接种雄性豚鼠腹腔引起发热和血管病变，但无明显阴囊红肿，以此可与地方性斑疹伤寒的莫氏立克次体相鉴别。普氏立克次体主要有两种抗原：①可溶性耐热型特异性抗原，为群特异性抗原，可用以区分斑疹伤寒和其他立克次体病；②不耐热型特异性颗粒抗原，可区分两型斑疹伤寒。

普氏立克次体耐冷不耐热，56℃ 30 分钟或37℃ 5～7 小时即可灭活，对紫外线及一般消毒剂均较敏感。普氏立克次体耐低温和干燥，在干燥虱粪中可存活数月。

【流行病学】

（一）传染源

患者是主要传染源。在潜伏期末 1～2 天至热退后数日患者的血液中均有病原体存在，病程第一周传染性最强，一般不超过 3 周。个别患者病后立克次体可长期隐存于单核/巨噬细胞内，当机体免疫力降低时引起复发，称为复发性斑疹伤寒，亦称 Brill-Zinsser 病。国外报告从东方鼩鼠以及牛、羊、猪等家畜体内分离出普氏立克次体，表明哺乳动物可能成为储存宿主。

（二）传播途径

人虱是本病的传播媒介，以体虱为主，头虱次之。当虱叮咬患者时，病原体随血入虱肠，侵入肠壁上皮细胞内增殖，约 5 天后细胞胀破，大量立克次体溢入肠腔，随虱粪排出，或因虱体被压碎而散出，可通过因瘙痒的抓痕侵入人体。虱粪中的立克次体偶可随尘埃经呼吸道、口腔或眼结膜感染。虱习惯生活于 29℃左右的环境中，当患者发热或死亡后即转移至健康人体而造成传播。

（三）人群易感性

人对本病普遍易感。患病后可产生相当持久的免疫力，但少数因免疫力不足可再次感染或体内潜伏的立克次体再度增殖引起复发。

（四）流行特征

本病流行与人虱密切相关。故北方寒冷的冬季较易发生。战争、灾荒及卫生条件不良易引起流行。

【发病机制与病理解剖】

1. 发病机制　主要为病原体所致的血管病变、毒素引起的毒血症及变态反应。立克次体侵入人体后，先在小血管内皮细胞内繁殖，细胞破裂后立克次体释放入血形成立克次体血症，侵袭全身小血管内皮细胞。病原体死亡，释放大量毒素可引起全身中毒症状。病程第 2 周随着机体抗感染免疫的产生出现变态反应，使血管病变进一步加重。

2. 病理解剖　病理变化的特点是增生性、血栓性、坏死性血管炎及血管周围炎性细胞浸润所形成的斑疹伤寒结节。这种增生性血栓性坏死性血管炎可分布于全身各组织器官，多见于皮肤、心肌、中枢神经系统。中枢神经系统以大脑皮质、延髓、基底核的损害最重，脑桥、脊髓次之。脑膜可呈急性浆液性炎症。肺可有间质性炎症和支气管肺炎。肝脏汇管区有嗜碱性单核细胞浸润，肝细胞有不同程度的脂肪变性及灶性坏死与单核细胞浸润。肾脏主要呈间质性炎性病变。肾上腺可有出血、水肿和实质细胞退行性变。

【临床表现】

潜伏期为 5～23 天，平均为 10～14 天。

1. 典型斑疹伤寒

（1）发热：多急起发热，伴寒战，继之高热。体温于 1～2 天内达 39～40℃，呈稽留热，少数呈不规则热或弛张热。伴严重毒血症症状，剧烈头痛，全身肌肉酸痛。此时患者面颊、颈、上胸部皮肤潮红，球结膜高度充血，似酒醉貌。

（2）皮疹：在病程第 4～6 天出现皮疹。先见于躯干，很快蔓延至四肢，数小时至 1 天内遍及全身。严重者手掌及足底均可见到，但面部无疹，下肢较少。皮疹大小形态不一，为 1～5mm，边缘不整，多数孤立，偶见融合成片。初起常为充血性斑疹或丘疹、压之褪色，继之转为暗红色或出血性斑丘疹、压之不褪色，皮疹持续 1 周左右消退。退疹后留有棕褐色色素沉着，无焦痂。

（3）中枢神经系统症状：出现早，表现为剧烈头痛、烦躁不安、失眠、头晕、耳鸣、听力减退、言语含糊不清。也可出现反应迟钝、谵妄、狂躁、上肢震颤及无意识动作，甚至昏迷或精神错乱。亦可有脑膜刺激征，但脑脊液检查除压力增高外，多正常。

（4）肝脾大：约 90% 患者脾大，肝大较少。

（5）心血管症状：循环系统脉搏常随体温升高而加速，血压偏低，严重者可休克。部分中毒重者可发生中毒性心肌炎，表现为心音低钝、心律不齐、奔马律。

（6）其他：有少数患者发生支气管炎或支气管肺炎。消化系统有食欲减退、恶心、呕吐、腹胀、便秘或腹泻。严重者可发生肾衰竭。

2. 轻型斑疹伤寒　少数散发的流行性斑疹伤寒多呈轻型。其特点为：①全身中毒症状轻，但全身酸痛，头痛相对明显；②热程短，持续 7～14 天，平均 8～9 天，体温一般在 39℃以下，可呈弛张热；③皮疹少，胸腹部出现少量充血性皮疹；④神经系统症状较轻，兴奋、烦躁、谵妄、听力减退等均少见；⑤肝脾大少见。

3. Brill-Zinsser 病　即复发型斑疹伤寒。流行性斑疹伤寒病后可获得较牢固的免疫力，但部分患者因免疫因素或治疗不当，病原体可潜伏体内，在第一次发病后数年或数十年后再发病。其特点是：①病程短，7～10 天；②发热不规则，病情轻；③皮疹稀少或无皮疹；④外斐试验常为阴性或低效价，但补体结合试验阳性且效价很高。

【实验室检查】

1. 血、尿常规 白细胞计数多正常，中性粒细胞常升高，嗜酸粒细胞减少或消失，血小板减少。尿蛋白可呈阳性。

2. 血清学检查

（1）外斐（Weil-Felix）试验：变形杆菌 OX_{19} 凝集效价 1∶160 以上有诊断价值，双份血清效价递增 4 倍以上具有诊断意义。第 5 病日即可出现阳性反应，病程第 2～3 周达高峰，持续数周至 3 个月。曾接种过斑疹伤寒疫苗或患复发性斑疹伤寒者，外斐反应常为阴性或低效价。本试验对斑疹伤寒诊断的阳性率达 74%～84%，但不能区分斑疹伤寒的型别，也不能排除变形杆菌感染。回归热、布鲁菌病、钩端螺旋体病等有交叉凝集亦可发生阳性反应。

（2）立克次体凝集反应：以普氏立克次体颗粒抗原与患者血清做凝集反应，特异性强，阳性率高。效价 1∶40 以上即为阳性。病程第 5 病日阳性率达 85%，第 16～20 病日可达 100%；此方法虽然与莫氏立克次体有一定交叉，但后者效价较低，故仍可与莫氏立克次体相鉴别。

（3）补体结合试验：用普氏立克次体颗粒性抗原做补体结合试验，可与地方性斑疹伤寒相鉴别。补体结合抗体持续时间长，可用作流行病学调查。

（4）间接血凝试验：其灵敏度较外斐试验及补体结合试验高，特异性强，与其他群立克次体无交叉反应，便于流行病学调查及早期诊断。但不易区分普氏立克次体、莫氏立克次体和复发型斑疹伤寒。

（5）间接免疫荧光试验：检测特异性 IgM 及 IgG 抗体。用两种斑疹伤寒立克次体做抗原进行间接免疫荧光试验，特异性强，灵敏度高，可鉴别流行性斑疹伤寒与地方性斑疹伤寒。IgM 抗体的检出有早期诊断价值。

3. 病原体分离 取发热期（最好于发病 5 天以内）患者血液 3～5ml 接种于雄性豚鼠腹腔，7～10 天豚鼠发热，阴囊发红，取其睾丸鞘膜和腹膜刮片或取脑、肾上腺、脾组织涂片染色镜检，可在细胞质内查见大量立克次体。亦可将豚鼠脑、肾上腺、脾等组织制成悬液接种鸡胚卵黄囊分离立克次体。一般不用于临床诊断。

4. 核酸检测 PCR 方法检测普氏立克次体核酸特异性好，有助于早期诊断。

5. 其他检查 少数患者脑脊液有轻度变化，如压力稍增高、单核细胞增多、蛋白稍增高，糖与氯化物正常。部分患者血清谷丙转氨酶轻度增高。心电图提示低电压，T 波及 S-T 段改变。

【并发症】

本病可并发支气管炎或支气管肺炎、心肌炎、中耳炎、腮腺炎，也可并发感染性精神病及指、趾、鼻尖坏疽等，现少见。

【诊断与鉴别诊断】

1. 诊断 流行病学资料：当地有斑疹伤寒流行或 1 个月内去过流行区，有虱叮咬或人虱接触史。出现发热、剧烈头痛、皮疹与中枢神经系统症状，脾大。外斐试验效价 1∶160 以上或双份血清效价递增 4 倍以上。

2. 鉴别诊断

（1）其他立克次体病：恙虫病患者恙螨叮咬处可有皮肤焦痂溃疡及淋巴结肿大。变形杆菌 OX_K 凝集反应阳性。Q 热除发热、头痛外无皮疹，主要表现为间质性肺炎，外斐试验阴性，贝纳立克次体血清学试验阳性。与地方性斑疹伤寒的鉴别见表 5-1-1。

表 5-1-1 流行性斑疹伤寒和地方性斑疹伤寒的鉴别

项目	流行性斑疹伤寒	地方性斑疹伤寒
病原体	普氏立克次体	莫氏立克次体
疾病程度	中至重度，神经症状明显	轻至中度
流行特点	流行性，多发生于冬春季	散发性，四季可发生，多见于夏秋季
皮疹	斑丘疹，瘀点、瘀斑常见，多遍及全身	斑丘疹，稀少
血小板减少	常见	少见
外斐试验	强阳性，1∶320～1∶5120	1∶160～1∶640
接种试验	一般不引起阴囊肿胀，偶轻度阴囊发红	豚鼠阴囊明显红肿，睾丸也有肿大
病死率	6%～30%	<1%

（2）伤寒：夏秋季节发病较多，起病较缓慢，头痛及全身痛不甚明显，皮疹出现较晚，淡红色、数量较少，多见于胸腹部。可有相对缓脉。神经系统症状出现较晚、较轻。常有较明显的腹泻或便秘，或腹泻与便秘交替出现。白细胞数多减少。肥达反应阳性，血、尿、粪、骨髓培养出伤寒杆菌可确诊。

（3）钩端螺旋体病：夏秋季节发病，有疫水接触史。无皮疹，多有腹股沟和（或）腋窝淋巴结肿大，腓肠肌压痛明显。可有黄疸、出血或咯血。钩端螺旋体补体结合试验或钩端螺旋体凝集试验阳性。乳胶凝集试验检查抗原有助于早期诊断。

（4）虱传回归热：体虱传播，冬春季发病，皮疹少见。白细胞计数及中性分类增多。发热时患者血液或骨髓涂片可查见回归热螺旋体。

（5）其他：还应与流脑、败血症、大叶性肺炎、成人麻疹及流行性出血热等鉴别。

> **案例 5-1[诊断及鉴别诊断]**
>
> （1）诊断：流行性斑疹伤寒
>
> （2）主要与流行性出血热鉴别：该患者发热、头痛、腰痛、颜面潮红、结膜充血、肾区叩痛、尿蛋白（+）等，符合流行性出血热表现；但流行性出血热皮疹多为腋下及颈胸部搔抓样出血疹，皮疹不符合流行性出血热表现，且患者外斐反应 OX_{19} 1 : 640，出血热荧光抗体阴性，排除了出血热，进一步明确为流行性斑疹伤寒。

【治疗】

1. 一般治疗　患者必须更衣灭虱。卧床休息、保持口腔、皮肤清洁、预防褥疮。注意补充维生素 C 及维生素 B，进食营养丰富、易消化的流质软食，多饮开水。维持水、电解质平衡，每天保证 2500 ～ 3000ml 液体入量。

2. 病原治疗　四环素、多西环素对本病有特效，但需早期使用。服药后 10 余小时症状减轻，24 ～ 48 小时后完全退热，热退后再用 3 ～ 4 天。氯霉素也有效，但因致骨髓抑制而不首选。近年使用喹诺酮类治疗本病也有效。

3. 对症治疗　高热者予以物理降温或小剂量退热药，慎防大汗。中毒症状严重者可注射肾上腺皮质激素，输液补充血容量。头痛剧烈兴奋不安者，可给予止痛或异丙嗪、地西泮、苯巴比妥、水合氯醛等镇静。心功能不全者可静脉注射毛花苷丙 0.4mg。

> **案例 5-1[治疗]**
>
> 该患者给予利巴韦林、头孢呋辛等治疗 5 天，无好转，后查外斐反应 OX_{19} 1 : 640；出血热荧光抗体阴性，确诊为流行性斑疹伤寒。给予多西环素治疗 3 天，症状消失，体温正常，治愈出院。

【预防】

1. 管理传染源　讲究个人卫生，灭虱是预防本病的关键。早期隔离患者，灭虱、洗澡、更衣后可解除隔离。必要时可刮去全身毛发。药物灭虱，如 10% 的百部乙醇擦湿头发裹以毛巾，1 小时后洗头发，头虱与虱卵均可被杀。或用百部 30g，加水 500ml 煮 30 分钟，取滤液擦湿发根部，然后包裹，次日清洗。对密切接触者，医学观察 21 ～ 23 天。

2. 切断传播途径　发现患者后，同时对患者及接触者进行灭虱，并在 7 ～ 10 天重复一次。物理灭虱，用蒸、煮、洗、烫等方法。温度保持在 85℃以上 30 分钟。化学灭虱可用 10% DDT 粉、0.5% 666 粉或 1% 马拉硫磷等撒布在内衣里或床垫上。为防耐药性，以上几种药物可交替使用。

3. 保护易感者，预防接种　疫苗有一定效果，但不能代替灭虱。疫苗仅适用于某些特殊情况，如准备进入疫区者、部队、研究人员等。疫苗能减少发病率、减轻症状、缩短病程，降低病死率。常用灭活鼠肺疫苗皮下注射。第 1 年共 3 次，以后每年加强注射 1 次。6 次以上可获较持久免疫力。减毒 E 株活疫苗已被国外部分国家广泛应用，1 次接种，免疫效果维持 5 年以上，但因较重的不良反应现已少用。

复习要点

1. 病原学及流行病学　病原为普氏立克次体，虱是主要传播媒介，注意个人和环境卫生，灭虱是主要的预防措施。人群普遍易感，感染后可获得强而持久的免疫力。

2. 临床特点及诊断　症状、体征及临床经过与地方性斑疹伤寒相似，但病情重、病程长，皮疹多，初为血性斑疹或丘疹，压之褪色，继之转为暗红色或出血性斑丘疹、压之不褪色，皮疹持续 1 周左右消退，退疹后留有棕褐色色素沉着，无焦痂。病急，呈稽留热，中枢神经系统症状重，脾大多见，重者有心血管损害。外斐试验效价 1 : 160 以上或双份血清效价递增 4 倍以上可诊断。

3. 治疗　四环素、多西环素，服药后 10 余小时症状减轻，24 ～ 48 小时后完全退热，热退后再用 3 ～ 4 天。

习题精选

5-1　立克次体病主要的病理变化是（　　）

 A. 小血管炎和血管周围炎

 B. 小血管水肿、变性、坏死

 C. 毛细血管感染中毒性损伤

 D. 表皮细胞肿胀、坏死和变性

 E. 网状内皮系统增生

5-2　流行性斑疹伤寒传染性最强的时间是（　　）

 A. 潜伏期　　　　　　B. 病后第 1 周

 C. 极期　　　　　　　D. 发热期

 E. 缓解期

5-3　典型流行性斑疹伤寒的热型为（　　）

 A. 弛张热　　　　　　B. 间歇热

 C. 稽留热　　　　　　D. 波状热

E. 消耗热

5-4 流行性斑疹伤寒最常用的实验室检查是（　　）

    A. 豚鼠腹腔接种

    B. 补体结合实验

    C. 立克次体凝集实验

    D. 变形杆菌 OX_{19} 凝集实验

    E. 变形杆菌 OX_K 凝集实验

5-5 下列临床表现中，对于伤寒和斑疹伤寒的鉴别诊断最有意义的是（　　）

    A. 长期发热，呈稽留热

    B. 皮疹

    C. 听力减退，谵妄，脑膜刺激征

    D. 脾肿大

    E. 相对缓脉

5-6 斑疹伤寒病原治疗首选的抗生素是（　　）

    A. 青霉素　　　　　　B. 庆大霉素

    C. 四环素　　　　　　D. 红霉素

    E. 磺胺药

5-7 关于流行性斑疹伤寒皮疹的描述正确的是（　　）

    A. 皮疹多于 4 ～ 5 天开始出现，由躯干遍及全身，少有面部皮疹

    B. 在皮肤的皱褶处皮疹密集成线

    C. 皮疹消退后有脱屑

    D. 皮疹多于 4 ～ 5 天开始出现，由躯干遍及全身，多有面部皮疹

    E. 典型的皮疹在弥漫性充血的皮肤上分布针尖大小的丘疹，压之褪色

5-8 流行性斑疹伤寒主要的传播途径是（　　）

    A. 体虱叮咬时通过挠抓皮肤传播

    B. 虱粪污染破损皮肤

    C. 吸入虱粪污染的尘埃

    D. 食入虱粪污染的食物

    E. 直接接触患者

5-9 流行性斑疹伤寒的病原体是（　　）

    A. 普氏立克次体

    B. 莫氏立克次体

    C. 东方立克次体

    D. 贝氏立克次体

    E. 立氏立克次体

5-10 流行性斑疹伤寒的传播媒介是（　　）

    A. 人虱　　　　　　　B. 鼠蚤

    C. 恙螨　　　　　　　D. 蜱

    E. 阴虱

5-11 预防流行性斑疹伤寒的主要措施是（　　）

    A. 灭虱　　　　　　　B. 灭鼠

C. 灭鼠灭虱　　　　　　　D. 隔离患者

E. 预防接种

（邓存良　陈　文）

第二节　地方性斑疹伤寒

重要知识点

    掌握地方性斑疹伤寒的临床特征、诊断、治疗及其与流行性斑疹伤寒的鉴别；熟悉地方性斑疹伤寒的流行特征；了解地方性斑疹伤寒的病原学特点。

> **案例 5-2**
>
>   患者，男性，35 岁。因"畏寒、发热、头痛 7 天"于 2010 年 9 月 10 日入院。
>
>   患者 7 天前无明显诱因出现发热，体温 39 ～ 40℃，伴畏寒、头痛明显。无恶心、呕吐。病前 3 周去过河北某地探亲。
>
>   体格检查：T 39℃，P 123 次 / 分，R 22 次 / 分，BP 125/80mm Hg，胸腹部可见少量的淡红色充血性斑丘疹，压之褪色，颈软，双肺呼吸音清，腹软，肝肋下未及，脾侧卧位可及，凯尔尼格征阴性，巴宾斯基征阴性。实验室检查：血常规示 WBC $6.3×10^9$/L，N 0.65。外斐反应 OX_{19} 1 ： 160。
>
> [问题]
>
>   1. 患者的诊断及诊断依据是什么？
>
>   2. 如何进一步治疗？

    地方性斑疹伤寒（endemic typhus）又称蚤传斑疹伤寒（flea-borne typhus）或鼠型斑疹伤寒（murine typhus），是莫氏立克次体（*Rickettsia mooseri*）通过鼠蚤为传播媒介的急性传染病。其发病机制、临床表现及治疗与流行性斑疹伤寒相似，但病情较轻、病程短、并发症少，且病死率很低。

【病原学】

    莫氏立克次体的形态特点和生化反应及对热、消毒剂的抵抗力均与普氏立克次体相似，但具有以下不同点：①形态上多形性不明显，很少呈长链状排列，多为短丝状。②两者有相同的耐热可溶性抗原，故可产生交叉反应。而具有不同不耐热的颗粒性抗原，可借补体结合试验或立克次体凝集试验区别。③接种于雄性豚鼠腹腔可引起阴囊及睾丸明显肿胀，称之为豚鼠阴囊现象，此点为与普氏立克次体病的重要鉴别点。④莫氏立克次体除可感染豚鼠外，对大鼠及小鼠均有明显的致病性，可用于分离、繁殖

及保存病原体。

【流行病学】

1. 传染源　家鼠为本病的主要传染源，莫氏立克次体通过蚤在鼠间传播。鼠感染后不立即死亡，而鼠蚤只在鼠死后才叮咬人而使人受感染。此外，患者及牛、羊、猪、马、骡等亦可作为传染源。

2. 传播途径　主要通过鼠蚤的叮咬传播。鼠蚤叮咬人时不是直接将莫氏立克次体注入人体内，而是通过排出含病原体的粪便和呕吐物污染伤口，立克次体经皮肤抓破处进入人体；蚤被压碎后，其体内病原体可经同一途径侵入。进食被病鼠排泄物污染的食物也可患病。蚤干粪内的病原体偶可形成气溶胶，经呼吸道和眼结膜使人受染。

3. 人群易感性　人群普遍易感，感染后可获得强而持久的免疫力，与流行性斑疹伤寒有交叉免疫。

4. 流行特征　本病属于自然疫源性疾病，全球散发，多见于热带及亚热带。国内以河南、河北、云南、山东、北京等报道的病例较多。本病可全年发生，以晚夏及秋季多见，可与流行性斑疹伤寒同时存在于某些地区。

【发病机制与病理解剖】

地方性斑疹伤寒的发病机制与病理解剖与流行性斑疹伤寒基本相似，但血管炎病变较轻，小血管的血栓形成较少见，脏器累及少。

【临床表现】

潜伏期为 6～14 天，平均为 12 天。

1. 发热　起病多较急，少数有 1～2 天的前驱症状如疲乏、食欲缺乏、头痛等。呈稽留热或弛张热，于病程第 1 周达高峰，一般在 39℃ 左右，伴全身酸痛、显著头痛、结膜充血等。热程一般为 9～14 天。

2. 皮疹　50%～80% 患者出现皮疹，多见于发热后 5 天左右。初发生于胸腹部，24 小时内遍布背、肩、臂、腿等处，脸、颈、足底、手掌一般无疹。开始为斑疹，粉红色，直径 1～4mm，按之即退；继而转变为斑丘疹，色暗红。疹于数日内消退。极少数病例的皮疹呈出血性。

3. 中枢神经系统症状　症状轻，大多表现为头痛、头晕、失眠、听力减退、烦躁不安等，偶见脑膜刺激征、谵妄、昏迷、大小便失禁等。

4. 其他　大多有咳嗽、便秘、恶心、呕吐、腹痛等。部分患者诉咽痛和胸痛。约 50% 患者有脾大，肝大者较少，心肌很少受累。并发症以支气管炎最多见，支气管肺炎偶有发生。其他并发症有肾衰竭等。

【实验室检查】

1. 血常规　白细胞总数及分类多正常，少数于病程早期出现血小板减少。

2. 生化检查　约 90% 患者血清 ALT、AST、ALP 和 LDH 轻度升高。

3. 免疫学检测　外斐反应中，变形杆菌 OX_{19} 凝集的诊断意义与流行性斑疹伤寒相似，但滴度较低，为 1：640～1：160。以莫氏立克次体作为抗原与患者血清进行凝集反应、补体结合试验等可与流行性斑疹伤寒相鉴别。

4. 病原体分离　将发热期患者血液接种入雄性豚鼠腹腔内，5～7 天后出现发热及睾丸鞘膜炎，引起阴囊明显肿胀，鞘膜渗出液涂片可见大量病原体。但一般实验室不宜进行，以免在感染的动物间扩散和使实验室人员受染。

【诊断与鉴别诊断】

1. 诊断　本病的临床表现无特异性且病情较轻，容易漏诊。流行病学资料对诊断有帮助。对流行区发热患者或发病前 1 个月内去过疫区者，应警惕本病的可能。外斐反应有筛选价值，进一步诊断依赖补体结合试验及立克次体凝集试验等。

2. 鉴别诊断　见本章第一节。

🍁 **温馨提示**

在临床上遇发热、头痛伴肝功能异常、呼吸道感染的患者，有流行病学资料，要想到地方性斑疹伤寒的可能，并且要动态复查外斐反应 OX_{19} 以及时确诊，必要时可行试验性治疗。

案例 5-2[诊断与鉴别诊断]

（1）诊断为地方性斑疹伤寒。

（2）诊断依据：①该患者 9 月发病且病前 3 周去过河北某地探亲，该地为地方性斑疹伤寒流行区；②起病较急，突然发热，体温上升较快，头痛明显；③体格检查：胸腹部可见少量的淡红色充血性斑丘疹，压之褪色，脾侧卧位可及；④血常规：白细胞及中性粒细胞无明显异常；外斐反应 OX_{19} 1：160，呈阳性，但滴度较低。

【治疗】

地方性斑疹伤寒的治疗与流行性斑疹伤寒基本相同。国内报道,多西环素疗效优于四环素。近年使用喹诺酮类,如环丙沙星、氧氟沙星和培氟沙星等对治疗本病也有效。患者的体温常于开始治疗后1~3天内降至正常,体温正常后再用药3~4天。

> **案例 5-2[治疗]**
>
> 入院后予以多西环素等治疗4天,体温下降,症状消失。

【预防】

(1)主要是灭鼠、灭蚤,对患者及早隔离治疗。
(2)因本病多散发,故一般不进行疫苗接种。疫苗接种对象为灭鼠工作人员及与莫氏立克次体有接触的实验室工作人员。

复习要点

1. 病原学及流行病学 病原为莫氏立克次体,家鼠为本病的主要传染源,主要通过鼠蚤的叮咬传播。人群普遍易感,感染后可获得强而持久的免疫力,与流行性斑疹伤寒有交叉免疫。本病属于自然疫源性疾病,全球散发。

2. 临床特点及诊断 症状、体征及临床经过与流行性斑疹伤寒相似,但病情轻、病程短,皮疹少,多为充血性,大多起病急,呈稽留热或弛张热,中枢神经系统症状较轻,约50%患者有脾大,并发症以支气管炎最多见。诊断时外斐反应OX$_{19}$阳性有重要价值,但滴度较低。进一步确诊有赖于莫氏立克次体特异性抗体凝集反应、补体结合试验等。

3. 治疗与预防 治疗同流行性斑疹伤寒,预防主要是灭鼠、灭蚤。

习题精选

5-12 地方性斑疹伤寒的传染源主要是( )
  A. 患者   B. 体虱
  C. 家鼠   D. 猪
  E. 牛

5-13 地方性斑疹伤寒的传播媒介是( )
  A. 蚊   B. 体虱
  C. 鼠蚤   D. 恙螨
  E. 蜱

5-14 下列有关莫氏立克次体的描述,正确的是( )
  A. 其形态、染色、对抗力等于普氏立克次体相似

B. 与变形杆菌有部分共同抗原,故外斐试验可辅助诊断
C. 与普氏立克次体的不耐热型颗粒抗原不同,可用补体结合试验区别
D. 接种雄性豚鼠腹腔,引起阴囊及睾丸明显肿胀
E. 以上均正确

5-15 与流行性斑疹伤寒相比,地方性斑疹伤寒表现不符合的是( )
  A. 病情较轻
  B. 神经系统症状明显
  C. 病程较短
  D. 抗生素治疗效果较好
  E. 病死率极低

5-16 预防地方性斑疹伤寒的最主要措施是( )
  A. 灭虱   B. 注意饮食卫生
  C. 灭鼠灭蚤   D. 预防注射
  E. 药物预防

(邓存良 陈 文)

第三节 恙虫病

 重要知识点

掌握恙虫病的临床表现、诊断及治疗;熟悉恙虫病的流行病学特征、发病机制、病理改变及实验室检查;了解恙虫病的病原学特点、并发症和预防措施。

> **案例 5-3**
>
> 患者,男性,38岁,林业工人。因"畏寒、发热、头痛、乏力5天"于8月22日就诊。
>
> 患者5天前无明显诱因出现畏寒、发热,体温最高达39.5℃,伴头痛、乏力,全身酸痛,休息后不能缓解。无呕吐及意识障碍。既往体健。
>
> 体格检查:T 39℃,神志清,对答切题,定向力良好,颜面潮红。皮肤无黄染,可见结膜充血。右腰部见1个焦痂,右侧腹股沟淋巴结肿大。心肺未见异常。腹部平软,无压痛及反跳痛,肝脏肋下约1cm,剑突下约2cm,质地软,边缘光滑,有轻微触痛,脾脏肋下约3cm,质地中等。移动性浊音阴性,双下肢无

水肿。神经系统体征阴性。

[问题]

1. 该患者的可能诊断是什么？

2. 需要做哪些检查？

3. 如何进一步治疗？

恙虫病（tsutsugamushi disease）又称丛林斑疹伤寒（scrub typhus），是由恙虫病东方体（*Orientia tsutsugamsushi*，Ot）所引起的急性自然疫源性疾病。其以鼠类为主要传染源，经恙螨幼虫叮咬传播。临床以发热、叮咬部位焦痂（eschar）或溃疡、淋巴结肿大及皮疹为特征，伴有外周血白细胞计数减少，严重者可发生死亡。

【病原学】

恙虫病病原体是恙虫病东方体，最早发现于日本。原属于立克次体科（Rickensieae）的立克次体属（*Rickettsia*），后经研究发现，该病原体的部分生物学特性明显不同于该属其他立克次体，从而将其另立一属，称为东方体属（*Orientia*），将恙虫病立克次体改称为恙虫病东方体。恙虫病东方体在宿主细胞核附近的细胞质内寄生（图 5-3-1），行二分裂繁殖。大小为（0.3 ～ 0.5μm）×（1.2 ～ 3.0）μm，革兰染色阴性，但吉姆萨染色呈蓝紫色。在电镜下可见其呈圆形、椭圆形、短杆状及哑铃状等，常成双排列。经小白鼠腹腔内接种、鸡胚卵黄囊和 HeLa 细胞中培养均能良好生长。目前，恙虫病东方体的基因分型主要包括 Karp、Kato、Gilliam、TA763、TA678、TA686、TA716、Kawasaki、Kuroki、TH1817 等 10 个血清型，我国长江以南以 Karp 型为主，长江以北以 Gilliam 型居多。恙虫病东方体对外界环境的抵抗力较弱，37℃2 ～ 3 小时后，其活力大为下降，在 0.1% 福尔马林溶液中经数小时即失去活力，但耐低温及干燥。

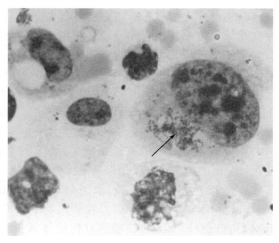

图 5-3-1 细胞内的恙虫病东方体

【流行病学】

恙虫病主要分布于亚太地区的热带和亚热带，尤以东南亚、澳大利亚和日本等地区常见，近年来逐渐向温带地区蔓延。全世界每年约有 100 万病例发生。在我国，恙虫病主要分布在东南沿海地区，但长江以北地区也不断有本病的报道。

1. 传染源 鼠类是最重要的储存宿主，如黄毛鼠、黑线姬鼠、黄胸鼠等，感染后病原体能在其内脏中长期存在；其次为食虫目动物，如臭鼩鼱、四川短尾鼩。此外，兔、猪、猫和禽类也能因感染而成为传染源。

2. 传播途径 本病通过携带恙虫病东方体的恙螨（*Chigger mite*）幼虫叮咬传播。全球已发现 3000 多个种恙螨，我国有 500 多个种，分布遍及全国。只有少数恙螨能成为恙虫病的传播媒介，我国已经证实的媒介有地里纤恙螨、红纤恙螨、高湖恙螨等。恙螨仅幼虫时期营寄生生活，其幼虫遇到鼠类等动物时，可附着于其体上叮咬吸血，如被叮咬的动物带有病原体，则幼虫受感染，病原体在幼虫体内繁殖并经卵垂直传播，第二代幼虫叮咬人即能传播恙虫病。人与人之间不传染，尚无接触危重患者或带菌动物的血液等体液导致传播的报道。

3. 人群易感性 人对恙虫病东方体普遍易感，病后对同型病原体株可获得较稳固的免疫力，对异株的免疫力仅能维持数月，故可再感染。田间劳作的农民、野外作业人员（伐木、筑路工人、地质勘探人员等）、野外训练部队和野外旅游者等受恙螨侵袭机会较多，容易发生感染。

4. 流行特征 本病多为散发，但也可发生暴发或流行。我国北方和南方的流行季节有显著差异。长江以南地区以 6 ～ 8 月为流行高峰，属于夏季型；长江以北地区以 10 ～ 11 月为流行高峰，属于秋季型。发病季节与恙螨及野鼠的密度有关。

【发病机制】

病原体从恙螨叮咬处侵入人体，先在皮肤受损处繁殖，形成皮肤局部病变，有特殊溃疡及结痂。继而侵入血液及淋巴系统，形成立克次体血症，在血管内皮细胞和单核巨噬细胞系统内生长繁殖，产生毒素，引起全身毒血症状及广泛的小血管炎、血管周围炎和血栓形成。毒血症在全身各器官可引起功能障碍和病损，甚至引起多器官功能衰竭。

【病理变化】

本病的病理变化主要在血管系统，基本病理变化是全身小血管炎，可见局灶性或广泛性血管炎和血管周围炎，血管周围可见单核细胞、淋巴细胞、浆细胞浸润，重型患者可见血管内皮细胞水肿及血管壁坏死、破裂，血管内皮细胞、巨噬细胞和心肌细胞中可检出恙虫病东方体。被恙螨叮咬的局部皮肤先有充血、水肿，形成小丘疹，继而形成水疱，然后坏死和出血，形成黑色痂皮，称为焦痂，焦痂附近的淋巴结肿大。肝脾因充血及网状内皮细胞增生而肿大，心肌呈局灶性或弥漫性心肌炎，肺有出血性肺炎，肾呈间质性炎症，脑膜可出现淋巴细胞性脑膜炎。

【临床表现】

潜伏期为 4 ～ 21 天，一般为 10 ～ 14 天。

1. 毒血症状 患者常急性起病，发热多呈弛张热或稽留热，体温可达 38.5 ～ 41℃。多有畏寒，偶有寒战，持续 1 ～ 3 周。伴全身不适、头晕头痛、肌肉酸痛、恶心呕吐、腹痛腹胀、食欲缺乏、乏力等，可有咳嗽、咳痰、肝脾大、结膜充血。

2. 焦痂或溃疡 是恙虫病特有的体征 (图 5-3-2)，发生率多为 50% 以上。恙螨幼虫叮咬处首先出现粉红色小丘疹，3 ～ 10mm 大小，其后逐渐变为水疱，水疱破裂后中心部位发生坏死，形成褐色或黑色焦痂。焦痂多为圆形或椭圆形，其边缘稍隆起，周围有红晕，痂皮脱落后中央凹陷形成小溃疡，无脓性分泌物；一般无痛痒感。焦痂或溃疡可全身分布，但多见于腋窝、腹股沟、外生殖器、肛门等隐蔽、潮湿且气味较浓的部位。多数 1 个，偶有 2 ～ 3 个及 10 个以上者。因此，仔细查找疑似恙虫病患者的特异性焦痂或溃疡是临床诊断恙虫病所必需的。

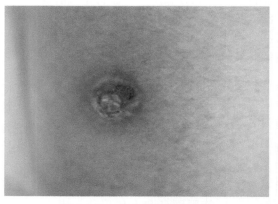

图 5-3-2 恙虫病的典型焦痂

3. 淋巴结肿大 全身浅表淋巴结肿大是恙虫病常见的体征之一，焦痂或溃疡邻近的浅表淋巴结肿大较为明显。一般在发热前就可以触到。常见的部位是颈部、腋窝和腹股沟。肿大的淋巴结孤立、游离无粘连、有压痛，触之可动，多如黄豆或蚕

豆大小；也有鸽蛋大小者，有的甚至隆起于皮肤表面。

4. 皮疹 皮疹的发生率有较大差异，可能与病原体的型别不同、病情轻重、就诊早晚等因素有关。多出现于病程的第 2 ～ 8 天，较多见于第 4 ～ 6 天，少数病例可于发病时即出现皮疹或迟至第 14 天才出现皮疹，充血性斑丘疹多见，持续 3 ～ 7 天后逐渐消退。皮疹呈暗红色，压之褪色。形态大小不一，一般为 3 ～ 5mm，散在性分布，以胸、背和腹部较多，向四肢发展，面部很少，手掌脚底无皮疹。皮疹无痒感，不脱屑，但有色素沉着，有时于病程第 7 ～ 10 天可在口腔软腭、硬腭及颊部黏膜上发现黏膜疹或出血点。

5. 肝脾大 肝大占 10% ～ 30%，脾大占 30% ～ 50%，质软，表面平滑，无触压痛。

【并发症】

并发症有支气管肺炎、中耳炎、腮腺炎、血栓性静脉炎、肝肾功能损害、弥散性血管内凝血、中毒性脑病、中毒性心肌炎、感染性休克等，可并发多器官功能衰竭。孕妇可发生流产。死亡病例多发生于病程的第 2 ～ 3 周。

【实验室检查】

1. 血常规 患者白细胞计数常减少或正常，有其他并发症时白细胞计数可增多。中性粒细胞分类正常或减少，淋巴细胞分类增多或正常，可有单核细胞分类增多或血小板减少。

2. 尿常规 尿液中常见少量蛋白、白细胞、红细胞或上皮细胞。

3. 生化表现 肝功能正常或轻度异常，可有心肌酶谱异常，红细胞沉降率或 C 反应蛋白升高。

4. 血清学检查

（1）外斐试验（Weil-Felix test，WFT）：亦称变形杆菌凝集试验。变形杆菌属 OX_k 株与恙虫病东方体存在交叉免疫原性，因此以 OX_k 抗原与患者血清进行交叉凝集反应，可检测患者血清中恙虫病东方体抗体，辅助诊断恙虫病。最早可于第 4 天出现阳性，病程第 1 周末 30% 左右阳性，第 2 周末为 75% 左右，第 3 周可达 90% 左右，效价可达 1：1280 ～ 1：160，第 4 周即开始下降，2 ～ 3 个月后转为阴性。单份血清 OX_K 效价 ≥ 1：160 有诊断意义。病程中如隔周检查外斐试验效价升高 4 倍以上意义更大。

（2）间接免疫荧光技术（indirect immuno-fluorescent antibody test，IFAT）：检测血清中的特异性 IgM、IgG 抗体。以 IFAT 检测双份抗体效价呈 4 倍及以上升高即可确诊，具有较高的灵敏度和特异

度。由于此法属于回顾性诊断，难以达到指导临床治疗的目的。若以单份血清诊断，其诊断界值必须以基于当地流行病学研究的效价作为标准比。但相对 WFT，IFAT 的特异性强、灵敏性高，可用于早期恙虫病诊断，故值得在有条件的医疗机构推广使用。

（3）酶联免疫吸附试验（enzyme-linked immunosorbent assays，ELISA）：检测患者血清中抗恙虫病东方体的 IgG 和 IgM 抗体，其敏感度为 86% ～ 88%，特异性为 84% ～ 90%，是一种简便灵敏的血清学诊断方法，该方法适用于流行病学调查选用。

（4）斑点印迹法（dot-blot assay）：是利用硝酸纤维素膜（NC 膜）或乙酸纤维素膜作为固相支持物，进行抗原 - 抗体反应的免疫学检测方法。斑点印迹诊断试纸适用于鉴别由交叉反应造成的真、假阳性结果，即用于筛选可疑感染恙虫病东方体的患者，且简易、耗时短、经济，可做半定量分析，尤其适合现场调查应用，可作为快速粗筛的检测手段，但仅能检测部分型别，有一定局限性。

（5）分子生物学诊断：采用聚合酶链反应（PCR）检测恙虫病东方体特异基因片段，具有敏感性高和特异性强的优点，可用于本病的早期诊断并鉴定血清型。但易发生交叉污染，假阳性率较高。

（6）病原体分离 取发热期患者血液 0.5 ～ 1ml，接种于小鼠腹腔、鸡胚或细胞中，培养分离病原体。

> **案例 5-3**[临床特点]
> （1）患者为青年男性，林业工人，夏季发病。
> （2）患者有发热、头痛等毒血症状，体格检查发现焦痂、淋巴结肿大、肝脾大。
>
> 初步诊断：恙虫病
> 需进一步行血常规及外斐试验检查确诊。

【诊断与鉴别诊断】

1. 诊断依据

（1）流行病学资料：流行季节，发病前 3 周内曾在或到过恙虫病流行区，并有野外活动史，主要有田间劳作、农村垂钓、野营训练、草地坐卧、接触和使用秸杆等。

（2）临床表现：突起畏寒，持续高热，伴结膜充血、皮疹、淋巴结肿大，尤其是局部淋巴结明显肿大、压痛，肝脾大。体表皮肤有焦痂或溃疡是最有诊断价值的特异性体征。

（3）实验室检查：血常规示白细胞正常或减少，分类左移，血小板可有减少。外斐反应血清效价 $OX_k \geq 1 ： 160$ 有重要参考价值。间接免疫荧光试

验双份血清 IgG 抗体滴度 4 倍及以上升高、PCR 核酸检测阳性或分离到病原体可确诊。

2. 鉴别诊断

（1）斑疹伤寒：多见于冬春季节，无焦痂和局部淋巴结肿大，外斐试验 OX_{19} 阳性，OX_k 阴性。流行性斑疹伤寒患者普氏立克次体为抗原的补体结合试验阳性。地方性斑疹伤寒患者莫氏立克次体为抗原的补体结合试验阳性。

（2）登革热：急性起病，有高热、头痛、皮疹。外周血白细胞和（或）血小板明显减少，血清中登革病毒抗体阳性。

（3）流行性出血热：起病急，典型表现有发热、出血、肾脏损害。外周血白细胞增多或正常，血小板减少，蛋白尿。流行性出血热病毒抗体阳性。

（4）疟疾：在流行季节有流行区居住或旅行史，出现间歇性或规律性发作的寒战、高热、大汗，伴有贫血和肝脾大，恶性疟热型不规则，可引起凶险发作。外周血或骨髓涂片疟原虫阳性。

（5）钩端螺旋体病：发病前有疫水接触史，眼结膜充血、出血，腓肠肌疼痛明显，无焦痂和溃疡。血清钩端螺旋体凝集溶解试验阳性。

【治疗】

1. 一般治疗
卧床休息，半流质饮食，加强营养，注意多饮水，保持水、电解质、酸碱和能量平衡；必要时可给予解热镇痛剂，高热者可予物理降温、解热镇痛药。密切观察病情变化，出现相关并发症时加强对症、支持处理，重症患者或并发心肌炎、脑膜炎者，在使用有效抗生素的情况下，可适当使用激素。

2. 病原治疗
目前临床上较常应用的抗生素有多西环素、大环内酯类、喹诺酮类和氯霉素，一般以多西环素为首选，成人 100mg，每 12 小时口服 1 次，退热后 100mg/d 顿服；8 岁以上小儿每天 2.2mg/kg，每 12 小时 1 次，退热后 2.2mg/kg，每天口服 1 次。孕妇及 8 岁以下儿童不宜服用多西环素。氯霉素：成人患者 2g/d，分 4 次口服，退热后 0.5g/d，分 2 次口服；危重患者亦可静脉滴注。儿童每天 25 ～ 50mg/kg，分 3 ～ 4 次服用；新生儿每天不超过 25mg/kg，分 4 次服用。此外，罗红霉素、克拉霉素、阿奇霉素、诺氟沙星等对本病亦有疗效。

根据患者的情况选用上述药物，疗程均为 7 ～ 10 天，疗程短于 7 天者，可出现复发。复发者疗程宜适当延长 3 ～ 4 天。

案例 5-3[诊断与治疗]

（1）血常规：白细胞计数为 8.7×10^9/L，中性粒细胞 0.66，淋巴细胞 0.34，血红蛋白 118g/L；肝功能：ALT 122U/L；尿常规：蛋白（+）。

（2）外斐试验：OX_k 效价 1∶640。

[诊断] 恙虫病

[治疗] 卧床休息、半流质饮食、营养支持，高热时予以退热处理，可选用多西环素或氯霉素针对病原治疗。

【预防】

1. 控制传染源 主要是灭鼠。应发动群众，采用各种灭鼠器与药物相结合的综合措施灭鼠。患者不必隔离，接触者不检疫。

2. 切断传播途径 铲除杂草，改造环境是最根本的措施，应结合爱国卫生运动、积肥、应用沼气等反复进行，消灭恙螨滋生地。在流行区野外作业时，铲除或焚烧住地周围半径 50m 内杂草，然后喷洒杀虫剂消除恙螨。

3. 保护易感人群 做好个人防护是预防本病的有效措施。流行季节避免在恙螨栖息环境中坐卧休息或晾晒衣被。进入此类地区，应扎紧袖口、裤管口，衬衣扎入裤腰内，减少恙螨的附着或叮咬。也可在暴露的皮肤和裤脚、领口或袖口上喷涂含邻苯二甲酸二甲酯或避蚊胺等成分的驱避剂进行防护。目前，尚无临床可用的恙虫病疫苗。

复习要点

（1）恙虫病是由恙虫病东方体引起的一种急性自然疫源性传染病。

（2）该病主要由鼠类传播，恙螨是唯一的传播媒介。

（3）临床以发热、焦痂或溃疡、淋巴结肿大、皮疹及肝脾大为特征。

（4）外周血白细胞正常或减少，外斐反应可协助诊断。

（5）特效药物是多西环素、氯霉素等。

习题精选

5-17 恙虫病的主要传染源是（ ）

A. 鼠类 　　　　　B. 恙螨

C. 鼠虱 　　　　　D. 体虱

E. 患者

5-18 下列临床表现对诊断恙虫病有重要价值的是（ ）

A. 焦痂与溃疡 　　　　B. 发热

C. 肝脾大 　　　　　D. 皮疹

E. 焦痂附近的淋巴结肿大

5-19 恙虫病患者周围血常规检查可见（ ）

A. 红细胞增多

B. 血小板减少

C. 红细胞减少

D. 白细胞正常或减少

E. 中性粒细胞增多

5-20 恙虫病病原体分离的方法为（ ）

A. 取标本血培养，涂片染色鉴定

B. 取标本骨髓培养，涂片染色鉴定

C. 取标本粪培养，涂片染色鉴定

D. 取标本尿培养，涂片染色鉴定

E. 取标本接种于小白鼠腹腔内，涂片染色鉴定

5-21 关于恙虫病东方体的特征，下列错误的是（ ）

A. 呈双球形状，在细胞质内靠近核旁成堆排列

B. 细龄小鼠的致病力强

C. 吉姆萨染色呈紫蓝色

D. 在发热期间，可从患者的血液、淋巴、焦痂、骨髓等中分离出病原体

E. 革兰染色呈蓝色

5-22 恙虫病简便且特异性尚可的实验室检查是（ ）

A. 肥大试验 　　　　B. 尿常规检查

C. 外斐试验 　　　　D. 血培养

E. 血常规检查

5-23 恙虫病的预防措施中错误的是（ ）

A. 消灭传染源主要是灭鼠

B. 患恙虫病者不必隔离，接触不必检疫

C. 切断传播途径的措施为改善环境卫生，除杂草，消灭恙螨滋生地

D. 在流行区野外工作者应做好个人防护

E. 及时接种疫苗

5-24 传染恙虫病的是恙螨的（ ）

A. 卵 　　　　　B. 幼虫

C. 若虫 　　　　D. 成虫

E. 各阶段均可

5-25 患者，男性，26 岁，农民。因"高热、头痛 10 天"入院。体格检查：体温 38.9℃，烦躁，头面及颈胸皮肤潮红，左侧腹股沟有一焦痂，左侧腹股沟淋巴结肿大，有触痛，眼结膜充血，双侧瞳孔等大灯圆，颈软，心肺无异常。神经系统检查：凯尔尼格征阴性，布鲁津斯基征阴性，巴宾斯基征阴性。胸部 CT 未见异常。肝功能：ALT 150U/L。尿常规：蛋白（+）。血常规：血红蛋白 98g/L，

白细胞计数为 $5.8 \times 10^9/L$，中性粒细胞 0.75，淋巴细胞 0.25。

(1) 以下检查对于确诊首选的是（　　）
　　A. 头颅 CT 　　　　　　　B. 血培养
　　C. 肾功能检测 　　　　　　D. 外斐试验
　　E. 出、凝血时间测定
(2) 最可能的诊断是（　　）
　　A. 伤寒 　　　　　　　　　B. 钩体病
　　C. 流行性出血热 　　　　　D. 败血症
　　E. 恙虫病
(3) 下列病原治疗药物应首选（　　）
　　A. 氯霉素 　　　　　　　　B. 氨苄西林
　　C. 头孢唑啉 　　　　　　　D. 氧氟沙星
　　E. 红霉素

（邓存良　陈　文）

第四节　人粒细胞无形体病

 重要知识点

掌握人粒细胞无形体病的临床表现、诊断和鉴别诊断；掌握人粒细胞无形体病的治疗策略、抗生素选择及治疗方案；熟悉人粒细胞无形体病的预防方法。

案例 5-4

患者，男性，38 岁，农民，家中养牛。因"畏寒、发热、乏力 4 天，加重伴咳嗽、呕吐 1 天余"入院。

患者 4 天前出现畏寒、寒战、发热，体温达 39.0℃，伴头晕、头痛、乏力，在当地按"感冒"治疗无好转，近 1 天畏寒、发热加重，并伴有胸闷、咳嗽、恶心、进食后呕吐。为进一步诊治入院。周围无类似病患者。

体格检查：T 39.5℃，P 84 次/分，R 26 次/分，BP 138/84mmHg；神志清，面颈、胸部潮红，无出血点、搔抓痕，可扪及双侧腹股沟淋巴结肿大、轻压痛；球结膜充血；颈抵抗（－）；双肺可闻及少量散在湿啰音；心律齐，各瓣膜听诊区无病理性杂音；腹软，无压痛及反跳痛，肝脾未触及，肝区有轻叩痛，腹水征（－）；双下肢无水肿。

实验室检查：血常规示白细胞计数为 $2.19 \times 10^9/L$，中性粒细胞 0.46，淋巴细胞 0.18，红细胞 $3.7 \times 10^{12}/L$，血小板 $53 \times 10^9/L$；红细胞沉降率 34mm/h；尿常规示尿蛋白（＋）；肝功能 ALT 104U/L，AST 213U/L；心肌酶 CK-MB

89.3U/L，LDH 535U/L；电解质、肾功能、血糖、血凝四项、D- 二聚体正常；腹部 B 超提示肝、脾轻度肿大；胸部 X 线片示支气管炎。

[**问题**]

1. 该患者可能的诊断是什么？
2. 需要做哪些检查？
3. 如何进一步治疗？

人粒细胞无形体病（human granulocytic anaplasmosis，HGA）也称无形体病，是由嗜吞噬细胞无形体（*Anaplasma phagocytophilum*）侵染人末梢血中性粒细胞引起，以发热伴白细胞、血小板减少和多器官功能损害为主要临床表现的人畜共患自然疫源性疾病，该病经蜱传播。该病呈世界性分布，自 1994 年美国报告首例人粒细胞无形体病病例以来，美国每年报告的病例数为 600 ～ 800。我国 2006 年在安徽省发现人粒细胞无形体病病例，其他部分省份也有疑似病例发生。该病通常表现为轻症，但如果误诊、误治或免疫抑制的患者，也可能会导致严重甚至致命的结果。

【病原学】

嗜吞噬细胞无形体是引起人粒细胞无形体病的病原，属于立克次体目、无形体科、无形体属。嗜吞噬细胞无形体曾被命名为"人粒细胞埃立克体"（human granulocytic ehrlichiosis，HE），后来的系统发育学研究发现，应该将其单独列为无形体科、无形体属中的一新种，于 2003 年被命名为人粒细胞无形体。

无形体科是一类主要感染白细胞的专性细胞内寄生革兰阴性小球杆菌，其中对人致病的病原体主要包括无形体属（*Anaplasma*）的嗜吞噬细胞无形体；埃立克体属（*Ehrlichia*）的查菲埃立克体（*E. chaffeensis*）和埃文埃立克体（*E.ewingii*）；新立克次体属（*Neorickettsia*）的腺热新立克次体（*N. sennetsu*），分别引起人粒细胞无形体病、人单核细胞埃立克体病（human monocytic ehrlichiosis，HME）、埃文埃立克体感染、腺热新立克次体病。

20 世纪 90 年代初期，美国在多例急性发热患者的中性粒细胞胞质内发现埃立克体样包涵体。1995 年，Goodman 等从患者的血标本中分离到该种嗜粒细胞病原体，将它非正式命名为人粒细胞埃立克体，其所致疾病称为人粒细胞埃立克体病。后经 16S rRNA 基因序列的系统发育分析，发现该种嗜粒细胞病原体与无形体属最相关，因此将其归于无形体属的一个新种，命名为嗜吞噬细胞无形体，其所致疾病也改称为人粒细胞无形体病。

（一）形态结构及培养特性

嗜吞噬细胞无形体为革兰染色阴性专性细胞内寄生菌；菌体呈球形、卵圆形、梭镖形等多形性，菌体平均长度为 0.2～1.0μm。革兰染色阴性。无形体感染中性粒细胞后，主要寄生在粒细胞胞质的空泡内，以膜包裹的包涵体形式生存和繁殖，用吉姆萨法染色，其包涵体在细胞质内被染成紫色，在光学显微镜下呈桑葚状，每个包涵体含有数个到数十个菌体，多见于嗜吞噬细胞无形体感染早期的血涂片中（图 5-4-1）。

嗜吞噬细胞无形体为专性细胞内寄生菌，缺乏经典糖代谢途径，依赖宿主酶系统进行代谢及生长繁殖，主要侵染人中性粒细胞。嗜吞噬细胞无形体的体外分离培养使用人粒细胞白血病细胞系（HL-60），主要存在于 HL-60 细胞内与膜结构相连的空泡内，生长繁殖迅速。其感染的空泡内无查菲埃立克体感染所形成的纤维样结构。嗜吞噬细胞无形体早期的形态多为圆形、密度较大的网状体，后期菌体变小且密度增大。嗜吞噬细胞无形体的外膜比查菲埃立克体外膜有更多的皱折（图 5-4-2）。

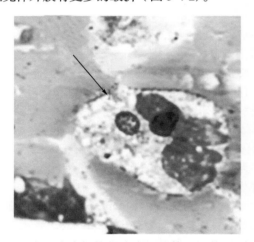

图 5-4-1　人血液中性粒细胞内无形体包涵体（1000×，JSDumler）

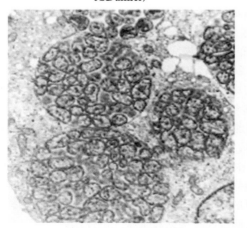

图 5-4-2　电镜下的无形体包涵体（21 960×，JSDumler）

（二）遗传及表型特征

嗜吞噬细胞无形体的基因组为 1 471 282 个碱基对，G+C 含量为 41.6%，含有 1 369 个编码框（ORF）。特征性基因为 msp2 基因及 AnkA 基因，100% 的菌株具有 msp2 基因，70% 的菌株具有 AnkA 基因。

【流行病学】

（一）宿主动物与传播媒介

家畜动物感染无形体既可以患病，也可以是储存宿主。除家畜动物外，小型啮齿动物是无形体自然循环中的重要储存宿主，如美国的白足鼠（Peromyscus leucopus）。动物宿主持续感染是病原体维持自然循环的基本条件。

近年来的研究发现，在美国的部分地区及欧洲大多数国家中，有蜱类存在的地区，往往嗜吞噬细胞无形体感染率比较高。全沟硬蜱（Ixodes persulcatus）是欧美地区无形体的主要传播媒介。我国曾在黑龙江、内蒙古和新疆等地的全沟硬蜱中检测到嗜吞噬细胞无形体，此以外，还从其他多种蜱类检测到无形体核酸，如在森林革蜱、嗜群血蜱、草原革蜱中均扩增出人粒细胞无形体 16S rRNA 基因序列。

（二）传播途径

本病主要通过蜱叮咬传播。蜱叮咬携带病原体的宿主动物后，再叮咬人时，病原体可随之进入人体引起发病。

直接接触危重患者或带菌动物的血液等体液，有可能会导致传播，但具体传播机制尚需进一步研究证实。国外曾有屠宰场工人因接触鹿血经伤口感染该病的报道。

（三）人群易感性

人对嗜吞噬细胞无形体普遍易感，各年龄组均可感染发病。病后或隐性感染后可否获得免疫力，目前还不完全清楚。

高危人群主要为接触蜱等传播媒介的人群，如疫源地（主要为森林、丘陵地区）的居民、劳动者及旅游者等。与人粒细胞无形体病危重患者密切接触、直接接触患者血液等体液的医务人员或其陪护者，如不注意防护，也有感染的可能。

（四）地理分布和发病季节特点

人粒细胞无形体病主要分布在欧美国家，但在中东和亚洲也有该病的存在。目前，已报道有人粒细胞无形体病的国家有美国、斯洛文尼亚、法国、英国、德国、澳大利亚、意大利及韩国等。根据国外研究,该病的地理分布与莱姆病的地区分布相似,我国莱姆病流行区也应关注此病。

我国自2006年安徽省某医院院内感染事件报道后,临床医生对该病的认识不断提高,越来越多的省份陆续报道该病。病例高发地区主要集中在湖北省随州、咸宁及河南省信阳光山、罗山等地。此外,山东省多地也相继报道了该病。北京、天津、河北、安徽、浙江、新疆及福建等地也有病例诊断及陆续报道(图5-4-3)。

该病全年均有发病,发病高峰为5～10月。不同国家的报道略有差异,多集中在当地蜱活动较为活跃的月份。

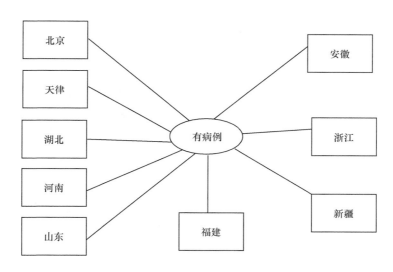

图5-4-3　我国无形体病实验室诊断及报道病例地理分布

【发病机制】

嗜吞噬细胞无形体通过蜱的叮咬进入体内,侵染粒细胞引起人粒细胞无形体病。嗜吞噬细胞无形体进入血流后,主要寄生于无形体感染中性粒细胞,其中性粒细胞特性可能与它表面存在的选凝素-P(P-selectin)配体有关。嗜吞噬细胞无形体可经微血管或淋巴道进入血流和脏器。采用免疫组化在HGA患者及实验感染动物的肝、脾、骨髓和淋巴结等网状内皮系统的器官组织中均发现嗜吞噬细胞无形体。

嗜吞噬细胞无形体通过以下机制导致组织、细胞损伤:①直接损伤中性粒细胞。无形体在中性粒细胞内生长和过量繁殖可直接引起细胞的裂解。②抑制噬中性粒细胞的呼吸暴发,减弱中性粒细胞对其他病原体的清除作用。③嗜吞噬细胞无形体感染后可诱发机体的免疫应答,产生的抗无形体抗体可与宿主细胞表面的无形体抗原结合,介导免疫活性细胞对宿主细胞的攻击。由于该类病原体属于细胞内寄生菌,故细胞免疫(特别是CD4$^+$T淋巴细胞)在清除病原体的同时,在机体的组织损伤中也发挥着重要作用。

总之,嗜吞噬细胞无形体通过诱发机体免疫应答,影响外周血中粒细胞的数量及功能导致免疫抑制,从而引起各种继发感染和免疫损伤,引起多器官功能受损,最终发展成多器官功能衰竭。该病大多数患者的死亡和免疫抑制与潜在疾病导致的机会感染有关。

【病理变化】

人粒细胞无形体病主要病理改变为全身性、多器官淋巴细胞炎症浸润,肝、脾和淋巴结单核细胞增生,主要与免疫损伤有关。嗜吞噬细胞无形体的主要靶细胞为成熟的粒细胞,免疫组化检查发现血液和脾、肺、肝等器官的中性粒细胞中存在嗜吞噬细胞无形体,感染器官组织有较明显的病理改变。

【临床表现】

潜伏期一般为7～14天(平均9天)。

本病急性起病,症状缺乏特异性,主要症状为发热(多为持续性高热,可高达40℃以上)、全身不适、乏力、头痛、肌肉酸痛以及恶心、呕吐、畏食、腹泻等。部分患者伴有咳嗽、咽痛。体格检查可见表情淡漠,相对缓脉,少数患者可有浅表淋巴结肿大及皮疹。

在大多数情况下,人粒细胞无形体病表现为轻度、自限性疾病,大多数患者甚至无需抗生素治疗,在30天内所有的临床症状和体征消失。然而,严重的感染病例,则表现为致命的结果。在老年患者、免疫缺陷及免疫抑制剂治疗患者,慢性炎症性疾病或潜在的恶性疾病患者感染本病后病情多较危重,可伴有心、肝、肾等多器官功能损害,并出现相应的临床表现。相对于欧美地区,我国无形体病例较多呈重症表现。

重症患者可有间质性肺炎、肺水肿、急性呼吸窘迫综合征以及继发细菌、病毒及真菌等感染。少数患者可因严重的血小板减少及凝血功能异常，出现皮肤、肺、消化道等出血表现，如不及时救治，可因呼吸衰竭、急性肾衰竭等多器官功能衰竭及弥散性血管内凝血死亡。

由粒细胞无形体导致的慢性感染在人类中尚无报道。

🍁 **温馨提示**

该病缺乏特异性临床症状，与其他急性感染性疾病，尤其是某些病毒性疾病相似，容易发生误诊。

【实验室检查】

各级疾病预防控制中心专业人员和临床医务人员发现疑似病例时，应认真按照《人粒细胞无形体病实验室检测方案（试行）》进行标本的采集、包装、运送和实验室检测。省级实验室无检测条件或无法鉴定时，应将原始标本及病原分离物送中国疾病预防控制中心进行检测。

（一）常规检查

1. 血常规 白细胞、血小板减少，患者发病第1周即表现为白细胞减少，多为 $(1.0 \sim 3.0) \times 10^9/L$；血小板降低，多为 $(30 \sim 50) \times 10^9/L$。可见异型淋巴细胞。

2. 尿常规 蛋白尿、血尿、管型尿。

3. 合并脏器损害的患者 肝、肾功能异常；心肌酶谱升高；肝功能氨基转移酶轻度升高，少数患者出现血淀粉酶、尿淀粉酶和血糖升高。部分患者凝血酶原时间延长，纤维蛋白原降解产物升高。可有血电解质紊乱，如低钠、低氯、低钙等。少数患者还有胆红素及血清蛋白降低。

（二）血清及病原学检测

在抗生素治疗开始前，血标本可通过涂片、PCR、用 HL-60 细胞进行培养来检测人粒细胞无形体。

感染早期（第1周）检查中性粒细胞内包涵体是最有效的早期 HGA 诊断方法，阳性率为 $25\% \sim 75\%$。取患者的外周血直接涂片，做瑞氏、Diff-Quik 或吉姆萨染色，可发现中性粒细胞内的特征性桑葚状包涵体。

最敏感的诊断方法是用嗜吞噬细胞无形体感染的 HL-60 细胞制备抗原片作间接免疫荧光分析（IFA），检测患者血清中的抗嗜吞噬细胞无形体特异性抗体滴度。需注意在感染的早期，大部分患者的检测结果为阴性，故需要检测恢复期血清明确诊断。

其他也可采用套式 PCR 扩增患者血标本中的嗜

吞噬细胞无形体的 16S rRNA 基因片段，多数 HGA 患者的急性期血标本检测为阳性。将患者的抗凝血或从血中分离的白细胞接种于含有 HL-60 的细胞悬液中，可分离出嗜吞噬细胞无形体。

🍁 **温馨提示**

白细胞、血小板减少可作为早期诊断的重要线索，血涂片检查中性粒细胞内包涵体是最有效的早期 HGA 诊断方法，仅仅早期抗嗜吞噬细胞无形体特异性抗体阴性不能排除该病，应检测恢复期血清以明确诊断。

案例 5-4[临床特点及诊断思路]

[临床特点] 患者为青年男性，农民，以急起的感染中毒症状为主要表现。伴有咳嗽、呕吐等呼吸系统及消化系统症状。有劳累等诱因，之后出现黄疸及消化道症状。

体格检查发现高热、球结膜充血，可扪及双侧腹股沟淋巴结肿大、轻压痛，双肺少量散在湿啰音，肝区有轻叩痛。

实验室检查提示白细胞及血小板计数明显下降，红细胞沉降率增高，尿蛋白 (+)；肝功能及心肌酶学异常；腹部 B 超提示肝、脾轻度肿大；胸部 X 线片示支气管炎。

[诊断思路] 该患者可初步判断为急性感染性疾病。由于其临床表现缺乏特异性，故难以根据临床表现及常规实验室检查明确诊断。目前，细菌性感染、病毒性感染、螺旋体感染、无形体病及恶性疟疾等均需考虑。由于其白细胞及血小板明显下降，故病毒性感染、无形体病等可能性相对较大，需重点考虑。

因此需进一步行血培养、流行性出血热抗体、伤寒肥达反应、血涂片查疟原虫、血涂片查中性粒细胞内 HGA 包涵体以及登革热抗体、钩端螺旋体抗体等检测以确诊。

【诊断】

依据流行病学史、临床表现和实验室检测结果进行诊断。

（一）流行病学史

（1）发病前 2 周内有被蜱叮咬史。

（2）有在有蜱活动的丘陵、山区（林区）工作或生活史。

（3）直接接触过危重患者的血液等体液。

（二）临床表现

本病急性起病，主要症状为发热（多为持续性高热，可高达 40℃以上）、全身不适、乏力、头痛、肌肉酸痛以及恶心、呕吐、畏食、腹泻等。个别重症病例可出现皮肤瘀斑、出血，伴多脏器损伤、弥散性血管内凝血等。

（三）实验室检测

1. 血常规及生化检查

（1）早期外周血象白细胞、血小板降低，严重者呈进行性减少，异型淋巴细胞增多。

（2）末梢血涂片镜检中性粒细胞可见桑葚状包涵体。

（3）谷丙转氨酶（ALT）和（或）谷草转氨酶（AST）升高。

2. 血清及病原学检测

（1）急性期血清间接免疫荧光抗体（IFA）检测嗜吞噬细胞无形体 IgM 抗体阳性。

（2）急性期血清 IFA 检测嗜吞噬细胞无形体 IgG 抗体阳性。

（3）恢复期血清 IFA 检测嗜吞噬细胞无形体 IgG 抗体滴度较急性期有 4 倍及以上升高。

（4）全血或血细胞标本 PCR 检测嗜吞噬细胞无形体特异性核酸阳性，且序列分析证实与嗜吞噬细胞无形体的同源性达 99% 以上。

（5）分离到病原体。

（四）诊断标准

1. 疑似病例 具有上述（一）、（二）项和（三）项 1 项中的（1）、（3）。部分病例可能无法获得明确的流行病学史。

2. 临床诊断病例 疑似病例同时具备（三）项 1 项中的（2），或（三）项 2 项中的（1）或（2）。

3. 确诊病例 疑似病例或临床诊断病例同时具备（三）项 2 项中（3）、（4）、（5）中的任一项。

❀ 温馨提示

对有类似于感冒症状的发热患者，特别是有血小板减少和白细胞减少，并有蜱接触史者，应当考虑到人粒细胞无形体病的可能。

【鉴别诊断】

（1）与其他蜱传疾病、立克次体病的鉴别：人单核细胞埃立克体病（HME）、斑疹伤寒、恙虫病、斑点热及莱姆病等。

（2）与发热、出血及酶学指标升高的感染性疾病的鉴别：主要是病毒性出血性疾病，如流行性出血热、登革热等。

（3）与发热、血白细胞、血小板降低的胃肠道

疾病的鉴别：伤寒、急性胃肠炎、病毒性肝炎。

（4）与发热及血白细胞、血小板降低或有出血倾向的内科疾病的鉴别：主要是血液系统疾病，如血小板减少性紫癜、粒细胞减少、骨髓异常增生综合征。可通过骨髓穿刺及相应病原体检测进行鉴别。

（5）与发热伴多项酶学指标升高的内科疾病鉴别：主要是免疫系统疾病，如皮肌炎、系统性红斑狼疮、风湿热。可通过自身抗体等免疫学指标进行鉴别。

（6）其他：如支原体感染、钩端螺旋体病、鼠咬热、药物反应等。

❀ 温馨提示

该病缺乏特异性临床症状，与其他急性感染性疾病难以从临床症状、体征及常规实验室检查上鉴别，需要进行血涂片或者特异性血清学检查以明确诊断。

案例 5-4[诊断]

进一步检查提示血培养、流行性出血热抗体、伤寒肥达反应、血涂片查疟原虫、登革热抗体、钩端螺旋体抗体均为（-）。末梢血涂片镜检查见中性粒细胞桑葚状包涵体。

诊断主要基于以下依据：

（1）青年男性，农民，有可疑蜱叮咬史（养牛）。

（2）以急起的感染中毒症状为主要表现，出现明显单核 - 吞噬系统反应（淋巴结、肝脾大），肺部、肝等多器官功能损伤。

（3）白细胞及血小板明显下降。

（4）末梢血涂片镜检查见中性粒细胞桑葚状包涵体。

[诊断] 人粒细胞无形体病

实验室确诊需要恢复期血清 IFA 检测嗜吞噬细胞无形体 IgG 抗体滴度较急性期有 4 倍及以上升高。

【治疗】

及早使用抗生素，避免出现并发症。对疑似病例可进行经验性治疗。一般慎用激素类药物，以免加重病情。

（一）病原治疗

1. 四环素类抗生素

（1）多西环素：为首选药物，应早期、足量使用。成人口服：每次 0.1g，2 次 / 天，必要时首剂可加倍。8 岁以上儿童常用量：首剂 4mg/kg；之后，每次 2mg/kg，2 次 / 天。一般病例口服即可，重症患者可考虑静脉给药。

（2）四环素：口服，成人常用量为每次 0.25～0.5g，每 6 小时 1 次；8 岁以上儿童常用量

为每天 25 ～ 50 mg/kg，分 4 次服用。静脉滴注，成人每天 1 ～ 1.5g，分 2 ～ 3 次给药；8 岁以上儿童为每天 10 ～ 20 mg/kg，分 2 次给药，每天剂量不超过 1g。住院患者主张静脉给药。四环素毒副反应较多，孕妇和儿童慎用。

多西环素或四环素治疗疗程不少于 7 天。一般用至退热后至少 3 天或白细胞及血小板计数回升、各种酶学指标基本正常、症状完全改善。早期使用多西环素或四环素等药物，一般可在 24 ～ 48 小时内退热。因人粒细胞无形体病临床表现无特异性，尚缺乏快速的实验室诊断方法，可对疑似病例进行经验性治疗，一般用药 3 ～ 4 天仍不见效者，可考虑排除人粒细胞无形体病的诊断。

2. 利福平　儿童、对多西环素过敏或不宜使用四环素类抗生素者，选用利福平。成人 450 ～ 600mg；儿童 10mg/kg，每天 1 次口服。

3. 喹诺酮类　如左氧氟沙星等。

温馨提示

磺胺类药有促进病原体繁殖的作用，应禁用。

（二）一般治疗

患者应卧床休息，高热量、适量维生素、流食或半流食，多饮水，注意口腔卫生，保持皮肤清洁。

对病情较重患者，应补充足够的液体和电解质，以保持水、电解质和酸碱平衡；体弱或营养不良、低蛋白血症者可给予胃肠营养、新鲜血浆、白蛋白、丙种球蛋白等治疗，以改善全身功能状态、提高机体抵抗力。

（三）对症支持治疗

（1）对高热者可物理降温，必要时使用药物退热。

（2）对有明显出血者，可输血小板、血浆。

（3）对合并有弥散性血管内凝血者，可早期使用肝素。

（4）对粒细胞严重低下患者，可用粒细胞集落刺激因子。

（5）对少尿患者，应碱化尿液，注意监测血压和血容量变化。对足量补液后仍少尿者，可用利尿剂。如出现急性肾衰竭时，可进行相应处理。

（6）心功能不全者，应绝对卧床休息，可用强心药、利尿剂控制心力衰竭。

（7）应慎用激素。国外有文献报道，人粒细胞无形体病患者使用糖皮质激素后可能会加重病情并增强疾病的传染性，故应慎用。对中毒症状明显的重症患者，在使用有效抗生素进行治疗的情况下，可适当使用糖皮质激素。

温馨提示

对于发生多器官功能损害甚至多器官功能衰竭患者对症支持治疗具有重要意义，需要医生具有充分的危重症抢救的理论知识和丰富的临床经验。

（四）隔离及防护

对于一般病例，按照虫媒传染病进行常规防护。在治疗或护理危重患者时，尤其患者有出血现象时，医务人员及陪护人员应加强个人防护。做好患者血液、分泌物、排泄物及其污染环境和物品的消毒处理。

（五）出院标准

体温正常、症状消失、临床实验室检查指标基本正常或明显改善后，可出院。

（六）预后

如能及时处理，本病绝大多数患者预后良好，病死率低于 1%。如出现败血症、中毒性休克、中毒性心肌炎、急性肾衰竭、呼吸窘迫综合征、弥散性血管内凝血及多器官功能衰竭等严重并发症的患者，易导致死亡。

> **案例 5-4[治疗]**
>
> 首选多西环素，每次 0.1g，口服，2 次 / 天。疗程不少于 7 天，一般用至退热后至少 3 天或白细胞及血小板计数回升、各种酶学指标基本正常、症状完全改善。
>
> 对多西环素过敏或不宜使用四环素类抗生素者，可选用利福平或喹诺酮类抗菌药物。
>
> 患者应卧床休息，高热量、适量维生素、流食或半流食饮食，多饮水，注意口腔卫生，保持皮肤清洁。补充足够的液体和电解质，以保持水、电解质和酸碱平衡。高热等给予对症治疗。

【预防】

1. 避免蜱叮咬　减少或避免蜱的暴露是降低感染风险的主要措施。蜱主要栖息在草地、树林等环境中，如需进入此类地区，尤其是已发现过患者的地区，应注意做好个人防护。

蜱可寄生在家畜或宠物的体表。如发现动物体表有蜱寄生时，应减少与动物的接触，避免被蜱叮咬。

2. 媒介与宿主动物的控制　出现暴发疫情时，应采取灭杀蜱、鼠和环境清理等措施，降低环境中蜱和鼠的密度。

3. 患者的管理　对患者的血液、分泌物、排泄物及被其污染的环境和物品，应进行消毒处理。一般不需要对患者实施隔离。

4. 报告　各级医疗机构发现符合病例定义的人粒细胞无形体病疑似、临床诊断或确诊病例时，应参照乙类、丙类传染病的报告要求于 24 小时内通过"国家疾病监测信息报告管理系统"进行网络直报，报告疾病类别选择"其他传染病"。

复习要点

1. 人粒细胞无形体病（human granulocytic anaplasmosis，HGA）　也称无形体病，是由嗜吞噬细胞无形体侵染人末梢血中性粒细胞引起，以发热伴白细胞、血小板减少和多器官功能损害为主要临床表现的人畜共患自然疫源性疾病，该病经蜱传播。

2. 人粒细胞无形体病的临床诊断　对有类似于感冒症状的发热患者，特别是有血小板减少和白细胞减少，并有蜱接触史者，应当考虑到人粒细胞无形体病的可能。依据流行病学史、临床表现和实验室检测结果进行诊断。

（1）流行病学史（可以缺如）

1）发病前 2 周内有被蜱叮咬史。

2）在有蜱活动的丘陵、山区（林区）工作或生活史。

3）直接接触过危重患者的血液等体液。

（2）临床表现（可以不全出现）：急性起病，主要症状为发热（多为持续性高热，可高达 40℃以上）、全身不适、乏力、头痛、肌肉酸痛以及恶心、呕吐、畏食、腹泻等。个别重症病例可出现皮肤瘀斑、出血，伴多器官损伤、弥散性血管内凝血等。

（3）实验室检测

1）血常规及生化检查（可以不全出现）：①早期外周血象白细胞、血小板降低，严重者呈进行性减少，异型淋巴细胞增多；②谷丙转氨酶（ALT）和（或）谷草转氨酶（AST）升高。

2）血清及病原学检测（最关键依据，任一项均可）：①末梢血涂片镜检中性粒细胞内可见桑葚状包涵体；②急性期血清间接免疫荧光抗体（IFA）检测嗜吞噬细胞无形体 IgM 抗体或 IgG 抗体阳性。

3. 成人人粒细胞无形体病的治疗

（1）首选多西环素。每次 0.1g，口服，2 次 / 天，必要时首剂可加倍，重症患者可考虑静脉给予四环素类药物。疗程不少于 7 天。一般用至退热后至少 3 天或白细胞及血小板计数回升、各种酶学指标基本正常、症状完全改善。

（2）对多西环素过敏或不宜使用四环素类抗生素者，选用利福平，450 ～ 600mg/d；也可选择喹诺酮类药物。

（3）一般治疗：患者应卧床休息，高热量、适量维生素、流食或半流食饮食，多饮水，注意口腔卫生，保持皮肤清洁。

对病情较重患者，应补充足够的液体和电解质，以保持水、电解质和酸碱平衡；体弱或营养不良、低蛋白血症者可给予胃肠营养、新鲜血浆、白蛋白、丙种球蛋白等治疗，以改善全身功能状态，提高机体抵抗力。

（4）对症支持治疗，维护重要脏器功能。

习题精选

5-26　患者，男性，42 岁，农民，家中养貂。因"发热、咳嗽 5 天，加重伴腹泻、呕吐 1 天余"入院。T 40.5℃，面颈、胸部潮红，双侧腹股沟淋巴结肿大、轻压痛，球结膜充血，双肺可闻及少量散在湿啰音，肝区有轻叩痛。白细胞计数为 1.98×10^9/L，中性粒细胞 0.46，红细胞计数为 3.7×10^{12}/L，血小板计数为 49×10^9/L，尿蛋白（+），ALT 213U/L，AST 326U/L，CK-MB 101.3U/L。

（1）本例可能性最小的临床诊断是（　　　）

A. 脓毒血症

B. 流行性出血热

C. 钩端螺旋体病

D. 感染性腹泻

E. 人粒细胞无形体病

（2）下一步最不需要的实验室检查是（　　　）

A. 血培养

B. 血涂片查疟原虫

C. 血涂片查中性粒细胞内 HGA 包涵体

D. 登革热抗体

E. 大便培养

（3）患者末梢血涂片镜检中性粒细胞内查见桑葚状包涵体，首选的治疗药物是（　　　）

A. 青霉素　　　　　　　B. 糖皮质激素

C. 多西环素　　　　　　D. 利巴韦林

E. 左氧氟沙星

（4）该患者感染病原体的传播媒介是（　　　）

A. 蚊　　　　　　　　　B. 蜱

C. 跳蚤　　　　　　　　D. 老鼠

E. 患者

（邓存良　陈　文）

第六章　螺旋体感染

第一节　钩端螺旋体病

 重要知识点

掌握钩端螺旋体病的临床表现、临床分型及各型的特点；掌握钩端螺旋体病的诊断依据；掌握钩端螺旋体病的治疗措施、抗生素的选择及赫氏反应的防治原则；熟悉钩端螺旋体病的病原学、流行病学、发病机制和病理解剖；了解钩端螺旋体病的鉴别诊断和预防。

案例 6-1

罗某，男性，28 岁，农民。因"头晕、头痛、畏寒、发热及全身痛 2 天，伴咳嗽及痰中带血半天"于 2006 年 9 月 10 日就诊。

2 天前，患者无明显诱因出现畏寒、发热，体温高达 38.2℃，到社区医院按"感冒"治疗效果欠佳，自觉头痛、发热加重，体温高达 40.3℃。半天前，开始咳嗽，痰中带血。入院前 5 天收割家中所种的水稻，田中有一定积水。无明显的皮肤外伤感染史。平时体健，在外打工，收割水稻时返家。

体格检查：T 40.5℃，P 132 次 / 分，R 25 次 / 分，BP 102/70mmHg。急性病容，烦躁，神志清楚，精神差，皮肤黏膜充血明显，双腹股沟及腋下可触及 1 ～ 3cm 淋巴结，质软，压痛明显。颜面充血，睑结膜球结膜充血明显，未见瘀点及瘀斑。唇无发绀，口腔无异常发现。双肺呼吸音粗，可闻少许湿啰音，未闻干啰音。心率 132 次 / 分，律齐，未闻杂音。腹平坦，软，无压痛及反跳痛。肝脾未触及，肠鸣音弱。移动性浊音阴性。四肢肌肉压痛，以小腿及大腿肌肉压痛更明显。神经系统检查无特殊异常。

实验室检查：急诊血常规，Hb 138g /L，WBC 20.4×10⁹ /L，N 0.857，L 0.133，单核细胞 0.01。心电图示窦性心动过速。X 线胸片示双肺纹理稍增多，双下肺及肺门可见少许斑片状淡薄阴影。

入院后值班医生考虑为败血症，在抽取血培养后，给予头孢唑啉 3.0g 静脉滴注 q8h 治疗及对症治疗。当静脉滴注头孢唑啉 1 小时后，患者突感寒战、高热加重，并感心悸气促，体温高达 41.5℃，立即进行吸氧、心电监护等，发现 BP 80/60mmHg，P 150 次 / 分，R 40 次 / 分，氧饱和度 80%。立即进行吸氧、抗休克等治疗措施。

[问题]
1. 该患者最可能的诊断是什么？
2. 采取哪种诊断手段可确定诊断？
3. 为何选择头孢唑啉治疗会引起病情加重？
4. 上级医生将给予的处理方案可能是什么？
5. 该患者的转归如何？
6. 该患者需要与哪些疾病鉴别？

钩端螺旋体病（leptospirosis）简称钩体病，是由致病性钩端螺旋体（*Leptospira*，简称钩体）所引起的自然疫源性急性传染病。鼠类和猪是主要传染源，人经皮肤和黏膜接触含钩体的疫水而感染。其临床特征为起病急骤，早期为钩端螺旋体败血症，表现为高热、全身酸痛、乏力、球结膜充血、淋巴结肿大和腓肠肌压痛，中期为各脏器损害和功能障碍，后期为各种变态性反应后发症，重症患者有明显的肝、肾、中枢神经系统损害和肺弥漫性出血，危及生命。

1886 年，Weil 首次报道该病，称为外耳病，后证实为黄疸出血型钩体病。我国古代医书中记载的"打谷黄"及"稻疫病"与近代钩体病相似。在 20 世纪 90 年代前，钩体病在全国乃至全球各地流行。近年来，由于农耕作业方式的改变，水稻种植方法与既往有较大差异，同时医学科学的进步，对疾病认识水平的提高、治疗方法的进步以及疾病预防策略实施的加强，使钩体病的发病率及病死率都明显降低。但仍有一部分水网地区、山丘地区及经济欠发达地区，钩体病的发病及局部流行仍然存在。

🍁 **温馨提示**

螺旋体广泛分布在自然界和动物体内，大部分无致病性，只有一小部分可引起人和动物的疾病，是引起人和动物发病的主要病原体之一，所引起的疾病也称为动物源性。其中，引起人类疾病的螺旋体包括钩端螺旋体、梅毒螺旋体、包柔螺旋体、伯氏螺旋体，分别引起钩端螺旋体病、梅毒、莱姆病、回归热等，其中最常见及严重的是钩端螺旋体病，该病与其他感染性疾病有许多相似表现，容易误诊，如果治疗不当，可导致病情加重引起死亡。

【病原学】

1. 形态结构　钩端螺旋体菌体纤细，常呈"C"形或"S"形，长 6 ～ 20μm，宽 0.1 ～ 0.2μm，有

12～18细密螺旋，一端或两端弯曲呈钩状，无鞭毛。既往用镀银染色显黑色，吉姆萨染色法呈淡红色。现用免疫荧光和免疫酶染色观察。在暗视野显微镜下可直接观察其形态，其菌体发亮似串珠，运动活泼，呈特殊的螺旋运动。电镜下钩体由柱形菌体、轴丝和外膜组成。钩体有两条环状染色体，其基因序列已获得。原生质之外的外膜有保护性抗原。电镜、光镜下钩端螺旋体如图6-1-1及图6-1-2所示。

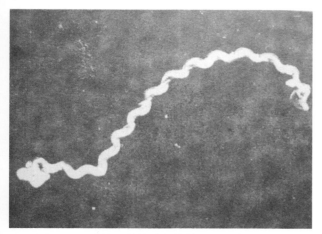

图6-1-1　电镜下的钩端螺旋体（4000×）

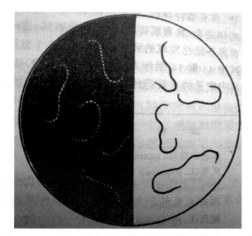

图6-1-2　光镜下（暗视野）钩端螺旋体（100×）

2. 培养特性　钩体是需氧菌，在含兔血清的柯索夫（Korthof）培养基、pH 7.2～7.4、28℃条件下需1～2周方生长，也可用幼龄豚鼠和金芳地鼠腹腔接种分离。钩体对外界抵抗力较弱，干燥环境下数分钟死亡，对常用的各种消毒剂均无抵抗力，对干燥、热、酸、碱和清毒剂很敏感，极易被稀盐酸、70%乙醇、含氯石灰所灭活。日光直射2小时，60℃下10分钟，余氯超过0.3～0.5ppm 3分钟死亡。但在冷湿及弱碱环境中生存较久。在河沟及田水中能存活数日至月余。

3. 血清学分型　钩体的抗原结构复杂，主要为型特异性抗原和群特异性抗原。全世界已发现24个血清群，200多个血清型。我国已发现19个血清群，74个血清型。其中，以黄疸出血群（*Leptospira icterohemorrhagie*）、波摩那群（*L. pomona*）、犬群（*L. canicola*）、秋季热群（*L. autumnalis*）、澳洲群（*L. australis*）、七日群（*L. hebdomadis*）和流感伤寒群（*L. grippotyphosa*）分布较广。波摩那群分布最广，主要见于北方地区，是洪水型和稻田型的主要菌群；黄疸出血群毒力最强，为稻田型流行区的主要菌群，主要分布于南方地区。钩体的型别与毒力及致病性相关，某些含内毒素样物质（endotoxin-like substance）的钩体有强的致病性。各群钩体之间多无交叉免疫力。但有些菌群可有交叉免疫力，如黄疸出血群、流感伤寒群与犬群，流感伤寒群与波摩那群之间可有交叉保护作用。

> **温馨提示**
>
> 螺旋体（*Spirochaeta*）是一群细长而柔软、波状或螺旋状、运动活泼的原核单细胞微生物，在生物学上的位置介于细菌与原虫之间。在分类学上由于其更接近于细菌而归属在细菌的范畴，对抗生素敏感。

【流行病学】

（一）传染源

钩体的动物宿主非常广泛，在我国证实有80多种动物，其中鼠类和猪是主要的储存宿主和传染源。钩体可在感染动物的肾小管生存达数月至数年之久而不引起发病，但可随尿液排出体外污染水及土壤。人带菌时间短，排菌量小，且人尿为酸性，不宜钩体生存，故一般认为人作为传染源的意义不大。

1. 鼠类　以黑线姬鼠、黄胸鼠、褐家鼠和黄毛鼠为最重要，是我国南方稻田型钩体病的主要传染源。鼠类所带菌群主要为黄疸出血群，其次为波摩那群、犬群和流感伤寒群。鼠类感染钩体后带菌率高，带菌时间长，甚至终生带菌，由尿排出钩体污染水、土壤及食物。在秋收季节，鼠偷食稻子时排尿于稻田中，农民收割水稻时易被感染。

2. 猪　是我国北方钩体病的主要传染源，猪带菌率高，排菌时间长和排菌量大，与人接触密切，易引起洪水型或雨水型流行，猪携带钩体主要为波摩那群，其次是犬群和黄疸出血群。

3. 犬　犬的带菌率也较高，由于犬的活动范围大，因而污染面广，是造成雨水型流行的重要传染源。犬带钩体主要是犬群，其毒力较低，所致钩体病较轻。

4. 其他　牛、羊、马等也能长期带菌，但其传染源作用远不如猪和犬重要。

（二）传播途径

直接接触病原体是本病主要的传播途径。人与环境中污染的水接触是本病的主要感染方式。皮肤，尤其是破损的皮肤和黏膜是钩体最主要的入侵途径。

1. 经水传播 是最为主要的传播方式。动物尿中所排的钩体流入水中，人在下田割稻、接触生活用水、抗洪、泅渡、开荒生产及坑道井下作用时接触被污染的疫水或土壤均可通过破损的皮肤或黏膜受到感染；也可进食被钩体污染的饮水或食物，经消化道感染。

2. 直接接触传播 在饲养或屠宰家畜过程中，可因接触病畜或带菌牲畜的排泄物、血液和脏器等而受感染。实验室操作接触钩体；个别经鼠、犬咬伤有引起感染的可能。

3. 母婴传播 患钩体病的孕妇可经胎盘传播给胎儿。

（三）人群易感性

人对钩体普遍易感，感染后可获较强同型免疫力，仍有第二次感染其他型钩体的可能。非疫区居民进入疫区，易受感染，病情也较重。

（四）流行特征

1. 地区分布 该病分布广泛，几乎遍及世界各地，以热带、亚热带地区流行多见。我国除新疆、甘肃、宁夏、青海外，其他地区均有本病散发或流行，尤以西南和南方各省多见。

2. 季节分布 全年均可发生，多流行于夏、秋季，6～10月发病最多。

3. 发病年龄、性别及职业分布 患者以青壮年为主，男性高于女性。本病多见于农民、渔民、屠宰工人、野外工作者和矿工等。疫区儿童常下河游泳、嬉水，也易感染。

4. 流行形式 为稻田型、雨水型、洪水型三个主要类型。其主要特征见表6-1-1。

表6-1-1　钩体病的主要流行类型及其特点

项目	稻田型	雨水型	洪水型
主要传染源	鼠类	猪和犬	猪
传播菌群	黄疸出血群	波摩那群	波摩那群
传播因素	鼠尿污染	暴雨积水	洪水淹没
感染地区	稻田、水塘	地势低洼村落	洪水泛滥区
发病情况	较集中	分散	较集中
国内地区	南方水稻耕作区	北方和南方	北方和南方
临床类型	流感伤寒型	流感伤寒型	流感伤寒型
	黄疸出血型		少数脑膜脑炎型
	肺出血型		

【发病机制与病理解剖】

（一）发病机制

钩体经破损或正常皮肤及黏膜侵入人体后，经淋巴管或直接进入血流繁殖产生毒素，3～7天内形成钩体败血症（leptospiremia），并释放溶血素、细胞毒因子及内毒素样物质等致病物质，引起临床症状。此时，多数患者无明显组织、器官受损表现，临床上称为感染中毒型（又称流感伤寒型及单纯型）。少数患者疾病进展，在起病3～14天，钩体侵入所有组织、器官，使其受到不同程度损害，尤以肺、肝、脑、肾等实质脏器更为严重，出现肺出血、黄疸、肾衰竭、脑膜脑炎等相应临床类型的不同表现。钩体侵入人体后，外周血中性粒细胞、单核-巨噬细胞增多，呈现对钩体的吞噬作用。发病1周后血液中先后出现特异性的IgM和IgG抗体。随着钩体血症逐渐消失，体液免疫在抗感染中起重要作用。部分患者在起病后数天至数月的恢复期或后发症期，由于对钩体毒素出现超敏反应，导致免疫病理反应，可出现后发热、眼及神经系统等后发症。

钩体病病情轻重与菌型和人体免疫状态有关。毒力强的钩体常引起黄疸、出血或其他严重表现，而毒力弱者很少引起黄疸与出血。同一菌型可引起不同的临床表现，不同菌型也可引起相同的临床表现。但病情轻重更取决于机体的免疫状态，初入疫区、免疫力低下的患者，病情较重；久居疫区者或接受免疫接种者，病情多较轻。

（二）病理改变

钩体病的病变基础是全身毛细血管感染中毒性损伤。病理解剖的突出特点是器官功能障碍的程度严重，而组织形态变化轻微。轻症者常无明显器官、组织损伤或损伤较轻，临床治疗后易逆转而不留任何后遗症，重症者则可有下列病理改变：

1. 肺 钩体及其毒素作用于肺毛细血管使内皮细胞损伤及完整性功能受损，导致肺微循环障碍。主要表现为肺毛细血管广泛充血、弥漫性点状出血。光镜下可见肺毛细血管广泛充血，肺泡内含有红细胞、纤维蛋白，少部分肺泡含有渗出的浆液。肺间质呈现轻重不等的充血、水肿、较轻的炎症反应。电镜下观察肺毛细血管未见裂口，但可见血管内皮细胞间隙增宽，内皮细胞连接处有红细胞溢出的缺口。有的上皮细胞与内皮细胞内线粒体肿胀变空，嵴突消失。肺弥漫性出血的机制是非破裂性肺毛细血管漏出性出血。有的细胞质内可见变性钩体。

2. 肝 可有肿大，包膜下出血；肝小叶显示轻重不等的充血、水肿及肝细胞退行性变与坏死。肝窦间质水肿、肝索断裂、炎性细胞浸润，以单核细胞和中性粒细胞为主；胆小管内胆汁淤滞。电镜下肝细胞质内线粒体肿胀，嵴突减少或消失、变空。毛细胆管的绒毛减少。在肝细胞和星状细胞内可见变性钩体。

3. 肾　见肾肿大；光镜下肾组织广泛充血、水肿。肾小管上皮细胞变性坏死；间质水肿，可见单核细胞、淋巴细胞浸润和小出血灶，间质性肾炎是钩体病肾脏的基本病变。电镜下肾小球上皮细胞不规则，呈灶性足突融合和灶性基膜增厚。近曲管上皮细胞刷毛显著减少或完全消失。多数肾组织中可查见钩体。

4. 其他　脑膜与脑实质有血管损伤和炎性浸润，表现为脑膜炎和脑炎。钩体血症期间，钩体容易穿过血脑屏障进入脑脊液。心包膜有出血点，心肌呈点状出血，灶性坏死及间质炎。肌肉以腓肠肌病变为明显，表现为肿胀、横纹消失、出血及炎性细胞浸润。眼后发症表现为虹膜睫状体炎或全眼炎。

以上各脏器的病理变化均为非特异性的中毒性改变。

🍁 **温馨提示**

钩体病因感染的钩体菌型、毒力、数量及人体的反应不同，病变程度不同，出现复杂多样的临床表现，病情轻重不一，临床上因某一器官病变突出而出现不同临床类型。

【临床表现】

潜伏期为 2～20 天，平均为 10 天。临床表现复杂，轻重差异很大。典型的临床经过可分为败血症期和免疫反应期，也可分为早、中、晚三个期。早期的表现为感染中毒症状，中期表现为脏器损害，晚期表现为后发热。

（一）早期（钩体败血症期）

起病后 3 天内，为早期钩体败血症阶段，主要为全身感染中毒表现，表现如下。

1. 发热　急起发热，1～2 天内体温达 39℃ 以上，多为稽留热，部分患者为弛张热。伴面色潮红、头痛、畏寒或寒战。头痛一般为前额部痛。热程约 1 周，长者达 10 天。

2. 肌肉酸痛　全身肌肉酸痛，尤以腓肠肌、股四头肌、腰肌为著。外观无任何红肿迹象。

3. 乏力　全身酸软无力，特别是腿软明显，热不高或热退后仍明显，肢体软弱，甚至不能站立和行走。

4. 眼结膜充血　发病的第 1 天即可出现眼结膜充血，以后迅速加重，可发生结膜下出血。但无疼痛、畏光感觉，也无分泌物，类似酒醉貌。

5. 腓肠肌压痛　发病的第 1 天即可出现。轻者仅感小腿胀，轻度压痛；重者疼痛剧烈，犹如刀割，不能行走，甚至拒按，有一定的特征性。一般认为与横纹肌变性、坏死、间质出血、水肿及炎症浸润有关。

6. 浅表淋巴结肿大与压痛　于病程的第 2 天出现。主要为双侧腹股沟淋巴结，其次为腋窝淋巴结。为黄豆或蚕豆大小，个别大如鸽蛋，有疼痛与压痛，质较软。局部无红肿和化脓。

少数患者可有咽部疼痛和充血、扁桃体肿大、软腭小出血点、鼻出血、恶心、呕吐、腹泻等，肝脾轻度肿大，有压痛和叩痛。

以上表现持续时间长短不一，短者为 3～5 天，重者达 10 天左右，但预后多良好。

（二）中期（器官损伤期）

此期多发生于病程的 3～10 天，为症状明显阶段，几乎所有的表现都可存在，依据损害脏器的不同分为以下五型。

1. 流感伤寒型　最多见，60%～80% 的钩体病属于此型。无明显器官损害，是早期临床表现的继续，表现与早期相同，经治疗或自然缓解，病程一般为 5～10 天。

2. 肺出血型　为本病病情最重、病死率最高的一型。起病初期与流感伤寒型相似，但于病程第 3～4 天开始，病情自然加重或治疗不当为诱因引起病情加重，表现为以下不同程度的肺出血。

（1）普通肺出血型：痰中带血或咯血，肺部无明显体征或闻及少许啰音，X 线胸片仅见肺纹理增多、点状或小片状阴影，经及时而适当治疗较易痊愈。

（2）肺弥漫性出血型（massive pulmonary hemorrhage）：又称肺大出血型。临床上先有钩体败血症早期表现，于病程第 2～5 天突然发展成肺弥漫性出血，来势凶猛，发展迅速，很容易发生呼吸衰竭。此也是近年无黄疸型钩体病的常见死因，据病情发展过程分为以下三期：

1）先兆期：患者面色苍白、烦躁、恐惧不安、心悸、气促、发绀，可有血痰或咯血，呼吸、脉搏增快。双肺呼吸音增粗，散在湿啰音并逐渐增多，X 线胸片可见散在点片状阴影或小片融合。此期治疗及时，病情尚易逆转。

2）出血期：若患者在先兆期未得到及时有效治疗，患者可在数小时内面色变得极度苍白或青灰，唇发绀。心悸、气促加重，极度烦躁及恐惧，并有窒息感，咳嗽、咯血。呼吸、心率显著加快，第一心音减弱或呈奔马律，双肺啰音不断增多。X 线胸片示双肺广泛点片状阴影或大片融合。此期救治难度很大。

3）垂危期：如病情未得到控制，可在 1～3 小时或稍长时间内迅速加重，表现为意识模糊，甚至昏迷。喉部痰鸣，呼吸不规则或减慢，极度发绀继而口鼻涌出不凝的血性泡沫状液体。最终因窒息或血压下降，呼吸、循环衰竭而死亡。

少数患者呈暴发型，开始咯血不多，而在进行人工呼吸或死后搬动时才从口鼻涌出大量血液。

以上三期演变，短则数小时，长则 24 小时，有时三期难以截然划分，偶有暴发起病者，可迅速出现肺弥漫性出血而死亡。

引起肺弥漫性出血的诱发因素有：病原体毒力过强，多由黄疸出血型钩体引起；机体缺乏特异性免疫力，多为初次到疫区或青少年初次接触疫水者及孕妇；病后未得到休息或及时治疗，如病后不适当搬动或长途运送；青霉素治疗后出现赫氏反应（Herxheimer reaction）者。

3. 黄疸出血型　又称外耳病（weil disease），初期表现为全身感染中毒症状，于病程第 4～8 天出现进行性加重的黄疸、出血和肾损害。

（1）肝损害：患者食欲减退，恶心，呕吐，皮肤、巩膜黄疸，肝轻至中度肿大、触痛，部分患者有轻度脾大。血清 ALT 升高，黄疸于病程第 10 天左右达到高峰。轻症者预后较好，重型者黄疸达正常值 10 倍以上，可发展为急性或亚急性重型肝炎，并发凝血机制障碍、肝性脑病及肝肾综合征，预后较差。

（2）出血：表现为皮肤黏膜出血，以鼻出血最为常见，并有皮肤瘀点及瘀斑，严重者出现消化道大出血、休克或死亡。少数患者在黄疸高峰期因出现肺弥漫性出血而死亡。

（3）肾脏损害：轻者仅出现少量蛋白尿，镜检可见红细胞、少量白细胞和管型。重者出现急性肾衰竭，表现为少尿、闭尿，甚至酸中毒、高氮质血症、电解质紊乱。肾衰竭是黄疸出血型的常见死亡原因，占死亡病例的 60%～70%。

4. 脑膜脑炎型　起病后 2～3 天，出现剧烈头痛、频繁呕吐、嗜睡、谵妄或昏迷，部分患者有抽搐、出现瘫痪等，颈项强直，凯尔尼格征与布鲁津斯基征均阳性。重者可发生脑水肿，脑疝导致呼吸衰竭。脑脊液外观呈磨玻璃状，细胞数为 5×10^8/L 以下，以淋巴细胞为主，蛋白含量增多，糖正常或稍低，氯化物正常。脑脊液可分离出钩体。单纯脑膜炎者预后较好，脑膜脑炎者病情较重，病死率高，预后差。

5. 肾衰竭型　各型钩体患者都有不同程度肾脏损害的表现，如尿中有蛋白、红细胞、白细胞与管型，

多可恢复正常。仅少数患者因肾衰竭而发生氮质血症。此型常与黄疸出血型合并出现，单独肾衰竭者少见。

（三）后期（恢复期或后发症期）

少数患者退热后于恢复期再次出现症状和体征，称为钩体后发症。此系免疫反应所致，常见的有以下三种：

1. 后发热　热退后 1～5 天，再次出现发热，38℃左右，经 1～3 天可自愈。此时无钩体血症，血中嗜酸粒细胞可增高，后发热与青霉素剂量、疗程无关。不需抗生素治疗，可适当给予非甾体类消炎药或抗组胺药。

2. 眼后发症　多见于波摩那群钩体感染患者，退热后 1 周至 1 个月出现，表现为虹膜睫状体炎、葡萄膜炎、球后视神经炎或玻璃体混浊等。其中，葡萄膜炎病情较重，迁延持久。

3. 神经系统后发症

（1）反应性脑膜炎：少数患者在后发热的同时出现脑膜炎的表现，但脑脊液检查正常，钩体培养阴性，用青霉素治疗无效，预后良好。

（2）闭塞性脑动脉炎：又称烟雾病，是钩体病最常见和最严重的神经系统后发症。出现较晚，多于病后半个月至 5 个月出现，表现为偏瘫、失语、多次反复短暂肢体瘫痪。脑血管造影示脑基底部多发性动脉狭窄，经 1～2 个月后多数可恢复。其发病机制除与迟发型变态反应有关外，还可能与钩体直接损害脑血管有关。

🌲 温馨提示

钩端螺旋体引起的毒血症状 + 全身毛细血管感染中毒性损伤 + 多器官功能紊乱是理解钩体病临床表现的关键机制。

【实验室检查】

（一）一般检查

1. 血常规　血白细胞总数和中性粒细胞轻度增高或正常，在后期可出现嗜酸粒细胞增高。重型患者可有外周血中性粒细胞核左移，血小板数量下降。

2. 尿常规　约 70% 的患者有轻度蛋白尿，镜检可见红细胞、白细胞及管型。

3. 血生化　血清胆红素及氨基转移酶升高，血尿素氮及肌酐升高，严重者可出现肾衰竭的表现。

4. 其他　红细胞沉降率增快，肝、肾功能异常，凝血酶原时间延长及 D- 二聚体阳性等 DIC 表现。

（二）病原学检查

1. 直接镜检 用暗视野显微镜可直接检查各种标本中的钩端螺旋体，方法简便、快速、直观，但检出率低，阳性率只有50%左右。为提高检出率，需先用超速离心法将患者血浆、尿液、脑脊液等标本集菌后，再用暗视野显微镜或镀银染色后镜检。也可用免疫荧光法或免疫酶染色法检查。一般发病10天内可从血液及脑脊液中检出钩体，第2周可从尿中检出钩体。

2. 分离培养与鉴定 将上述标本接种于Korthof培养基，于28～30℃培养1～8周。如有钩端螺旋体生长，培养基则呈云雾状浑浊，在暗视野显微镜下，可观察到运动活泼的钩体，用已知诊断血清可鉴定其血清群和血清型。发病1周内取血标本，阳性率为20%～70%。连续观察30天，若无钩端螺旋体生长，方可判为阴性。由于培养时间长，对急性期患者的诊断帮助不大。

3. 动物接种 将上述标本接种于幼龄豚鼠或金地鼠腹腔内，动物于1周内发病或于2周内死亡，取血及腹腔液培养，阳性率高达70%以上。动物接种阳性率虽较高，但耗时较长，所需费用较高。

4. 钩端螺旋体的DNA检测 可于病程的第7～10天采集患者的血液、体液，病程第2～3周采集患者的尿液，用PCR法可检测钩体的DNA，该法是目前最灵敏、快速的早期诊断方法，但需注意污染及除外假阳性。

（三）血清学检查

1. 显微凝集试验（microscopic agglutination test, MAT） 是目前国际公认、最常用的血清学检测方法。它是以活的标准型别钩体作为抗原加入患者待测血清中，如发生凝集且效价≥1：400即为阳性，或病程早、晚期两份血清比较，效价增加4倍即有诊断意义。

2. 酶联免疫吸附试验（ELISA） 近年国外已广泛应用ELISA法测定血清及脑脊液中钩体IgM抗体，其特异性和敏感性均高于显微凝集试验。在鉴定原因不明脑膜炎的病因方面有较高的价值。

3. 酶免疫斑点法 为国内首创，其特异性和敏感性均较高，操作简单，仅需1.5～2.5小时即可出结果，适合于在基层治疗单位推广。

【诊断】

1. 流行病学资料 流行地区、流行季节，易感者在近期内有接触疫水或接触病畜史。

2. 临床表现 急起发热，全身酸痛，腓肠肌疼痛与压痛，腹股沟淋巴结肿大；或并发肺出血、黄疸、肾损害、脑膜脑炎；或在青霉素治疗过程中出现赫氏反应等。

🍁 **温馨提示**

钩端螺旋体的临床表现可归纳为"寒热酸痛一身软，眼红腿痛淋结大"。

3. 实验室检查 病原学检查或特异性血清学检查阳性，可明确诊断。

🍁 **温馨提示**

尽管钩体病的临床表现复杂多变，但只要我们重视疫水接触史等流行病学资料，牢牢掌握钩体血症的三症状（急性畏寒发热、全身酸痛、乏力）、三体征（结膜充血、腓肠肌压痛、全身淋巴结肿大）及多脏器损害（尤其是肝、肾、肺、脑）等特征表现，多数患者临床还是可以尽快做出正确诊断的。

【鉴别诊断】

根据不同的临床类型进行鉴别。

1. 流感伤寒型需与以下疾病鉴别

（1）败血症：多急起高热，全身中毒症状明显，仔细的临床体检可以发现原发感染灶，无疫水接触史，无腓肠肌疼痛与压痛，淋巴结不大。血培养、骨髓培养及血清学试验可资鉴别。

（2）伤寒：持续发热、相对缓脉、表情淡漠、玫瑰疹、肝脾大，无腓肠肌疼痛，血常规白细胞总数偏低，嗜酸粒细胞明显减少或缺失，肥达反应阳性。血培养或骨髓培养出伤寒杆菌可资鉴别。

（3）流感：可有发热、流涕、鼻塞、打喷嚏等症状，多无腓肠肌疼痛及全身肌痛，且临床经过较为缓和，病程相对局限，除可能继发性肺炎外，很少有休克发生。

2. 肺出血型需与以下疾病鉴别

（1）大叶性肺炎：常无明确的流行病学史，且常发生于寒冷季节。急起畏寒、发热、胸痛、咳嗽、咳铁锈痰带脓性。肺部有实变体征。白细胞与中性粒细胞显著增高。X线显示大片阴影。

（2）肺结核及支气管扩张：常有反复咳嗽，多无急性发热等中毒症状。常有肺结核或支气管扩张史。X线胸片示肺结核或支气管扩张。

3. 黄疸出血型需与以下疾病鉴别

（1）病毒性肝炎急性黄疸型：有明显的厌油、食欲减退等消化道症状，发热不高，中毒症状不重，无眼结膜充血和腓肠肌压痛，白细胞计数正常或降低，肝功能ALT、AST明显异常。流行病学史、血清学试验及肝炎标志物可资鉴别。

（2）流行性出血热：除发热外，可有典型的"三红"（颜面、颈部及前胸部皮肤潮红）、"三痛"（头痛、腰痛及眼眶痛）、出血、蛋白尿等临床表现以及病程进展的"五期经过"（发热期、休克期、少尿期、多尿期、恢复期）。

（3）急性溶血性贫血：急起寒战、高热、尿呈酱油色，病前有服用某些药物或蚕豆史，血红蛋白与红细胞降低，网织红细胞增高，无出血倾向、热病容、肌肉疼痛及压痛等。

脑膜脑炎型需与病毒性脑膜脑炎、化脓性脑膜炎、结核性脑膜炎等鉴别。

案例 6-1[鉴别诊断]

（1）革兰阳性球菌败血症：该病常有畏寒、发热、头痛身痛、热病容，但一般起病稍缓慢，一般 2～3 天由中度发热发展到高热，多伴有肝脾大，多有明显外伤及伤口感染史，腓肠肌压痛及淋巴结肿大不明显，无球结膜充血，治疗后不会出现加重反应。确定诊断需要血培养分离到革兰阳性球菌。

（2）急性肺炎：该病常急性起病，畏寒发热、咳嗽、痰中带血，血象异常，X线胸片示斑片状阴影。但肺炎一般无明确的田间作业史，多发生于冬春季节，以老年体弱及儿童常见。给予青霉素类及头孢菌素类抗生素治疗病情好转，不会出现治疗加重反应。

钩体病的鉴别诊断十分重要，在流行区，流行季节发病诊断并不困难，关键在于对该病的重视程度，是否考虑到本病。如果不熟悉该病误诊为败血症及肺炎，给予大剂量抗菌药物治疗会诱发病情加重，导致死亡及肺大出血。因此，应特别注意流行病学史，如不能肯定诊断时，在抽血培养后，开始可给予小剂量的抗菌药物，如2小时无明显加重反应，可增加剂量使用一次，2小时仍无加重反应，按治疗败血症的全剂量药物使用。并密切观察病情变化，同时送检钩体病检测。

【预后】

本病预后相差悬殊，与病情轻重、治疗早晚和正确与否有关。轻症者预后良好；病后2天内接受抗生素和对症治疗者恢复快，病死率低。重症者，如肺弥漫性出血型、肝肾衰竭及未得到及时、正确治疗者，其预后不良，病死率高。肺弥漫性出血型病死率高达 10%～20%。葡萄膜炎与脑内动脉栓塞者，可遗留长期眼部和神经系统后遗症。

【治疗】

尽量做到"三早一就"，即早发现，早休息，早治疗，就地或就近治疗，不宜长途转送。

（一）一般治疗

早期卧床休息，给予易消化、高热量饮食，维持水、电解质平衡。高热者酌情给予物理降温。密切观察病情，警惕发生青霉素治疗后的赫氏反应与弥漫性出血征象。

（二）病原治疗

杀灭病原体是治疗本病的关键和根本措施，早期应用有效的抗生素可有效缩短病程，减轻各器官的损害，减轻症状、防止疾病向重型发展。钩体对多种抗菌药物敏感，如青霉素、庆大霉素、四环素、第三代头孢菌素和喹诺酮类等，目前尚未发现耐药钩体。

1. 青霉素 仍为治疗钩体病的首选药物。常用剂量为 40 万 U，每 6～8 小时肌内注射 1 次，疗程为 7 天或至退热后 3 天。由于青霉素首剂后患者发生赫氏反应者较多（23.1%～68.4% 或更高），有人主张青霉素以小剂量肌内注射开始，首剂 5 万 U，4 小时后 10 万 U，渐过渡到每次 40 万 U；或者在应用青霉素的同时静脉滴注氢化可的松 200mg，以避免赫氏反应。

赫氏反应是一种青霉素治疗后的加重反应，多在首剂青霉素后 0.5～4 小时发生，表现为突然寒战、高热，原有症状加重，血压下降甚至休克等，一般持续 0.5～1 小时，继后大汗，发热骤退，重者可发生低血压或休克。反应后病情恢复较快，但一部分患者则在发生赫氏反应之后，病情加重，诱发肺弥漫性出血。赫氏反应乃因大量钩体在短期内被青霉素杀灭，菌体裂解释放大量菌体异体蛋白和毒素所致。青霉素剂量较大时，容易发生赫氏反应，故用青霉素治疗钩体病时，宜首剂小剂量和分次给药。赫氏反应亦可发生于其他钩体敏感抗菌药物的治疗过程中，发生时间越早病情越重。

2. 氨基糖苷类 对发生赫氏反应或青霉素过敏者可改用庆大霉素 8 万 U，每 8 小时肌内注射 1 次，疗程同青霉素。

3. 四环素类 赫氏反应强烈者可选择四环素类 0.5g，每 6 小时口服 1 次，疗程为 5～7 天。多西环素 0.1 g，每 8 小时口服 1 次，疗程为 5～7 天。

（三）对症治疗

1. 赫氏反应的治疗 尽快使用镇静剂及皮质激

素。镇剂可选择地西泮 10mg 静脉注射或苯巴比妥钠 100mg 肌内注射，必要时 2～4 小时重复一次。氢化可的松 100～200mg 或地塞米松 5～10mg 静脉注射或快速静脉滴注，一天 2～3 次。心率超过 140 次/分，可适当使用强心剂毛花苷丙 0.2mg 加 10% 葡萄糖溶液 10ml 静脉缓慢注射。

2. 肺弥漫性出血型的治疗　采取抗菌、解毒、镇静、止血、强心为主的综合措施。

（1）抗菌素：同流感伤寒型。

（2）镇静药物：使患者完全安静，避免一些不必要的检查和搬动。同时，选用多种镇静药物。如盐酸哌替啶 100mg 肌内注射，或加用适量苯巴比妥钠或异丙嗪肌内注射，也可用 10% 水合氯醛 20～30ml 灌肠。

（3）解毒：氢化可的松 200～300mg 加入 5% 葡萄糖溶液中静脉滴注，每天可用至 400～600mg，或地塞米松 10～20mg 静脉注射。危重患者可用琥珀酸钠氢化可的松，首剂 500mg，每天可用至 1000～2000mg。用至热退后或主要症状明显减轻应立即减量。

（4）强心：根据心脏情况可将毒毛花苷 K 0.25mg 或毛花苷丙 0.2～0.4mg 加入 10% 葡萄糖溶液 10～20ml 缓慢静脉注射；必要时可重复应用，24 小时内不超过 1mg。

（5）止血：酌情给云南白药、维生素 K、氨甲苯酸等。无心血管疾病患者可用垂体后叶素 5～10U 溶于 20ml 葡萄糖溶液中，缓慢静脉注射。有 DIC 者可在严密监测条件下适当给予肝素治疗。但近年来对肝素使用存在争议，主张使用新鲜全血、血小板等。

（6）给氧：保持呼吸通畅，及时吸出呼吸道分泌物和血凝块。如血管堵塞气管需气管插管或气管切开，清除血块，加压或高速给氧。病情严重者输液速度不宜过快，一般每分钟 20 滴左右。如合并感染中毒性休克，可在严密进行中心静脉压监测及心电监护等情况下适当加快输液速度。

3. 黄疸出血型　加强护肝、解毒、止血等治疗，可参照病毒性肝炎的治疗。如有肾衰竭，应进行血液净化治疗。

4. 脑膜脑炎型　除抗菌治疗外，主要应进行降颅内压治疗，可选择 20% 甘露醇 250ml，每 6～8 小时 1 次，必要时加呋塞米 20 mg，每 8～12 小时 1 次，地塞米松 10 mg，每天 1～2 次。

（四）后发症治疗

1. 后发热和反应性脑膜炎　明确诊断后，一般采取对症治疗，短期即可缓解。

2. 眼后发症　虹膜睫状体炎应及早应用 1% 阿托品或 10% 去氧肾上腺素眼液扩瞳、热敷，尽可能使瞳孔扩大至最大限度，将已形成的虹膜后粘连分开。必要时可使用氢化可的松球结膜下注射。口服烟酸、维生素 B_1、维生素 B_2，静脉滴注妥拉苏林、山莨菪碱等。

3. 神经系统后发症　闭塞性脑动脉炎者，早期应用大剂量青霉素，并给予肾上腺皮质激素。如有瘫痪，可给针灸、推拿治疗。口服维生素 B_1、维生素 B_6、维生素 B_{12} 及血管扩张药，也可选用中药治疗。

【预防】

采取综合性预防措施，灭鼠，管理好猪、犬和预防接种是控制钩体病流行和减少发病的关键。

（一）控制传染源

1. 灭鼠　灭鼠防病是预防钩体的关键措施。疫区应因地制宜，采取各种有效办法尽力消灭田间鼠类，同时也应尽力消灭家鼠。

2. 管理好家畜　对猪、犬等限制放养，提倡圈养积肥，不让畜尿、粪直接排入附近的水沟、池塘、稻田；防止雨水冲刷；加强家畜检疫，对带菌者和病畜进行检查治疗；畜用钩体疫苗预防注射等。

3. 患者污染物处理　对患者的血液、脑脊液等进行严密消毒处理。

（二）切断传播途径

1. 改造疫源地　开沟排水，防洪排涝。在许可的情况下，收割水稻前 1 周放干田中积水。兴修水利，防止洪水泛滥。

2. 环境卫生和消毒　保护水源和食物、防止鼠和病畜尿污染。对于畜饲养场所、屠宰场等应搞好环境卫生和消毒工作。

3. 注意防护　在流行地区、流行季节，减少不必要的疫水接触。工作需要时，加强个人防护，可穿长筒橡皮靴，戴胶皮手套。

（三）保护易感人群

1. 预防接种　在常年流行地区采用多价钩体菌苗接种，目前常用的钩体疫苗是一种灭活全菌疫苗。对易感人群在钩体病流行前 1 个月（4～5 月）完成菌苗接种。每年注射 2 次，第一次成人皮下注射 1ml，间隔 7 天，第二次注射 2ml。接种后 1 个月左右产生免疫力，当年保护率可达 95%，免疫力可保持 1 年左右。以后每年需同样注射，但有心肾疾病、结核病及发热患者不予注射。

2. 药物预防　对进入疫区短期工作的高危人群，

可服用多西环素预防，0.2g，每周 1 次，保护率约为 90%。对高度怀疑已受钩体感染但尚无明显症状者，可每天肌内注射青霉素 80 万～ 120 万 U，连续 2 ～ 3 天。

案例 6-1 [诊疗经过]

1. 该患者最可能的诊断为钩体病（肺出血型）其病史特点如下：青年男性，农民，秋收季节起病，有田间收割水稻史，无明显外伤史；起病急、病情进展快；主要临床表现为感染中毒症状，以高热及头晕、头痛、身痛为突出，伴四肢肌肉疼痛及明显压痛，双腹股沟及双腋下淋巴结明显肿大及压痛，同时伴呼吸道症状如咳嗽及痰中带血、双肺呼吸音粗及少许湿啰音，心率快、无杂音。腹部未发现异常，神经系统未发现异常。血常规示感染性血象。X 线胸片示双肺小斑片状阴影，淡薄。给予抗生素治疗后病情明显加重。

诊断依据：

(1) 有水田作业史，9 月发病，平素体健。

(2) 有明显感染中毒症状，其中最突出的是颜面充血，睑结膜、球结膜充血明显，腓肠肌压痛及淋巴结肿大和压痛明显。

(3) 既往无呼吸道疾病史，本次发热同时伴明显呼吸道症状及体征，X 线胸片提示肺部小斑片状浸润阴影。

(4) 血常规支持感染性血象。

(5) 用强有力的抗生素治疗过程中突发病情加重，并出现呼吸、心率加快，血压下降，氧饱和度下降等治疗加重反应。

2. 采取哪种方法确定诊断 最常用显微镜凝集试验，如血清凝集效价≥ 1：400 可确定诊断。如效价未达诊断标准，可于恢复期再采集血清进行检查，抗体效价增加 4 倍以上，仍可做出诊断。有条件时进行 ELISA 及 PCR 检查以明确诊断。

3. 头孢唑啉引起疾病加重的原因 可能系患者感染的钩体病株对抗菌药物较为敏感，治疗过程中出现了赫氏反应。该反应也是诊断钩体病的依据之一。

4. 治疗 停用强效的抗菌药物，给予多西环素 0.1g，3 次 / 天；立即给予面罩吸氧，多巴胺升压；地西泮 10mg 静脉注射；氢化可的松 200mg 静脉注射，每 2 小时 1 次；毛花苷丙 0.2mg 加 10% 葡萄糖溶液 10ml 静脉缓慢注射；酚磺乙胺、氨甲苯酸、维生素 K₁ 等治疗。

5. 治疗转归 经治疗 4 小时，血压恢复正常，心悸气促好转；12 小时患者病情好转并稳定，治疗 2 天体温降到正常，咳嗽及痰中带血好转，继续给予多西环素治疗 7 天，病情痊愈出院。

复习要点

1. 钩端螺旋体病的病原、流行病学及病理 钩端螺旋体病是致病性钩体引起的动物源性传染病。鼠类和猪是传染源。病变基础是全身毛细血管感染中毒性损伤。病情严重程度与钩体的型别和机体的免疫状态有关。病理解剖的突出特点是器官功能障碍的程度严重，而组织形态变化轻微。

2. 钩端螺旋体病的临床表现 临床上分为流感伤寒型、肺出血型、黄疸出血型、脑膜脑炎型和肾衰竭型。早期主要是钩体败血症的表现，即"寒热酸痛一身软，眼红腿痛淋巴结大"。黄疸出血型在上述基础上出现进行性加重的肝损伤、出血和肾功能损害。肺出血型表现为呼吸道症状，痰中带血，严重者肺弥漫出血，病情凶险，死亡率高。病后未及时休息和治疗、治疗不当等可诱发或加重肺出血。肺弥漫性出血型是近年无黄疸型钩端螺旋体病的常见死因。各型钩端螺旋体病都可有不同程度肾损害的表现，单纯肾衰竭型较少见。

3. 钩端螺旋体病的诊断 根据流行病学史、钩端螺旋体病的临床表现、显微凝集溶解试验效价≥ 1：400 或早、晚两次检测抗体效价递增 4 倍以上可以确诊。

4. 钩端螺旋体病的治疗 病原学治疗首选青霉素，首剂小剂量，住院密切观察有无赫氏反应；重型患者短期使用肾上腺皮质激素。肺弥漫出血时给予大剂量氢化可的松、强力镇静剂哌替啶（杜冷丁）、强心剂及止血药物。脑膜脑炎者给予脱水治疗。

习题精选

6-1 钩端螺旋体病的主要传染源是（ 　　 ）

　　A. 鼠类和狗　　　　　　　B. 鼠类和猪

　　C. 患者和携带者　　　　　D. 牛和马

　　E. 以上都不是

6-2 钩端螺旋体病的传播方式为（ 　　 ）

　　A. 呼吸道传播

　　B. 垂直传播

C. 体液传播

D. 虫媒传播

E. 接触传播

6-3 感染钩端螺旋体后，发病与否及病情的轻重主要由<u>什么</u>决定。

  A. 患者的年龄

  B. 钩端螺旋体病的数量

  C. 钩端螺旋体病的菌群

  D. 钩端螺旋体病的菌型和患者的免疫力

  E. 患者的职业

6-4 黄疸出血型钩端螺旋体病的常见死亡原因为（　　）

  A. 肝衰竭   B. 上消化道大出血

  C. 肾衰竭   D. 中枢型呼吸衰竭

  E. 肺大出血

6-5 钩端螺旋体病治疗首剂使用大剂量青霉素治疗可出现（　　）

  A. 过敏性休克   B. 二重感染

  C. 弥散性血管内凝血 D. 赫氏反应

  E. 呼吸衰竭

6-6 诊断钩端螺旋体病意义较大的实验室检查是（　　）

  A. 红细胞溶解试验

  B. 补体结合试验

  C. 血培养

  D. 钩端螺旋体病显微镜下凝集试验

  E. PCR 检测钩端螺旋体 DNA

6-7 在临床中对钩端螺旋体病和流行性出血热的鉴别诊断最有意义的是（　　）

  A. 稽留热

  B. 腓肠肌明显压痛

  C. 皮肤出血点

  D. 头痛，全身酸痛

  E. 结膜充血

6-8 患者，男性，28 岁，建筑工人，于 7 月 22 日入院。6 天前突起畏寒、高热、头痛、全身乏力、下肢肌肉疼痛不能行走，拟"感冒"服药治疗无效。2 天前出现尿黄，尿量减少，约 500ml/d。体格检查发现全身皮肤和巩膜黄染，结膜充血，双侧腹股沟淋巴结肿大、压痛、肝肋下 1cm，脾肋下 1.5cm，WBC 12×10^9/L，PLT 120×10^9/L，红细胞沉降率 33mm/L，胆红素 420 μmol/L，BUN 21mmol/L，肌酐 275μmol/L。本病例最可能的诊断是（　　）

  A. 病毒性肝炎（重型）

  B. 钩端螺旋体病黄疸出血型

  C. 恙虫病

D. 登革热

E. 流行性出血热

6-9 钩端螺旋体病患者，肌内注射青霉素 40 万 U，15 分钟后突然出现畏寒、寒战、高热，血压 83/60mmHg，呼吸急促，脉搏 130 次/分，双肺可闻及湿啰音。首先应考虑（　　）

  A. 青霉素治疗后赫氏反应

  B. 钩端螺旋体合并肺部感染

  C. 钩端螺旋体病合并疟疾

  D. 青霉素过敏反应

  E. 钩端螺旋体病合并败血症

6-10 患者，男性，20 岁，参加抗洪抢险的解放军战士。因畏寒、发热、全身痛 3 天，7 月 26 日在参加抗洪抢险过程中突感呼吸急促，嘴唇发绀，被送往当地医院。诊断为钩端螺旋体病肺大出血先兆，血压 85/50mmHg。此时除卧床休息、抗生素及镇静剂治疗外，最重要的处理还有（　　）

  A. 应用止血药物   B. 输全血

  C. 应用氢化可的松   D. 应用升压药

  E. 应用垂体后叶素

6-11 患者，男性，41 岁，农民。左侧肢体运动障碍、发音困难 6 天，无头痛，无意识障碍或精神异常。体格检查：左侧上下肢肌力 2 级，左侧鼻唇沟较右侧浅，伸舌向右偏，脑膜刺激征阴性，巴宾斯基征可疑。血常规：WBC 12.2×10^9/L，N 0.78。患者于 1 个月前曾发热 7 天，当地有类似发热疾病流行。本例最可能的诊断是（　　）

  A. 结核性脑膜炎

  B. 脑栓塞

  C. 颅内肿瘤

  D. 散发性病毒性脑炎

  E. 钩端螺旋体病并发闭塞性动脉炎

6-12 某地区 8 月中旬有一批于 1 个月前曾参加过抗洪抢险工作的战士出现视物障碍，以为钩端螺旋体所致。为了明确诊断最需要做的检查是（　　）

  A. 眼底检查   B. 血培养 + 药敏

  C. 乳胶凝集试验   D. 显凝试验

  E. 间接荧光抗体染色

6-13 我国南方某市 7 月遭洪水袭击，3 天后陆续出现一批不明原因的发热患者，并有逐日增多的趋势，第 7 天累计达 70 余例，患者均突起发热，体温 38～40℃，结膜充血，全身疲乏，下肢酸痛，严重者不能行走，部分患者咳嗽，痰中带血丝，少数患者出现黄疸。血常规：WBC（7 ~ 15）× 10^9/L，中性粒细胞稍高，尿蛋白微量至（++）。

（1）患者发热的原因最可能是（　　）

  A. 急性黄疸型病毒性肝炎

  B. 流行性感冒

  C. 钩端螺旋体病

  D. 沙门菌属感染

  E. 流行性出血热

（2）为了迅速控制这次流行，最重要的措施是（　　）

  A. 隔离患者

  B. 接触洪水者进行医学观察

  C. 全城预防接种

  D. 全城开展灭鼠运动

  E. 可疑疫水接触者口服多西环素进行预防

（吴亚云）

第二节　莱　姆　病

重要知识点

  掌握莱姆病的临床表现、诊断、鉴别诊断及治疗；熟悉莱姆病的流行特点、发病机制、实验室检查；了解莱姆病的病原学。

案例 6-2

  患者，男性，37 岁。因"四肢多发红斑 1 年余，伴游走性关节痛 4 个月，发热 2 周"入院。

  1 年前，患者无明显诱因出现四肢多发红斑，最先出现于大腿及腹股沟处，后逐渐蔓延至面部、双侧上肢、前胸、后背部，局部有间歇性的灼热感及瘙痒感，在当地医院先后按"过敏性皮炎"及"皮肤真菌感染"治疗，无明显好转，而后仍反复发生。4 个月来，膝、踝和肘关节出现游走性对称性关节疼痛和活动受限。每次发作伴发热，体温最高达 39 ~ 40℃，伴头痛、乏力、食欲缺乏、恶性、呕吐等。3 个月前，在当地医院按"风湿病"予"青霉素"（800 万 U/d）抗感染及对症治疗 10 天，病情稍好转出院。2 周前，患者再次出现高热，关节疼痛程度较前加重，除心悸外，其他伴随症状同前。为进一步诊治以"发热原因待查"收住我院。

  患者既往体健，否认血吸虫疫水接触史，无肝炎、结核病史，无关节炎病史。

  入院体格检查：T 39℃，P 121 次 / 分，R 23 次 / 分，BP 112/70mmHg。神志清楚，精神差。面部、躯干及大腿环形和节结性红斑，色素沉着，双手指散在多形性红斑。全身淋巴结未触及肿大。心、肺、腹无异常体征。双侧膝、踝和肘关节压痛伴活动受限，四肢肌力 5 级。病理反射未引出。

[问题]

  1. 该患者最可能的诊断是什么？

  2. 还需完善哪些检查以确定诊断？

  3. 如何治疗？

  莱姆病（Lyme disease）又称蜱媒螺旋体病（tickboyne spirochetosis），是由伯氏疏螺旋体（*Borrelia burgdorferi*）引起，硬蜱（tick）叮咬传播的自然疫源性疾病。它因在美国东北部莱姆（Lyme）地区发现而得名，具有分布广、传播快、致残率高等特点。其临床表现为皮肤、神经、心脏及关节等多脏器、多系统损害。早期主要表现为特征性皮肤损害（慢性游走性红斑）和全身感染症状（发热、头痛、恶心、呕吐和淋巴结肿大等），中期主要表现为神经系统损害和心脏传导障碍，晚期主要表现为复发性关节炎及慢性萎缩性肢端皮炎，部分患者有精神异常的表现。

【病原学】

  伯氏疏螺旋体属于螺旋体科，疏螺旋体属。

  1. 形态结构　长 10 ~ 35μm，直径 0.2 ~ 0.4μm，有 3 ~ 10 个或更多的稀疏螺旋，电镜下可见每端有 7 ~ 15 条鞭毛。革兰染色呈弱阳性，吉姆萨染色呈紫红色，镀银及免疫荧光染色显色良好，可在暗视野及相差显微镜下检出。

  2. 分型和抗原性　迄今为止，全球莱姆病螺旋体至少可分为 14 个基因型，其中狭义伯氏疏螺旋体（*Borrelia burgdorferi sensu stricto*）、伽氏疏螺旋体（*Borrelia garinii*）和阿弗西尼疏螺旋体（*Borrelia afzelii*）3 个基因型对人体有致病力。其中，伽氏疏螺旋体和阿弗西尼疏螺旋体是我国的主要致病基因型，狭义伯氏疏螺旋体在国内莱姆病的感染和致病中不占主要地位。基因型与临床表现有密切关系，一般认为，狭义疏螺旋体与关节炎相关，伽氏疏螺旋体与神经损伤相关，阿弗西尼疏螺旋体与皮肤损伤相关。伯氏疏螺旋体蛋白至少有 30 种蛋白，其中鞭毛蛋白（分子质量为 41kDa）可使人体产生特异性 IgM 抗体，感染后 6 ~ 8 周达高峰，以后下降，可用于早期诊断。外膜蛋白可使机体产生特异性 IgG 及 IgA 抗体，感染后 2～3 个月出现，持续多年，用于诊断和流行病学调查。

3. 生物学特性　伯氏疏螺旋体微需氧，在含兔血清的 BSK 培养基上生长良好。33～35℃的条件下缓慢生长，约 12 小时繁殖一代。伯氏疏螺旋体对潮湿、低温抵抗力较强，但对热、干燥和一般消毒剂如乙醇、戊二醛、含氯石灰等均较敏感，对高温、紫外线等常用的物理消毒方法敏感。

【流行病学】

（一）传染源

啮齿动物鼠类自然感染率很高，是本病的主要传染源。我国报告的鼠类有黑线姬鼠、大林姬鼠、黄鼠、褐家鼠等。此外，还发现 30 多种野生哺乳类动物（鼠、鹿、兔、狐、狼等）和 19 种鸟类及多种家畜（犬、牛、马等）也可作为本病的保存宿主。其宿主动物的多样性是莱姆病在全世界广泛分布的主要原因。患者仅在感染早期血液中存在伯氏疏螺旋体，故人作为本病传染源的意义不大。

（二）传播途径

节肢动物蜱是莱姆病的主要传播媒介。自然界的伯氏疏螺旋体主要存在于蜱的中肠中，通过蜱叮咬可造成莱姆病在宿主动物与宿主动物、宿主动物与人之间传播，也可因蜱粪中螺旋体污染皮肤伤口而传播。传播媒介蜱的种类因地区而异，我国主要是全沟硬蜱和嗜群血蜱。全沟硬蜱是北方林区优势种蜱，其带螺旋体率为 20%～50%，而粒形硬蜱和二棘血蜱可能是南方地区的重要生物媒介。除蜱外，蚊、马蝇和鹿蝇等也可感染伯氏疏螺旋体而充当本病的传播媒介。

患者早期血中存在伯氏疏螺旋体，其血液经常规处理并置血库 4℃储存 48 天后仍有感染性，故需警惕输血传播本病的可能。

（三）人群易感性

人对本病普遍易感，无年龄及性别差异。显性感染与隐性感染之比例约为 1：1。无论显性感染还是隐性感染，血清中均可检出高滴度的特异性 IgM 和 IgG 抗体。患者痊愈后其血清中特异性 IgM 和 IgG 抗体可长期存在，但仍可反复感染发病，故认为其特异性 IgG 抗体对人体无保护作用。

（四）流行特征

本病呈全球性分布，以美国及欧美各国为多。我国自 1985 年在黑龙江省海林县发现本病以来，已有 23 个省、自治区报告伯氏疏螺旋体感染病例，并已证实 18 个省、自治区存在本病的自然疫源地。其主要流行地区是东北、内蒙古及西北林区。林区感染率为 5%～10%，平原地区在 5% 以下。全年均可发病，但 6～10 月呈季节高峰，以 6 月最为明显。青壮年居多，发病与职业关系密切，室外工作人员患病的危险性较大。

【发病机制与病理变化】

（一）发病机制

莱姆病的发病机制较复杂，目前认为本病的发病机制主要与螺旋体的直接作用及机体异常的免疫应答有关。人被感染的蜱叮咬时，伯氏疏螺旋体随蜱的唾液及肠反流物等侵入人体，经 3～32 天，病原体在皮肤中由原发性浸润灶向外周迁移，并在淋巴组织中播散，或经血液蔓延到各器官（如中枢神经系统、关节、心脏和肝脾等）或其他部位皮肤。当病原体游走至皮肤表面则引发慢性游走性红斑，同时导致螺旋体血症，病原体大量繁殖并释放内毒素样物质，引起发热及全身中毒症状。故从皮肤红斑、血液、脑脊液、关节液及其他组织器官中可检出伯氏疏螺旋体。伯氏疏螺旋体可长期潜伏在入侵部位皮肤及受累的组织器官中，并持续造成病变。

螺旋体脂多酯具有内毒素的许多生物学活性，可非特异性激活单核 - 吞噬细胞、滑膜纤维细胞、B 细胞和补体，并产生多种细胞因子如白细胞介素 -1（IL-1）、肿瘤坏死因子 -α（TNF-α）、白细胞介素 -6（IL-6）等，加重病变组织的炎症。此外，病原体黏附在细胞外基质、内皮细胞和神经末梢上，诱导产生交叉反应，并能活化与大血管（如神经组织、心脏和关节的大血管）闭塞发生有关的特异性 T 淋巴细胞和 B 淋巴细胞，引起脑膜炎、脑炎和心脏受损，故所有患者都可检出循环免疫复合物。血清 IgM 和含有 IgG 的冷球蛋白升高预示可能会出现神经系统、心脏和关节受累，因此认为免疫复合物也参与其组织损伤形成过程。

由于慢性关节炎患者人类白细胞抗原 DR3 及 DR4 的频率增加，故认为免疫遗传因素可能也参与本病形成。

（二）病理变化

螺旋体进入皮肤数日后，即引起第一期的局部皮肤原发性损害，受损皮肤的浅层及深层血管周围有浆细胞和淋巴细胞浸润，无化脓性及肉芽肿性反应。当螺旋体经血液循环感染组织器官后，即进入第二期（播散感染期），以中枢神经系统和心脏受损为主。在大脑皮质血管周围、脑神经尤其是面神经、动眼神经及展神经、心脏组织中有单核细胞浸润等。发病持续数月以上，则进入第三期（持续感染期），以关节、皮肤病变及晚期神经损害为主。可见关节呈增生性侵蚀性滑膜炎，单核细胞浸润，骨与软骨有不同程度的侵蚀性破坏。皮肤萎缩、脱色或出现胶原增粗，类似硬皮病。神经系统主要为进行性脑脊髓炎和轴索性脱髓鞘病变，血管周围淋巴细胞浸润，血管壁增厚。

【临床表现】

潜伏期为 3～32 天，平均为 9 天。典型病例分三期，各期可依次或重叠出现（表6-2-1），多数患者并不完全具备三期表现。本病是多器官、多系统受累的炎性综合征，但患者可以某一器官或某一系统的反应为主。

表 6-2-1　莱姆病临床分期及临床表现

分期	临床表现				
	皮肤	心脏	神经系统	关节	其他
第一期（局部皮肤损害期）	慢性游走性红斑	无	可出现脑膜刺激征	无	偶有结膜炎、虹膜炎、咽炎、脾肿大、肝炎或睾丸肿胀
第二期（播散感染期）	慢性游走性红斑	房室传导阻滞、心肌炎、心包炎及左心室功能障碍等	可表现为脑膜炎、脑炎、小脑共济失调、脑神经炎运动及感觉性神经根炎、脊髓炎及舞蹈病等	此期常有关节和肌肉的游走性疼痛，但通常无关节肿胀	无
第三期（持续感染期）	慢性萎缩性肢端皮炎	房室传导阻滞、心肌炎、心包炎及左心室功能障碍等	可表现为脑膜炎、脑炎、小脑共济失调、脑神经炎运动及感觉性神经根炎、脊髓炎及舞蹈病等	关节肿胀、疼痛和活动受限。以肘、髋、膝等大关节多发，小关节周围组织亦可受累	无

（一）第一期（局部皮肤损害期或早期）

本期一般持续 3～8 周，主要表现为全身感染中毒症状和特征性的皮肤损害。

1. 全身感染中毒症状　表现为头痛、畏寒、发热、乏力、嗜睡、肌肉关节酸痛等，其中乏力最为多见，少数病例可出现淋巴结肿大、肝脾大、颈强直等。偶有结膜炎、虹膜炎、咽炎、肝炎、脾大或睾丸肿胀。

2. 特征性的皮肤损害　慢性游走性红斑、慢性萎缩性肢端皮炎和淋巴细胞瘤是莱姆病皮肤损害的三大特征，约 80% 的莱姆病患者可出现皮肤损害，早期主要表现为慢性游走性红斑（ECM）（图6-2-1）。慢性游走性红斑为莱姆病特征性的皮肤损害，具有确定诊断的价值。蜱叮咬后 2～5 天，于被叮咬皮肤处出现红斑或丘疹，然后向周围缓慢浸润扩散，形成一个大的圆形或椭圆形充血性皮损，边缘为红色斑疹充血带，1～2cm，中心部逐渐趋于苍白，有的中央部可起水疱或坏死，也有显著充血和皮肤变硬者。单个游走性红斑的直径为 6～68cm（平均 15cm），局部灼热或有痒、痛感。不仅发生于蜱叮咬处，身体任何部位均可发生红斑，最常见于大腿、腹股沟和腋窝等部位，儿童多见于耳后发际。25%～50% 的患者有多处斑疹或丘疹。皮肤病变即使不经特殊治疗，亦可自行消退，多不留痕迹，偶留有瘢痕或色素沉着。

（二）第二期（播散感染期或中期）

在病后 2～4 周，患者出现神经系统和心脏损害的表现。

1. 神经系统损害　在皮肤受损仍存在的早期就可出现轻微的脑膜刺激症状，明显的神经系统损害症状出现稍晚，多在慢性游走性红斑出现后 1～6 周，发生率为 15%～20%。表现为脑膜炎、脑炎、小脑共济失调、脑神经炎、运动及感觉性神经根炎、脊髓炎及舞蹈病等多种病变，但以脑膜炎、脑神经

炎及神经根炎多见，偶可发展为痴呆及人格障碍。临床表现和预后呈多种变化且有复发缓解的经过，

病程数月至数年不等。经治疗大多数患者可以痊愈，但也有一定程度的后遗症。

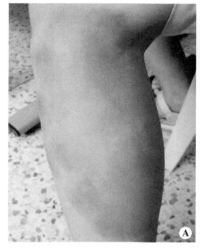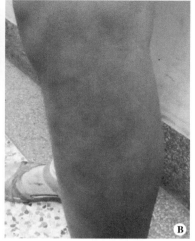

图 6-2-1　莱姆病患者的慢性游走性红斑

A. 治疗前：左小腿外侧水肿性红斑，边缘隆起；B. 治疗 10 天后：皮损小腿，遗留色素沉着

2. 心脏损害　8% ～ 10% 的患者可出现心血管系统症状，表现为心悸、气促，心音低钝、心动过速和房室传导阻滞，以一度或二度房室传导阻滞最多见，严重者可发生完全性房室传导阻滞，是由于伯氏疏螺旋体寄居于房室结，影响房室结传导功能所致。少数患者有心房颤动或心包炎等表现。心脏损害通常持续数天至 6 周，症状缓解、消失后仍可复发。

此外，此期常有关节和肌肉的游走性疼痛，但通常无关节肿胀。

（三）第三期（持续感染期或晚期）

本期主要表现为关节炎和晚期皮肤损害（慢性萎缩性肢端皮炎和淋巴细胞瘤）等，也可再发慢性游走性红斑或神经系统损害。此期一般始于病后外 2 个月或更长时间，持续数月至数年。

1. 关节炎　约 80% 的患者出现程度不等的反复发作、对称性关节损害症状，以大关节（膝、踝、肘）为主，其中膝关节尤为多见，小关节周围组织亦可受累，常反复发作。表现为关节肿胀、疼痛和活动受限。关节肿胀重于疼痛，是莱姆病关节炎的主要特征。关节炎每次发作时可伴随体温升高和中毒症状等。受累关节的滑膜液中，嗜酸粒细胞及蛋白含量均升高，并可查出伯氏疏螺旋体。少数患者大关节的病变可变为慢性，伴有软骨和骨组织的破坏。病程持续数年。

2. 慢性萎缩性肢端皮炎　是莱姆病常见的晚期和慢性表现，主要见于老年妇女，好发于前臂或小腿皮肤。典型的慢性萎缩性肢端皮炎表现为四肢肢

端皮肤变为蓝红色，局部肿胀伴疼痛。起病缓慢，逐渐加重，起病初时红斑和水肿可反复间断出现。很少自愈，最终可导致肢端萎缩、硬化。

3. 疏螺旋体淋巴瘤　偶可见，它是由于 B 淋巴细胞受损而出现的一种比较罕见的皮肤症状，多发生于蜱叮咬处，常见于儿童耳郭或成人乳头、乳晕处，为直径 1 ～ 5cm 的蓝红色小结节或斑，伴压痛及局部淋巴结肿大。病程长，可持续数月甚至 1 年以上。可与慢性移行性红斑及本病的其他皮肤、神经系统或关节病变同时存在。

4. 慢性神经病变　该期患者神经系统病变可继续加重，表现为痴呆、嗜睡、昏迷、共济失调及痉挛性下肢瘫痪，还可有吉兰 - 巴蕾综合征（Guillian-Barre 综合征）、肢体远端感觉异常或根性疼痛。

此外，亦有伯氏疏螺旋体引起的脂膜炎、滑膜炎、葡萄膜炎和肺炎的个例报道。

【实验室检查】

（一）血常规和红细胞沉降率

白细胞总数多在正常范围，偶有白细胞升高伴核左移，血细胞沉降率常增快。

（二）病原学检查

1. 直接镜检　取患者病损皮肤、滑膜、淋巴结及脑脊液等标本，用暗视野显微镜或银染色法检查伯氏疏螺旋体，可快速做出病原学诊断，但检出率低。

2. 病原体分离　可取患者皮肤、淋巴结、血液、脑脊液、关节滑液、皮肤灌洗液等标本分离螺旋体，

其中病变周围皮肤阳性率约 86%。分离方法有：①取标本接种于 BSK-Ⅱ培养基内培养。②将标本接种于金黄地鼠，接种后 7～14 天，取脾和肾等组织研碎，分别接种于 BSK-Ⅱ培养基中培养。培养分离病原体需 1～2 个月，由于阳性率低，价格昂贵，限制了其在临床的广泛应用。

3. 伯氏疏螺旋体 DNA 检测 采用 PCR 法可检测患者血液及其他标本中的伯氏疏螺旋体 DNA，敏感且特异，皮肤和尿标本的检出率高于脑脊液。晚期患者关节液检测阳性具有诊断价值。

（三）血清学检查

检测血清或脑脊液中的特异性抗体为目前确诊本病的依据。特异性 IgM 抗体多在游走红斑发生后 2～4 周出现，6～8 周达高峰，多于 4～6 个月降至正常水平。特异性 IgG 抗体多在病后 6～8 周开始升高，4～6 个月达高峰，持续至数年以上。单份血清 IgM 效价≥ 1∶64 或 IgG ≥ 1∶128，或双份血清抗体效价有 4 倍以上增高者，均有诊断价值。

通常采用免疫荧光、ELISA 法或免疫印迹法检测特异性抗体。在病程早期可有假阴性，而在其他螺旋体感染或自身免疫性疾病时也可出现假阳性。采用免疫印迹法检测特异性抗体，其敏感性与特异性均优于免疫荧光和 ELISA 法，适用于经用 ELISA 法筛查结果可疑者。

🍁 温馨提示

由于血清学检查在早期感染检测中的可信度问题和假阳性问题，不能直接用于莱姆病的确诊。又由于伯氏疏螺旋体抗体在感染之后能保持数年之久，无法用血清学方法区分新近感染和继发感染。

【诊断】

莱姆病的诊断主要根据流行病学资料、临床表现和实验室检查。

1. 流行病学资料 近日至数月曾到过疫区或有蜱叮咬史。

2. 临床表现 特征性的慢性游走性红斑以及在皮肤损害后出现神经、心脏和关节等受累症状。

3. 实验室检查 从感染组织或体液分离到伯氏疏螺旋体或检出特异性抗体。

案例 6-2[诊断经过]

入院后详细追问病史，患者病前 3 周曾到大兴安岭旅游，野外露营中有被蚊、虫叮咬史。

完善实验室检查：三大常规、空腹血糖、降钙

素原及肝肾功能均正常；肥达反应、自身抗体、类风湿因子及抗 O 均阴性，PPD 试验（-）红细胞沉降率 30mm/h；血清伯氏疏螺旋体抗体检测：ELISA 法示 IgM 阴性，IgG 阳性，免疫印迹法示 IgM 及 IgG 阳性。皮损部位皮肤活检病理报告：真皮血管周围见淋巴细胞和浆细胞浸润，真皮内胶原纤维轻度增生，镀银染色查出螺旋体。超声心动图、上腹部 B 超、胸部 CT 均未见异常。心电图：完全右束支传导阻滞。

[诊断] 莱姆病（第二期）

[诊断依据]

（1）有流行病学史（病前 3 周到莱姆病疫区旅游，期间有蚊、虫叮咬史）。

（2）有慢性游走性红斑，伴关节疼痛、心脏损害的临床表现。

（3）实验室检查：病变皮肤标本中检出螺旋体，血清伯氏疏螺旋体抗体检测阳性，心电图示房室传导阻滞。

【鉴别诊断】

本病为多系统损害，临床表现复杂，应与下列疾病鉴别：

1. 鼠咬热 有发热、斑疹、多发性关节炎，并可累及心脏，易与本病混淆。但都有鼠或其他动物咬伤史，血培养小螺菌或念珠状链杆菌阳性，并可检出特异性抗体。

2. 恙虫病 恙螨叮咬处皮肤焦痂、溃疡，周围有红晕，并有发热、淋巴结肿大等，依据焦痂、溃疡及血清学检测进行鉴别。

3. 风湿病 可有发热、环形红斑、关节炎及心脏受累等，依据抗溶血性链球菌抗体、C 反应蛋白、特异性血清学和病原学检查进行鉴别。

4. 类风湿关节炎 有对称性多关节炎，从小关节开始，以后累及大关节。依据血清类风湿因子、抗类风湿关节炎协同抗原抗体（抗 RANA 抗体）阳性以及 X 线检查等进行鉴别。

本病尚需与病毒性脑炎、脑膜炎、神经炎及皮肤真菌感染相鉴别。

案例 6-2[鉴别诊断]

根据患者发病年龄、病史特点，应与风湿病、恙虫病等鉴别。

🍁 温馨提示

有相当一部分人对蜱缺乏认识，被蜱叮咬后所引起的皮肤损害，患者一般不重视，易被认为是皮肤过敏等。直至当出现关节等损害较明显时，还有

一部分被认为风湿病、风湿性关节炎等，故而长期治疗无效。临床上，对于有发热、皮疹以及心脏传导阻滞、关节炎、慢性周围神经病变、面神经麻痹等多系统受损、诊断不明确的患者，需高度警惕该病，仔细询问流行病学史，如有无林区生活史及有无蜱叮咬史，及时行皮损部位皮肤活检以便及时诊断，减少误诊。

【预后】

早期诊断和及早治疗，可治愈，治疗越晚，疗效越差。慢性和重症可致残，致残率高达 60%。

【治疗】

在对症和支持治疗的基础上，抗生素抗螺旋体治疗是最主要的治疗措施，早期、及时抗生素治疗既可使典型的游走性红斑迅速消失，亦可防止慢性化。

（一）病原治疗

伯氏疏螺旋体对青霉素、氨苄西林、四环素、红霉素等抗生素均敏感，对庆大霉素、卡那霉素等不敏感。

1. 第一期　以慢性游走性红斑为主要表现者，成人常用多西环素 0.1g，每天 2 次口服，或红霉素 0.25g，每天 4 次口服。儿童首选阿莫西林，每天 50mg/kg，分 4 次口服，或用红霉素。疗程均为 10 ～ 21 天。

2. 第二期　有神经系统及心脏病变患者，头孢曲松 2g/d，静脉滴注，每天 1 次；或大剂量青霉素 2000 万 U/d，分次静脉注射，疗程 2 ～ 3 周。头痛和颈强直一般在治疗后第 2 天开始缓解，7 ～ 10 天消失。

3. 第三期　晚期有严重心脏、神经或关节损害者，可应用青霉素，每天 2000 万 U 静脉滴注，也可应用头孢曲松 2g/d，每天 1 次，疗程均为 14 ～ 21 天。

首剂病原治疗后，6% ～ 15% 患者可发生赫氏反应，故抗生素应从小剂量开始应用。

（二）对症治疗

患者应卧床休息，注意补充足够的液体。对于有发热、皮损部位有疼痛者，可适当应用解热镇痛药。高热及全身症状重者或抗生素治疗出现赫氏反应者，可短期应用糖皮质激素治疗。对有关节损伤者，应避免关节腔内注射。患者伴有心肌炎，出现完全性房室传导阻滞时，可暂时应用起搏器至症状及心律改善。

案例 6-2 [治疗]

大剂量青霉素 2000 万 U 静脉滴注，每天 1 次，7 天后患者皮疹渐变小变浅，关节疼痛消失，各种伴随症状消失，共治疗 21 天，患者要求出院，嘱患者定期门诊复诊。

【预防】

做好个人防护，防止硬蜱虫叮咬是控制本病发生与流行的重要措施。建议人们深入林区、草原牧区或从事旅游、垂钓等野外活动时，应穿长袖、长裤衣服，或穿长袜，最好将袖、裤口扎紧，亦可在皮肤暴露处涂擦驱虫剂。若被蜱叮咬，只要在 24 小时内将其除去，即可防止感染，因为蜱叮咬吸血，需持续 24 小时以上才能有效传播螺旋体。可用点燃的香烟头点灼蜱体，也可用氯仿或乙醚，或煤油、甘油等滴盖蜱体，使其口器退出皮肤再轻轻取下，取下的蜱不要用手捻碎，以防感染。如蜱的口器残留在皮内，可用针挑并涂上乙醇或碘酊。在蜱叮咬后预防性使用抗生素，也可以达到预防目的。

近年重组外表脂蛋白 A(ospA) 组成的莱姆病疫苗对莱姆病流行区人群进行预防注射取得了良好效果，但还未正式应用于临床。

复习要点

1. 病原学　由伯氏疏螺旋体所致的疾病。

2. 流行病学　啮齿动物鼠类是主要传染源和储存宿主，通过蜱叮咬传播，人群普遍易感。

3. 临床表现　皮肤、神经、关节和心脏等多脏器、多系统受损。早期主要表现为特征性皮肤损害（慢性游走性红斑）和全身感染症状（发热、头痛、恶心、呕吐和淋巴结肿大等）；中期主要表现为神经系统损害和心脏传导障碍；晚期主要表现为复发性关节炎及慢性萎缩性肢端皮炎，部分患者有精神异常的表现。

4. 诊断　以流行病学和临床表现为主，慢性游走性红斑有重要诊断价值。病原体、特异性 IgM 抗体阳性可明确诊断。

5. 治疗　可用多西环素做病原治疗。

6. 预防　防止被蜱叮咬，注意个人防护。

习题精选

6-14　莱姆病最为常见的皮肤表现为（　　　）

A. 虫咬皮炎

B. 慢性移行性红斑

C. 斑丘疹

D. 多形红斑

E. 荨麻疹

6-15 莱姆病通常是由以下哪种途径传播的（ ）

A. 飞沫传播　　　　　B. 性传播

C. 蚊叮咬　　　　　　D. 蜱叮咬

E. 输血传播

6-16 莱姆病的虫媒传播媒介是（ ）

A. 恙螨　　　　　　　B. 蚊子

C. 蜱　　　　　　　　D. 虱

E. 蚤

6-17 莱姆病的病原体是（ ）

A. 细菌　　　　　　　B. 病毒

C. 立克次体　　　　　D. 螺旋体

E. 原虫

（吴亚云）

第三节　回　归　热

 重要知识点

掌握回归热的临床表现、诊断依据及治疗措施；熟悉回归热的病原学、流行病学及预防；了解回归热的发病机制及鉴别诊断。

案例 6-3

患者，女性，25 岁，公司职员。因"周期性发热、头晕、乏力 3 个月"于 2010 年 8 月入院。

3 个月前，患者无明显诱因出现畏寒、发热，最高体温 39℃，伴全身肌肉酸痛、头痛、乏力、食欲缺乏，稍伴咳嗽、咽痛，无鼻塞、流涕、胸痛、盗汗、尿频、尿急、尿痛及腰痛等，病后曾多次到当地医院行 X 线胸片等检查未发现异常，给予"头孢曲松钠"、"左氧氟沙星"抗感染及对症支持治疗 4～5 天，体温降至正常，伴大汗及极度乏力，上述伴随症状消失，约 1 周左右体温又复升至 39℃左右，伴随症状再现，再次给予相同抗生素治疗，体温降至正常。而后如此反复发作 4 次，为进一步明确诊断以"发热原因待查"收住院治疗。患者平素体健，否认有"肺结核"等病史。病前半个月，曾到新疆的喀什及和田地区农村旅游过，有昆虫叮咬史。入院体格检查：T 36℃，P 68 次 / 分，R 18 次 / 分，BP 90/60mmHg，神志清楚，贫血貌，全身皮肤黏

膜无黄染、出血点或皮疹，浅表淋巴结不大，心肺及腹部检查未见异常。实验室检查：血常规示白细胞计数为 $6.0×10^9$/L，中性粒细胞 0.58，淋巴细胞 0.42，血小板计数为 $380×10^9$/L，红细胞计数为 $3.3×10^{12}$/L，血红蛋白 82g/L，红细胞平均体积 69 为 fl，网织红细胞计数为 0.028；红细胞沉降率为 54mm/h；血生化、肝功能、肾功能均正常，便常规及尿常规正常。

[问题]

1. 假如你是医生，首先考虑该患者患何疾病？

2. 尚需完善哪些检查？

3. 如何治疗？

回归热（relapsing fever）是由回归热螺旋体（*Borrelia recurrentis*，包柔螺旋体）引起的急性虫媒传染病。其临床特点是阵发性高热伴全身疼痛，肝脾大，重症有黄疸和出血倾向，短期热退呈无热间隙，数日后反复发热，发热期与间歇期交替反复出现，故称回归热。根据传播媒介昆虫的不同，回归热又分为虱传（流行性）回归热及蜱传（地方性）回归热。我国流行的主要是虱传回归热。

【病原学】

（一）形态结构

回归热螺旋体为疏螺旋体属，以虱为传播媒介的包柔螺旋体仅有一种，为回归热包柔螺旋体。以蜱为传播媒介的包柔螺旋体有 10 余种，亚洲和中国为波斯包柔螺旋体（*B. persica*）及拉迪什夫包柔螺旋体（*B. tatyshevi*）等。两种回归热的包柔螺旋体，在形态上难于区分，呈纤细的疏螺旋体，两端尖锐。长 5～20μm，宽 0.2～0.5μm，有 3～10 个粗而不规则的螺旋。暗视野中可见弯曲、旋转的螺旋活动。在电镜下其由柱形菌体、轴缘和外膜三部分组成。回归热包柔螺旋体革兰染色阴性，吉姆萨染色呈紫红色，较红细胞着色略深。

（二）生物学特性

回归热包柔螺旋体具有内毒素样活性，含有类属抗原和特异性抗原，其最大的特点是体表抗原极易变异，故在同一患者不同发热期中，所分离的菌株抗药性即有差异。回归热包柔螺旋体在普通培养基上不能生长，需用含有血液、腹水或组织（兔肾）碎片的培养基，微需氧环境，37℃，2～3 天螺旋体即可生长繁殖，但不易传代保存。在鸡胚绒毛尿囊膜上生长良好，也可感染小白鼠、豚鼠等温血动

物。回归热包柔螺旋体具有内毒素样活性，既含有特异性抗原，又有非特异性抗原，因与其他微生物如变形杆菌等有部分共同抗原，可引起交叉反应。回归热包柔螺旋体最大的特点是体表抗原极易变异，故在同一患者不同发热期中，所分离的菌株抗药性即有差异。

回归热包柔螺旋体对低温抵抗力较强。在离体组织中，0～8℃环境下存活7天；在凝血块中0℃至少可存活100天。但对热、干燥和一般消毒剂均敏感。在56℃时30分钟即可杀灭。

【流行病学】

（一）传染源

患者是虱传回归热的唯一传染源，以人→体虱→人的方式传播。鼠类等啮齿动物既是蜱传回归热的主要传染源，又是储存宿主，故蜱传回归热属于自然疫源性传染病。患者亦可为蜱传回归热传染源。

（二）传播途径

体虱是虱传回归热的主要媒介。虱吸吮患者血液5～6天后，螺旋体即进入体腔中大量繁殖，因不能进入胃肠道和唾液腺，故不能通过虱叮咬及虱粪传播本病。不进入卵巢及卵，不经卵垂直传播。人被虱叮咬后因抓痒将虱体压碎，螺旋体自体腔内逸出，随皮肤创面进入人体，也可因污染手指接触眼结膜或鼻黏膜而感染发病。

蜱的生命远较虱为长，蜱的体腔、唾腺和粪便内均含有病原体。当蜱刺螫吸血时可直接将病原体从皮肤创口注入体内，其粪便和体腔内（压碎后）的病原体也可经皮肤破损处侵入体内。

患者血液在发作间歇期仍具有传染性，故可经输血和胎盘传播本病。

（三）易感人群

人群普遍易感，且发病率在性别、年龄间无明显差别。患病后的免疫力不持久，约1年后可再感染。虱传回归热与蜱传回归热之间无交叉免疫。

（四）流行特征

虱传回归热分布于世界各地。冬、春季流行，以3～5月为著。新中国成立后，我国已很少有本病的报道。不良卫生条件、居住拥挤等为发生本病的社会条件。蜱传回归热散发于世界各国的局部地区，以热带、亚热带地区为著。发病以春、夏季（4～8月）为多，国内主要见于南疆、山西等地。

【发病机制与病理解剖】

回归热的发热及中毒症状与螺旋体血症有关。反复发热及间歇与机体免疫反应和螺旋体体表抗原变异有关。螺旋体通过皮肤、黏膜到达淋巴及血液循环。皮损局部可出现皮疹和痒感。在血液循环中迅速生长繁殖，产生大量包括内毒素样物质等在内的代谢产物，导致发热和毒血症状。当人体针对螺旋体产生以免疫球蛋白为主的特异性抗体如溶解素、凝集素、制动素等后，螺旋体即在单核-吞噬细胞系统内被吞噬和溶解，并从周围血中消失，高热骤退，转入间歇期；但血中病原体并未完全被杀灭，故仍具传染性。部分抗原性发生变异的螺旋体隐匿于肝、脾、骨髓、脑及肾等脏器中，逃避了机体的免疫清除，经繁殖并达一定数量后再侵入血液循环导致复发，但较前次为轻。每次回归发作，螺旋体的抗原性均有变异，变异的抗原性又导致新的免疫应答，如此多次反复，引起发热间歇表现的回归热。复发次数越多，产生特异性免疫范围越广，病原体抗原变异范围愈加有限直至其抗原变异不能超越特异免疫作用的范围时，终将螺旋体消灭。螺旋体及其代谢产物能破坏红细胞和损伤小血管内皮细胞以及激活补体、活化凝血因子等，导致溶血性黄疸、贫血、出血性皮疹及严重的腔道出血。

病变主要见于脾、肝、肾、心、脑、骨髓等，以脾的变化最为显著。脾大，质软，有散在的梗死、坏死灶及小脓肿，镜检可见吞噬细胞、浆细胞等浸润和单核-吞噬细胞系统增生。肝时有增大，可见散在的坏死灶、充血、弥漫性充血和混浊肿胀性退行性变。心脏有时呈弥漫性心肌炎；肾混浊肿胀、充血；肺出血；脑充血水肿，有时出血。

【临床表现】

（一）虱传回归热

潜伏期为7～8天（1～14天），个别可长达3周。

1. 前驱期 为1～2天，可有畏寒、头痛、关节肌肉疼痛、精神不振、全身乏力及眩晕等前驱症状。

2. 发热期 多数患者起病急骤，最初有畏寒、寒战，数小时后体温达38℃左右，伴有剧烈头痛及四肢、背部肌肉疼痛，1～2天内迅速升高达40℃左右，多为稽留热，少数为弛张热或间歇热。剧烈头痛及全身肌肉骨骼疼痛为本病突出症状，尤以腓肠肌为著。高热时还可出现谵妄、抽搐、神志不清等症状。部分患者可有鼻出血，严重者可有呕血、黑便等出血症状，少数病例可发生DIC。面部及眼结膜充血、呼吸次数增加、肺底闻及啰音、脉快，可有奔马律及室性过早搏动，心脏扩大及心力衰竭也非罕见。约半数以上患者脾脏明显增大，约2/3的病例肝肿大伴压痛，重症病例可出现黄疸。淋巴结可肿大。皮肤有时出现一过性点状出血性皮疹，重者可有瘀斑。高热一般持续6～7天。血中螺旋体也常于退热前消失。

3. 间歇期　患者体温多于2～4小时内骤降至37℃以下，甚至低至35℃，经4～8天才逐渐恢复正常体温。随着体温骤降，出汗甚多，此时患者除虚弱外，其他症状基本消失。此期一般持续7～9天。

4. 复发期　未经治疗，患者历经数天的无热间歇期后，先出现低热，体温下降后又复上升，初发期的各种症状又重复出现。如以后再次复发，则发热期逐渐缩短，间歇期则逐渐延长，其症状越来越轻。一般在体温重复上升之前，血中即可再次出现螺旋体，但其数量常较初发期为少。此期发热的期限和第一次无热间歇期大致相近。

我国南方所见的虱传回归热病例大多只发作一次。其他地区的患者复发次数一般以1～2次为最多。亦有报道未经治疗的虱传回归热患者，复发次数平均为5～8次。

（二）蜱传回归热

潜伏期为4～9天（2～15天），临床表现与虱传回归热基本相同，但较轻。肝、脾增大较虱传回归热为少且缓慢。复发次数较多，大多发作2～4次。发病前在蜱叮咬的局部有炎症改变，初为斑丘疹，刺口有出血或小水疱，伴痒感，局部淋巴结可肿大。

【实验室检查】

（一）外周血常规

虱传回归热患者白细胞数多增高，为(10～20)×10^9/L，中性粒细胞比例增加，间歇期恢复正常或偏低。蜱传回归热白细胞多正常。发作次数多者贫血常较严重，血小板可减少。

（二）尿和脑脊液

尿中常有少量蛋白、红细胞及管型。少数患者的脑脊液压力可稍增高，蛋白质和淋巴细胞增多。

（三）血生化试验

血清中谷丙转氨酶（ALT）升高，严重者血清胆红素上升，有达170μmol/L者。

（四）病毒学检查

1. 暗视野显微镜　患者发热期取末梢血或骨髓于暗视野显微镜下可查到螺旋体。在滚动的红细胞附近很易发现活动的螺旋体。

2. 涂片检查　用血液、骨髓或脑脊液同时涂厚片或薄片，瑞氏或吉姆萨染色可查到红色或紫红色螺旋体。如制成厚片，血量为薄片的3～4倍，可增加阳性检出率。

3. 动物接种　取血1～2ml接种小鼠腹腔，逐日尾静脉采血，1～3天内即可检出螺旋体。

（五）血清学检查

阳性率不高，需发病至少1周以上可检出。有假阳性，可见于螺旋体已清除的患者，对本病诊断意义不大。

【并发症】

最常见的并发症为支气管肺炎，还可有虹膜睫状体炎、中耳炎、关节炎，偶见脑炎、脑膜炎及脾破裂出血等。

【诊断】

根据典型的临床症状如周期性高热伴全身疼痛、肝脾大及出血倾向，结合是否在流行地区和流行季节有体虱寄生或野外作业及蜱叮咬史等流行病学资料，即可做出诊断。确诊有赖于病原学检查，如发热期血涂片查见包柔螺旋体。

> **案例 6-3[诊断及诊断依据]**
>
> 入院后骨髓细胞学检查示缺铁性贫血，未检出寄生虫。外周血涂片未检出利杜体及疟原虫，肥达反应、外斐反应均阴性。上腹部B超：肝脾大。X线胸片未见异常。入院后第3天再次畏寒、发热，体温42℃，立即采血涂片，检出回归热螺旋体。
>
> 诊断：回归热
>
> 诊断依据：
>
> （1）有到回归热的疫区新疆旅游史，有昆虫叮咬史。
>
> （2）周期性畏寒、发热，伴全身肌肉酸痛、头痛、乏力等。
>
> （3）实验室检查：贫血、发热期血涂片检出回归热螺旋体。

🍁 **温馨提示**

目前国内回归热已多年罕见，需警惕首发病例被忽略。但一经复发，诊断较易确定。该病例病程长，多次反复发作，临床症状较轻，到过蜱传回归热的疫区，并有确切的昆虫叮咬史，推测可能为蜱传回归热。

【鉴别诊断】

回归热应与布鲁菌病、斑疹伤寒、钩端螺旋体病、疟疾、伤寒和流行性出血热等疾病相鉴别。

1. 伤寒　常有不洁饮食史，缓慢起病，体温呈阶梯状上升，病程长，为稽留热，可见有玫瑰疹，血常规白细胞总数及嗜酸粒细胞减少，肥达反应阳性，血液或骨髓细菌培养阳性可明确诊断。

2. 败血症　常在原发感染灶基础上，出现寒战、高热，血培养可检出相应细菌。

3. 布鲁菌病　该病常有病畜接触史，长期发热、多汗、关节痛、肝脾大，易慢性化、易复发，可累及全身多个脏器。血或骨髓培养阳性可确诊。

4. 斑疹伤寒　以发热、头痛最为突出，8～9天体温最高，多于5天出皮疹。立克次体凝集试验≥1：40为阳性，外斐反应 OX_{19} ≥1：160或双份血清效价递增4倍以上有诊断价值。

5. 钩端螺旋体病　多见于夏秋季，有疫水接触史。临床表现为高热，伴腓肠肌压痛、淋巴结肿大、黄疸、出血等特征。钩端螺旋体特异性血清学检测阳性或病原体检查阳性。

6. 疟疾　有疫区居住及蚊子叮咬史，临床表现为间歇性寒战、高热、继之大汗后缓解为特征，常伴脾大，血液或骨髓涂片可找到疟原虫。

7. 流行性出血热　以发热、休克、充血、出血和肾损害为主要特征。起病早期有类白血病反应，早期出现大量蛋白尿，临床有发热期、低血压休克期、少尿期、多尿期和恢复期五期经过，血清汉坦病毒特异性抗体阳性。

8. 感染性心内膜炎　该病细菌侵入心内膜，在瓣膜上形成赘生物，细菌可反复侵入血液，引起类似周期性寒战、高热表现，新出现的心脏杂音，及时反复血培养及超声心动图检查有助于诊断。

【预后】

预后取决于治疗早晚、患者的年龄及有无并发症，病死率为2%～6%。蜱传回归热病死率略低。儿童患者预后良好。

【治疗】

（一）一般治疗及对症治疗

卧床休息。给予高热量饮食补充足量液体和所需电解质。毒血症状严重者，可短程应用肾上腺皮质激素。有出血倾向时可用卡巴克络、维生素K等。高热骤退时易发生虚脱及循环衰竭，应注意观察，及时处理。

（二）病原治疗

四环素为首选药物，成人每天2g，分4次口服，热退后减量为每天1.5g，疗程为7～10天。红霉素、氯霉素与四环素疗效相当。青霉素清除螺旋体慢，现已少用。在应用抗生素治疗过程中，可能发生赫氏反应，可采取小剂量、口服药和及时应用肾上腺皮质激素等措施预防或减轻反应。

> **案例 6-3**[治疗转归]
> 予四环素 0.5g 口服，每天 3 次，连续 10 天，未再发热，复查血涂片未见回归热螺旋体，痊愈出院。

【预防】

1. 管理传染源　患者必须住院隔离及彻底灭虱。隔离至体温正常后15天。接触者灭虱后医学观察14天。

2. 切断传播途径　是预防回归热的关键环节，灭虱、蜱及鼠。

3. 保护易感人群　目前尚无有效的人工免疫方法，做好个人防护，防止被虱、蜱叮咬。在野外作业时必须穿防蜱衣，必要时可口服多西环素或四环素以预防。

复习要点

1. 回归热概述　回归热是由回归热旋体（包柔螺旋体）引起的急性虫媒传染病。其临床特点是阵发性高热伴全身疼痛、肝脾大，重症有黄疸和出血倾向，短期热退呈无热间歇，数天后又反复发热，发热期与间歇期交替反复出现，故称回归热。根据传播媒介昆虫的不同，又分为虱传（流行性）回归热和蜱传（地方性）回归热。

2. 病原学　回归热螺旋体为疏螺旋体属，包括以虱为传播媒介的包柔螺旋体和以蜱为传播媒介的包柔螺旋体。

3. 流行病学

（1）传染源：①患者是虱传回归热的唯一传染源，以人→体虱→人的方式传播；②鼠类等啮齿动物既是蜱传回归热的主要传染源，又是储存宿主，患者亦可为蜱传回归热传染源。

（2）传播途径：①体虱是虱传回归热的主要媒介。人被虱叮咬后因抓痒将虱体压碎，螺旋体自体腔内逸出，随皮肤创面进入人体。②蜱的生命远较虱为长，蜱的体腔、唾液和粪便内均含有病原体。当蜱刺螫吸血时可直接将病原体从皮肤创口注入人体，其粪便和体腔内（压碎后）的病原体也可经皮肤破损处侵入人体。

（3）人群普遍易感，患病后的免疫力不持久，约1年后可再感染。虱传回归热与蜱传回归热之间无交叉免疫。

4. 发病机制　发热和中毒症状与螺旋体血症有关。发热期和间歇期交替反复出现与机体免疫反应和螺旋体体表抗原变异有关。病变主要见于脾、肝、肾、心、脑、骨髓等，以脾的变化最为显著。

5. 临床表现（虱传回归热）

（1）前驱期：可有畏寒、头痛、关节肌肉疼痛、精神不振、全身乏力及眩晕等前驱症状。

（2）发热期：①高热，一般持续6～7天。后体温下降，并伴有大量出汗，呈虚脱状态。②剧烈头痛及全身肌肉骨骼疼痛，尤以腓肠肌为著。③谵妄、抽搐、神志不清等症状。④充血及出血表现。⑤呼吸次数增加、肺底闻及啰音、脉速，可有奔马律及室性过早搏动，心脏扩大及心力衰竭。⑥脾脏明显增大、淋巴结可肿大。⑦皮肤一过性点状出血性皮疹。⑧ DIC。

（3）间歇期：随着体温骤降，出汗甚多，经4～8天逐渐恢复正常体温。

（4）复发期：经7～9天的无热间歇期后，患者先出现低热，体温下降后又重复上升，

初发期的各种症状又重复出现，如此循环发作。蜱传回归热：临床表现与虱传回归热基本相同，但较轻。

6. 实验室检查

（1）虱传回归热患者白细胞多增高，中性粒细胞比例增加，间歇期恢复正常或偏低。蜱传回归热白细胞多正常。发作次数多者贫血常较严重，血小板可减少。

（2）尿中少量蛋白、红细胞及管型。少数脑脊液压力可稍增高，蛋白质和淋巴细胞增多。

（3）血清中谷丙转氨酶（ALT）升高，有达170μmol/L 者。

（4）暗视野检查：在发热期采血涂片暗视野检查，可查到螺旋体。

（5）涂片检查：用血液、骨髓或脑脊液同时涂厚片或薄片，吉姆萨或瑞氏染色可查到螺旋体。

（6）动物接种：取血1～2ml接种小鼠腹腔，逐日尾静脉采血，1～3天内即可检出螺旋体。

7. 诊断　根据典型临床表现，结合有无体虱或野外作业和蜱叮咬等流行病学资料，应考虑本病诊断。

8. 治疗　病原治疗首选四环素或多西环素。

9. 预防　本病最有效的预防措施是消灭体虱，改善个人卫生条件，流行区野外作业时需穿防护衣。

习题精选

6-18　虱传回归热的病原体是（　　）
　　A. 波斯包柔螺旋体
　　B. 赫姆斯包柔螺旋体
　　C. 杜通包柔螺旋体
　　D. 回归热包柔螺旋体
　　E. 拉迪什夫包柔螺旋体

6-19　关于回归热包柔体的生物学特征，下列叙述错误的是（　　）
　　A. 普通培养基上不能生长
　　B. 对热、干燥和一般消毒剂敏感
　　C. 敏感动物为小白鼠和豚鼠
　　D. 回归热包柔体具有内毒素样活性
　　E. 体表抗原不易变异

6-20　虱传回归热的传染源是（　　）
　　A. 患者　　　　　B. 羊
　　C. 牛　　　　　　D. 犬
　　E. 蜱

6-21　与回归热的发作及间隙的"回归"表现有关的机制是（　　）
　　A. 病原体反复入血
　　B. 包柔螺旋体长期潜伏在肝、肾、骨髓等器官定期释放毒素
　　C. 机体的超敏反应
　　D. 机体免疫反应与回归热螺旋体体表抗原变异
　　E. 患者反复被蜱叮咬

6-22　回归热病理变化最显著的器官是（　　）
　　A. 肝　　　　　　B. 心和肺
　　C. 脾　　　　　　D. 肾
　　E. 脑

6-23　虱传回归热最突出的临床症状是（　　）
　　A. 腰痛和腹痛
　　B. 上消化道出血
　　C. 关节肿痛
　　D. 头痛、眼痛和结膜充血
　　E. 头痛和肌肉痛

6-24　关于回归热实验室检查，下列叙述错误的是（　　）
　　A. 虱传回归热白细胞数增高
　　B. 多数患者可出现梅毒血清学反应阳性
　　C. 蜱传回归热白细胞数正常
　　D. 发作次数越多，贫血越严重

E. 可有肝功能和脑脊液异常

6-25 虱传回归热最常见的并发症是（　　）

A. 中耳炎 B. 关节炎

C. 虹膜睫状体炎 D. 支气管肺炎

E. 脑膜炎及脑炎

6-26 针对回归热病原治疗，在无禁忌证的情况下，首选的抗生素是（　　）

A. 青霉素 B. 红霉素

C. 氯霉素 D. 链霉素

E. 四环素

（吴亚云）

第七章 原虫感染

第一节 疟疾

重要知识点

掌握疟疾典型发作的临床表现、常见并发症、诊断和鉴别诊断、治疗原则及抗疟药物的选择；熟悉疟原虫生活史的特点与发病机制；了解疟疾的流行病学特征及疟疾的预防。

案例 7-1

患者，男性，38岁。因"畏寒、寒战、发热、汗出热退8天，意识不清3天"就诊。

患者8天前无明显诱因出现畏寒、寒战、继之发热，测体温39℃，伴乏力、头痛，发热约10余小时后汗出热退，退热后乏力加重，头痛不能缓解。体温降至正常数小时后又升高至39℃以上，反复发作。3天前患者因出现胡言乱语，意识不清，逐渐加重而就诊。既往体健，无类似症状。间断至巴基斯坦工作数年，发病前20天回国，同事有类似发病者。

体格检查：T 37℃、P 95次/分、R 18次/分、BP 109/74mmHg。嗜睡，中度贫血貌，全身皮肤、巩膜无黄染，未见出血点、瘀点、瘀斑。全身浅表淋巴结无肿大。颈抵抗阴性。双肺呼吸音增粗，心律齐，心脏各瓣膜区未闻及杂音。腹部饱满，无压痛及反跳痛，肝未触及，脾肋下约6cm触及、质地软、边缘光滑、触痛，脾区叩痛，四肢腱反射、腹壁反射正常，神经系统病理征阴性。

[问题]

1. 该患者最可能的诊断是什么？
2. 需要做哪些检查？
3. 如何进一步治疗？

疟疾（malaria）是疟原虫经雌性按蚊叮咬传播引起的原虫病。疟原虫先侵入肝细胞内发育繁殖，再侵入红细胞内繁殖，引起红细胞成批破裂而发病。临床上以反复发作的间歇性寒战、高热、继之出大汗后缓解为特点。间日疟及卵形疟常出现复发，恶性疟虽无远期复发，但可引起脑型疟等凶险发作。其主要流行区域为热带和亚热带。

温馨提示

疟疾是一种寄生虫引起的威胁生命的疾病，但可预防，能治愈。来自无疟疾地区的无免疫力者在感染后病情较严重。

【病原学】

感染人类并致病的疟原虫目前共有五种，分别为间日疟原虫（*Plasmodium vivax*）、卵形疟原虫（*P. ovale*）、三日疟原虫（*P. malariae*）、恶性疟原虫（*P. falciparum*）以及新近发现的诺氏疟原虫（*P. knowlesi*）。诺氏疟原虫既往认为仅感染猕猴，而目前在东南亚森林地区时有发生人类感染，包括重症病例。

疟原虫生活史从雌性按蚊（Anopheles, Anopheline mosquito）吸血开始。感染性子孢子（sporozoite）随蚊虫唾液腺分泌物进入血液循环，随血液进入肝，在肝细胞内经9～16天从裂殖子（merozoite）发育为成熟的裂殖体（schizont）。裂殖体含有大量裂殖子，在受染肝细胞破裂后，裂殖子侵入红细胞开始红细胞内的无性繁殖周期。疟原虫在红细胞内经裂殖子、早期滋养体即环状体（ring form）、滋养体（trophozoite）发育为含数个至数十个裂殖子的裂殖体。当红细胞破裂后，释放的裂殖子再侵犯未感染的红细胞，完成新一轮的循环发育，同时释放出的代谢产物，引起典型的临床发作。间日疟及卵形疟红细胞内发育周期为48小时，三日疟为72小时，恶性疟为36～48小时，诺氏疟为24小时，形成各自临床的周期性发作。恶性疟原虫因发育先后不一，故临床发作常无规律。此外，当出现疟疾的重复感染或疟原虫的混合感染时，亦可出现发作不规则。间日疟及卵形疟原虫的部分子孢子，在肝内发育生长缓慢，经6～11个月方能成熟并感染红细胞，特称为迟发型裂殖子，也即休眠子，以别于上述的速发型裂殖子，成为远期复发的根源。三日疟及恶性疟无迟发型子孢子，故无复发。疟原虫裂殖子在红细胞内经3～6代增殖后，部分可发育为雌性或雄性配子体。配子体在人体内的存活时间为30～60天。当雌性按蚊吸血时，配子体被吸入其体内，开始其有性繁殖期。雌雄配子体在蚊体胃内形成偶合子，经动合子再发育为囊合子，最终形成含大量感染性子孢子的孢子囊，并移行至蚊唾液腺。当蚊虫叮咬吸血时，感染性子孢子又进入血液循环，继续其肝及红细胞内的无性繁殖周期（图7-1-1）。

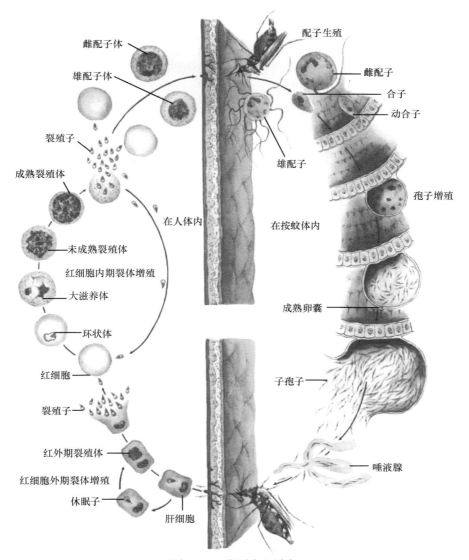

图 7-1-1　疟原虫生活史

【流行病学】

1. 传染源　疟疾患者及带疟原虫者为主要传染源。按蚊为疟原虫有性繁殖的宿主，同时亦是疾病传播的必需媒介。

2. 传播途径　疟疾的主要传播途径是由按蚊叮咬吸血时传入感染性子孢子。中华按蚊是平原地区疟疾传播的主要媒介，山区则由微小按蚊传播。丘陵地区的优势媒介为雷氏按蚊嗜人血亚种，在海南岛山林地区的传播媒介为大劣按蚊。极少数病例由输入带疟原虫的血液而发病。

🍁 **温馨提示**

子孢子为疟原虫的感染型。

3. 人群易感性　人群对疟疾普遍易感。各种疟疾之间无交叉免疫存在。但多次重复感染后，发病症状可较轻，而初次进入流行疫区感染者，症状常较重。

4. 流行特征　疟疾在全世界广泛流行，尤以热带、亚热带最为严重。温带流行主要在夏秋季节，明显与传播媒介蚊虫的生活条件有关。我国除海南和云南两省为间日疟和恶性疟混合流行外，主要以间日疟流行为主。三日疟及卵形疟则相对少见。随着对外交流的频繁发展，我国内地各省已有不少由境外带入的疟疾发生，特别是由东南亚及非洲输入的恶性疟。

🍁 **温馨提示**

疟疾流行存在明显的地区性，在非流行地区诊断发热待查病例时应充分了解患者近半年的生活史，是否到过疟疾流行区，以免延误诊断。

【发病机制】

疟疾发作是因寄生有疟原虫的红细胞破裂，释放出大量裂殖子及代谢产物，它们作为致热原（pyrogen）引起临床上的寒战、高热、继之大汗退热的典型发作（paroxysm）。释放出来的裂殖子部分为单核吞噬细胞系统吞噬而消灭，部分则侵入新的红细胞，并继续发育、繁殖，不断循环，导致周期性发作。多次发作后，患者可获得一定的免疫力，症状可缓解或消失，此时仍有小量疟原虫增殖，成为带疟原虫者。不同类型疟原虫所引起的临床表现和严重程度有所不同，主要与受染红细胞数量和疟原虫发育快慢相关。间日疟和卵形疟原虫常仅侵犯较年幼的红细胞，受染红细胞数常低于 $2.5 \times 10^4/\mu l$，三日疟仅感染较衰老的红细胞，受染红细胞常低于 $1.0 \times 10^4/\mu l$，故贫血程度较轻，并发症少，部分患者可自行缓解。而恶性疟原虫能感染任何时期的红细胞，红细胞感染率高，达 $1.0 \times 10^6/\mu l$。恶性疟原虫在血液密度很高且其在红细胞内的繁殖周期较其他疟原虫短。因此，贫血和其他临床表现都较严重。此外，恶性疟患者体内被疟原虫感染的红细胞短期内被大量破坏，可引起高血红蛋白血症，出现腰痛、酱油色尿，严重者可出现中度以上贫血、黄疸，甚至发生急性肾衰竭，称为溶血性尿毒综合征（hemolytic syndrome），亦称为黑尿热（black water fever）。此种情况也可由抗疟药物所诱发，如伯氨喹。恶性疟原虫在红细胞内繁殖时，可使受感染的红细胞体积增大成为球形，细胞膜出现微孔，彼此较易黏附成团，并较易黏附于微血管内皮细胞上，引起微血管局部管腔变窄或堵塞，使相应部位的组织细胞发生缺血性缺氧而引起变性、坏死的病理改变。若此种病理改变发生于脑、肺、肾等重要器官，则可引起相应的严重临床表现，如脑型疟（cerebral malaria）。脑型疟是恶性疟的严重临床类型，偶见于间日疟。其主要的临床表现为剧烈头痛、发热，常出现不同程度的意识障碍。其发生除与受感染的红细胞堵塞微血管有关外，低血糖（hypoglycemia）及细胞因子亦可能起一定作用。脑型疟的病情凶险，病死率较高。

由于脾有充血性改变及网状内皮细胞的增生，疟疾患者没有脾大、反复感染者，可导致脾纤维化。

【病理变化】

疟疾的病理改变随疟原虫的种类、感染时间而异，其主要病理改变有：脾大、肝大、软脑膜充血、脑组织水肿；其他器官如肾和胃肠道黏膜也有充血、出血和变性。

【临床表现】

1. 潜伏期 间日疟及卵形疟为 13 ～ 15 天，三日疟为 24 ～ 30 天，恶性疟为 7 ～ 12 天。输血疟疾的潜伏期较短，一般在输血后 7 ～ 10 天发病。

2. 典型疟疾发作 疟疾的典型症状为突发性寒战、高热、出汗退热。寒战常持续 20 ～ 60 分钟；随后体温迅速上升，可达 40℃以上，一般持续 2 ～ 6 小时，伴有全身酸痛乏力，但神志清楚，无明显中毒症状；之后全身大汗而体温骤降，持续时间为 30 分钟～ 1 小时；随后进入间歇期，此时患者除感疲乏外多无症状。各种疟疾的两次发作之间都有一定的间歇期。诺氏疟间歇期为 24 小时，间日疟及卵形疟为 48 小时，三日疟为 72 小时，恶性疟为 36 ～ 48 小时。在疟疾发作之初或有反复感染情况下，亦可表现为发作无规律。疟疾的典型发作，常对临床诊断提供重要帮助。

3. 疟疾发作的严重类型 重症疟疾的标志是器官功能障碍或者高原虫血症等。严重贫血是常见表现。脑型疟发作主要见于恶性疟，亦偶见于重度感染的间日疟。由于大量受染的红细胞聚集堵塞脑部微血管，患者出现头痛、呕吐及不同程度的意识障碍。如未获及时诊治，病情可迅速发展，最终死于呼吸衰竭。恶性疟的高原虫血症造成微血管堵塞，加之红细胞破坏对肾脏的损害，可引起肾衰竭。特别是此种溶血可由部分抗疟药诱发或加重，如伯氨喹对有红细胞葡萄糖 -6- 磷酸脱氢酶缺乏的患者，应特别注意避免用药诱发溶血。非心源性肺水肿在成人较为常见，必要时应予机械通气。肝功能损害如黄疸等时有发生，除疟原虫直接损害外，溶血亦是血清胆红素增高的病因之一。低血糖常见，主要原因是疟原虫消耗、机体需求增加、血糖生成减少或奎宁诱导的胰岛素释放，应密切监测及控制血糖水平。乳酸代谢异常导致代谢性酸中毒，电解质紊乱、凝血障碍导致的出血、细菌感染甚至脓毒血症等均可出现。

4. 疟疾的再燃与复发 再燃（recrudescence）由血液中残存的疟原虫引起，表现为体温降至正常后短时间内重新升高，多见于病愈后的 1 ～ 4 周，且可多次出现。各种疟疾都有发生再燃的可能性。复发（relapse）是由寄生于肝细胞内的迟发型子孢子引起的，只见于间日疟和卵形疟。复发多见于病愈后的 3 ～ 6 个月。恶性疟因无肝细胞内繁殖阶段，缺乏迟发型子孢子，故不会复发。经母婴传播的疟疾较常于出生后 1 周左右发病，亦不会复发。

5 并发症 主要并发症有：①黑尿热，是恶性疟最严重的并发症，见于重疟区，病死率高。②肝损害，疟疾可引起肝炎，伴有黄疸与肝功能减退，尤以恶性疟为甚。③肺部病变，患者呼吸道症状极轻微或缺如，仅在疟疾发作时胸部 X 线检查可发现有肺部炎症改变，大多呈小片状阴影，在抗疟治疗后 3～7 天内消退，系原虫入侵肺部所致。④肾损害，重症恶性疟和间日疟患者，尿中可出现蛋白质与红细胞，但经抗疟治疗后较易恢复。三日疟长期未愈的部分患者，可出现肾病综合征，早期投予抗疟治疗，病变可逆；但一旦变为慢性，抗疟治疗难以奏效，病情逐步发展，甚至导致肾衰竭。⑤自身免疫溶血性贫血，为疟疾感染的较罕见并发症，但近年来报道病例逐渐增多。可见于重症疟疾、恶性疟及间日疟混合感染、卵形疟等。发病机制尚不明确，个别病例报道与应用青蒿琥酯有关。⑥其他，在脑型凶险发作的恢复期，少数患者可出现手震颤、四肢瘫痪、吞咽障碍或语言障碍等后遗症，一般经治疗可恢复。

【实验室检查】

1. 血涂片 疟疾的诊断有赖于各型疟原虫的检出。一般采用厚血片或薄血片，吉姆萨染色后直接镜检，查出红细胞内期各型疟原虫可获得诊断。厚血片因采血量大，可增加阳性检出率。但因于溶血后检查，无法确定原虫与红细胞的关系，并需要有相当的经验。通过对疟原虫特征的识别，还可确定疟疾的种类。骨髓涂片的阳性率明显高于外周血。涂片镜检除需一定的经验外，耐心认真的查找亦是成功的重要因素。各种疟原虫各期形态见图 7-1-2。由于薄血膜涂片中诺氏疟原虫环状体的形态特点和恶性疟原虫相似，而大滋养体和裂殖体的形态接近三日疟原虫，因此诺氏疟原虫往往被误看为三日疟原虫、恶性疟原虫或间日疟原虫。实验室诊断中，通过形态学观察很难将诺氏疟原虫和三日疟原虫或间日疟原虫多核亚种进行区分，主要依靠分子生物学技术鉴别。

🍁 温馨提示

厚薄血涂片是不可替代的确诊疟疾的金标准，是唯一可查到原虫实体并鉴别虫种的方法。

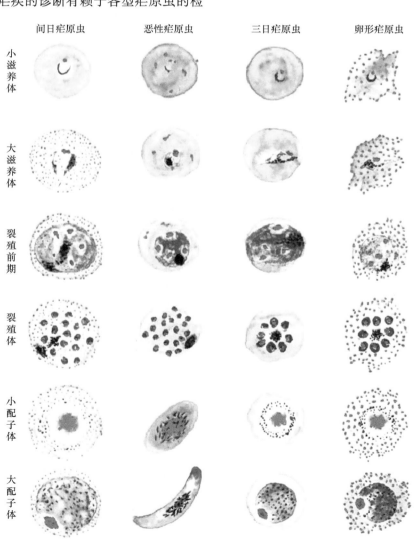

图 7-1-2　四种疟原虫形态（薄血膜片，吉姆萨染色）

2. 抗原检测　已有多种检测剂盒可以在数十分钟内完成 1～2 种抗原检测。目前，临床使用较多的疟原虫抗原检测快速诊断方法（rapid diagnostic test，RDT）是恶性疟和间日疟二合一金标免疫层析

检测卡，可于 15～30 分钟出结果。其采用"夹心法"的金标免疫层析技术检测患者全血中存在的疟原虫抗原标志物，敏感性和特异性可达 97% 以上（图 7-1-3）。

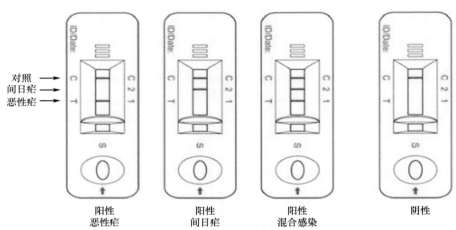

图 7-1-3　疟原虫抗原检测快速诊断方法

3. 其他检测手段　疟疾的其他实验诊断方法包括叮啶橙荧光染色法，此法将疟原虫染为橙红色，易于在荧光显微镜下扫描查出，具有快速诊断的特点；型特异的 DNA 探针杂交法，具有较高的敏感性，可查到微量疟原虫血症，现已改进为 PCR 法，进一步提高了诊断的敏感性。实验室的快速诊断，不仅有利于患者的及时正确治疗，而且可有效防止疟疾的传播。

> **案例 7-1[临床特点]**
> （1）患者为青年男性，以突发性的畏寒、寒战、不规则发热、汗出热退为主要表现，反复发作后出现意识不清。
> （2）体格检查发现嗜睡，中度贫血貌，全身皮肤未见出血点、瘀点、瘀斑，全身浅表淋巴结无肿大，颈抵抗阴性，双肺呼吸音增粗，腹部饱满，脾大，脾区叩痛，四肢腱反射、腹壁反射正常，神经系统病理征阴性。
> （3）长期于疟疾流行区工作，同事有类似发病者。
> 初步诊断：疟疾（脑型）
> 需进一步行血涂片、骨髓涂片确诊疟疾类型，完善相关检查明确并发症。

【诊断与鉴别诊断】

疟疾的典型临床发作，特别在出现规律性发作时，对诊断有很高的特异性。但在不规则发作的病例，诊断常有一定难度。重视患者流行病学历史，对诊断有较大帮助。特别是对去过流行区再返回非

流行区的病例，常因忽视流行病学史而延误诊断。诊断的延误又常造成凶险型疟疾的发生。脑型疟常在疟疾发作数日后出现神志不清、抽搐甚至昏迷。疟疾反复发作造成的红细胞集聚溶解破坏，引起肾微血管病变，临床出现寒战、腰痛、酱油色尿等急性溶血尿毒综合征表现。对凶险型疟疾的及时诊断，将直接关系到患者的预后。

疟疾的确诊仍靠血及骨髓涂片查见疟原虫。对反复查血涂片阴性，而临床表现酷似疟疾者，可给予有效的抗疟药进行诊断性治疗，一般在用药 24～48 小时后控制发热并不再发作，可做出疟疾的临床诊断。

疟疾应与临床发热性疾病相鉴别。重要的疾病有脓毒症、钩端螺旋体病、黑热病。亦常与胆道感染、尿道感染等相混淆。除注重流行病学史外，疟原虫的查找是鉴别的关键。脑型疟应与乙型脑炎、中毒型菌痢相鉴别，而溶血造成的急性肾功能损害，则应与药物引起的溶血及流行性出血热等疾病鉴别。

【治疗】

（一）主要抗疟药物

1. 氯喹和其他氨基喹啉类药物　氯喹至今仍是治疗非恶性疟或某些地区不耐药恶性疟（如中美洲和加勒比地区）的首选药物之一，作用迅速，不良反应较小，亦可以作为化学预防药物。对于间日疟及卵形疟，必须同时给予伯氨喹（primaquine）以根除肝细胞内的迟发型子孢子（休眠子），防止复发。

阿莫地喹（amodiaquine）与哌喹（piperaquine）和氯喹的作用机制基本一致，但药效更强，耐药机制有所差异，故可用于氯喹耐药株的治疗。目前认为，上述药物都不应进行单药治疗，通常应作为组分成为以青蒿素为基础的联合治疗方案的一部分。阿莫地喹的耐受性相对较差，短期使用的安全性良好，但长期使用可能导致少见的严重不良反应如肝脏和骨髓毒性，因此不推荐作为化学预防药物。哌喹曾在我国广泛使用，安全性良好，但根据既往报道，耐药率可能较高。

2. 甲氟喹 (mefloquine)、卤泛群 (halofantrine) 和本芴醇 (lumefantrine)　甲氟喹可作为氯喹耐药株的治疗药物或预防药物，耐药少见，东南亚部分地区可有耐药株存在。根据美国 CDC 的推荐，联用甲氟喹和青蒿琥酯（artesunate）是标准的恶性疟化学预防方案之一。其治疗剂量下的神经毒性及胃肠道反应较大，应用受到一定限制。卤泛群的疗效不错，但偶尔会导致显著的心律失常；本芴醇与卤泛群是同类药物，但无心律方面的不良反应，目前往往与蒿甲醚（artemether）一起组成复方蒿甲醚（coartem）投入使用，具有协同作用。

3. 奎宁 (quinine) 和奎尼丁 (quinidine)　奎宁理论上可快速杀灭所有种类的疟原虫。目前，由于恶性疟原虫对奎宁的耐药率非常高，且胃肠道反应大、非特异性毒性高，通常奎宁仅用于无并发症的非恶性疟的联合治疗（3 天疗程）。奎尼丁可通过静脉治疗重症疟疾，但需要密切监测心率，及时处理其不良反应。

4. 伯氨喹　是目前唯一可用于根除间日疟和卵形疟迟发型子孢子的药物，同时也是化学预防药物的替代方案，其主要的不良反应是在葡萄糖 -6- 磷酸脱氢酶缺乏患者中诱发溶血和高铁血红蛋白症（methemoglobinemia）。

5. 青蒿素类　青蒿素类药物能够快速杀灭外周血疟原虫及其配子体，不仅治疗现症感染，亦减少传播风险。此类药物作用短暂，因此单药短期治疗往往不能根除疟原虫，目前常与其他长效抗疟药联合使用，3 天疗程即可治愈大多数轻中症疟疾。常见的复方制剂包括：蒿甲醚 - 本芴醇、青蒿琥酯 - 阿莫地喹、青蒿琥酯 - 甲氟喹、双氢青蒿素 - 哌喹等。其中，蒿甲醚 - 本芴醇的使用最为广泛。近来，耐青蒿素类药物的疟原虫也渐渐出现，往往需要延长疗程以彻底根治。在重症疟疾的治疗中，青蒿素类的作用更加突出。静脉使用青蒿琥酯较奎宁有着明显治疗优势及安全性。蒿甲醚肌内注射或青蒿琥酯直肠给药亦具有良好疗效。目前，美国 CDC 已将静脉用青蒿琥酯作为重症疟疾的一线用药进行推荐。

6. 抗生素　部分抗生素亦有一定的抗疟作用。四环素、克林霉素、多西环素已知具有杀灭疟原虫的作用，但往往作为二线药物和复方制剂的组分来使用。其中，多西环素被批准用于化学药物预防，特别是前往东南亚地区的旅行者可作为首选。此外，大环内酯类药物似乎亦有抗疟作用，目前已有相关研究已证实其治疗及预防作用。

（二）成人抗疟治疗的标准方案

成人抗疟治疗的标准方案如表 7-1-1、表 7-1-2 所示。

表 7-1-1　成人抗疟治疗的标准方案

氯喹敏感的恶性疟和其他种类疟原虫	
磷酸氯喹	口服，1g；此后 500mg（第 6 小时、24 小时、48 小时分别口服 1 次）或口服 1g（第 0 和 24 小时），然后口服 0.5g（第 48 小时）
联合	
磷酸伯氨喹（仅限间日疟或卵形疟）	口服，52.6mg，每天 1 次，共 14 天
氯喹耐药的恶性疟原虫、耐药间日疟原虫、未分型疟原虫	
无并发症患者	
复方蒿甲醚（蒿甲醚 20mg+本芴醇 120mg）	口服，每天 2 次，每次 4 片，共 3 天
或 Malarone（阿托夸酮 250mg+ 氯胍 100mg）	口服，每天 1 次，每次 4 片，共 3 天
或硫酸奎宁 650mg	口服，每天 3 次，共 5～7 天
联合多西环素 100mg	口服，每天 2 次，共 7 天
或联合克林霉素 600mg	口服，每日 2 次，共 7 天
有并发症或不能耐受口服用药患者	
静脉使用青蒿琥酯	第 1 天，2.4mg/kg，每 12 小时 1 次；第 2、3 天，2.4mg/kg，每天 1 次
静脉使用葡萄糖酸奎尼丁	静脉滴注 10mg/kg，输入时间大于 1～2 小时，然后每分钟 0.02mg/kg；或静脉滴注 15mg/kg，输入时间大于 4 小时，此后 7.5mg/kg，输入时间大于 4 小时。每 8 小时 1 次
静脉使用盐酸奎宁	静脉滴注 20mg/kg，输入时间大于 4 小时，此后 10mg/kg。每 8 小时 1 次
肌内注射蒿甲醚	肌内注射 3.2mg/kg，1 次，此后每天肌内注射 1.6mg/kg

表 7-1-2　发展中国家恶性疟治疗推荐方案

方案	备注
复方蒿甲醚（蒿甲醚 - 本芴醇）	一线治疗选择，FDA 已批准
青蒿琥酯 - 阿莫地喹	许多非洲国家的一线治疗选择，但很多地区已出现阿莫地喹耐药现象
青蒿琥酯 - 甲氟喹	东南亚地区标准治疗方案
青蒿琥酯 - 磺胺多辛 - 乙胺嘧啶	研究认为其有效性较其他方案为低
双氢青蒿素 - 哌喹	亚洲地区的研究认为有效性很高，疗程为 1～2 天
阿莫地喹 - 磺胺多辛 - 乙胺嘧啶	可作为过渡或替代方案使用

（三）凶险型疟疾发作的治疗

由于凶险型疟疾主要由恶性疟引起，且大多对氯喹耐药，故治疗上应静脉给予抗耐氯喹疟原虫的药物，同时注重对症治疗。

1. 抗疟药物的选择　青蒿琥酯为首选的治疗药物。用青蒿琥酯 600mg 加入 5% 碳氢钠 0.6ml，摇动 2 分钟左右以完全溶解，再加 5% 葡萄糖溶液 5.4ml，最终配成青蒿琥酯 10mg/ml。按 1.2mg/kg 计算每次用量。首剂缓慢静脉注射后，于 4 小时、24 小时、48 小时可各再注射 1 次，至患者神志清楚后可改为口服 100mg/d 治疗。亦可用磷酸咯萘啶，按 3～6mg/kg 计算用量，用生理盐水或等渗葡萄糖溶液 250～500ml 稀释后静脉滴注，视病情可重复使用。奎宁亦可用于耐氯喹的恶性疟治疗。用二盐酸奎宁 500mg 置等渗葡萄糖溶液中缓慢静脉滴注，于 4 小时内滴完，12 小时后视病情可重复应用或改为口服抗疟治疗。

2. 对症治疗　凶险型疟疾发作常危及患者生命，对症治疗具有重要的作用。脑型疟常出现脑水肿及昏迷，应及时积极给予脱水及改善颅内循环的治疗。静脉给予右旋糖酐 40，对疏通颅内微循环有一定帮助。监测血糖并及时发现和纠正低血糖，注意头部降温，充分给氧均十分重要。糖皮质激素的应用尚存在争议，多数报道认为其疗效不确切，仅短程用于临床出现超高热的患者。

> **案例 7-1[诊断、治疗与病情演变经过]**
> （1）外周血涂片查见高密度恶性疟原虫，骨髓涂片查见恶性疟原虫。
> （2）血常规：WBC 10.83×10^9/L、N 0.73、RBC 2.68×10^{12}/L、HGB 87g/L、PLT 35×10^9/L；尿常规：尿蛋白（+）、尿红细胞（++）；肝功能：ALT 170U/L、AST 189 U/L、ALB 24.2g/L；肾功能：UN 31.38mmol/L、Cr 471μmol/L；随机血糖 15.67 mmol/L；溶血实验阴性；胸腹部 CT：①双肺感染，双侧胸腔积液；②心脏增大，心包积液；③脾大。

患者由疟疾流行区回国，同去人员有类似发病者，以突发性畏寒、寒战、不规则发热、汗出热退为主要临床表现，反复发作后意识不清，外周血涂片及骨髓涂片均查见恶性疟原虫，胸腹部 CT 提示肺部感染、脾大，血象增高、中度贫血，肝肾功能异常。

[诊断]　恶性疟疾（脑型）。
　　　　肺部感染。
　　　　急性肾功能不全。

[治疗]

（1）针对病原体的治疗：患者为疟疾发作的严重类型，表现为器官功能障碍、高原虫血症。因此，选择青蒿琥酯抗疟。

（2）对症治疗：患者合并脑水肿，积极给予吸氧、脱水及改善颅内循环的治疗；肝肾功能不全，积极维护肝功能的同时，给予持续肾替代疗法（CRRT）以维护肾功能、清除体内炎性产物；因合并肺部感染，应积极抗感染治疗；疾病消耗明显，给予营养支持。

[病情演变经过]　经上述综合治疗，患者发热缓解，意识转清，肝、肾功能好转，肺部感染控制，反复外周血涂片未见疟原虫。但恢复期出现贫血进行性加重，网织红细胞逐渐增高，血红蛋白尿，查溶血实验提示 Coombs 实验阳性、间接抗人球蛋白实验阳性，考虑合并自身免疫溶血性贫血。经免疫球蛋白冲击及激素治疗，体温恢复正常，溶血好转。但终止抗疟治疗第 4 周患者再次出现发热，无畏寒、寒战，热型不规则，外周血及骨髓涂片查见恶性疟原虫，考虑疟疾再燃，再次给予青蒿琥酯抗疟，患者体温恢复正常，病情痊愈出院。

【预防】

（一）控制传播媒介及切断传播途径

在疟疾流行区清除按蚊滋生场所及广泛使用杀虫药物是预防疟疾流行的基本方法。自然环境的广大和复杂，加之媒介昆虫对杀虫剂已产生较广泛的耐药性，使控制传播媒介的措施难于达到预期的效果。在流行区广泛重视提倡使用蚊帐，尤其是应用杀虫剂浸泡的蚊帐及衣物，防止被蚊虫叮咬以切断传播途径的方法，较为有效和切实可行。新近加速了新型杀虫剂的研制，以推动这一措施的实行。

（二）保护易感人群

1. 化学预防　包括治疗带疟原虫者及进入疟区的健康人预防服药。在流行区对 1～2 年内有疟疾史的人，进行流行高峰集体抗复发治疗。常用乙胺嘧啶 2 片（基质 50mg）连服 2 天，继服伯氨喹 2 片

（基质 15mg）连服 8 天，可清除疟原虫，减少传染源。在非耐氯喹疟疾流行区，外来人员预防服药可口服氯喹 0.5g（基质 0.3g），每周 1 次。耐氯喹疟疾流行区可口服甲氟喹 0.25g，每周 1 次。亦可用乙胺嘧啶 25mg，每周 1 次，或多西环素 200mg，每周 1 次。

2. 疫苗预防 疟原虫形态的多样性及抗原的复杂性，使疟疾疫苗的研制迄今尚无明显突破。虽然疟疾疫苗是控制疟疾流行最有希望的方法，但尚无临床可用的疟疾疫苗。

复习要点

1. 疟疾的流行病学特点

（1）传染源：疟疾患者及带疟原虫者。

（2）传播途径：通过按蚊叮咬传播。输血或母婴传播少见。

（3）易感人群：人群普遍易感，尤其是非疟疾流行区的外来人员。

（4）流行特征：主要流行于热带、亚热带，其次为温带。

2. 疟疾的生活史 雌性按蚊→肝细胞→红细胞（小滋养体→大滋养体→裂殖体→小滋养体再循环或配子体）→雌性按蚊。

（1）红细胞外期：按蚊刺吸人血时，感染性子孢子随唾液进入人体，约 30 分钟随血流侵入肝细胞。

在肝细胞内，子孢子→滋养体→裂体增殖→红外期裂殖体→裂殖子→肝细胞破裂→裂殖子散出→血窦，一部分裂殖子被巨噬细胞吞噬，一部分则侵入红细胞内发育。

（2）红细胞内期：由肝细胞释放出的红细胞外期裂殖子侵入红细胞内进行裂体增殖，称为红细胞内期（红内期），包括滋养体和裂殖体两个阶段。

基本过程：环状体→大滋养体→未成熟裂殖体→成熟裂殖体→裂殖子→健康红细胞，重复上述过程几次，部分裂殖子在红细胞内不再进行裂体增殖，而发育为配子体。

3. 疟疾的临床特点

（1）典型疟疾发作：突发性寒战、高热和大量出汗。发作间歇期常感乏力、口干。诺氏疟间歇期为 24 小时，间日疟及卵形疟为 48 小时，三日疟为 72 小时，恶性疟为 36～48 小时（可不规律）。

（2）凶险疟疾发作：脑型疟、严重贫血、肾衰竭、肝功能损伤、低血糖、代谢性酸中毒。

（3）再燃与复发：再燃可见于各种疟疾。复发是由寄生于肝细胞内的迟发型子孢子引起的，只见于间日疟和卵形疟。

4. 疟疾的实验室检查

（1）厚或薄血膜涂片，骨髓涂片。

（2）疟原虫抗原检测快速诊断方法（RDT）。

5. 疟疾的治疗 凶险型疟疾发作的治疗首选青蒿琥酯。

（1）杀灭红细胞内疟原虫的药物：氯喹和其他氨基喹啉类药物；甲氟喹、卤泛群、本芴醇；奎宁、奎尼丁；青蒿素类等。

（2）杀灭红细胞内疟原虫配子体和迟发型子孢子的药物：伯氨喹。

6. 疟疾的预防

（1）灭蚊。

（2）口服抗疟药物：流行区曾患疟疾的患者选择乙胺嘧啶序贯伯氨喹治疗；非耐氯喹疟疾流行区，外来人员可口服氯喹；耐氯喹疟疾流行区可口服甲氟喹或乙胺嘧啶，或多西环素。

习题精选

7-1 疟原虫生活史有两个阶段多个期，感染人体的是（　　）

 A. 裂殖体   B. 感染性子孢子

 C. 裂殖子   D. 环状体

 E. 配子体

7-2 疟疾三大典型症状周期发作的规律性是（　　）

 A. 寒战、高热、大汗

 B. 高热、寒战、大汗

 C. 寒战、大汗、高热

 D. 高热、大汗、寒战

 E. 大汗、高热、寒战

7-3 引起临床上凶险发作最常见的疟原虫是（　　）

 A. 间日疟原虫   B. 三日疟原虫

 C. 恶性疟原虫   D. 卵形疟原虫

 E. 诺氏疟原虫

7-4 脑型疟疾与中毒性菌痢脑型鉴别，最重要的为（　　）

 A. 季节

 B. 症状

 C. 脑脊液变化

 D. 肛拭子或灌肠液、便常规检查

 E. 脑膜刺激征

7-5 治疗间日疟常用氯喹加伯氨喹的方案，加伯氨喹的目的是（　　）

 A. 增强氯喹的作用

 B. 减少氯喹的不良反应

 C. 杀灭各期疟原虫以达到迅速治疗的目的

 D. 杀灭疟原虫配子体和迟发型子孢子，以防止传播和复发

 E. 杀灭红细胞外期原虫及配子体

7-6 患者，男性，27 岁，广州人。3 周前因车祸输

血 300ml，近 1 周来出现隔日发作畏寒、寒战、高热、大汗后缓解，已发作 3 次。体格检查：一般情况好，无皮疹，心肺阴性，肝肋下无肿大，脾已切除。血常规：WBC 6.5×10^9/L，RBC 3.8×10^{12}/L，HGB 90 g/L。

(1) 该病例最可能的诊断是（　　　）
    A. 伤寒　　　　　　　　　B. 呼吸道感染
    C. 急性血吸虫病　　　　　D. 疟疾
    E. 败血症

(2) 为确诊，应首先进行的检查是（　　　）
    A. 血培养　　　　　　　　B. 骨髓培养
    C. 血涂片找疟原虫　　　　D. 肥达反应
    E. 血吸虫毛蚴孵化试验

(3) 最适宜的治疗药物是（　　　）
    A. 氯喹　　　　　　　　　B. 氯喹 + 伯氨喹
    C. 奎宁　　　　　　　　　D. 奎宁 + 伯氨喹
    E. 乙胺嘧啶

（毛　青）

第二节　阿米巴病

重要知识点

掌握阿米巴病的病原学、流行病学和临床表现，包括肠阿米巴病、肠外阿米巴病及阿米巴脑膜脑炎临床表现；掌握阿米巴病的诊断及鉴别诊断；掌握阿米巴病的病原学治疗；建立对临床出现阿米巴病相关症状的患者进行针对性检查并做出诊断的思路。

案例 7-2

患者，男性，66 岁。因"反复血便 4 月余，腹痛 1 个月，发现肝占位 3 天"就诊。

患者 4 个月前开始解血便，为暗红色稀便，2～3 次/天，无里急后重、发热等，于诊所按"肠炎"治疗无缓解。1 个月前出现腹痛，以右上腹及剑下为主，为阵发性隐痛，每次持续 10 余分钟，可自行缓解。消瘦，体重减少 10kg 余。当地县医院治疗具体不详，上述症状反复。3 天前行上腹部增强 CT，结果示：右肝后叶上段占位（图 7-2-1），遂来就诊。1985 年诊断为"精神病"，一直间断服药治疗，病情平稳；既往无类似症状，否认腹泻患者接触史，无饮酒史，否认肝炎病史。家庭中无类似患者。

体格检查：T 36.7℃，营养稍差，神志清。皮肤、巩膜无黄染，未见肝掌、蜘蛛痣。心肺未见异常。腹部平软，未见腹壁浅静脉怒张，右上腹及中上腹压痛，无反跳痛及肌紧张，全腹未扪及包块，肝脾肋下未触及，肋间无触痛，肝区轻度叩痛，移动性浊音阴性，双下肢无水肿。

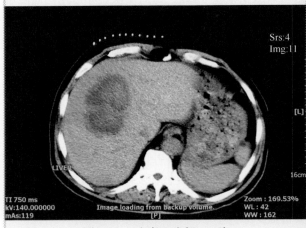

图 7-2-1　患者上腹部 CT 片

[问题]
1. 该患者最可能的诊断是什么？
2. 需要做哪些检查？
3. 如何进一步治疗？

阿米巴病（amoebiasis）是由溶组织内阿米巴感染所致疾病的总称，是一种高发病率、高致病性的人畜共患寄生虫病，包括肠阿米巴病和肠外阿米巴病。阿米巴原虫在人体内最常侵犯的部位是结肠黏膜，原虫在该处形成溃疡而引起阿米巴痢疾，即肠阿米巴病，易迁延愈合发展为慢性，有复发倾向；肠外阿米巴病包括阿米巴肝脓肿、阿米巴肺脓肿、皮肤阿米巴等，其中以阿米巴肝脓肿最为常见。

温馨提示

除了上述阿米巴病外，还有阿米巴脑膜脑炎，可由福氏纳格里阿米巴及棘阿米巴感染引起。病原进入鼻腔，或由皮肤、眼、肺等原发部位，侵入中枢神经系统而引起原发性阿米巴脑膜脑炎、肉芽肿性阿米巴脑炎。常与宿主黏膜防御功能受损、免疫功能抑制或减弱有关。

【病原学】

1. 滋养体（trophozoite）　是溶组织内阿米巴的致病形态，存在不同大小。大滋养体直径 20～60μm，依靠伪足做一定方向移动，见于急性期患者的粪便或肠壁组织中，吞噬组织和红细胞，故又称组织型滋养体。小滋养体直径为 6～20μm，伪足少，以宿主肠液、细菌、真菌为食，不吞噬红细胞，亦称肠腔型滋养体。其细胞质分内外两层，内外质分明。内质呈颗粒状,可见被吞噬的红细胞和食物颗粒。只有溶组织内阿米巴可吞噬红细胞,其吞噬的红细胞一至数个不等。外质透明,运动时外质伸出,形成伪足,做定向变形运动侵袭组织,形成病灶;有时亦可自组织内落入肠腔,逐渐变成包囊,随粪便排出体外(图 7-2-2)。

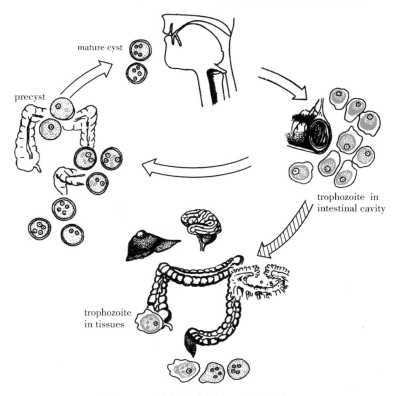

图 7-2-2 溶组织内阿米巴的生活史

2. 包囊 (cyst) 是溶组织内阿米巴的感染形态,包囊抵抗力强,能耐受人体胃酸的作用,在潮湿的环境中能存活数周或数月(图 7-2-3)。

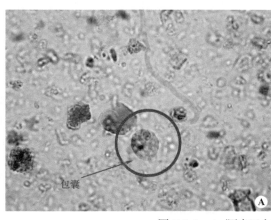
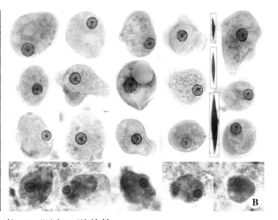

图 7-2-3 A.阿米巴包囊;B.阿米巴滋养体

🍁 **温馨提示**

临床上检测到阿米巴滋养体常常作为确诊标准,溶组织内阿米巴滋养体比其他肠阿米巴的活动快,且其原浆内含被吞噬的红细胞。送检的粪便标本务必要新鲜,滋养体排出后半小时就丧失活力,1 ~ 2 小时内死亡。挑选含黏液、脓血部分,容器不能加消毒药物,且不要混有尿液,因消毒药及尿液可杀死滋养体,并有形态改变。送检至少 4 ~ 6 次,反复检查才能找到滋养体。行阿米巴培养和结肠镜下采集标本送检可提高阳性率。

【流行病学】

1. 传染源 阿米巴病是人畜共患疾病，传染源包括慢性患者、恢复期患者和无症状包囊携带者，还有受感染的多种哺乳动物。

2. 传播途径 阿米巴包囊污染食物和水，人经饮水或食物被传播，生食包囊污染的瓜果蔬菜亦可致病，苍蝇、蟑螂可成为传播媒介。水源污染可导致地方性局部流行。

🍃 **温馨提示**

阿米巴病主要通过消化道即粪-口途径传播，亦有在江河湖塘中游泳或使用疫水洗脸、鼻时，进入鼻腔，增殖并穿过鼻黏膜和筛状板，沿嗅神经上行侵入中枢神经致病，引起原发性阿米巴性脑膜炎。

3. 人群易感性 人类对溶组织内阿米巴普遍易感，但婴儿与儿童发病机会相对较少。营养不良、免疫力低下及接受免疫抑制剂治疗者，发病机会较多，病情较重。人群感染后特异性抗体滴度虽高，但不具保护作用，故可重复感染。

4. 流行特征 阿米巴病的分布遍及全球，以热带、亚热带及温带地区发展中国家发病较多，免疫力低下者、营养不良者、长期使用肾上腺皮质激素者易感染，感染率高低与当地的经济水平、卫生状况及生活习惯有关。近年来该病在我国得到很好控制，仅个别地区有散发病例。

【发病机制】

1. 肠阿米巴病 (intestinal amebiasis) 又称阿米巴痢疾（amebic dysentery），是由溶组织内阿米巴寄生于结肠引起的疾病，主要病变部位在近端结肠和盲肠，典型的临床表现为腹泻、果酱样大便。本病易复发转为慢性。被溶组织内阿米巴包囊污染的食物和水经口摄入后，经过胃后未被胃液杀死的包囊进入小肠下段，经胰蛋白酶作用脱囊而逸出4个滋养体，寄生于结肠腔内。被感染者的免疫力低下时，滋养体发育并侵入肠壁组织，吞噬红细胞及组织细胞，损伤肠壁，形成溃疡性病灶。溶组织内阿米巴对宿主损伤主要通过其接触性杀伤机制，包括变形、活动、黏附、酶溶解、细胞毒和吞噬等作用，大滋养体的伪足运动可主动靠近、侵入肠组织，数秒内滋养体通过分泌蛋白水解酶、细胞毒性物质，使靶细胞于20分钟后死亡。滋养体亦可分泌具有肠毒素样活性的物质，可引起肠蠕动增快、肠痉挛而出现腹痛、腹泻。

2. 阿米巴肝脓肿 (amebic liver abscess) 又称为阿米巴肝病，是溶组织内阿米巴通过门静脉到达肝脏，引起细胞溶化坏死形成的脓肿。肝脓肿也可在没有阿米巴痢疾的患者中出现。目前，有特效的治疗药物和方法，治愈率较高。疗效欠佳或病死者多数是未及时接受治疗或未经正规治疗者，病情危重或有并发症，伴有其他严重疾病者。

【病理变化】

1. 肠阿米巴病 (intestinal amebiasis) 病变部位主要在结肠，有时可侵犯回肠，多见于粪便停留时间较长的回盲部、升结肠、乙状结肠与直肠。病变轻者在黏膜有充血、水肿或浅溃疡。重者可见多数底大、口小如烧瓶样的溃疡，深者基底可达结肠肌层，溃疡大小从数毫米至3～4cm不等，溃疡间黏膜多正常。溃疡内可找到阿米巴原虫。病变部位易有血栓形成、出血及坏死，故粪便含红细胞；或可引起肠腔大出血，严重者病变可穿破浆膜层，而引起肠穿孔及腹膜炎。慢性期特点为肠黏膜上皮增生，使肠壁增厚、狭窄。结缔组织反应过强易引发粘连或形成阿米巴瘤。

2. 阿米巴肝脓肿 (amebic liver abscess) 多继发于肠阿米巴病后1～3个月，亦可发生于肠道症状消失数年后。阿米巴滋养体可侵入肠壁小静脉，经门静脉系统侵入肝脏，亦可从结肠肝脏接触面直接侵入。滋养体不断分裂增殖，造成肝组织液化坏死形成小脓肿；滋养体从坏死组织向周围扩散，使脓腔不断扩大，邻近的小脓肿可融合成单个的大脓肿。80%脓肿位于肝右叶顶部。脓肿内容物为棕褐色果酱样，由液化坏死肝组织和陈旧性出血混合而成，可见夏科-莱登晶体和滋养体，但无包囊。炎症反应不明显，尤其缺乏中性粒细胞，故与一般化脓菌引起的脓肿不同。有时可合并细菌感染，脓液变为黄白色，似奶油巧克力状。脓肿有明显的薄壁，附着有尚未彻底液化的坏死组织，外观似破棉絮样，其上易找到滋养体。慢性脓肿周围则有较多肉芽组织和纤维组织包绕，在坏死组织与正常组织交界处可找到滋养体。阿米巴肝脓肿如继续扩大并向周围组织溃破，可引起膈下脓肿或腹膜炎、肺脓肿和脓胸等，亦可穿入腹腔器官（胃、肠和胆囊等）。

【临床表现】

1. 肠阿米巴病 潜伏期一般为3周，亦可短至数天或长达年余。临床表现可分为以下三型：

（1）无症状型（包囊携带者）：临床常不出现症状，多次粪检时发现阿米巴包囊。当被感染者的免疫力低下时此型可转变为急性阿米巴痢疾。

（2）急性阿米巴痢疾

1）轻型：临床症状较轻，表现为腹痛、腹泻，粪便中有溶组织内阿米巴滋养体和包囊。肠道病变轻微，有特异性抗体形成。当机体抵抗力下降时，可发生痢疾症状。

2）普通型：起病缓慢，全身症状轻，无发热或低热、腹部不适、腹泻。典型表现为黏液血便，呈果酱样，每天 3～10 次，便量中等，粪质较多，有腥臭味，伴有腹胀或轻中度腹痛，以右下腹为主，伴轻度压痛。大便镜检可发现滋养体。典型急性表现，历时数日或几周后自发缓解。未经治疗或治疗不彻底者易复发或转为慢性。症状轻重与病变程度有关，如病变局限于盲肠、升结肠，黏膜溃疡较轻时，仅有便次增多，偶有血便。溃疡明显时表现为典型阿米巴痢疾。若直肠受累明显时，可出现里急后重。

3）重型：此型少见，多发生在感染严重、体弱、营养不良、孕妇或接受激素治疗者。起病急剧、中毒症状重、高热、出现剧烈肠绞痛，随之排出黏液血性或血水样大便，每天 15 次以上，伴里急后重，粪便量多，伴有呕吐、失水，甚至虚脱或肠出血、肠穿孔或腹膜炎。如不积极抢救，可于 1～2 周内因毒血症或并发症死亡。

（3）慢性阿米巴痢疾：急性阿米巴痢疾患者的临床表现若持续存在达 2 个月以上，则转为慢性。慢性阿米巴痢疾患者常表现为食欲缺乏、贫血、乏力、腹胀、腹泻。体格检查：肠鸣音亢进、右下腹压痛较常见。腹泻反复发作或与便秘交替出现。症状可持续存在或有间歇，间歇期内可无任何症状，间歇期长短不一。

并发症主要有肠道并发症，包括肠出血、肠穿孔、阑尾炎、结肠病变和直肠 - 肛周瘘管等。另外，还有肠外并发症，这是由于阿米巴滋养体自肠道经血液或淋巴蔓延至肠外远处器官，形成相应各脏器脓肿或溃疡，如阿米巴肝脓肿、阿米巴肺脓肿、阿米巴脑脓肿、阿米巴胸膜炎等。阿米巴滋养体还可侵犯泌尿生殖系统，引起阿米巴尿道炎、阴道炎等。

2. 肠外阿米巴病 以阿米巴肝脓肿最为常见。

阿米巴肝脓肿：临床表现的轻重与脓肿的位置、大小及有无继发细菌感染等有关。起病大多缓慢，多继于肠阿米巴病后 1～3 个月，亦可发生于肠道症状消失数年之后。体温逐渐升高，热型以弛张热居多，清晨体温较低，黄昏时体温最高，常夜间热退而盗汗，可持续数月。常伴食欲减退、恶心、呕吐、腹胀、腹泻及体重下降等。肝区疼痛为本病重要症状，疼痛的性质和程度轻重不一，可为钝痛、胀痛、刺痛、灼痛等，深呼吸及体位变化时疼痛加重。当肝脓肿向肝脏顶部发展时，刺激右侧膈肌，疼痛可向右肩部放射。脓肿位于右肝下部时可出现右上腹痛或腰痛。部分患者右下胸部或上腹部饱满，查

体可发现肝大，边缘多较钝。脓肿靠近肝包膜者常较疼痛，肋间可有局限性触痛，肝区有明显的叩击痛。左叶肝脓肿疼痛出现早，类似溃疡病穿孔样表现或有中、左上腹部包块。脓肿压迫右肺下部发生肺炎、反应性胸膜炎时，可有气急、咳嗽、右胸腔积液。少数患者由于脓肿压迫胆小管、较大的肝内胆管或肝组织受损范围过大而可出现黄疸，但多为隐性或轻度黄疸。

脓肿穿破与病程长、脓肿靠近肝脏边缘、脓肿较大、穿刺抽脓次数较多及腹压增高等因素有关。脓肿穿破并发症中，以向肺实质和胸腔穿破最为多见，向右胸腔溃破可致脓胸，肝脓肿向腹腔溃破可引起急性腹膜炎，向心包溃破可发生心脏压塞和休克，是阿米巴肝脓肿的严重并发症。有时可穿破至胃、胆等处，还可引起膈下脓肿、肾周脓肿和肝 - 肺 - 支气管瘘等。继发细菌感染是阿米巴肝脓肿的重要并发症，此时寒战、高热、中毒症状明显，血白细胞总数及中性粒细胞均显著增多，单用抗阿米巴药物治疗无效，必须加用有效的抗菌药物。

【实验室检查】

1. 血常规 轻型、慢性阿米巴痢疾白细胞总数和分类均正常。重型与普通型阿米巴痢疾伴细菌感染者及阿米巴肝脓肿患者，白细胞总数和中性粒细胞比例增高，但若白细胞总数不太高，并不能否定肝脓肿的存在。少数患者嗜酸粒细胞比例增多。

2. 粪便检查 粪便呈暗红色果酱样，腥臭、粪质多，含血液及黏液。粪便生理盐水涂片镜检可见大量聚团状红细胞，少量白细胞和夏科 - 莱登结晶。检出伸展伪足活动、吞噬红细胞的溶组织内阿米巴大滋养体，即可明确诊断。成形的粪便可直接涂片找包囊，也可经碘液或苏木精染色观察包囊结构（图 7-2-4）。

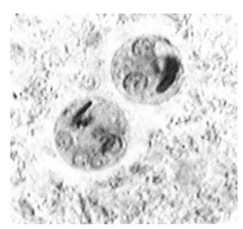

图 7-2-4　溶组织内阿米巴（苏木精染色）

3. 免疫学检查 适用于反复粪便病原体检查阴性患者。

(1) 常用酶联免疫吸附试验 (ELISA)、间接血凝试验 (IHA)、间接荧光抗体试验 (IFTA) 等。人感染溶组织内阿米巴后可产生多种抗体，即使肠阿米巴已治愈，阿米巴原虫已从体内消失，抗体还可在血清中存在相当长的一段时间，故阳性结果反映既往或现在感染。血清学检查 IgG 抗体阴性者，一般可排除本病。特异性 IgM 抗体阳性提示近期或现症感染，但阴性者不排除感染。

(2) 单克隆抗体、多克隆抗体检测患者粪便溶组织内阿米巴滋养体抗原，灵敏度高、特异性强，检测阳性可作明确诊断的依据。

4. 聚合酶链反应 (PCR) 扩增滋养体 DNA。首先提取脓液穿刺液或粪便培养物、活检的肠组织、皮肤溃疡分泌物、脓血便甚至成形便的滋养体 DNA，再以适当的引物进行扩增，可以鉴别溶组织内阿米巴和其他阿米巴原虫。引物具有高丰度的基因，也是特异和灵敏的诊断方法。

5. 结肠镜检查 术中可见肠壁大小不等散在的溃疡，中心区有渗出，边缘整齐，周边围有一圈红晕，溃疡间黏膜正常，取溃疡边缘部分涂片及活检可查到滋养体。

6. 脓肿穿刺液检查 典型脓液为棕褐色巧克力糊状，黏液带腥味；当合并感染时，可见黄白色脓液伴恶臭。由于阿米巴滋养体常附着于脓肿内壁，故穿刺液滋养体阳性率不高。

7. 肝功能检查 大部分有轻度肝受损表现，如白蛋白下降、ALT 增高、胆碱酯酶活力降低等。

8. 影像学检查 B 超可见肝内液性占位病灶，CT、肝动脉造影、放射性核素扫描及磁共振检查均可见占位性病变。有助于诊断，但必须与其他肝内占位进行鉴别。

温馨提示

对疑为纳格里阿米巴原虫及棘阿米巴原虫所致的脑膜炎患者，可行脑脊液检查，此类患者脑脊液多为血性或脓血性，常规示蛋白升高，糖降低，细胞数增加，以中性粒细胞为主，脑脊液涂片可找到相应滋养体。

案例 7-2[临床特点]

(1) 患者为老年男性，务农，卫生条件差，起病缓，病程较长，以血便及腹痛为主要症状。

(2) 体格检查：右上腹压痛，无反跳痛及肌紧张，肝区叩痛明显。

(3) 上腹部增强 CT 示：肝脏占位。

初步诊断：肠道肿瘤伴出血；原发性肝癌；阿米巴肝脓肿；阿米巴痢疾。

需完善便常规、病原体检查、肝脏占位穿刺病理病原学检查、结肠镜及血清学检查等进一步确诊。

【诊断与鉴别诊断】

1. 肠阿米巴病

(1) 流行病学资料：患者居留地区阿米巴病流行情况，卫生条件，询问发病前是否有进食不洁食物史或慢性腹泻患者密切接触史。

(2) 临床表现：起病缓慢，主要表现为腹痛、腹泻，每天排暗红色果酱样粪便 3～10 次，每次粪便量较多，腥臭味浓。患者无发热或仅有低热，常无里急后重感，但腹胀、腹痛、右下腹压痛常较明显，肠鸣音亢进。

(3) 实验室检查：粪便及肠壁活检组织中发现溶组织内阿米巴滋养体和包囊可确诊。可在血清中检出抗溶组织内阿米巴滋养体抗体。粪便中可检出溶组织内阿米巴抗原与特异性 DNA。

(4) 乙状结肠镜：可见大小不等的散在溃疡、边缘隆起、红晕、溃疡间黏膜正常，取溃疡面特别是边缘部分刮取标本涂片及活检查到病原体机会较多。

(5) X 线钡剂灌肠检查：对于肠道狭窄、阿米巴瘤有一定价值。

2. 肠外阿米巴 若患者体温升高，伴寒战及出汗，血象升高，肝区疼痛，出现肝脏肿大和压痛，粪便找到溶组织内阿米巴，表示形成阿米巴肝脓肿。对于肠外阿米巴诊断有困难时，可行 B 超检查、X 线检查；对于发现肝脏液性病灶及右膈抬高、右肺底云雾状阴影、胸腔积液等征象，可在超声引导下行穿刺术，如引流出典型脓液，即使未找到滋养体亦可确诊，同时宜做细菌培养，以明确有无继发感染。还可采用免疫学诊断法以资辅助诊断。

温馨提示

粪便中未找到阿米巴，并不能否定阿米巴肝脓肿，因脓肿可发生于肠道感染自行消失或经治疗消失之后。如流行病学及临床高度怀疑本病而各种检查不能帮助确诊，可考虑应用抗阿米巴药物诊断性治疗，如疗效确实，则诊断成立。

案例 7-2[病理改变]

患者入院后行肝脏穿刺病理检查提示：肝脓肿。

[肠镜特点]　肠镜检查示：进镜至回盲部，直肠及回盲部可见多发斑片状充血，顶部可见糜烂及浅溃疡，所见其余结肠各段及直肠黏膜光滑，血管纹理清晰，未见糜烂、溃疡及肿物。肠壁无异常分泌物，蠕动正常。肠腔清洁、通畅，无狭窄。回盲部肠壁溃疡面刮取组织活检，查见阿米巴包囊（图 7-2-5）。

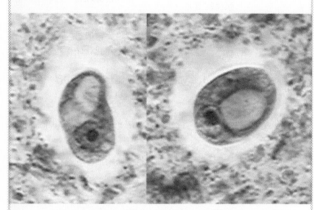

图 7-2-5　结肠内阿米巴包囊涂片

[肝穿引流情况]　B 超引导下穿刺引流肝脓肿：抽出暗褐色果酱样脓液约 40ml。行病原学检查未查见阿米巴滋养体。

患者在穿刺抽脓检测前经抗感染治疗无缓解。大便、脓肿引流液细菌培养均阴性，不支持细菌性痢疾、细菌性肝脓肿。行肝穿刺病理组织学检查提示肝脓肿，排除肝脏肿瘤性疾病。患者无右上腹绞痛、发热、黄疸表现。体格检查示右上腹压痛，但无肌紧张、墨菲征阳性表现，B 超无胆道结石或胆囊肿大，均不支持胆囊炎、胆石症诊断。至于肠结核、肝结核等，肠镜及肝脏穿刺病理检查等不支持。肠镜检查可见结肠充血、糜烂及浅溃疡，回盲部肠壁溃疡面刮取组织活检，查见阿米巴包囊，肝脏穿刺引流出典型脓液，结合流行病学资料、临床表现，诊断阿米巴肝脓肿、阿米巴痢疾明确。

【治疗】

患者应卧床休息，给予高蛋白、高热量饮食，急性腹泻患者注意给予流质、少渣饮食，腹泻严重时注意补液、纠正水电解质紊乱。慢性患者加强营养，补充维生素，饮食宜清淡。重型患者给予输液、输血等支持。抗阿米巴治疗应选用组织内杀阿米巴药，辅以肠腔内抗阿米巴药。

1.硝基咪唑类

（1）甲硝唑：为首选药物。成人每次口服 0.4g，每天 3 次，10 天为 1 个疗程。儿童 35mg/kg，分 3 次服。重型患者可静脉滴注，成人每次 0.5g，每 8 小时 1 次，病情好转后每 12 小时 1 次，或改口服，疗程为 10 天，必要时可酌情重复。肝脓肿病情一般 2 周左右恢复，脓腔吸收需 4 个月左右。

（2）替硝唑：口服吸收良好，能进入各种体液，成人每天 2g，1 次口服，连服 5 天为 1 个疗程。重者可静脉滴注。

（3）二氯尼特：糠酯酰胺（furamide），是目前最有效的杀包囊药，口服每次 0.5g，每天 3 次，疗程为 10 天。

（4）抗菌药物：主要通过作用于肠道共生菌影响阿米巴生长，合并细菌感染时疗效更好。可选巴龙霉素或喹诺酮类药物。

2.氯喹　少数对硝基咪唑类无效者应换为氯喹。磷酸氯喹，成人每次 0.5g（基质 0.3g），每天 2 次，连服 2 天后改为每次 0.25g（基质 0.15g），每天 2 次，以 2～3 周为 1 个疗程。

3.其他治疗　B 超示肝脓肿直径 3cm 以上、靠近体表者，应于抗阿米巴药治疗 2～4 天后，行脓肿穿刺引流术，可同时向脓腔内注射抗阿米巴药物。肝脓肿穿破引起化脓性腹膜炎者、内科治疗疗效欠佳者，可行外科手术切除。

【预防】

1.控制传染源　包括对患者和病毒携带者的隔离、治疗和管理；对饮食业从业人员严格检疫，对排包囊者及慢性患者应彻底治疗，期间应调换工作，以控制传染源。溶组织内阿米巴常隐伏于肠腺窝和绒毛间隙间，肠腔和组织内药物不易根治，对于无症状阿米巴携带者亦需彻底治疗，消灭肠道寄生的病原体，杜绝传染源，防止后患。

2.切断传播途径　加强水源管理，扑灭苍蝇及蟑螂，不吃生冷蔬菜，不喝生水，食具消毒，饭前便后洗手，对粪便进行无害化发酵处理，杀灭包囊等。

3.其他　目前尚无有效疫苗可供预防应用。

复习要点

1.阿米巴原虫　经消化道传播，主要寄生于结肠引起的疾病。分为包囊期（有传染性，无致病性）和滋养体期，滋养体分为大滋养体（有致病性，无传染性）和小滋养体（无致病性，无传染性）。传染源主要为粪便中持续带包囊者。

2. 肠阿米巴病

（1）肠阿米巴病主要临床表现为腹泻果酱样稀便，伴右下腹疼痛，全身中毒症状不明显。

（2）肠阿米巴病的典型表现为烧瓶状溃疡，溃疡周围可见滋养体，可分为急性期和慢性期。

1）急性期

肉眼观：早期在肠黏膜表面可见针头大小的点状坏死或浅溃疡，周围有充血出血带包绕；病变进展时，坏死灶增大，呈圆形纽扣状；滋养体进入黏膜下层形成烧瓶状溃疡，边缘呈潜行性；少数严重者可累及全层，甚至穿孔引起腹膜炎。

镜下观：坏死溶解液化为主要特征，周围炎症反应轻微，仅见充血、出血及少量淋巴细胞、浆细胞和巨噬细胞浸润。

2）慢性期：新旧病变共存，坏死、溃疡和肉芽组织增生及瘢痕形成反复交错发生，形成息肉，肠黏膜变形。

（3）溃疡特征：与其他疾病溃疡特征对比如下所述。

烧瓶状溃疡——肠阿米巴病。

地图样溃疡——急性菌痢。

节段纵行裂隙样溃疡——克罗恩病。

溃疡性结肠炎——浅表溃疡。

溃疡长轴与肠管长轴平行的溃疡——肠伤寒。

溃疡长轴与肠管长轴垂直的溃疡——肠结核。

3. 急性菌痢与急性阿米巴痢疾的鉴别诊断

急性菌痢与急性阿米巴痢疾的鉴别诊断

项目	急性菌痢	急性阿米巴痢疾
病原及流行病学	志贺菌；散发，可局部流行	溶组织内阿米巴原虫；散发
全身症状	起病急，全身症状较重	起病缓，症状轻微
腹泻	腹泻每日10多次或数十次，便量少，有里急后重	腹泻每日数次，每次便量多，无里急后重
腹部压痛部位	左下腹明显	右下腹压痛
粪便检查	黏液脓血便，镜检可见满视野红细胞及成堆的脓细胞和少量的巨噬细胞，培养有志贺菌	暗红色果酱样血便，腥臭味，镜检见大量聚团红细胞，常有夏科-莱登晶体，可找到阿米巴滋养体
乙状结肠镜检查	肠黏膜弥漫性充血、水肿及浅表性溃疡	阴性肠黏膜大多正常，有散在溃疡，边缘隆起，周围有红晕

4. 阿米巴肝脓肿与细菌性肝脓肿的鉴别诊断

阿米巴肝脓肿与细菌性肝脓肿的鉴别诊断

项目	阿米巴肝脓肿	细菌性肝脓肿
病史	有阿米巴肠病史	常继败血症或腹部化脓性疾病后发生
全身症状	起病较慢、病程长	起病急、毒血症状显著，如寒战、高热、休克、黄疸
脓肿表现	脓肿常较大、单个，多见于右叶顶部，可有局部隆起，触痛较明显	脓肿常较小、数个，多位于肝脏外周，肝脏常无肿大，局部压痛亦较轻
肝穿刺	脓量多，大都呈棕褐色，可找到阿米巴滋养体	脓液少，黄白色，肝组织病理检查可见化脓性病变
外周血	白细胞计数轻、中度升高	白细胞计数，特别是中性粒细胞显著增多
病原检测	脓液、脓腔壁找到阿米巴滋养体	脓液、血液细菌培养阳性
治疗反应	甲硝唑、氯喹、依米丁等有效	抗菌药物治疗有效
预后	相对较好	发生脓毒症时预后较差

5. 肠外阿米巴病

（1）阿米巴肝脓肿：最常见的肠外阿米巴病，80%发生在肝右叶，常为单个脓肿，暗红色果酱样脓液。

（2）阿米巴肺脓肿：少见，常发生在右肺下叶，常为单个脓肿，咖啡色坏死液化物质。

（3）阿米巴脑脓肿：罕见，往往是肝或肺内的阿米巴滋养体经血液进入脑而引起。

6. 阿米巴病的治疗　甲硝唑为首选药物。替硝唑口服吸收良好，能进入各种体液；二氯尼特是目前最有效的杀包囊药，少数对硝基咪唑类无效者应换为氯喹。

习题精选

7-7　患者，男性，35岁。低热1月余，体温37.5～38℃，伴右上腹疼痛，盗汗，消瘦明显。体格检查：右下肺呼吸音减弱，局部皮肤水肿，肝肋下3cm，有压痛及叩痛。血常规示白细胞数偏高。2年前有慢性腹泻史。最可能的诊断是（　　）

A. 阿米巴肝脓肿　　　　B. 细菌性肝脓肿

C. 肺脓肿　　　　　　　D. 肝癌

E. 肺结核

7-8 （共用备选答案）

    A. 甲硝唑   B. 氯喹

    C. 依米丁   D. 二氯尼特

    E. 泛喹酮

(1) 对阿米巴肝脓肿有效，而对肠阿米巴病无效的是（　　）

(2) 对组织内滋养体有直接杀灭作用，但其毒性较大的是（　　）

(3) 对肠内外阿米巴滋养体均有杀灭作用的是（　　）

7-9 有关阿米巴痢疾的临床表现类型有（　　）（多选）

    A. 感染后无症状的包囊型

    B. 易于识别的急性痢疾型

    C. 便秘、腹泻交替或长期不愈的慢性型

    D. 感染严重甚至导致死亡的重型

    E. 肠炎型大便为稀水样者

7-10 阿米巴病的肠道病变特点为（　　）（多选）

    A. 主要累及回肠末端

    B. 形成烧瓶状溃疡

    C. 大量纤维素渗出

    D. 溃疡周围可见滋养体

（毛　青）

第三节　弓形虫病

重要知识点

掌握弓形虫病的临床表现，包括先天性弓形虫病和后天性弓形虫病的临床特点；掌握弓形虫病的病原学检查：直接涂片或活组织切片检查；掌握弓形虫病的诊断与鉴别诊断；掌握弓形虫病的预防和治疗；熟悉弓形虫病的传染源、传播途径和易感人群；了解弓形虫的生活周期及其发病机制与病理解剖。

案例 7-3

孕妇王某，孕第一胎，塑料厂工人。在孕早期有吃火锅史，食用牛肉、羊肉，有"伤风感冒"，未服用过药物。孕期 7 个月体格检查时，B 超检查显示无脑儿而入院引产分娩。结果产下 1 个无脑儿、死胎。

[问题]

    1. 该患者最有可能的诊断是什么？判断依据是什么？

    2. 后续需要做哪些检查？

    3. 如何进一步治疗？

弓形虫病（toxoplasmosis）是由刚地弓形虫（*Toxoplasma gondii*）寄生于人体引起的人畜共患寄生虫病。本病流行范围广，呈世界性分布。人多为隐性感染，虫体寄生于人和多种哺乳动物的有核细胞内，妊娠期妇女感染弓形虫后可通过胎盘侵犯胎儿，导致胎儿神经等系统病变，致畸严重。

温馨提示

弓形虫常侵袭免疫低下或免疫缺陷的人群，如艾滋病（AIDS）感染者，是一种重要的机会性致病原虫。除刚地弓形虫外，微小隐孢子虫和粪类圆线虫也是机会性致病寄生虫（opportunistic parasite）。

【病原学】

（一）形态

弓形虫根据其发育阶段的不同，可分为五个形态阶段：速殖子、包囊、裂殖体、配子体和卵囊。

1. 速殖子（tachyzoite） 亦称为滋养体或内芽殖子。虫体呈新月形或香蕉形，一端较尖，一端钝圆，一边较平，一边较弯曲。长 4 ～ 7μm，最宽处 2 ～ 4 μm。经吉姆萨染色或瑞氏染色后，核呈红色，位于虫体中央稍偏后；细胞质呈蓝色，有少量颗粒。在组织切片中，虫体呈椭圆形或圆形。速殖子见于弓形虫病的急性期，虫体常散布于血液、脑脊液和炎性渗出液中，单个或两个相对排列。亦常见到一个膨胀的吞噬细胞内有数个至数十个虫体，这个被宿主细胞膜包绕的速殖子群落由于没有真正的囊壁而称为假包囊。

2. 包囊 呈圆形或椭圆，具有一层由虫体分泌而成的嗜银性和富有弹性的坚韧囊壁。囊内虫体反复增殖，包囊体积逐渐增大，小的直径仅 5μm，内含数个虫体；大的直径可达 100μm，内含数百个虫体。囊内虫体称为缓殖子（bradyzoite），其形态与速殖子相似。

3. 裂殖体 取包囊感染的猫肠壁组织制成印片或切片，经吉姆萨染色后可见到形态各异的虫体。早期裂殖体的细胞质为强嗜碱性，含有粗大颗粒。成熟裂殖体的细胞质着色较淡，颗粒几乎见不到。内含 4 ～ 29 个或多至 30 ～ 40 个裂殖子，呈扇状排列；有些裂殖体有残留体（residual body）。裂殖子呈新月状，前端较尖，后端较钝，大小为（3.5 ～ 4.5）μm×1μm。

4. 配子体 有雌雄之分，雄配子体呈卵圆形或椭圆形，直径约 10μm。成熟雄配子体含 12 ～ 32 个雄配子（microgamete），1 ～ 2 个残留体。雄配子近似新月形，两端尖，长约3μm。光镜下不易见到鞭毛。雌配子体呈圆形，成熟后称为雌配子（macrogamete）。在生长过程中形态变化不大，仅体积增大，可达15～20μm。用吉姆萨染色后，核呈深红色、较大，常位于虫体的一侧；细胞质内充满粗大深蓝色颗粒，这些颗粒随着虫体的成熟逐渐减少至完全消失。

5. 卵囊或囊合子 刚从猫粪排出的是未孢子化卵囊，呈圆形或椭圆形，大小约10μm×12μm。稍带绿色，具两层光滑透明囊壁，无小孔和极粒（polar granules），充满均匀小颗粒。孢子化卵囊的体积稍增大，大小为11μm×13μm，含2个孢子囊。经切片染色后，可见到每个孢子囊内含4个子孢子，互相交错挤在一起，呈新月状，一端较尖，一端较钝，大小为2μm×（6～8）μm。1个核居中或在亚末端。

（二）生活史

弓形虫发育过程需要两个宿主，经历无性生殖和有性生殖两个世代的交替（图7-3-1）。猫或猫科动物吞食假包囊、包囊或卵囊后，子孢子、速殖子或缓殖子在小肠内逸出，主要在回肠部侵入小肠上皮细胞发育增殖，经3～7天，上皮细胞内的虫体形成裂殖体，成熟后释出裂殖子，侵入新的肠上皮细胞形成第二代裂殖体，经数代裂体增殖后，部分裂殖子发育为雌雄配子体，继续发育为雌雄配子，雌雄配子受精成为合子，最后形成卵囊，从上皮细胞内逸出进入肠腔，随粪便排出体外，经2～4天即发育为具有感染性的成熟卵囊。当猫粪内的卵囊或动物肉类中的包囊或假包囊被中间宿主如人、羊、猪等吞食后，在肠内逸出子孢子、缓殖子或速殖子，随即侵入肠壁经血或淋巴进入单核巨噬细胞系统的细胞内寄生，并扩散到全身各组织器官，如脑、淋巴结、肌肉、肝、心、肺等进入细胞内并发育增殖，形成假包囊，破裂后，速殖子侵入新的组织细胞。虫体侵入宿主细胞是一个主动的过程，在免疫功能正常的机体，部分速殖子侵入宿主细胞后，特别是脑、眼、骨骼肌的虫体增殖速度减慢，形成囊壁而成为包囊，包囊在宿主体内可存活数月、数年或更长。当机体长期应用免疫抑制剂或免疫功能低下时，组织内的包囊可破裂，释出缓殖子，进入血流并到其他新的组织细胞形成包囊或假包囊，继续发育增殖。

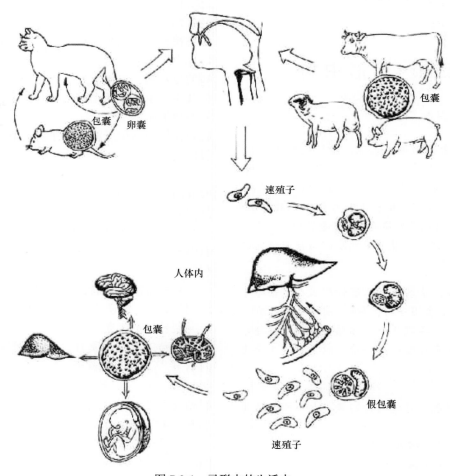

图7-3-1　弓形虫的生活史

【流行病学】

弓形虫呈全球性分布，有的国家弓形虫感染率较高，我国人群感染率为 1% ～ 38.6%，平均为 5% ～ 20%。弓形虫对理化环境和消毒剂的抵抗力均较强，对消化酶也有相当强的抵抗力。滋养体对温度和消毒剂较敏感，加热 54℃能存活 10 分钟；在 1% 甲酚皂溶液（来苏）或盐酸溶液中 1 分钟即死亡。包囊的抵抗力较强，4℃可存活 68 天，胃液内可耐受 3 小时，但不耐干燥，56℃ 10 分钟即可死亡。卵囊对酸、碱和常用消毒剂的抵抗力较强，但对热的抵抗力较弱。

1. 传染源　弓形虫病重要的传染源是猫和猫科动物，因其粪便中排卵囊数量多，且持续时间长。家禽家畜的弓形虫感染率也较高，人也是重要的传染源。

2. 传播途径　有先天性和获得性两种。前者指胎儿在母体经胎盘而感染；后者主要经口感染，可因食入未煮熟的含弓形虫的肉制品、蛋品、奶类而感染。经输血、器官移植、母婴垂直感染以及损伤的皮肤、黏膜感染也都是可能的感染途径。食入节肢动物（如苍蝇、蟑螂等）携带卵囊污染的食物或接触被卵囊污染的土壤、水源亦为重要的传播途径。

3. 易感人群　人类对弓形虫普遍易感，胎儿、幼儿、老弱者、肿瘤患者及免疫功能低下者（如艾滋病患者及使用免疫抑制剂者）对弓形虫易感性增强。职业、生活方式、饮食习惯与弓形虫感染率密切相关，如兽医、屠宰人员、孕妇及免疫功能低下者为高危人群。

4. 流行特征　本病呈世界性分布，我国为流行地区，人群感染率较高，少数民族地区及农村感染率更高。

【发病机制与病理解剖】

1. 发病机制　在宿主免疫力低下或妇女妊娠期感染弓形虫时，速殖子可在细胞内寄居和增殖，以致细胞被破坏，速殖子逸出后侵犯邻近细胞，引起组织的炎症反应、水肿，单核细胞和少数多核细胞的浸润。虫体经血流散播可侵犯多种器官及组织。如宿主产生了免疫力，虫体的繁殖受到抑制并形成包囊，则成为慢性感染。包囊偶尔可破裂而释放出缓殖子，部分缓殖子可形成新包囊，部分被宿主细胞所杀灭。缓殖子的死亡可激起宿主强烈的超敏反应。炎症发生于脑组织，病灶区会逐渐由胶质细胞所代替。这种病灶很多时，宿主就会出现慢性脑炎的症状。视网膜细胞被速殖子大量破坏或形成许多包囊时，可引起视网膜炎，甚至失明。

2. 病理解剖　肠系膜淋巴结肿大，有点状出血、坏死灶。肺内可见坚硬的白色结节、坏死斑。脾脏肿大、坏死，血管周围有浸润现象。

温馨提示

弓形虫经局部淋巴结或直接进入血液循环，播散入器官，形成局部坏死灶及局部急性炎症反应。慢性期包囊破裂、机体免疫力低下时，引起上述病变及迟发型变态反应，导致坏死及强烈肉芽肿样反应。

案例 7-3[病理改变]

尸解报告：①无脑儿伴双侧外耳畸形；②肝、肺、肾淤血浊肿，部分坏死；③颅骨缺损未见脑组织；④胎盘退行性变，绒毛间纤维素渗出，部分钙化。实验室检查：胎儿血液、羊水涂片及肝、肺、脾组织印片均未见有虫体。

【临床表现】

正常免疫状态的个体感染弓形虫后，可无症状或有一过性的不适和淋巴结肿大等轻微症状，呈自限性。临床上弓形虫病可分为先天性弓形虫病和获得性弓形虫病两类。

1. 先天性弓形虫病　是在母体原虫血症时经胎盘垂直传播。母体在妊娠前感染弓形虫，一般不会传染给胎儿。在妊娠初期 3 个月内感染则症状较严重，常使胎儿发生广泛的病变而致流产、死产或婴儿出现弓形虫病症状。常见的有脑积水、小脑畸形、大脑钙化灶、精神障碍、小眼球畸形、脉络膜视网膜炎、肝脾大，伴有黄疸等。经感染而能存活的儿童常有脑部先天性损害而遗留智力发育不全或癫痫。部分先天感染的婴儿无明显症状而仅表现为血清抗体阳性，这类婴儿可在成年后才出现脉络膜视网膜炎。受到感染的母亲在产下一胎先天性感染的婴儿后，因本身已成为慢性感染者，因此罕见有次胎再出现先天性感染的。

2. 获得性弓形虫病　最常见的表现为淋巴结肿大。较硬、有橡皮样感，伴有长时间的低热、疲倦、肌肉不适。部分患者有暂时性脾大，偶尔出现咽喉肿痛、头痛和皮肤出现斑疹或丘疹。如弓形虫侵犯其他器官则可出现相应的症状，如心肌炎、肺炎、脑炎等。成人获得性弓形虫病很少出现脉络膜视网膜炎。

温馨提示

先天性弓形虫感染可能与孕妇在孕早期食入未熟动物肉类有一定关系。

【实验室检查】

（一）病原检查

1. 直接涂片 取患者血液、骨髓或脑脊液、胸腔积液、腹水、痰液、支气管肺泡灌洗液、眼房水、羊水等做涂片，用常规染色或免疫细胞化学法检测，在涂片中可发现弓形虫花环、链条和簇状群体，位于细胞质内。淋巴结、肌肉、肝、胎盘等活组织切片，做瑞氏或吉姆萨染色镜检可找到滋养体或包囊，但阳性率不高。

2. 动物接种 取待检体液或组织悬液，接种小白鼠腹腔内，可造成感染并找到病原体，第一代接种阴性时，应至少盲目传代 3 次。

3. 细胞培养 弓形虫速殖子适应多种传代细胞系。已有 Hela 细胞、鸡胚成纤维细胞与兔睾丸单层成纤维细胞培养的报道。

（二）免疫学检查

1. 检测抗体

（1）染色试验（dye test，DT）：这是一种独特的免疫学检验方法。将新鲜弓形虫速殖子与正常血清混合，经温育后大部分弓形虫失去原来的新月形，而变为圆形或椭圆形。用碱性亚甲蓝染色时着色很深。而新鲜弓形虫与免疫血清混合时，虫体仍保持原有形态，因弓形虫受到特异性抗体和血清中辅助因子的协同作用，虫体变性，因而对碱性亚甲蓝不易着色。该法的敏感性高、特异性强，被认为是诊断弓形虫病有价值的方法。但所需材料较难制备和保存，仅在有条件的实验室进行。

（2）间接荧光抗体试验（IFA）：本方法具有敏感性高、特异性较好、报告结果迅速等优点；但存在非特异性染色，同时判定结果易带主观性。

（3）直接凝集试验（DA）和间接血凝试验（IHA）：前者采用甲醛固定的弓形虫悬液与受检血清温育，观察沉淀反应；后者以致敏红细胞凝集状况作为判断指标。

（4）酶联免疫吸附试验（ELISA）：该种检测试验用于诊断弓形虫病目前已衍生出多种方法，如斑点 ELISA、凝集扩散 ELISA、抗生物素蛋白 - 生物素 ELISA、双夹心 ELISA 等。这些方法已成为弓形虫病免疫学诊断的常用方法。

（5）放射免疫测定（RIA）：是一种将同位素的高度灵敏性和抗原抗体反应的高度特异性相结合的超微量分析新技术。

（6）其他检测方法：如补体结合试验（CF）等。

2. 检测抗原 系用免疫学方法，检测患者血清及体液中的代谢或裂解产物（循环抗原），主要方法有循环抗原（circulating antigen，CAg）检测和循环免疫复合物（circulating immune complex，CIC）检测，具有高度的敏感性和特异性。

3. 基因诊断 基于分子生物学的新进展，核酸探针和聚合酶链反应（PCR）技术用于弓形虫病的诊断研究，均显示出较高的敏感性和特异性。

> **案例 7-3[实验室检查]**
>
> 产妇血清检测弓形虫抗体结果显示：IHA 1 ∶ 80（+），IFAT 1 ∶ 50（+）。病原分离：在分娩后当天取羊水腹腔接种健康 CFW 小鼠，盲目传代 3 次，在小鼠腹腔液中查见有大量寄生的原虫。

【并发症】

并发症主要为继发细菌感染。胎儿、婴幼儿、肿瘤患者、艾滋病患者及长期使用免疫抑制剂者患弓形虫病后，极易继发细菌感染，出现寒战、高热、毒血症状。

【诊断】

如有视网膜脉络膜炎、脑积水、头小畸形、眼球过小或脑钙化者，应考虑本病的可能，确诊则必须找到病原体或血清学试验阳性。

【鉴别诊断】

先天性弓形虫病应与 TORCH 综合征（风疹、巨细胞病毒感染、单纯疱疹和弓形虫病）中的其他疾病相鉴别。此外，尚需与梅毒、李斯特菌或其他感染性脑病、胎儿败血症、传染性单核细胞增多症、淋巴结核等鉴别。病原体应与无鞭毛体和荚膜组织胞浆菌相鉴别。

【预后】

预后取决于宿主的免疫功能状态以及受累的器官。孕期感染可致妊娠异常或胎儿先天畸形。成人免疫功能缺损（如有艾滋病、恶性肿瘤、器官移植等），弓形虫病易发生全身播散，有相当高的病死率。单纯淋巴结肿大型预后良好。

【治疗】

1. 病原治疗 成人弓形虫感染多呈无症状带虫状态，一般不需抗虫治疗。只有以下几种情况才进行抗虫治疗：①急性弓形虫病；②免疫功能缺损，如艾滋病、恶性肿瘤、器官移植等患者发生弓形虫感染；③确诊为孕妇急性弓形虫感染；④先天性弓形虫病（包括无症状感染者）。弓形虫病治疗药物的选择和持续时间取决于弓形虫病的临床表现和免疫状态。目前，公认的药物有乙胺嘧啶、磺胺嘧啶、阿奇霉素（azithromycin）、乙酰螺旋霉素（acetylspiramycin）、克林霉素等。常用疗法为乙胺嘧啶，成人每天 50mg，儿童 1mg/kg 分 2 次口服；加磺胺嘧啶，成人每天 4g，儿童 150mg/kg，疗程最短 1 个月，超过 4 个月或更长时则疗效更佳。因乙胺嘧啶有致畸可能，孕妇在妊娠 4 个月内可选用乙酰螺旋霉素进行治疗，成人每天 2～4g，儿童 50～100mg/kg，分 4 次分服，3 周为 1 个疗程，间隔 1 周再重复 1 个疗程。孕妇还可应用克林霉素，每天 600～900mg，上述两药亦可联用。乙胺嘧啶和磺胺嘧啶联合治疗有协同作用，免疫功能正常的急性感染者疗程为 1 个月，免疫功能低下者应适当延长疗程，伴艾滋病的患者应给予维持量长期服用。

2. 支持疗法 可采取加强免疫功能的措施，如给予胸腺素等药物。对眼弓形虫病和弓形虫脑炎等可应用肾上腺皮质激素以防治脑水肿。

案例 7-3[诊断与治疗]

（1）孕早期有吃火锅史，食用牛肉、羊肉，有"伤风感冒"。

（2）产妇血清检测弓形虫抗体结果显示：IHA 1：80(+)，IFAT 1：50(+)。

（3）产下 1 个无脑儿、死胎。尸解报告：①无脑儿伴双侧外耳畸形；②肝、肺、肾淤血浊肿，部分坏死；③颅骨缺损未见脑组织；④胎盘退行性变，绒毛间纤维素渗出，部分钙化。实验室检查：胎儿血液、羊水涂片及肝、肺、脾组织印片均未见有虫体。病原分离：在分娩后当天取羊水腹腔接种健康 CFW 小鼠，盲目传代 3 次，在小鼠腹腔液中查见有大量寄生的原虫。

[诊断] 弓形虫病

[治疗] 及时和恰当的治疗可使弓形虫病得到控制或治愈。传统的抗弓形虫药物是磺胺嘧啶和乙胺嘧啶，现也可采用乙酰螺旋霉素、林可霉素、阿奇霉素等药物治疗。弓形虫病的治疗必须在有经验的医生指导下进行，以确定合宜的药物配伍、剂量和疗程，并防止药物不良反应的发生。

【预防】

1. 开展卫生宣教 开展社区卫生宣传教育，增强对弓形虫病的危害性及预防常识的了解。对病猫进行治疗或改变养猫习惯，尽量减少与猫的接触。

加强对肉类及奶、蛋类食品的消毒、管理，改变进食的不良习惯。改善对家畜的饲养管理，加强水源的卫生控制，减少对环境的污染。对育龄妇女及孕妇应加强普查监视，做到早发现、早治疗，以免产生严重后果。

2. 妊娠前定期检查 孕妇应定期检测血清抗体。首次检测孕期为 10～12 周，阴性者则需在 20～22 周时复查，不论首次检查还是复查，如能确定孕期内感染，均应考虑治疗性人工流产，本措施可以预防将近 50% 的先天性弓形虫病的发生。复查阴性者，应于接近足月或足月时，进行第 3 次检测。首次检测 IgM 阳性提示为最近感染。对孕妇进行治疗可降低新生儿出生时的亚临床感染率。

复习要点

1. 弓形虫病的临床表现特点

（1）先天性弓形虫病：常有四组体征，称为该病的四联症，即脉络膜视网膜炎、精神运动障碍（智力障碍、痉挛、肌强直、麻痹）、脑钙化灶、脑积水。妊娠后期被感染者，可生下弱智或先天愚型儿，若在孕早期被感染，多引起流产、死产。

（2）获得性弓形虫病：轻型病例主要为淋巴结肿大。重型患者常有中枢神经系统病变，包括灶性坏死性脑炎、脑脓肿、脑膜脑炎、癫痫和精神异常等。此外可出现脉络膜视网膜炎、心肌炎、肺炎、肝脾损害等，可有显著全身性症状，如发热、头痛、呕吐、肌痛、皮疹等。

2. 弓形虫病的诊断要点

（1）具有神经系统的典型临床症状或体征，且排除其他与之相混淆的疾病，并需经实验检查且获阳性结果才能确诊。

（2）实验室检查依据：病原学检查在送检材料中查见弓形虫滋养体、包囊、卵囊或分离到弓形虫；免疫学检查检测到特异的 IgG、IgM、IgA 抗体或弓形虫循环抗原（CAG）。

3. 弓形虫病的治疗 目前，公认有效的药物有乙胺嘧啶、磺胺嘧啶（或磺胺吡嗪、磺胺二甲嘧啶、复方磺胺甲噁唑）和螺旋毒素、克林霉素等。脑弓形虫病常用疗法为乙胺嘧啶，成人每天 50mg，儿童 1mg/kg，分 2 次口服；加磺胺嘧啶，成人每天 4g，儿童 150mg/kg，疗程最短为 1 个月，超过 4 个月或更长时则疗效更佳。孕妇忌用乙胺嘧啶，可用乙酰螺旋霉素，成人每天 2～4g，儿童 50～100mg/kg，分 4 次口服，3 周为 1 个疗程，间隔 1 周再重复 1 个疗程。孕妇还可应用克林霉素，每天 600～900mg，上述两药亦可联用。

习题精选

7-11 患者，女性，25 岁。因"发热，咽痛 4 天"来诊。平素体健，家中养猫 2 年。体格检查：T 39℃；咽部充血；双侧扁桃体无肿大。血常规：Hb 8.2g/L，WBC 5.5×10⁹/L，N 0.68，L 0.32；末梢血涂片，瑞氏染色，10×100 油镜检查：单核细胞细胞质内以及细胞外可见散在、成堆、链条状分布的小体，形似弓形虫，类似血小板大小；ELISA 检测人弓形虫抗体 IgM 1∶100、IgG 1∶200，均阳性。

(1) 最可能的诊断是（   ）

　　A. 上呼吸道感染

　　B. 系统性红斑狼疮

　　C. 肺炎

　　D. 后天获得性弓形虫病

　　E. 风湿热

(2) 最常用的抗生素是（   ）

　　A. 链霉素　　　　　　B. 吡罗昔康

　　C. 乙胺嘧啶　　　　　D. 异烟肼

　　E. 青霉素

(3) 该病的病原体为（   ）

　　A. 细菌　　　　　　　B. 病毒

　　C. 蠕虫　　　　　　　D. 原虫

　　E. 立克次体

(4) 本病最主要的传染源是（   ）

　　A. 猫科动物　　　　　B. 急性期患者

　　C. 鼠　　　　　　　　D. 蚊

　　E. 跳蚤

7-12 关于弓形虫发病机制的说法不正确的是（   ）

　　A. 弓形虫经淋巴结进入血液循环

　　B. 弓形虫卵囊可在机体内长期存在

　　C. 弓形虫最常侵犯脑、眼、淋巴结

　　D. 弓形虫卵囊最易在脑和眼中形成

　　E. 弓形虫感染后，宿主的 T/B 细胞功能障碍

7-13 获得性弓形虫病最常累及的病变部位是（   ）

　　A. 脑　　　　　　　　B. 肺

　　C. 心　　　　　　　　D. 淋巴结

　　E. 眼

7-14 弓形虫的临床表现中，说法正确的是（   ）

　　A. 先天感染多在分娩时经产道感染

　　B. 后天感染多致中枢神经系统病变

　　C. 艾滋病患者少见弓形虫感染

　　D. 感染弓形虫后，少数人为无症状

　　E. 先天性弓形虫病典型表现为视网膜脉络膜炎、精神障碍、脑积水、钙化等

7-15 下列关于弓形虫病的说法，不正确的是（   ）

　　A. 弓形虫常引起先天畸形

　　B. 弓形虫有双宿主生活周期

　　C. 弓形虫分为红内期和红外期

　　D. 急性患者作为传染源的意义不大

　　E. 弓形虫病可通过胎盘造成母婴传播

（郑明华）

第四节 黑 热 病

 重要知识点

掌握黑热病的临床表现、诊断方法及病原治疗；熟悉利什曼原虫的生活史、黑热病的流行病学及发病机制；了解黑热病的预防。

> **案例 7-4**
>
> 患者，男性，25 岁，青海陇南人。因"畏寒、发热伴进行性消瘦、贫血、鼻出血 4 个月"入院。既往体健。在当地医院诊断为"败血症"，先后给予青霉素、头孢菌素及喹诺酮类等抗生素治疗无效。体格检查：T 39.5℃，高热病容，形体消瘦、贫血貌，全身皮肤见散在瘀点、瘀斑，肝肋下 4cm，脾肋下 10cm，质中、触痛。实验室检查：血常规示白细胞计数为 1.8×10⁹/L，中性粒细胞 0.2，血红蛋白 40g/L，血小板 35×10⁹/L；肝功能示氨基转移酶正常，球蛋白 39g/L；B 超示肝脾大；入院后患者 3 次伤寒沙门菌抗体、4 次外周血疟原虫及 3 次血培养均阴性。
>
> [问题]
>
> 1. 该患者最有可能的诊断是什么？
>
> 2. 进一步需要做什么检查？
>
> 3. 首选什么药物治疗？

黑热病（kala-azar）又称内脏利什曼病（visceral leishmaniasis），是由杜氏利什曼原虫（leishmania donovani）引起，经中华白蛉（sandfly）传播的慢性地方性传染病，属于人畜共患传染病，是我国五大寄生虫病之一。其以长期不规则发热、肝脾大、全血细胞减少及血清球蛋白增多为主要

临床特征。

【病原学】

杜氏利什曼原虫属锥体科，为细胞内寄生的鞭毛虫。对人有致病性的四种利什曼原虫在形态上无差异，但致病性与免疫学特性却有差异。热带利什曼原虫和墨西哥利什曼原虫引起皮肤利什曼原虫病（即东方疖），巴西利什曼原虫引起鼻咽黏膜利什曼原虫病。

引起黑热病的杜氏利什曼原虫病主要侵犯内脏，寄生于单核巨噬细胞系统。杜氏利什曼原虫需在白蛉和人或哺乳动物两个宿主体内完成其生活史，其生活史分前鞭毛体（promastigote）和无鞭毛体（amastigote）两个阶段（图 7-4-1）。前鞭毛体寄生于白蛉消化道，呈纺锤形，前端稍宽，后端则较尖细，前端有一游离鞭毛自前端伸出体外，其长度与体长相仿，为 11 ～ 16μm。无鞭毛体又称利杜体（leishman-donovan body），寄生于人和哺乳动物单核 - 巨噬细胞内，呈卵圆形或椭圆形，大小约 4.4μm×2.8μm，染色后可见细胞核和动基体。

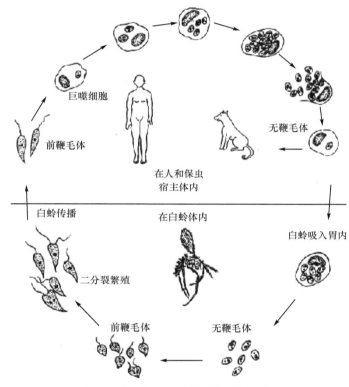

图 7-4-1　杜氏利什曼原虫的生活史

当雌性白蛉叮咬患者和被感染动物时，将血中无鞭毛体吸入白蛉胃中，2 ～ 3 天后发育为成熟前鞭毛体，活动力加强并迅速以纵二分裂法繁殖。1 周后，前鞭毛体大量聚集于白蛉口腔并进入喙部，发育成熟而具有感染力。当白蛉再次叮咬人和动物时，前鞭毛体即随其唾液侵入宿主体内，为巨噬细胞所吞噬，脱掉鞭毛转化为无鞭毛体。无鞭毛体在巨噬细胞内大量繁殖，直至巨噬细胞不能容纳而被胀破，原虫逸出入血，随血液被带到身体各部位，特别是肝、脾、骨髓和淋巴结等富含单核 / 巨噬细胞的脏器，再被其他巨噬细胞吞噬。

【流行病学】

（一）传染源

患者、病犬及某些野生动物为本病的主要传染源。不同地区的主要传染源各异，皖北和豫东以北平原地区以患者为主（人源型），西北高原山区以病犬为主（犬源型），而在内蒙古、新疆等荒漠地区，则以野生动物为主（自然疫源型或荒漠型）。

（二）传播途径

华白蛉是我国黑热病主要传播媒介，主要通过白蛉叮咬传播，偶可经破损皮肤和黏膜、胎盘或输血传播。

（三）人群易感性

人群普遍易感，但易感性随年龄增长而降低，病后获得较持久的免疫力。

（四）流行特征

该病因起病缓慢，发病无明显季节性。男性较女性多见。农村较城市多发，不同地区发病年龄有所不同。人源型以较大儿童及青壮年发病多，犬源型及自然疫源型则儿童多，成人少。儿童发病率无明显性别差异。本病为地方性传染病，但分布较广，亚、欧、非、拉美等洲均有本病流行。其主要流行于中国、印度及地中海沿岸国家。

🍁 温馨提示

在我国，黑热病流行于长江以北的广大农村中，包括山东、河北、河南、江苏、安徽、陕西、甘肃、新疆、宁夏、青海、四川、山西、湖北、辽宁、内蒙古及北京市郊等17个省、市、自治区。目前，人源型黑热病除新疆流行区外，在其他流行区已得到控制。而犬源型和野生动物源型黑热病则在其流行区不断出现，有死灰复燃之势。从2005年开始，在我国西部6省及自治区（新疆、甘肃、内蒙古、陕西、山西和四川）呈散发态势，每年新发生的病例数在400例左右，其中新疆、甘肃和四川3省及自治区新发病例占全国新发病例的90%以上。

【发病机制与病理解剖】

当受感染的白蛉叮咬人时，将前鞭毛体注入宿主的皮下组织，少部分被中性粒细胞破坏，大部分被巨噬细胞所吞噬并在其中增生、繁殖。从胀破的巨噬细胞中逸出的原虫随血流流至全身，又被其他巨噬细胞所吞噬并再行繁殖，如此循环反复，导致机体巨噬细胞大量破坏和增生，受累最严重的是富含单核/巨噬细胞的脾、肝、骨髓、淋巴结等。细胞增生和继发的小血管阻塞性充血是肝、脾、淋巴结肿大的基本原因。由于脾功能亢进及细胞毒性变态反应所致免疫性溶血，引起全血细胞减少。血小板显著降低，患者易发生鼻出血、齿龈出血。粒细胞减少致机体免疫功能低下，易引起继发感染。因网状内皮系统不断增生，浆细胞大量增加，致血浆球蛋白增高，主要为IgG，大多为非特异性抗体，无保护性作用。

黑热病的基本病理变化为巨噬细胞及浆细胞明显增生，主要病变在富含巨噬细胞的脾、肝、骨髓及淋巴结。脾显著肿大，重量可达4～5kg，巨噬细胞极度增生，内含大量利杜体；肝可轻至中度肿大，库普弗细胞、肝窦内皮细胞及汇管区巨噬细胞内有大量利杜体；肝小叶中心肝细胞受压而萎缩，周围肝细胞浑浊、肿胀，或因缺血发生肝脂肪变性。骨髓显著增生，巨噬细胞内有大量利杜体，中性粒细胞、嗜酸粒细胞及血小板生成均显著减少。淋巴结轻度至中度肿大，其内有含利杜体的巨噬细胞及浆细胞。

🍁 温馨提示

前鞭毛体为杜氏利什曼原虫的感染阶段，黑热病的致病机制主要与无鞭毛体导致巨噬细胞破裂和大量增生有关。

【临床表现】

潜伏期长短不一，平均为3～5个月（10天至9年）。大多起病缓慢，偶有急性起病者。

（一）典型临床表现

1. 发热 其特征是发热虽持续较久，但全身中毒症状不明显，仍能坚持一般照常工作及劳动。典型病例呈双峰热型，但大多为长期不规则发热，发热时可伴畏寒、盗汗、食欲缺乏、乏力、头晕等症状。发热一般持续1个月左右消退，间歇数周后体温又上升，如此复发与间歇交替，逐渐转为长期不规则发热。

2. 脾、肝及淋巴结大 脾呈进行性肿大，自2～3病周即可触及，质地柔软，以后随病情延长，脾脏逐渐明显且变硬，半年可平脐，年余可达盆腔，若脾内栓塞或出血，则可引起脾区疼痛和压痛。肝轻至中度增大，质地软，偶有黄疸和腹水。淋巴结亦为轻度至中度肿大。

3. 贫血及营养不良 病程晚期可出现，有精神委靡、心悸、气短、面色苍白、水肿及皮肤粗糙。皮肤常有暗的色素沉着，故又称Kala-azar，即印度语"黑热"的意思。亦可因血小板减少而有鼻出血、牙龈出血及皮肤出血点等。

在病程中症状缓解与加重可交替出现，一般病后1个月进入缓解期，体温下降，症状减轻，脾缩小，血象好转，持续数周后又可反复发作,病程迁延数月。

（二）特殊临床类型

1. 皮肤型黑热病 50%患者发生在黑热病病程中，同时伴有内脏感染症状，另有40%患者既往有黑热病史，经治疗康复后多年发生皮肤损害，即所谓的黑热病后皮肤利什曼病（post kala-azar dermal leishmaniasis），其余10%为无黑热病史的原发患者。

皮损主要是结节、丘疹和红斑，偶见褪色斑，表面光滑，不破溃亦很少自愈，结节可连成片（图7-4-2）。皮损可见于身体任何部位，但多见于面颊部。患者一般情况良好，大多数能照常工作及劳动，病程可达数年之久。

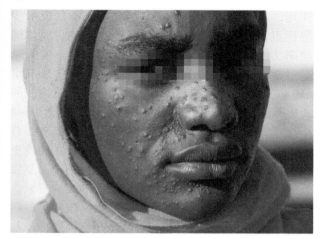

图 7-4-2　黑热病患者的皮肤损害

2. 淋巴结型黑热病　此型较少见，患者均无黑热病史。其表现为浅表淋巴结肿大，尤以腹股沟多见，花生米大小，亦可融合成大块状，较浅可移动，局部皮肤无红肿热痛。全身情况良好，肝脾多不大或轻度肿大。

【实验室检查】

（一）血常规

所有患者均有全血细胞减少，随脾大而加重。白细胞首先减少，血小板和红细胞继之减少。其中，白细胞数减少最明显，一般为 $(1.5 \sim 3) \times 10^9/L$，重者可少于 $1 \times 10^9/L$，中性粒细胞减少甚至可以完全消失；血小板数明显降低，一般为 $(40 \sim 50) \times 10^9/L$；常有中度贫血，晚期可有重度贫血。嗜酸粒细胞数减少或消失。

（二）血清蛋白检测

球蛋白显著增加，白蛋白减低。白、球蛋白比例倒置。球蛋白试验（蒸馏水试验、醛凝试验等）常于病程 3 个月后呈阳性。

（三）病原学检查

1. 涂片检查　骨髓、淋巴结或肝、脾组织穿刺涂片找到利杜体或穿刺物培养（NNN 培养基）查见前鞭毛体为本病可靠的确诊依据。骨髓涂片最为常用，阳性率高达 80% ～ 90%。脾穿刺涂片阳性率虽高达 90% ～ 99%，因出血的危险性较大而很少采用。

淋巴结穿刺涂片阳性率亦高达 46% ～ 87%，可用于检查治疗后复发的患者，因原虫在此消失最慢而成为复发病灶。外周血涂片简便，厚涂片阳性率 60%，血液沉淀法涂片阳性率 90%。皮肤型及淋巴结型患者，可从皮损处及肿大淋巴结中取材涂片检出利杜体。

2. 培养法　如原虫量少涂片阴性，可将穿刺物做利什曼原虫培养。将穿刺物接种于 NNN 培养基，置于 22 ～ 25℃温箱内。经 7 ～ 10 天，如培养基中查见活动活泼的前鞭毛体，则判断为阳性结果。操作及培养过程应严格注意无菌操作。

（四）血清免疫学检验

1. 检测特异性抗体　采用酶联免疫吸附（ELISA）、间接免疫荧光体试验（IFA）及间接血凝（IHA）等方法检测患者外周血中的特异性抗体，其阳性率及特异性均较高，其中 ELISA 法及 IFA 法阳性率几乎达 100%，对黑热病的诊断有较大的应用价值，但可有假阳性。患者治疗痊愈后，其血中抗体消失较慢，甚至长期存在，故特异性抗体检测一般不用于疗效考核。

2. 检测特异性抗原　单克隆抗体抗原斑点试验（McAb-AST）及单隆抗体斑点 ELISA（Dot-ELISA）检测患者外周血中的抗原，特异性及敏感性高，除用于早期诊断，还用于疗效考核（治愈后 1 个月内转阴）。

（五）rK39 重组抗原试纸条法

利什曼原虫基因片段 K39 存在于所有引起黑热病的利什曼原虫虫种（株）中。以此基因片段的重组抗原（rK39）制备的免疫层析试纸条（dipstick）检测黑热病具有较高的特异性和敏感性，阳性检出率高达 100%，用于现症患者的诊断优于病原学方法。该法简便、快速、准确，是一种比较适合基层使用的快速诊断黑热病的方法。

> **案例 7-4[实验室检查]**
> 患者行 2 次骨髓穿刺涂片，均找到利杜体。

【并发症】

黑热病的并发症多见于疾病晚期。

1. 继发细菌性感染　易并发肺部炎症、细菌性痢疾、齿龈溃烂等。

2. 急性粒细胞缺乏症　表现为高热、极度衰竭、口咽部溃疡与坏死、局部淋巴结肿大及外周血象中性粒细胞显著减少甚至消失。

【诊断及鉴别诊断】

（一）诊断

黑热病主要依据流行病学资料、临床表现及实验室检查进行诊断。

1. 流行病学资料 有白蛉活动季节（5～9月）在流行区居住或逗留史。

2. 临床表现 起病缓慢，长期、反复不规则发热，全身中毒症状相对较轻，进行性肝脾大、贫血、白细胞减少及营养不良。

3. 实验室检查 全血细胞减少，甚至中性粒细胞缺乏；贫血呈中度，血小板减少；血浆球蛋白显著增高，白蛋白减少；血清特异性抗原抗体检测阳性有助诊断。骨髓、淋巴结、肝、脾组织穿刺涂片找到利杜体或穿刺物培养查见前鞭毛体可确诊。尽早行骨髓涂片检测是避免误诊的关键。

4. 治疗性诊断 对高度疑诊而未检出病原体者，可用锑剂试验治疗，若疗效显著有助于本病诊断。

🌿 **温馨提示**

长期发热＋肝脾大＋全血细胞减少＋来自黑热病疫区则需高度怀疑本病。尽早骨髓穿刺涂片检测利杜体是避免误诊的关键。

（二）鉴别诊断

本病需与其他长期发热、脾大及白细胞降低的疾病鉴别。

1. 疟疾 可有发热和肝脾大，但流行区不同，且患者末梢血液白细胞数正常或轻度升高，血涂片中可找到疟原虫。

2. 伤寒 可有高热和肝脾大，但患者中毒症状明显，常有相对缓脉，胸腹部有时可见玫瑰疹，血清肥达反应阳性，血培养可培养出伤寒杆菌。

3. 布鲁菌病 可有长期发热和肝脾大，但患者常有牛、羊、猪等家畜的密切接触史，头痛及关节疼痛较明显，血清布鲁菌凝集试验阳性。

【预后】

预后取决于是否及时治疗及有无并发症，有并发症者预后差。未经有效治疗的患者病死率高达95%，多在病后1～2年内因继发感染而死亡。采用葡萄糖酸锑钠治疗后，病死率可降至1%左右，但少数可复发。

【治疗】

（一）一般治疗

卧床休息，高蛋白饮食。针对脾功能亢进可给予输血或输注粒细胞及抗感染等治疗。

（二）病原治疗

1. 锑剂 5价锑制剂葡萄糖酸锑钠（sodium stibogluconate）因对杜氏利什曼原虫有很强的杀虫作用，具有疗效迅速显著、疗程短、不良反应少等优点，是治疗黑热病的首选药物，其病原体消除率为93%～99%。一般采用6日疗法，成人总剂量90～130mg/kg（以50kg为限），小儿总剂量150～200mg/kg，等分为6份，每天1次肌内注射或静脉注射。对敏感性较差的虫株感染，可重复1～2个疗程，间隔10～14天。对全身情况较差者，总剂量等分为6份，可每周注射2次，疗程3周或更长。对新近曾接受锑剂治疗者，可减少剂量。复发病例可再用本品治疗。5价锑制剂的不良反应轻微，有鼻出血、咳嗽、恶心、呕吐、腹泻、腹痛等，病情重危或有心肝疾病者慎用，或改用3周疗法。粒细胞显著减少者忌用。

2. 非锑剂 对锑剂无效或禁忌者可选下列非锑剂药物：

（1）喷他脒（pentamidine）：剂量为每次4mg/kg，临用时新鲜配制成10%溶液肌内注射，每日或间日1次，10～15次为一疗程。治愈率70%左右。不良反应有注射局部红肿硬块，也可见头晕、心悸、脉搏加快，甚至血压下降，可引起肝肾损害。

（2）米替福新（miltefosine）：是近年来合成的一种口服治疗黑热病的新药，疗效好而且安全。成人患者口服100mg/d，相当于2.5mg/kg，28天为一疗程。其疗效优于肌内注射葡萄糖酸锑钠，近期治愈率可达100%，但复发率较高，治疗后6个月达2%～10%，目前认为口服米替福新可作为肌内注射葡萄糖酸锑钠的替代治疗。

3. 两性霉素B 对本病亦有良好疗效，每次剂量为1mg/kg静脉滴注，每2天用药一次，15次为一疗程。但因两性霉素B的不良反应较多、较重，只有上述药物治疗无效时才使用。

黑热病的治愈标准：①体温正常，症状消失，一般情况改善；②增大的肝脾回缩；③血象恢复正常；④原虫消失；⑤治疗结束随访半年以上无复发。

（三）脾切除

巨脾或伴脾功能亢进，或多种治疗无效时应考虑脾切除。术后再给予病原治疗，治疗1年后无复发者视为治愈。

案例 7-4[诊断与治疗]

（1）青年男性，青海陇南人，为此病疫区。

（2）主诉发热伴进行性消瘦、贫血、鼻出血 4 个月。外院诊断为"败血症"，先后给予青霉素、头孢菌素及喹诺酮类等抗生素治疗均无效。

（3）体格检查：T 39.5℃，高热病容，形体消瘦、贫血貌，全身皮肤见散在瘀点、瘀斑，肝脾大。

（4）实验室检查：全血细胞减少，白细胞计数为 1.8×10^9/L，中性粒细胞 0.2，血红蛋白 40g/L，血小板 35×10^9/L；球蛋白 39g/L。

（5）2 次骨髓穿刺涂片找到利杜体。

[诊断] 黑热病。

[治疗] 首选葡萄糖酸锑钠，对锑剂过敏或抗锑剂患者，可选用喷他脒或米替福新。

【预防】

1. 管理传染源 在流行区白蛉繁殖季节前，应普查及根治患者。山丘地带应及时查出病犬，捕杀掩埋。病犬多的地区动员群众不养犬。

2. 消灭传播媒介 用敌敌畏、美曲膦酯（敌百虫）、223（1.5 ～ 2.0g /m² 纯药）或溴氢氯酯（12.5 ～ 25mg/m²）进行喷洒杀灭白蛉，防止其滋生。

3. 加强个人防护 用细孔纱门纱窗或蚊帐。用邻苯二甲酸二甲酯涂皮肤，以防白蛉叮咬。

复习要点

1. 黑热病的概念 黑热病（kala-azar）又称内脏利什曼病（visceral leishmaniasis），是由杜氏利什曼原虫（leishmania donovani）引起，经白蛉（sandfly）传播的慢性地方性传染病，属于人畜共患传染病，是我国五大寄生虫病之一。长期不规则发热、肝脾大、全血细胞减少及血清球蛋白增多为本病的主要临床特征。

2. 临床确诊黑热病常用的可靠方法 骨髓涂片查利杜体是确诊黑热病的可靠方法。

3. 黑热病的病原学治疗及治愈标准 黑热病首选葡萄糖酸锑钠，对锑剂过敏或抗锑剂患者，可选用喷他脒或米替福新。其治愈标准是：①体温正常，症状消失，一般情况改善；②增大的肝脾回缩；③血象恢复正常；④原虫消失；⑤治疗结束随访半年以上无复发。

习题精选

7-16 患者，男性，20 岁。因"发热 5 个月，腹痛、牙龈出血、皮肤出现出血点 1 个月"来诊。5 个月前无明显诱因发热，体温 37.5 ～ 38.5℃，无明显规律。发热时精神、食欲尚好，无乏力、肌肉酸痛，仍能正常参加工作。按感冒治疗效果不好，发热持续 1 个月后停止，3 周后又出现发热，性质同前，反复发作。在多家医院给予抗生素及对症治疗，症状反复。1 个月前渐出现腹胀，牙龈出血（饭后明显），搔抓处皮肤有出血点。患者 6 个月前从四川来广东打工。体格检查：贫血貌，一般情况尚好；心、肺正常；肝肋下 4cm，脾肋下平脐，质地硬，无触痛。血常规：Hb 89g/L，RBC 3.12×10^{12}/L，WBC 2.1×10^9/L，N 0.15，PLT 42×10^9/L；Alb 28g/L，Glob 52g/L。

（1）为明确诊断，应最先进行的检查是（ ）
    A. 血培养   B. 淋巴结活检
    C. 血涂片找疟原虫   D. 骨髓检查
    E. PPD 试验

（2）最可能的诊断是（ ）
    A. 淋巴瘤   B. 恶性组织细胞病
    C. 黑热病   D. 疟疾
    E. 结核

（3）该病的特效治疗药物是（ ）
    A. 青霉素   B. 锑剂
    C. 乙胺嘧啶   D. 氯喹
    E. 吡喹酮

7-17 下列不是黑热病传播途径的是（ ）
    A. 胎盘传播   B. 血液传播
    C. 经破损皮肤或黏膜传播   D. 消化道传播
    E. 虫媒叮咬

7-18 黑热病的基本病理变化为（ ）
    A. T 细胞增生
    B. 细胞增生
    C. 巨噬细胞及浆细胞增生
    D. 库普弗细胞增生
    E. 白细胞增生

7-19 我国黑热病的主要传播媒介是（ ）
    A. 黑蛉   B. 中华白蛉
    C. 中华按蚊   D. 蜱
    E. 虱

7-20 黑热病治疗痊愈的标准是（ ）
    A. 症状消失，体温恢复正常
    B. 重大的肝脾恢复正常大小
    C. 原虫消失，外周血象正常
    D. 治疗后经随访 12 个月以上无复发
    E. 以上均是

7-21 下面的检查方法中，可用于确诊黑热病的是
（ ）
A. 免疫抗体检测 B. 骨髓穿刺涂片
C. 血清蛋白电泳 D. 脾穿刺
E. 血液培养

7-22 下面关于黑热病的描述，错误的是（ ）
A. 其病原体为利杜体
B. 为慢性地方性疾病
C. 属于人畜共患疾病
D. 长期规则发热
E. 主要侵犯内脏

（郑明华）

第八章　蠕虫感染

第一节　血吸虫病

重要知识点

掌握血吸虫病的临床表现、诊断依据和治疗措施；熟悉血吸虫病病原学、流行病学和预防；了解血吸虫病的发病机制、病理过程和鉴别诊断。

案例 8-1

患者，男性，23岁，渔民，江西鄱阳县人。因"发热20天"就诊。

患者于20天前开始出现发热，体温最高可达39.5℃，下午或晚上发热更为明显，次晨可退热。发热时伴畏寒、腹痛、腹泻、腹胀、反应迟钝，热退后症状明显缓解。发病前1个月曾有下湖捕鱼史，且在捕鱼后当日双下肢皮肤出现数量较多的、针尖大小的红色丘疹，有瘙痒，2天后自行消退。

体格检查：T 39.3℃，P 98次/分，BP 115/75mmHg，体重65kg。急性病容，皮肤、巩膜无黄染，两肺未闻及啰音，心率98次/分，律齐，无杂音。腹部平软，肝肋缘下1.0cm，剑突下3.0cm，质中，脾肋缘下未触及。移动性浊音阴性。血常规：WBC 16.0×10^9/L，N 0.45，L 0.2，嗜酸粒细胞0.35，RBC 4.6×10^{12}/L，PTL 119.0×10^9/L.

[问题]

1. 该患者最可能的诊断是什么？
2. 确诊还需完善哪些检查？
3. 如何进行治疗？

血吸虫病是血吸虫寄生于人体所致的疾病。目前，公认寄生于人体的血吸虫主要有五种，即日本血吸虫、曼氏血吸虫、埃及血吸虫、间插血吸虫与湄公血吸虫。血吸虫病广泛分布于非洲、亚洲、南美和中东76个国家。据世界卫生组织估计，目前全球约6亿人受血吸虫感染威胁，约2亿人受感染。在我国流行的只有日本血吸虫。

日本血吸虫病（schistosomiasis）是日本血吸虫寄生于门静脉系统引起的疾病，由皮肤接触含尾蚴的疫水而感染。其主要病变是虫卵沉积于肝脏或肠道等组织而引起的虫卵肉芽肿。急性期有发热、腹痛、腹泻、便血、肝大与压痛等，血嗜酸粒细胞显著增多；慢性期以肝脾大或慢性腹泻为主要表现；晚期表现主要与门静脉周围纤维化有关，可发展为巨脾、腹水等。

【病原学】

日本血吸虫雌雄异体，寄生在人或其他哺乳动物的门静脉系统。成虫在血管内交配产卵，一条雌虫每天可产卵1000个左右。大部分虫卵滞留于宿主肝及肠壁内，部分虫卵从肠壁穿破血管，随粪便排至体外。粪便排出的虫卵入水后，在适宜温度（25～30℃）下孵出毛蚴，毛蚴侵入中间宿主钉螺体内，经过母胞蚴和子胞蚴二代发育繁殖，7～8周后即有尾蚴不断逸出，平均每天逸蚴70余条。尾蚴从螺体逸出后在水面浮游，当人、畜接触含尾蚴的疫水时，尾蚴在极短时间内从皮肤或黏膜侵入，脱去尾部形成童虫。童虫随血液循环流经肺而终达肝脏，30天左右在肝内发育为成虫，又逆血流移行至肠系膜下静脉中产卵，完成其生活史。

日本血吸虫生活史中，人是终末宿主，钉螺是必需的唯一中间宿主。日本血吸虫在自然界除人以外，尚有牛、猪、羊、犬、猫等41种哺乳动物可作为它的保虫宿主。

【流行病学】

日本血吸虫首先在日本发现，在我国主要分布于江苏、浙江、安徽、江西、湖北、湖南、广东、广西、福建、四川、云南及上海12个省（市、自治区），经过几十年大规模综合防治，血吸虫病的防治工作取得了很大成就。截至2005年年底，有上海、浙江、福建、广东、广西5省（市、自治区）已达到传播阻断标准，其余7省血吸虫病流行范围也大幅度缩小。根据地理环境、钉螺分布和流行病学特点，我国血吸虫病流行区可分为以下三种类型：

1. **湖沼型**　流行最为严重，分布于湖北、湖南、江西、安徽、江苏等省，钉螺呈大片状分布。居民常因防洪抢险、捕鱼摸蟹、游泳等感染，易引起急性血吸虫病。

2. **水网型**　主要分布于江苏和浙江两省。钉螺沿河沟呈网状分布，居民大多因生产或生活接触疫水而感染。

3. **山丘型**　如四川和云南省，钉螺自上而下沿水系呈点状分布，患者较少而分散，给防治工作造成困难。

（一）传染源

日本血吸虫病是人畜共患病，传染源为患者和保虫宿主，视不同流行区而异。湖沼型，除患者外，感染的牛与猪亦为重要传染源。水网型主要传染源为患者。山丘型，野生动物如鼠类也可作为传染源。

（二）传播途径

带虫卵的粪便入水、钉螺滋生和接触疫水是本病传播的三个重要环节。

1. 粪便入水　带虫卵的粪便污染水源的方式有河边洗刷马桶、稻田采用新粪施肥、粪船渗漏和病畜随地排便等。

2. 钉螺滋生　钉螺是日本血吸虫必须的唯一中间宿主，为淡水螺类，水陆两栖，生活在水线上下，滋生在土质肥沃、杂草丛生、潮湿的环境中。钉螺感染的阳性率以秋季为高。

3. 接触疫水　居民因生产（捕鱼摸蟹、割湖草、种田等）或生活（洗澡、游泳等）接触疫水而感染。饮用生水时尾蚴亦可从口腔黏膜侵入。

（三）易感人群

人群普遍易感，以农民、渔民为多。患者男性多于女性。5岁以下儿童感染率低，感染率随年龄增长而增高，但以15～30岁青壮年感染率最高。夏秋季感染机会最多。感染后可有部分免疫力，经常重复感染。儿童及非流行区人群如遭受大量尾蚴感染，易发生急性血吸虫病。有时集体感染发病，呈暴发流行。

【发病机制】

在血吸虫发育的不同阶段中，尾蚴、幼虫、成虫、虫卵对宿主均可引起一系列的免疫反应。尾蚴穿过皮肤可引起局部速发与迟发型变态反应。幼虫移行过程中，其体表抗原决定簇逐渐向宿主抗原转化，以逃避宿主的免疫攻击，因此不引起严重的组织损伤或炎症。成虫表膜具抗原性，可激发宿主产生相应抗体，发挥一定的保护作用。成虫肠道及器官的分泌物和代谢产物可作为循环抗原，与相应抗体形成免疫复合物出现于血液或沉积于器官，引起免疫复合物病变。虫卵是引起宿主免疫反应和病理变化的主要因素。通过卵壳上的微孔释放可溶性虫卵抗原，使T淋巴细胞致敏，释放各种淋巴因子，吸引大量巨噬细胞、单核细胞和嗜酸粒细胞等聚集于虫卵周围，形成虫卵肉芽肿，又称虫卵结节。急性血吸虫病患者血清中检出循环免疫复合物与嗜异抗体，属于体液与细胞免疫反应的混合表现；而慢性与晚期血吸虫病的免疫病理变化被认为属于迟发型变态反应。

血吸虫病引起肝纤维化产生于肉芽肿基础之上。虫卵释放的可溶性虫卵抗原、巨噬细胞与T淋巴细胞产生的成纤维细胞刺激因子，均可促使成纤维细胞增殖与胶原合成。

> 🍁 **温馨提示**
>
> 人体感染血吸虫后可获得部分免疫力，针对再感染的童虫有一定的杀伤作用，但不破坏原发感染的成虫，这种现象称为伴随免疫。

【病理过程】

日本血吸虫主要寄生在肠系膜下静脉与直肠痔上静脉内。虫卵肉芽肿是本病的基本病理改变。虫卵沉积于宿主肠壁黏膜下层，并可顺门静脉血流至肝内分支，故病变以肝脏与结肠最显著。

1. 结肠　病变以直肠、乙状结肠、降结肠为最重，横结肠、阑尾次之。早期为黏膜充血水肿、片状出血、浅表溃疡等。慢性患者由于纤维组织增生、肠壁增厚，可引起肠息肉和结肠狭窄。肠系膜增厚与缩短，淋巴结肿大与网膜缠结成团，可发生肠梗阻。虫卵沉积于阑尾，易诱发阑尾炎。

2. 肝脏　早期肝脏充血肿胀，表面可见黄褐色粟粒样虫卵结节；晚期由于虫卵结节形成纤维组织，在肝内门静脉周围出现广泛的纤维化。因血液循环障碍，导致肝细胞萎缩，肝脏表面有大小不等的结节，凹凸不平，形成肝硬化。由于门静脉血管壁增厚，门静脉细支发生窦前阻塞，引起门静脉高压，致使食管、胃底静脉曲张，易破裂引起上消化道出血。

3. 脾脏　早期轻度充血、水肿、质软，晚期肝硬化引起门静脉高压、脾淤血、组织增生、纤维化、血栓形成，呈进行性增大，可呈现巨脾，继发脾功能亢进。

4. 异位损害　指虫卵和（或）成虫寄生在门静脉系统之外的器官病变，以肺与脑多见。肺部病变为间质性虫卵肉芽肿伴周围肺泡炎性浸润。脑部病变以顶叶与颞叶的虫卵肉芽肿为多。

【临床表现】

潜伏期为30～60天，平均为40天。感染重则潜伏期短，感染轻则潜伏期长。临床表现复杂多样，根据患者感染的程度、时间、免疫状态、治疗是否及时等因素，血吸虫病可分为急性、慢性、晚期及异位损害。

（一）急性血吸虫病

急性血吸虫病多发生于夏秋季，以7～9月为常见，男性青壮年与儿童居多。患者常有明确的疫水接触史，如游泳、捕鱼摸蟹等，多见于初次感染者，但慢性患者大量感染后亦可出现急性感染。

1. 尾蚴性皮炎　疫水接触处的皮肤出现红色小丘疹，发痒，1～3天后自行消退（图8-1-1）。常因症状轻微而被忽视。

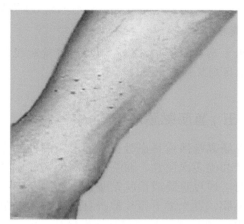

图 8-1-1　尾蚴性皮炎（图中所示红色小丘疹）

2. 发热　急性患者都有发热。热度高低、热型、热程及全身反应视感染轻重而异。体温多数在38～40℃，热型以间歇热为多见，其次为弛张热，午后升高，伴畏寒，汗出热退，无明显毒血症症状。但重度感染者，高热持续不退，可有精神委靡、意识淡漠、重听、腹胀、相对缓脉等，易误诊为伤寒。热程短者2周，重者可长达数月，多数患者在1个月左右。

3. 过敏反应　以荨麻疹较多见，其他尚有血管神经性水肿、全身淋巴结肿大、支气管哮喘等。血中嗜酸粒细胞常显著增多。

4. 腹部症状　半数以上患者有腹痛、腹泻，每天2～5次，粪便稀薄，可带血和黏液，部分患者可有便秘。重型患者由于虫卵在结肠浆膜层和肠系膜大量沉积，可出现腹膜刺激征，有柔韧感和压痛。

5. 肝脾大　90%以上患者肝大伴压痛，以左叶显著；黄疸少见；半数患者轻度脾大。

6. 其他　半数以上患者有咳嗽、气喘、胸痛。危重患者咳嗽较重、咳血痰，伴胸闷、气促等。呼吸系统症状多在感染后两周内出现。重症患者可出现神志淡漠、心肌受损、重度贫血及恶病质等，亦可迅速发展为肝硬化。

急性血吸虫病病程一般不超过6个月，经杀虫治疗后，常迅速痊愈。如不治疗，可发展为慢性甚至晚期血吸虫病。

（二）慢性血吸虫病

慢性血吸虫病在流行区占绝大多数。急性症状消退而未经治疗者或疫区反复轻度感染而获得部分免疫力者，病程超过半年，称为慢性血吸虫病。病程可长达10～20年或更长。临床表现分为无症状型和有症状型。

1. 无症状型　患者无任何症状或体征，常于粪便普查或因其他疾病就医时发现。

2. 有症状型　以腹泻、腹痛为多见，每天1～2次，便稀、偶带血，重者有脓血便，伴里急后重。常有肝脾大，但无脾功能亢进和门静脉脉高压征象。随病变进展，常有乏力、消瘦、劳动力减退，进而发展为肝纤维化。

（三）晚期血吸虫病

临床表现主要与肝硬化、门静脉高压和结肠纤维化有关。根据主要临床表现，晚期血吸虫病可分为巨脾型、腹水型、结肠肉芽肿型和侏儒型。

1. 巨脾型　最为常见，占晚期血吸虫病绝大多数。脾进行性增大，下缘可达盆腔，表面光滑，质硬，可有压痛，常伴脾功能亢进。因门静脉高压，本型可发生上消化道出血，易诱发腹水。

2. 腹水型　约占25%。腹水可长期维持在中等量以下，但多数为进行性加剧，以致腹部极度膨隆、呼吸困难、难以进食、腹壁静脉怒张，脐疝和巨脾。可因上消化道出血、肝性脑病或败血症死亡。

3. 结肠肉芽肿型　以结肠病变为突出表现。患者经常腹痛、腹泻、便秘，或腹泻与便秘交替出现，可有不全性肠梗阻。左下腹可扪及痞块或痉挛性条索状物。结肠镜检见黏膜增厚、粗糙、息肉形成或肠腔狭窄。本型有并发结肠癌的可能。

4. 侏儒型　极少见。儿童期反复感染血吸虫后，内分泌腺可出现不同程度萎缩和功能减退，以性腺和垂体功能不全最为明显。除有晚期血吸虫病的其他表现外，患者身材呈比例矮小，性器官不发育，第二性征缺如，但无智力减退。

🍀 温馨提示

晚期血吸虫病的各型可交互存在，同一患者可具有2～3个型的主要表现。

（四）异位损害

1. 肺型血吸虫病　多见于急性患者。在肺部虫卵沉积部位，有间质性病变、灶性血管炎和血管周围炎。呼吸道症状多轻微，表现为轻度咳嗽与胸部隐痛，常被全身症状所掩盖，胸部体征也不明显。

2. 脑型血吸虫病　是流行区局限性癫痫的主要原因。病变多位于大脑顶叶与枕叶。临床上可分为急性与慢性两型。急性型多见于急性血吸虫病，表现为脑膜脑炎，脑脊液检查正常或蛋白质与白细胞轻度增多。慢性型多见于慢性早期患者，主要症状为局限性癫痫发作，可伴头痛、偏瘫等，无发热。颅脑 CT 显示单侧多发性高密度结节阴影。若能及时诊治预后多良好。

【并发症】

1. 肝硬化并发症 以上消化道出血最为常见。晚期患者并发食管下段或胃底静脉曲张者约占 2/3 以上，曲张静脉破裂引起上消化道出血者占 16% ~ 31%，可反复多次发生。临床上有大量呕血和黑便，可引起出血性休克，出血后可出现腹水或诱发肝性脑病。此外，并发原发性腹膜炎和革兰阴性杆菌败血症者亦不少见。

2. 肠道并发症 血吸虫病并发阑尾炎者颇为多见。流行区患者切除的阑尾标本中找到虫卵者可达 30%。血吸虫病并发急性阑尾炎时易引起阑尾穿孔、局限性脓肿或腹膜炎。血吸虫病结肠肉芽肿可并发结肠癌，多为腺癌，恶性程度较低、转移较晚，早期手术预后较好。

3. 感染

(1) 乙型肝炎：血吸虫病患者，尤其是晚期病例，合并病毒性肝炎者较为常见，如乙肝感染率可达 31% ~ 60%。此类患者病理变化常呈混合性肝硬化，肝功能损害较为严重。

(2) 伤寒、副伤寒：慢性血吸虫病合并伤寒或副伤寒时，临床表现常呈迁延型，患者长期发热，迁延数月，中毒症状一般不明显，血嗜酸粒细胞一般不低，需同时治疗血吸虫病才能控制病情。

【实验室检查】

(一) 血常规

急性血吸虫病外周血象以嗜酸粒细胞显著增多为主要特点。白细胞总数为 10×10^9 以上，嗜酸粒细胞一般占 20% ~ 40%，高者可达 90%。慢性患者嗜酸粒细胞常在 20% 以内；晚期患者因脾功能亢进，白细胞及血小板减少，并有不同程度的贫血，嗜酸粒细胞增多不明显。

(二) 粪便检查

粪便检出虫卵和孵出毛蚴是确诊血吸虫病的直接依据。一般急性期检出率较高，而慢性和晚期阳性率不高。检查虫卵常用改良加藤厚涂片法或虫卵透明法。

(三) 肝功能试验

急性期血清 ALT、AST 轻度升高，γ-球蛋白可中度增高；慢性患者肝功能大多正常；晚期患者血清白蛋白降低，白蛋白与球蛋白比例倒置。

(四) 血清免疫学检查

血清免疫学诊断建立在抗原-抗体反应的基础上。抗体检测的常用方法有环卵沉淀试验 (COPT)、间接血凝试验 (IHA)、酶联免疫吸附试验 (ELISA) 等。

温馨提示

由于患者血清中抗体在治愈后持续时间很长，故不能区别既往感染与现症患者。

(五) 直肠黏膜活检

直肠黏膜活检是血吸虫病原诊断的方法之一。一般于粪检多次阴性，而临床仍高度怀疑血吸虫病时进行。通过直肠或乙状结肠镜，在病变处取米粒大小黏膜，置光镜下压片检查有无虫卵。以距肛门 8 ~ 10cm 背侧黏膜处取材阳性率最高。该法获得的大部分是远期变性虫卵。

温馨提示

本检查近期与远期变性卵不易区别，故不能作为考核疗效或再次治疗的依据。有出血倾向、严重痔疮或肛裂以及极度衰弱者均不宜做本检查。

(六) 上腹部影像学检查

1. B 超检查 可判断肝纤维化程度。可见肝、脾体积大小改变，门静脉直径及有无腹水等。

2. CT 检查 晚期患者可显示肝包膜增厚钙化，与肝内钙化中隔相垂直。重度肝纤维化可显示龟背样图像。

(七) 其他检查

急性重型患者可有心肌损害，心电图检查可显示 T 波降低、平坦或倒置，QRS 电压降低等变化。急性患者胸部 X 线摄片可见肺纹理增多，粟粒状或絮状阴影。慢性和晚期患者胃镜可见食管下段或胃底部静脉曲张，结肠镜可见结肠息肉、狭窄等器质性改变。晚期患者可有脑垂体、肾上腺、甲状腺和性腺等内分泌器官的功能改变。

案例 8-1[临床特点]

1. 流行病学资料 患者为渔民，有经常下湖捕鱼接触疫水的机会。本次发病前 1 个月有下湖接触疫水的经历。患者生活所在地属江西省鄱阳湖区域，为血吸虫流行地区。

2. 临床表现　下湖捕鱼后，下肢出现针尖大小的红色小丘疹，有瘙痒感，2 天后自行消退。1 个月后出现发热、腹痛、腹泻等消化道症状。

3. 体格检查　肝大。

4. 实验室检查　血白细胞和嗜酸粒细胞计数明显升高。

该患者应怀疑急性日本血吸虫病。需做粪便检查虫卵、血清免疫学检查，必要时行直肠黏膜活检以明确诊断。

【诊断与鉴别诊断】

（一）诊断依据

1. 流行病学史　疫水接触是本病诊断的必要条件。患者的籍贯、职业、疫区居住史亦对诊断有重要参考价值。

2. 临床特点　具有急性、慢性、晚期血吸虫病的症状或体征。

3. 实验诊断

（1）病原学诊断：粪便检查检出虫卵或孵出毛蚴，提示体内有活成虫寄生。但慢性与晚期患者，常因肠壁纤维化，虫卵不易掉入肠腔，粪检常为阴性。必要时可行直肠黏膜活检。

（2）免疫学诊断：随着我国血吸虫病防治工作的深入，许多地区已消灭或基本消灭血吸虫病，人群血吸虫病感染率明显下降，单纯采用病原学诊断方法已不能适应查治的需要。血清学诊断具有重要价值。

案例 8-1［诊断］
（1）患者粪便查出血吸虫卵。
（2）血清中血吸虫抗体为阳性。
［诊断］急性血吸虫病。

（二）鉴别诊断

1. 急性血吸虫病　有时可与伤寒、副伤寒、阿米巴肝脓肿、粟粒性结核、结核性腹膜炎、败血症等混淆。血中嗜酸粒细胞显著增多有重要鉴别价值，粪便检查检得虫卵或孵出毛蚴即可确诊。

2. 慢性与晚期血吸虫病　肝脾肿大型应与慢性病毒性肝炎相鉴别，有时两者可同时存在。以腹泻、便血为主要表现者易与慢性细菌性痢疾、阿米巴痢疾、结肠癌等混淆，直肠镜检查对后者有重要意义。流行区的癫痫患者，应考虑脑型血吸虫病的可能。晚期患者应与其他原因引起的肝硬化鉴别。

【预后】

预后与感染程度、病程、年龄，有无并发症、异位损坏及治疗是否及时彻底有明显关系。急性患者经及时有效的抗病原治疗多可痊愈。慢性早期患者接受抗病原治疗后绝大多数症状消失、体力改善、粪及血清学检查转阴，可长期保持健康状态。晚期患者出现肝硬化则难以恢复，易出现上消化道出血、腹水、肝性脑病等并发症，预后较差。

【治疗】

（一）病原治疗

目前治疗日本血吸虫病最有效的药物是吡喹酮，对血吸虫各个发育阶段均有不同程度的杀虫效果，特别是杀成虫作用大，适用于各期各型血吸虫病。吡喹酮毒性较低，治疗量对人心血管、神经、造血系统及肝肾功能无明显影响，无致畸、致癌作用。少数患者出现心脏期前收缩，偶有室上性心动过速、心房颤动等。神经肌肉反应以头晕、头痛、乏力较常见。

1. 急性血吸虫病　总量按 120mg/kg，6 天分次服完，其中 50% 必须在前两天服完，体重超过 60kg 者按 60kg 计。

2. 慢性血吸虫病　成人总量按 60mg/kg，2 天内分 4 次服完，儿童体重在 30kg 以内总量可按 70mg/kg 计，30kg 以上者与成人剂量相同。

3. 晚期血吸虫病　如患者一般情况较好，肝功能代偿尚佳，总量可按 40～60mg/kg 计，2 天分次服完。年老、体弱、有其他并发症者可按总量 60mg/kg 计，3 天内分次服完。感染严重者可按总量 90mg/kg 计，6 天内分次服完。

吡喹酮正规治疗后，3～6 个月粪检虫卵阴转率达 85%，虫卵孵化阴转率为 90%～100%。血清免疫学转阴需 1～3 年。

（二）对症治疗

1. 急性期血吸虫病　高热、中毒症状严重者给予补液、维持水和电解质平衡，加强营养及全身支持疗法。合并其他寄生虫者应先驱虫治疗，合并伤寒、痢疾、败血症、脑膜炎者均应先抗感染，后用吡喹酮治疗。

2. 慢性和晚期血吸虫病　除一般治疗外，应加强营养，改善体质，及时治疗并发症，巨脾、门静脉高压、上消化道出血可选择适当时机手术治疗。侏儒症可短期、间隙、小剂量给予性激素和甲状腺素制剂。

案例 8-1[治疗]

（1）病原治疗：该患者为急性血吸虫病，治疗首选吡喹酮。总剂量为 120mg/kg，患者体重为 65kg，按照 60kg 计，总剂量为 7200mg，6 天分次服完，其中 50% 必须在前两天服完。

（2）对症治疗：物理降温；选用小檗碱止泻。

（3）加强支持治疗。

【预防】

1. 控制传染源 在流行区每年对患者、病畜进行普查普治。

2. 切断传播途径 消灭钉螺是预防本病的关键，可采取改变钉螺滋生环境的物理灭螺法（如土埋法），同时结合化学灭螺法，采用氯硝柳胺等药物杀灭钉螺。粪便需经无害化处理后方可使用。保护水源，改善用水。

3. 保护易感人群 严禁在疫水中游泳、戏水。接触疫水时应穿着防护衣裤和使用防尾蚴剂。重疫区特定人群，如防洪、抢险人员预防性服用蒿甲醚和青蒿琥酯能有效预防血吸虫感染。

复习要点

1. 病原学 日本血吸虫的生活史。

2. 流行病学 我国血吸虫病流行区可分为以下三种类型：湖沼型、水网型和山丘型。传染源为患者和保虫宿主。带虫卵的粪便入水、钉螺滋生和接触疫水是本病传播的三个重要环节。人群普遍易感，以农民、渔民为多，夏秋季感染机会最多。

3. 发病机制 在血吸虫发育的不同阶段中，尾蚴、幼虫、成虫、虫卵对宿主均可引起一系列的免疫反应。

4. 病理过程 日本血吸虫主要寄生在肠系膜下静脉与直肠痔上静脉内。虫卵肉芽肿是本病的基本病理改变。病变以肝脏与结肠最显著。

5. 临床表现 急性血吸虫病、慢性血吸虫病、晚期血吸虫病和异位损害。

6. 并发症 肝硬化的并发症、肠道并发症和感染。

7. 实验室检查 血常规，粪便虫卵检查和毛蚴孵化、直肠黏膜活检、血清免疫学检查、肝功能试验和上腹部影像学检查等。

8. 诊断与鉴别诊断 流行病学资料，临床表现与实验室检查综合诊断。根据不同病期、病型与各种发热性疾病、肝脾大、腹泻、肝硬化等相区别。

9. 治疗 病原治疗首选吡喹酮。对症治疗。

10. 预防 消灭钉螺是预防本病的关键。

习题精选

8-1 血吸虫的中间宿主是（ ）
　　A. 人　　　　　　　　　　B. 虾
　　C. 蟹　　　　　　　　　　D. 水蛭
　　E. 钉螺

8-2 日本血吸虫病的主要病理变化是（ ）
　　A. 尾蚴性皮炎
　　B. 过敏性皮炎
　　C. 虫卵肉芽肿
　　D. 成虫寄生门静脉引起血管阻塞
　　E. 肝细胞变性坏死

8-3 确诊血吸虫病的实验室方法是（ ）
　　A. 血常规　　　　　　　　B. 上腹部影像学
　　C. 肝功能　　　　　　　　D. 粪便查虫卵
　　E. 血吸虫抗体

8-4 急性血吸虫病的外周血象特征性改变是（ ）
　　A. 中性粒细胞显著增高
　　B. 淋巴细胞显著增高
　　C. 嗜酸粒细胞显著增高
　　D. 嗜碱粒细胞显著增高
　　E. 单核细胞显著增高

8-5 抗血吸虫的常用药物是（ ）
　　A. 乙胺嗪　　　　　　　　B. 吡喹酮
　　C. 喹诺酮　　　　　　　　D. 阿苯达唑
　　E. 伊维菌素

（穆　茂）

第二节　丝　虫　病

 重要知识点

掌握丝虫病的流行病学、临床表现、诊断依据和治疗措施；熟悉丝虫病的病原学；了解丝虫病的发病机制、鉴别诊断和预防。

案例 8-2

患者，男性，41岁，农民，居住在山东。因"反复解乳白色尿，伴左下肢水肿1年"入院。

患者1年前开始反复解乳白色尿，持续数日可自行停止，劳累或进食油腻食物后可再发。伴左下肢凹陷性水肿，皮肤增厚、干燥、无疼痛。

体格检查：T37℃，P80次/分，BP120/75mmHg，体重55kg。左侧腹股沟可触及2枚肿大的淋巴结，花生米大小，无压痛。心肺正常。腹部平软，肝脾未触及，移动性浊音阴性。左下肢凹陷性水肿，皮肤增厚、干燥、无疼痛。

实验室检查：白细胞 10.3×10^9/L，嗜酸粒细胞0.23。

[问题]

1. 该患者最可能的诊断是什么？
2. 需要做哪些检查？
3. 如何进一步治疗？

丝虫病（filariasis）是由丝虫寄生于人体淋巴组织、皮下组织或浆膜腔所引起的寄生虫病。目前，已知寄生于人体的丝虫有八种，我国流行的有班氏丝虫及马来丝虫。丝虫病的临床特征在急性期主要为淋巴管炎与淋巴结炎，慢性期为淋巴管阻塞及其产生的系列症状。

【病原学】

成虫形态相似，呈乳白色，外形细长，表面光滑，雌雄异体。雌虫胎生幼虫，称为微丝蚴。成虫可存活 $10 \sim 15$ 年，微丝蚴在人体内一般可存活 $2 \sim 3$ 个月。

幼虫在蚊体内发育，成虫在人体内发育。蚊为中间宿主。蚊叮咬微丝蚴阳性者，微丝蚴随血进入蚊胃，微丝蚴经 $1 \sim 7$ 小时脱鞘，穿过胃壁经腹腔进入胸肌，发育为寄生期幼虫，$1 \sim 3$ 周经两次蜕皮，发育为感染期幼虫。蚊叮吸人血时，感染期幼虫侵入人体，到达淋巴管或淋巴结，发育为成虫。班氏丝虫主要寄生于浅表淋巴系统以及下肢、阴囊、精索、腹股沟、腹腔等处的深部淋巴系统；马来丝虫多寄生于上、下肢浅表淋巴系统。从幼虫侵入人体至成虫产生微丝蚴出现于外周血液，班氏丝虫需 $8 \sim 12$ 个月，马来丝虫需 $3 \sim 4$ 个月。微丝蚴从淋巴系统进入血液循环后，白天多藏匿于肺的微血管内，夜间才进入外周血液，有明显的夜现周期性，通常班氏微丝蚴为晚10时至次晨2时，马来微丝蚴为晚8时至次晨4时。

【流行病学】

丝虫病呈世界分布。班氏丝虫病分布极广，主要流行于亚洲、非洲、大洋洲及美洲的一些地区。马来丝虫病仅流行于亚洲。我国曾有16个省（市、自治区）流行本病，通过40多年的努力防治，世界卫生组织2007年确认中国成为第一个消除丝虫病的国家。

1. 传染源 主要为血内含微丝蚴的人。马来丝虫还可寄生在猫、犬、猴等哺乳动物体内，成为本病可能的传染源。

2. 传播途径 通过蚊虫叮咬传播。班氏丝虫病的传播媒介主要是淡色库蚊、致乏库蚊，马来丝虫病主要为中华按蚊。

3. 易感人群 人群普遍易感。男女发病率无显著差异，以 $20 \sim 25$ 岁的感染率与发病率最高。病后产生低水平免疫力，可反复感染。

4. 流行特征 夏秋季适宜于蚊虫繁殖及微丝蚴在蚊体内发育，故发病率以每年 $5 \sim 11$ 月为高。

【发病机制与病理解剖】

丝虫病的发病和病变主要由成虫引起，感染期幼虫也起一定作用。病变的发展与感染的虫种、频度、感染期幼虫进入人体的数量、成虫寄生部位、机体的免疫反应及继发感染等有关。在感染期幼虫侵入人体发育为成虫的过程中，幼虫和成虫的分泌及代谢产物可引起局部淋巴系统的组织反应与全身过敏反应，表现为周期性的丝虫热、淋巴结炎和淋巴管炎，可能为Ⅰ型或Ⅲ型变态反应所致。后期淋巴管阻塞性病变属Ⅳ型变态反应。

丝虫病的病变主要在淋巴管和淋巴结。急性期表现为渗出性炎症，淋巴结充血、淋巴管壁水肿，嗜酸粒细胞浸润，纤维蛋白沉积。继之，淋巴管和淋巴结内出现增生性肉芽肿，肉芽中心为变性的成虫和嗜酸粒细胞，周围绕有纤维组织、上皮样细胞、淋巴细胞和浆细胞，形成类结核结节。淋巴管内皮细胞增生，内膜增厚及纤维化，管腔内有纤维栓子，形成闭塞性淋巴管内膜炎。淋巴系统阻塞可致远端淋巴管内压增高，形成淋巴管曲张和破裂。淋巴液流入周围组织及器官，因阻塞部位不同，有不同的临床表现。淋巴液长期滞留在组织内，因蛋白含量高，不断刺激纤维组织大量增生，使皮下组织增厚变硬而形成象皮肿。由于局部血液循环障碍，易继发细菌感染，使象皮肿加重，甚至出现溃疡。

【临床表现】

本病的临床表现轻重不一，无症状感染者约占半数。班氏丝虫病及马来丝虫病潜伏期为4个月到1年不等。

（一）急性期

1. 淋巴管炎和淋巴结炎 多发生于下肢，常见的有腹股沟、腹部淋巴结肿痛，继之出现大腿内侧淋巴管炎由上而下蔓延，称为逆行性淋巴管炎。当炎症波及皮内微细淋巴管时，局部皮肤出现弥漫性红肿、发亮，有灼热、压痛，类似丹毒，俗称"流火"。淋巴管炎和淋巴结炎常呈周期性发作，发作时伴有畏寒、发热、全身乏力。

2. 丝虫热 周期性突然发生寒战、高热，部分患者仅发热，无寒战，2～3天后自退。局部无急性淋巴管炎和淋巴结炎。丝虫热可能为深部淋巴管炎和淋巴结炎所致。

3. 精囊炎、附睾炎、睾丸炎 主要见于班氏丝虫病。表现为一侧腹股沟疼痛，向下蔓延至阴囊，可向大腿内侧放射。睾丸及附睾肿大，有压痛，精索上可触及一个或多个结节性肿块，压痛明显，持续数天后缩小变硬，反复发作后可逐渐增大。

4. 肺嗜酸粒细胞浸润综合征 表现为畏寒、发热、咳嗽、哮喘及淋巴结肿大。肺部有游走性浸润灶，胸片可见肺纹理增粗和广泛粟粒样斑点状阴影，痰中有嗜酸粒细胞和夏科-莱登晶体。外周血嗜酸粒细胞增多，占白细胞总数的20%～80%。血中有时可找到微丝蚴。

（二）慢性期

慢性期以淋巴系统增生和阻塞引起的表现为主，但炎症仍反复发生，故多数病例炎性和阻塞性病变交叉重叠出现。

1. 淋巴结肿大和淋巴管曲张 反复发作的淋巴结炎和淋巴结内淋巴窦曲张是导致淋巴结肿大的原因。肿大的淋巴结和其周围的向心性淋巴管曲张形成肿块，见于一侧或两侧腹股沟和股部，触诊似海绵状包囊，中央发硬，穿刺可抽出淋巴液，有时可找到微丝蚴。淋巴管曲张常见于精索、阴囊及大腿内侧。精索淋巴管曲张常相互粘连成索状，不易与精索静脉曲张相鉴别，且两者可并存。

2. 鞘膜积液 多见于班氏丝虫病。系精索及睾丸淋巴管阻塞，淋巴液淤滞于鞘膜内所致。积液少时无症状；积液多时，患者可有下坠感而无疼痛，阴囊体积增大，皱褶消失，透光试验阳性，积液常呈草绿色或乳白色，穿刺液离心沉淀可找到微丝蚴。

3. 乳糜尿 为班氏丝虫病慢性期的主要表现之一。乳糜尿患者淋巴管破裂部位多在肾盂及输尿管，很少在膀胱。临床上常突然出现，发作前可无症状，也可伴有畏寒、发热，腰部、盆腔及腹股沟处疼痛，继之出现乳糜尿，一般持续数日或数周自行停止，劳累或进食油腻食物后可再诱发。乳糜尿易凝固，可堵塞尿道，致排尿困难，甚至出现肾绞痛。乳糜尿呈乳白色，混有血液时呈粉红色，静置后分三层：上层为脂肪，中层为较清，下层为粉红色沉淀，含红细胞、淋巴细胞及白细胞等，有时能找到微丝蚴。

4. 淋巴水肿与象皮肿 两者常同时存在，临床上难以鉴别。淋巴水肿为可逆性水肿，淋巴液回流改善后自行消退，若淋巴回流持久不畅，日久发展为象皮肿，表现为凹陷性水肿，皮肤变粗增厚、干燥、不出汗，出现褶沟、疣状结节，易继发细菌感染，形成慢性溃疡。象皮肿常发生于下肢，少数见于阴囊、阴茎、阴唇、上肢和乳房。

【实验室检查】

1. 白细胞总数和分类 白细胞总数常为$(10～20)×10^9/L$，嗜酸粒细胞显著增高，占白细胞总数的20%以上，如继发感染，中性粒细胞显著升高。

2. 微丝蚴检查 丝虫病的确诊有赖于微丝蚴的发现，通常采用外周血检查，于晚10时至次晨2时采取耳垂血3大滴（约60μl）置于玻片上直接镜检，观察活动的微丝蚴。同时制成厚涂片染色镜检，若每夜做2～3张厚涂片，检出率可达96%以上。对于血中微丝蚴较少的患者，可取静脉血2ml加蒸馏水溶血，离心取沉渣做涂片染色镜检（浓集法）；亦可用薄膜过滤法检查微丝蚴，其检出率高于厚血涂片法和浓集法。

微丝蚴也可自鞘膜积液、淋巴液、乳糜尿、乳糜腹水、心包积液中查到。

3. 活组织检查 皮下结节、浅表淋巴结、附睾结节等处均可进行活组织检查，查找成虫或观察相应的病理变化。

4. 免疫学检查 包括皮内试验、间接免疫荧光抗体检查、补体结合试验、酶联免疫吸附试验等。但因与其他线虫有交叉反应，特异性不高。

5. 分子生物学检查 DNA杂交试验及PCR技术可用于丝虫病的诊断。

6. 淋巴管造影 常显示输入淋巴管扩张和输出淋巴管狭小，淋巴结实质缺损显影。

案例 8-2[临床特点]

1. 流行病学资料 患者居住地山东为丝虫病病区。

2. 临床表现 反复解乳白色尿，伴左下肢凹陷性水肿，皮肤增厚、干燥。

3. 体格检查 左侧腹股沟可触及2枚肿大的淋巴结，无压痛。左下肢凹陷性水肿，皮肤增厚、干燥，皱褶消失，无疼痛。

4. 实验室检查 血白细胞总数和嗜酸粒细胞百分数升高。

该患者应怀疑丝虫病慢性期。需做24小时尿蛋白和尿总脂定量、晚10时至次晨2时取外周血和乳糜尿查微丝蚴以明确诊断。

【诊断】

流行区旅居史、蚊虫叮咬史，有反复发作的淋巴结炎、逆行性淋巴管炎、精囊炎、附睾炎、睾丸炎、鞘膜积液、乳糜尿和象皮肿等症状和体征，应考虑为丝虫病。外周血和体液中找到微丝蚴即可确诊。对于疑似丝虫病而血中找不到微丝蚴者，可试服乙胺嗪做诊断性治疗，药物作用于丝虫成虫，部分患者可在 2～14 天后出现发热、淋巴系统反应和淋巴结结节，有助于丝虫病的诊断。

> **案例 8-2[诊断]**
> （1）24 小时尿蛋白定量 3.5g/L，尿总脂定量 4.51g/L，明显升高。
> （2）乳糜尿未查到微丝蚴，但外周血找到微丝蚴。
> [诊断] 丝虫病慢性期。

【鉴别诊断】

丝虫病所致的急性期淋巴管炎和淋巴结炎应与细菌感染相鉴别；精索炎和附睾炎与附睾结核相鉴别。慢性期腹股沟肿块要与腹股沟疝相鉴别；淋巴象皮肿应与局部损伤、肿瘤压迫、手术切除淋巴组织后引起的象皮肿相鉴别；乳糜尿虽多见于丝虫病，但也偶见于结核、肿瘤、棘球蚴病以及其他因素所致的腹膜后淋巴通路阻塞。

（一）病原治疗

1. 乙胺嗪 又名海群生，对微丝蚴和成虫均有杀灭作用，为目前治疗丝虫病的首选药物。其剂量和疗程取决于丝虫种类、患者的具体情况及感染程度；治疗方法有以下几种：

（1）短程疗法：适用于马来丝虫病。成人 1.5g，一次顿服；或 0.75g，每天 2 次，连服 2 天。

（2）中程疗法：常用于班氏丝虫病。每天 0.6g，分 3 次口服，疗程 7 天。

（3）小剂量长程疗法：成人每次 0.5g，每周 1 次，连服 7 周。此法阴转率高，疗效可靠，不良反应小。

（4）流行区全民食用乙胺嗪药盐：药盐为每千克食盐加 3g 乙胺嗪，食用 6 个月，可取得一定疗效。

🍁 **温馨提示**

乙胺嗪杀死微丝蚴后释放的异体蛋白可引起过敏反应，表现为发热、关节痛、皮疹等。随后药物作用于成虫可出现淋巴系统反应，如淋巴管炎、淋巴结肿痛、淋巴管扩张和淋巴结结节等。对严重心、肝、肾疾病，活动性肺结核，急性传染病，妊娠 3 个月内或 8 个月以上，月经期妇女应缓用或禁用。

2. 伊维菌素 对微丝蚴与乙胺嗪有相同的效果，但不良反应较轻，成人 100～200μg/kg，连服 2 天。

3. 多西环素 200mg/d 治疗 8 周可抑制班氏微丝蚴产生达 14 个月，可减少但不能清除成虫。

4. 阿苯达唑 成人单剂 400mg/kg，常与乙胺嗪和伊维菌素联用。

（二）对症治疗

1. 淋巴管炎及淋巴结炎 可口服泼尼松、保泰松、阿司匹林，疗程 2～3 天。有细菌感染者加用抗菌药物。

2. 乳糜尿 卧床休息时加腹带、抬高骨盆部，少食脂肪，多饮水。必要时可用 1% 硝酸银或 12.5% 碘化钠溶液做肾盂冲洗或采用手术治疗。

3. 象皮肿与淋巴水肿 采用烘绑疗法，患肢用辐射热或微波透热，烘疗后用绷带包扎。下肢严重的象皮肿可施行皮肤移植术，阴囊象皮肿可施行整形术。

> **案例 8-2[治疗]**
> 1. 病原治疗 每次 0.5g，每周 1 次，连服 7 周。
> 2. 对症治疗 乳糜尿发作时，卧床休息，加腹带、抬高骨盆部，少食高脂肪和高蛋白食物，多饮水。象皮肿采用烘绑疗法为主的综合治疗。

【预防】

在流行区大力整治卫生环境，药物灭蚊；对人群采取普查普治，全民食用乙胺嗪药盐；加强个人防护，切断丝虫病传播途径。

复习要点

1. 病原学 我国流行的是班氏丝虫及马来丝虫。

2. 流行病学 传染源主要为血内含微丝蚴的人。通过蚊虫叮咬传播。发病率以每年 5～11 月为高发。

3. 临床表现 急性期（淋巴管炎和淋巴结炎；丝虫热；精囊炎、附睾炎、睾丸炎及肺嗜酸粒细胞浸润综合征）和慢性期（淋巴结肿大和淋巴管曲张；鞘膜积液；乳糜尿及象皮肿）。

4. 诊断 丝虫病的确诊有赖于微丝蚴的发现，通常采用外周血检查，自晚 10 时至次晨 2 时阳性率最高。

5. 治疗 病原治疗首选乙胺嗪，也可选用伊维菌素和多西环素，阿苯达唑常与乙胺嗪和伊维菌素联用。对症治疗包括淋巴管炎及淋巴结炎、乳糜尿和象皮肿的治疗。

习题精选

8-6 能感染人体的是丝虫的（　　）

　　A. 成虫　　　　　　　B. 寄生期幼虫

　　C. 感染期幼虫　　　　D. 微丝蚴

　　E. 虫卵

8-7 丝虫病的主要传染源是（　　）

　　A. 血内含微丝蚴的人

　　B. 血内含成虫的人

　　C. 血内含幼虫的人

　　D. 血内含微丝蚴的犬

　　E. 血内含微丝蚴的猫

8-8 班氏丝虫病的主要传播媒介是（　　）

　　A. 淡色库蚊、中华按蚊

　　B. 淡色库蚊、致乏库蚊

　　C. 致乏库蚊、非洲曼蚊

　　D. 非洲曼蚊、中华按蚊

　　E. 非洲曼蚊、中华按蚊

8-9 有关丝虫病的发病机制，叙述错误的是（　　）

　　A. 病变主要由感染期幼虫引起

　　B. 病变主要由微丝蚴引起

　　C. 病变主要在淋巴管和淋巴结

　　D. 可形成类结核结节

　　E. 可形成闭塞性淋巴管内膜炎

8-10 下列不属于丝虫病慢性期临床表现的是（　　）

　　A. 精索淋巴管曲张

　　B. 睾丸鞘膜积液

　　C. 象皮肿

　　D. 肺嗜酸性粒细胞浸润综合征

　　E. 乳糜尿

8-11 外周血微丝蚴检查在下列时间段检出率较高的是（　　）

　　A. 晚 8 时至次晨 2 时

　　B. 晚 10 时至次晨 2 时

　　C. 晚 8 时至次晨 6 时

　　D. 晚 10 时至次晨 6 时

　　E. 晚 10 时至次晨 8 时

8-12 治疗丝虫病的首选药物是（　　）

　　A. 吡喹酮　　　　　　B. 阿苯达唑

　　C. 伊维菌素　　　　　D. 乙胺嗪

　　E. 多西环素

（穆　茂）

第三节　钩　虫　病

重要知识点

掌握钩虫病的病原学、流行病学；熟悉钩虫病的发病机制与病理解剖；掌握钩虫病的临床表现、实验室检查和治疗方法。了解钩虫病的鉴别诊断和预防。

案例 8-3

患者，男性，37 岁，农民。因上腹部不适 4 个月，头晕、乏力、气促 2 个月就诊。

患者 4 个月前出现上腹部不适，伴食欲减退、腹胀，无反酸、厌油、尿黄、眼黄。2 个月前逐渐出现头晕、乏力、气促，劳动后加重。发病前 1 个月曾赤足接触农田后足趾间出现红色小丘疹伴瘙痒，十多日后自行消退。

体格检查：T 37℃，P 98 次 / 分，BP 115/75mmHg，体重 55kg。消瘦体型，慢性病容，面色苍白，皮肤、巩膜无黄染，指甲缺乏光泽。浅表淋巴结未触及肿大，胸骨无压痛。心肺正常。腹部平软，肝脾未触及，移动性浊音阴性。双下肢无水肿。

[问题]

1. 该患者最可能的诊断是什么？

2. 需要做哪些检查？

3. 如何进一步治疗？

钩虫病（ancylostomiasis）是由十二指肠钩虫和（或）美洲钩虫寄生于人体小肠所致的疾病。其临床表现主要为钩蚴性皮炎、咳嗽、喘息、贫血、营养不良、胃肠功能紊乱。严重贫血者可致心功能不全和儿童发育障碍。轻者可无症状，称为钩虫感染。

【病原学】

寄生于人体的钩虫主要有十二指肠钩口线虫（简称十二指肠钩虫）和美洲板口线虫（简称美洲钩虫）。钩虫生活史包括人体内和体外两个阶段，不需要中间宿主。成虫寄生于人的小肠及十二指肠，其口囊咬吸在肠黏膜上摄取血液，成活期可长达 5 ～ 7 年。所产虫卵随粪便排出，在温暖潮湿的土壤中，24 ～ 48 小时内发育为杆状蚴。杆状蚴经 5 ～ 7 天发育为丝状蚴。丝状蚴通过人体皮肤或黏膜侵入人体，从微血管随血流经右心至肺，穿破肺微血管进入肺泡，沿支气管上行至咽喉部，随吞咽活动到达肠道发育为成虫。自幼虫侵入皮肤至成虫产卵需4～7周。

【流行病学】

钩虫感染遍及全球，约有10多亿人有钩虫感染，尤以热带和亚热带地区最普遍，农村感染率明显高于城市，感染高度流行区感染率在80%以上，一般感染率为5%～30%。

1. **传染源** 钩虫感染者与钩虫病患者是主要传染源。钩虫病患者粪便排出的虫卵数量多，作为传染源的意义更大。

2. **传播途径** 钩蚴主要经过皮肤黏膜感染人体，亦可生食含钩蚴的蔬菜、瓜果等经口腔黏膜侵入体内。未经无害化处理的新鲜粪便施肥，污染土壤和农作物是引起传播的重要因素。

3. **人群易感性** 任何年龄与性别均可感染，以青壮年农民、矿工感染率为高。男性高于女性。不同人群感染的高低与接触钩蚴污染土壤的机会及人群抵抗力有关。本病无终身免疫，可反复感染。

【发病机制与病理解剖】

钩虫幼虫可引起皮肤损害和肺部病变；成虫可因小肠黏膜慢性失血导致贫血。

1. **皮肤损害** 钩虫幼虫侵入皮肤后数分钟至1小时，局部皮肤充血、水肿，中性粒细胞和嗜酸粒细胞浸润，可出现红色点状疱丘疹，1～2天变为水疱。

2. **肺部病变** 钩虫幼虫穿过肺微血管到达肺泡时，可引起肺间质和肺泡点状出血与炎症，感染严重者产生支气管肺炎。幼虫沿支气管移行至咽喉部，引起支气管炎和哮喘。

3. **小肠病变** 钩虫口囊咬附在小肠黏膜绒毛上皮，摄取黏膜上皮与血液为食，且不断更换吸附部位，并分泌抗凝血物质，导致肠黏膜多处受损，持续渗血，形成炎症，影响消化和吸收。小肠黏膜上出现散在的点状或斑状出血。慢性失血导致钩虫病患者贫血。

长期严重贫血可引起心肌脂肪变性、心脏扩大、长骨骨髓显著增生，脾骨髓化，肝脏脂肪变性和食管与胃黏膜萎缩等病理变化。

【临床表现】

轻度感染大多无临床症状，感染较重者可出现轻重不一的临床表现。

（一）幼虫引起的临床表现

1. **钩蚴性皮炎** 钩蚴侵入皮肤处，可在20～60分钟出现瘙痒、水肿、红斑，继而形成红色点状疱丘疹，奇痒，多发生于手指和足趾间，俗称"粪毒疙瘩"。

一般3～10天症状消失，皮损愈合。若皮肤抓破可继发细菌感染。

2. **呼吸道症状** 感染后1周左右可出现咳嗽、咳痰、咽部发痒等症状。重者伴有阵发性哮喘、痰中带血等。肺部可闻及干啰音或哮鸣音。X线检查显示肺纹理增粗或点片状浸润阴影。持续数日至1个月自行消退。

（二）成虫引起的临床表现

1. **消化道症状** 大多数患者于感染1～2个月后出现食欲减退、腹胀、上腹部不适、腹泻等胃肠功能紊乱和营养不良表现。

> 🍁 **温馨提示**
>
> 偶有发生消化道出血，表现为持续黑便，易误诊为十二指肠溃疡出血，需予以警惕。

2. **钩虫性贫血** 慢性失血所致的贫血是钩虫病的主要症状。重度感染3～5个月后逐渐出现渐进性贫血，表现为头晕、目眩、耳鸣、乏力、劳动后心悸与气促，严重者出现异嗜症、贫血性心脏病和心功能不全的表现。重度贫血伴低蛋白血症者，常有下肢水肿，甚至出现腹水与全身水肿。

> 🍁 **温馨提示**
>
> 孕妇钩虫病易并发妊娠高血压综合征。在妊娠期由于需铁量增加，钩虫感染更易发生缺铁性贫血，引起流产、早产或死胎，新生儿病死率增高。

【实验室检查】

（一）血象

患者常有不同程度贫血，属小细胞低色素性贫血，血清铁浓度显著降低，一般在9μmol/L以下。网织红细胞数正常或轻度增高，白细胞数大多正常，嗜酸粒细胞数略增多。

（二）骨髓象

骨髓象显示造血旺盛现象，但红细胞发育受阻于幼红细胞阶段，中幼红细胞显著增多。骨髓游离含铁血黄素与铁粒细胞减少或消失。

（三）粪便检查

1. **粪便隐血试验** 阳性。

2. **钩虫卵检查法**

(1) 直接涂片或饱和盐水漂浮法可查见虫卵。

(2) 虫卵计数法：用于调查研究和疗效考核，若每克粪便所含虫卵数＜2000为轻度感染；

2000 ~ 10 000 为中度感染；> 10 000 为重度感染。

（3）钩蚴培养法：采用滤纸条试管法培养丝状蚴，阳性率较直接涂片或饱和盐水漂浮法高，但耗时较长，不能用于快速诊断。

（四）胃、肠镜等物理检查

胃、肠镜检查时在十二指肠、盲肠等处可见活的虫体吸附于肠壁。胃肠道钡餐常可见十二指肠下段和空肠上段黏膜纹理紊乱、增厚、蠕动增加，被激惹肠段有节段性收缩现象。

> **案例 8-3[临床特点]**
> （1）患者为青年男性，农民，起病前有赤足接触农田后足趾间出现红色小丘疹的病史。
> （2）有胃肠功能紊乱和贫血的临床表现。
> （3）体格检查发现消瘦、面色苍白、指甲缺乏光泽，心率增快。
> 　　该患者应怀疑钩虫病，需做血象、骨髓象、铁代谢和粪便钩虫卵检查以明确诊断。

【诊断】

在流行区有赤手裸脚接触农田土壤者，出现钩蚴性皮炎、咳嗽、喘息、贫血、黑便、胃肠功能紊乱、营养不良等临床表现，应怀疑钩虫病。粪便检出钩虫卵或孵出钩虫蚴即可确诊。

【鉴别诊断】

（1）钩虫病患者有上腹隐痛，尤其是黑便时应与十二指肠溃疡、慢性胃炎等相鉴别，胃肠钡餐与胃镜检查有助于鉴别。

（2）钩虫病贫血需与其他原因引起的贫血相鉴别，如妊娠期贫血以及其他胃肠道慢性失血所致的贫血。

> **案例 8-3[诊断]**
> （1）血象：血红蛋白 80g/L，红细胞 3.1×10^{12}/L，MCV 75fl，MCH 25.8pg，MCHC 30。
> （2）骨髓象：骨髓增生活跃，中幼红细胞显著增多。
> （3）铁代谢：血清铁 7.8μmol/L，血清铁蛋白 10.1μmol/L，转铁蛋白饱和度 12%。
> （4）粪便饱和盐水漂浮法查见钩虫卵。
> [诊断]　钩虫病；缺铁性贫血中度。

【治疗】

（一）一般治疗

以纠正贫血为主。补充铁剂，同时给予富含维生素与蛋白质的饮食。孕妇、婴幼儿或重度贫血者，给予小量输血，滴速要慢，以免发生心力衰竭和肺水肿。

> **温馨提示**
> 　　一般病例宜于驱虫治疗后补充铁剂，但重度感染伴严重贫血者，宜先纠正贫血再驱虫治疗。合并贫血性心脏病、心力衰竭者，输血有助于改善心功能。

（二）驱虫治疗

1. **阿苯达唑**　成人 400mg 顿服，隔 10 天再服 1 次。12 岁以下儿童剂量减半。

2. **甲苯咪唑**　成人 100mg，每天 2 次，连服 3 天，儿童与成人剂量相同。

3. **双羟耐酸噻嘧啶**　即噻嘧啶。成人常用量为 10mg/kg，睡前服，连服 2 ~ 3 天。

4. **复方甲苯咪唑**（每片含甲苯咪唑 100mg，盐酸左旋咪唑 25mg）　成人每天 2 片，连服 2 天。4 岁以下儿童剂量减半。

5. **复方阿苯达唑**（每片含阿苯达唑 67mg，噻嘧啶 250mg）　成人和 7 岁以上儿童 2 片，顿服。

> **温馨提示**
> 　　两种钩虫对驱虫药物的敏感性有明显差异，常需多次治疗方能根治。驱虫药物种类很多，对严重感染或钩虫混合感染者采用联合治疗可提高疗效。

（三）钩蚴性皮炎的治疗

在感染后 24 小时内局部皮肤可用左旋咪唑涂肤剂或 15% 阿苯达唑软膏 1 天 2 ~ 3 次涂抹患处，重者连续 2 天。皮炎广泛者口服阿苯达唑，每天 10 ~ 15mg/kg，分 2 次口服，连续 3 天。

> **案例 8-3[治疗]**
> （1）补充铁剂，纠正贫血。
> （2）阿苯达唑 400mg 顿服，隔 10 天再服 1 次。
> 　　定期随访，复查血常规、铁代谢及粪便钩虫卵检查以指导治疗，可重复多次阿苯达唑治疗，必要时可使用复方阿苯达唑等驱虫药物联合治疗。

【预防】

1. **管理传染源**　在流行区每年冬季采取普查普治，如对中小学学生用阿苯达唑或复方甲苯咪唑每年进行驱虫。

2. **切断传播途径**　加强粪便管理，推广粪便无害化处理是预防钩虫病的关键。改变施肥和耕作方法，尽量避免赤足与污染土壤密切接触，防止钩蚴侵入皮肤。不吃不洁蔬菜与瓜果,防止钩蚴经口感染。

3. 保护易感人群 重点在于宣传教育,提高对钩虫病的认识。目前,预防钩虫感染的疫苗尚处于实验研究阶段,还不能用于人体。

复习要点

1. 病原学 主要有十二指肠钩虫和美洲钩虫。

2. 流行病学 钩虫感染者与钩虫病患者是主要传染源。钩蚴主要经过皮肤黏膜感染人体,或生食含钩蚴的蔬菜、瓜果等经口腔黏膜侵入体内。青壮年农民、矿工感染率为高。可反复感染。

3. 发病机制与病理解剖

(1) 皮肤损害。

(2) 肺部病变。

(3) 小肠病变。

4. 临床表现

(1) 幼虫引起的临床表现:钩蚴性皮炎和呼吸道症状。

(2) 成虫引起的临床表现:消化道症状和钩虫性贫血(主要症状)。

5. 实验室检查

(1) 血象:小细胞低色素性贫血。

(2) 粪便检查:隐血试验阳性。直接涂片或饱和盐水漂浮法可查见虫卵;虫卵计数法;钩蚴培养法。

(3) 胃、肠镜检查时在十二指肠、盲肠等处可见活的虫体吸附于肠壁上。

6. 诊断与鉴别诊断 在流行区有赤手裸脚接触农田土壤者,出现钩蚴性皮炎、咳嗽、喘息、贫血、黑便、胃肠功能紊乱、营养不良等临床表现,应怀疑钩虫病。粪便检出钩虫卵或孵出钩蚴即可确诊。

7. 治疗

(1) 一般治疗:以补充铁剂,纠正贫血为主。

(2) 驱虫治疗:选择阿苯达唑、甲苯咪唑、双羟耐酸噻嘧啶、复方甲苯咪唑和复方阿苯达唑等药物。

(3) 钩蚴性皮炎的治疗:感染后24小时内局部皮肤用左旋咪唑涂肤剂或15%阿苯达唑软膏涂抹患处。

习题精选

8-13 钩虫具有感染力的是( )
　　A. 成虫　　　　　　　　B. 虫卵
　　C. 杆状蚴　　　　　　　D. 丝状蚴
　　E. 六钩蚴

8-14 钩虫病的主要传染源是( )
　　A. 鼠　　　　　　　　　B. 猪

　　C. 犬　　　　　　　　　D. 家禽
　　E. 感染者和患者

8-15 关于钩虫病流行病学的叙述错误的是( )
　　A. 热带和亚热带为高度流行区
　　B. 感染者和患者为主要传染源
　　C. 可通过呼吸道黏膜侵入人体
　　D. 感染的高低与接触钩蚴污染土壤的机会有关
　　E. 本病可反复感染

8-16 不属于钩虫成虫引起临床表现的是( )
　　A. 贫血
　　B. 钩蚴性皮炎
　　C. 生长发育障碍
　　D. 胃肠功能紊乱
　　E. 消化道出血

8-17 不属于驱钩虫药物的是( )
　　A. 阿苯达唑　　　　　　B. 甲苯咪唑
　　C. 双羟耐酸噻嘧啶　　　D. 左旋咪唑
　　E. 吡喹酮

(穆 茂)

第四节 蛔 虫 病

重要知识点

掌握蛔虫病的分类、传播途径、各型蛔虫病的临床表现及诊断和鉴别诊断;重点了解蛔虫病治疗药物选择;建立对临床出现蛔虫病症状的患者进行相应的针对性检查并做出诊断的思路。

案例 8-4

患儿,男性,5岁。因"右上腹阵发性疼痛5天,呕吐3天"就诊。

患儿5天前无明显诱因开始反复发作右上腹绞榨样疼痛,阵发性加剧,伴胃纳减少,以"胃炎"给予PPI护胃治疗效果不佳。近3天进食后疼痛加剧,共呕吐2次,呕吐胃内食物,呕吐后疼痛无明显缓解,二便正常,遂就诊。既往体健,家长描述无类似症状史,1年前B超检查示无胆系结石。否认"肝炎"病史,无特殊药物使用或特殊饮食史。家族史无特殊。

体格检查:T 36.6℃。神清,对答可,巩膜及皮肤无黄染。心肺查体无特殊。腹平软,无压痛、反跳痛,胆囊区压痛,墨菲征阳性,肝区叩击痛阳性。

[问题]

1. 该患儿可能的诊断是什么？

2. 需进一步做何检查？

3. 如何进一步治疗？

蛔虫病（ascariasis）是由似蚓蛔线虫（*Ascaris lumbricoides*，简称蛔虫）寄生于人体小肠或其他器官所引起的慢性传染病。作为我国最常见的寄生虫病，蛔虫病在国内广泛流行，以儿童发病为主。临床表现因寄生或侵入部位、感染程度不同而有很大差异，仅限于肠道时称为肠蛔虫病。多数肠蛔虫病无临床症状，部分患者可有腹痛或肠道功能紊乱的表现。蛔虫进入胆管、胰腺、阑尾及肝脏等脏器，或幼虫移行至肺部、眼、脑、甲状腺及脊髓等器官时，可导致相应的异位性病变，严重时可引起胆管炎、胰腺炎、阑尾炎、肠梗阻、肠穿孔及腹膜炎等并发症。

【病原学】

蛔虫寄生于小肠上段，以空肠为多，回肠次之，寄生于十二指肠及胃者很少。活体呈长圆柱形，似蚯蚓，为粉红色或黄白色（图8-4-1）。雄虫短而细，长 15 ～ 31cm，雌虫粗而长，长 20 ～ 35cm（可长达49cm）。雌虫每天产卵 13 万～ 36 万个，分受精卵和未受精卵两种。受精卵为椭圆形，未受精卵较狭长，受精卵排出率为 45% ～ 60%，发育后成为感染期虫卵。因未受精卵无发育能力，也无传染性。虫卵对低温、缺氧、一般化学消毒剂抵抗能力较强，但在高温、干燥环境下存活时间短。

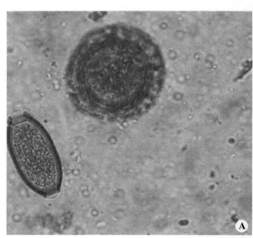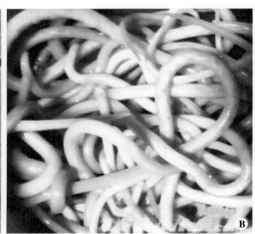

图 8-4-1　蛔虫的卵和成虫

虫卵随粪便排出，在适宜环境下发育为含杆状蚴虫卵（感染期虫卵）。当被人吞食后，进入小肠的感染期虫卵孵出幼虫，经第 1 次蜕皮后侵入肠壁静脉，经门静脉、下腔静脉血液系统或经肠系膜淋巴管、胸导管淋巴回流系统至右心，后进入肺循环至肺泡，在此进行第 2 次及第 3 次蜕皮。感染后 8 ～ 10 天沿呼吸道上行至会厌部并被吞咽入消化道。在空肠内经第 4 次蜕皮后发育为童虫，再经数周发育为成虫。自吞食感染期虫卵到成虫第一次产卵，约需 2 个月。一般情况下，成虫在小肠内生存期约 1 年，宿主体内可有 1 条至数十条成虫，多者可达上千条。

感染期虫卵在外界不能孵化，成虫在外界不能存活。

【流行病学】

1. 传染源　人是蛔虫唯一终宿主，蛔虫病患者和带虫者是主要的传染源。猪、犬、鸡、猫、鼠、蝇等动物和昆虫，因吃或接触人粪便及其污染物，可携带虫卵或吞食后排出存活的虫卵，也可成为传染源。

2. 传播途径　粪 - 口传播。被虫卵污染的土壤和饮食等是主要媒介。

3. 易感人群　普遍易感，农村人群感染率高于城市，儿童高于成人，男女感染率相近。多次感染后产生一定的免疫力，是成人感染率较低的重要原因。

4. 流行特征　全球 22% 人口感染蛔虫。蛔虫病主要流行于温带、热带及亚热带，尤其是经济不发达、温暖潮湿或卫生条件较差的国家、地区。目前，我国多数地区农村人群的感染率仍高达 60% ～ 90%。

【发病机制】

蛔虫幼虫在体内移行过程中对所经过的器官组织可引起机械性损伤，也可因其代谢产物或死亡后产生炎症反应。幼虫移行于肺，可损伤毛细血管引起出血、水肿、细胞浸润，严重感染者肺部病变可融合成斑片状，支气管黏膜嗜酸粒细胞浸润、炎性渗出与分泌物增多，可发生支气管痉挛、哮喘。

蛔虫成虫寄生部位为小肠，以空肠与回肠上段为主，以人体肠腔内半消化物为食；同时，也分泌消化酶以消化和溶解肠黏膜为食物。虫体可产生溶血素、过敏素、内分泌毒素、神经毒素等多种毒素，分泌消化物质附着肠黏膜，加上机械性或化学性刺激，引起上皮细胞脱落、缺损或轻度炎症反应，导致肠道痉挛性收缩和平滑肌缺血。

大量成虫可缠结成团，引发不完全性肠梗阻。蛔虫惯于钻孔，可导致异位损害及表现，如胆道蛔虫症、胰管蛔虫症、阑尾蛔虫症等，钻入咽喉或支气管还可引起气道反应及窒息。雌虫钻入后产卵，遗留在肝脏、胆管、胰腺及肠系膜等各种肠外脏器组织中的蛔虫卵，可引起局部炎症病变，嗜酸性脓肿，其后形成蛔虫卵性肉芽肿。遗留在胆道的虫卵和死亡后的虫体可成为胆道结石的核心。

【临床表现】

临床表现与蛔虫不同发育阶段引起的病理生理改变有关。

1. 蛔虫蚴移行症　短期内吞入大量感染期蛔虫卵，大量蛔虫蚴在肺部移行时可有发热、畏寒、咳嗽、咳痰、胸闷、气促等类似急性上呼吸道感染症状。重症者可出现哮喘样发作，少数可出现痰中带血、鼻出血、声嘶等。双肺可闻及干湿啰音，胸片可见肺门阴影加深及肺纹理增多，点状或絮状浸润性病变。血嗜酸粒细胞可明显增高。痰可查见嗜酸粒细胞和夏科 - 莱登晶体，偶可发现幼虫。

肺部病灶常有游走现象，多于 1 ～ 2 周内消失。临床上对肺蛔虫蚴移行症也称为单纯性肺嗜酸粒细胞浸润症。

2. 肠蛔虫症　多无特殊表现，可有脐周一过性隐痛或绞痛，常不定时反复发作。大量蛔虫感染者可出现不同程度的消化道表现，如食欲减退、畏食或多食、偏食，甚至异食癖等，并可伴有贫血、体重下降，大量虫体缠结可导致肠梗阻（图 8-4-2）。大便中可排出蛔虫虫体、虫卵，有时也可因各种原因自口中呕出虫体。

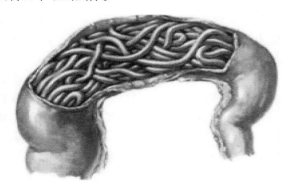

图 8-4-2　蛔虫缠结后肠梗阻

肠蛔虫症的体征较少，腹痛时脐周可有较轻而不恒定的深压痛。腹壁脂肪较薄的儿童患者可见肠蠕动波，深压可扪及条索样肠型。严重感染的患儿，体型瘦小，腹部膨隆。

3. 异位蛔虫症　因各种因素如发热、辛辣饮食、驱虫药使用不当等导致蛔虫受刺激，活动性增强，离开常见寄生部位至其他器官引起相应的病变及临床表现，统称为异位蛔虫症。常见的有以下几种。

（1）胆道蛔虫症：蛔虫钻入胆道引起胆绞痛、急性胆囊炎、急性胆管炎。其表现为：①急起的上腹部阵发性剧烈疼痛，呈钻顶痛或绞痛性，可放射至背部、肩部，疼痛可存在明显的缓解期；②常伴剧烈恶心、呕吐，可呕出胆汁与蛔虫虫体；③表现为剧烈的腹部绞痛与不相称的轻微腹部体征，疼痛时腹部压痛不明显，也无明显肌紧张等炎性体征；④可继发细菌化脓性感染；⑤黄疸少见。

（2）阑尾蛔虫症：蛔虫钻入阑尾，引起急性阑尾炎、阑尾腔梗阻。症状体征与普通阑尾炎表现相似，并发阑尾穿孔的发生率为 25% ～ 65%，在小儿阑尾炎病因中占重要地位。

（3）胰管蛔虫症：蛔虫钻入胰管导致胰管阻塞，引发急性胰腺炎。其表现与一般急性胰腺炎相似。

（4）其他器官蛔虫症：包括蛔虫性肝病、蛔虫卵性肉芽肿、蛔虫性腹膜炎、蛔虫性胸膜炎以及钻入气道、中耳道、泌尿道甚至血管引起的相应器官组织炎性反应或阻塞性疾病。

蛔虫性脑病因蛔虫分泌的脂肪醛、抗凝素及溶血素等物质，吸收后作用于神经系统，引起神经功能失调。其主要见于幼儿患者。

宿主对蛔虫的代谢产物产生过敏反应也可引起全身多系统非特异性的表现，如哮喘、荨麻疹、结膜炎或腹泻等。

【实验室检查】

1. 血常规　引发机体炎性反应或并发感染时可出现血象中白细胞、中性粒细胞和嗜酸粒细胞增多。

2. 病原学检查　粪便直接涂片方法可检出蛔虫卵，是目前诊断肠道蛔虫病的主要方法。饱和盐水漂浮法或改良加藤法（Kato-katz）可提高虫卵检出率。肺蛔虫症或蛔虫蚴移行症患者痰中可检出蛔虫幼虫。有时腔镜检查或外科手术可直接找到虫体。

3. 血清学检查　血清免疫球蛋白检测可表现为 IgG 及 IgE 呈高水平，但并无特异性。

4. 影像学检查　可辅助用于异位蛔虫症的诊断。

（1）B 超检查：典型胆道蛔虫像表现为胆管内有平行强光带，偶可见蛔虫在胆管内蠕动，胆囊蛔虫胆囊多显示不清，可见不规则条状光影（图 8-4-3）。

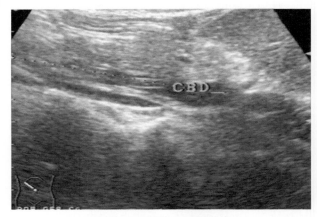

图 8-4-3 胆道 B 超蛔虫像

（2）造影检查：可使用钡餐、静脉胆道造影等手段显示肠道、胆道内虫体影，表现为轨迹样负染影或多条缠结成团样线团负影（图 8-4-4）。

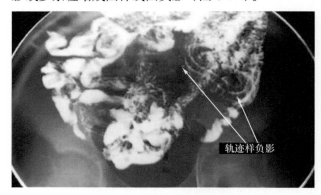

轨迹样负影

图 8-4-4 小肠造影蛔虫像

5. 内镜检查 胃肠道内找到蛔虫可确诊（图 8-4-5）。

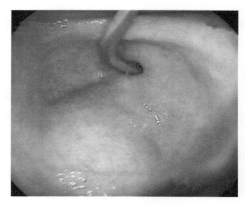

图 8-4-5 胃内蛔虫

案例 8-4[临床特点]

（1）幼童，男性，反复发作右上腹绞榨样疼痛，伴呕吐。

（2）急性病程，既往无类似发作病史，无肝炎、胆结石病史。

（3）体格检查提示胆道炎性改变。

初步诊断：右上腹痛（急性胆囊炎？）

需进一步完善血常规、肝功能、腹部 B 超、便常规、大便查寄生虫卵等检查。

【诊断】

当患者流行病学史存在可疑、有既往感染史、嗜酸粒细胞升高、有呼吸道炎性表现或消化道症状时应考虑本病。粪便检查或各种途径找到虫卵、虫体可以明确诊断。B 超、X 线或胰胆管造影等影像学检查提示存在蛔虫阴影时也可结合流行病学史、既往史做出临床诊断。

【治疗】

1. 驱虫治疗

（1）苯咪达唑：该类药物是驱虫首选药物。常用阿苯达唑（albendazole）和甲苯达唑（mebendazole）。其主要通过阻断虫体对葡萄糖的摄取，导致糖原耗竭与腺苷三磷酸生成减少，使虫体麻痹来达到驱虫效果，对成虫、蚴虫及虫卵均有杀灭作用，治疗后虫卵阴转率可达 80% 以上。

阿苯达唑成人及 2 岁以上儿童剂量为 400mg，顿服，或 1 天内分 2 次服。有癫痫史者慎用，孕妇、哺乳期妇女及 2 岁以下幼儿禁用本品。

甲苯达唑用法为 200mg，顿服，或每次 100mg，3 次 / 天，连服 3 天。孕妇禁用，2 岁以下幼儿不宜服用。

（2）维菌素（ivermectin）：为大环内酯结构的一类抗生素。因可抑制蛔虫神经肌肉信息传递，导致虫体麻痹而有驱虫作用。口服吸收好，半衰期为 12 小时，其代谢产物于 2 周内从粪便排出。用法为 6mg，即 100μg/(kg·d)，顿服，连服 2 天，治愈率近 100%，且不良反应很少。禁用于对大环内酯类药物过敏者、孕妇、哺乳期妇女。

（3）其他常见驱虫药物还有左旋咪唑、噻嘧啶（双羟萘酸噻嘧啶）、哌嗪等。

甲苯达唑 / 左旋咪唑又称复方甲苯达唑（速效肠虫净）。每片含甲苯达唑 100mg、左旋咪唑 25mg。成人 2 片，顿服，可增强驱虫疗效。

2. 蛔虫蚴移行症 以对症支持治疗为主，包括针对气道痉挛进行解痉、止咳，针对呼吸困难、缺氧者进行吸氧支持，必要时使用氢化可的松 100～200mg 静脉滴注抗炎治疗，疗程为 3～5 天。合并细菌感染时给予抗菌药物治疗。

3. 异位蛔虫症及并发症处理

（1）胆道蛔虫症：以解痉止痛、驱虫、抗炎治疗为主，并发感染时联合使用抗菌药物，必要时可行内镜下取虫。

（2）蛔虫性肠梗阻：虫体缠结致肠梗阻时，处理同一般肠梗阻治疗原则。可在腹痛缓解后服豆油或花生油尝试松懈蛔虫团，再驱虫治疗。如积极内科治疗 1～2 天无好转，不完全性肠梗阻发展为完全性肠梗阻者，应立即手术治疗。

（3）阑尾蛔虫症、肠穿孔、急性化脓性胆管炎、单发性肝脓肿、出血性坏死性胰腺炎者，均应尽早手术治疗。

如处理及时，不出现严重并发症，蛔虫病一般预后良好。

案例 8-4[诊断与治疗]

（1）查血白细胞 9.1×10^9/L，中性粒细胞 0.80，嗜酸粒细胞 0.06；肝功能生化检查正常，尿、便常规均正常，大便查见蛔虫卵。

（2）B 超检查：胆道内可见双光带回声，胆囊显示不清，囊壁轻度水肿，B 超诊断胆道蛔虫。

患儿既往无肝胆道病史，既往查 B 超未见异常，入院查血常规提示感染，大便找到蛔虫卵，查 B 超提示典型胆道蛔虫声像，诊断为：蛔虫并急性胆囊炎。

治疗上给予阿苯达唑 200mg 顿服，联合山莨菪碱解痉，头孢美唑抗感染处理，患儿主诉疼痛症状消失，无并发症状，2 天后大便解出成虫 1 条。随访未再发现类似症状。

【预防】

1. 控制传染源 对患者和带虫者进行驱虫治疗，是控制传染源的重要措施。目前，多采用普治方法，对流行区域居民、感染者进行集体驱虫。由于存在再感染的可能，所以常每隔 3～4 个月驱虫一次。集中统一收集粪便并进行无害化处理。杀灭鼠、蝇等潜在传染源。

2. 切断传播途径 养成良好个人卫生习惯，勤剪指甲，拒饮拒食生水、不洁食物或瓜果，饭前便后洗手，不随地如厕。餐饮场所定期进行卫生标准化检查，加强食物制作监管。

复习要点

1. 蛔虫病的流行病学特点

（1）传染源：人是蛔虫唯一终宿主，蛔虫病患者和带虫者是主要的传染源。猪、犬、鸡、猫、鼠、蝇等动物和昆虫，因吃或接触人粪便及其污染物，

可携带虫卵或吞食后排出存活的虫卵，也可成为传染源。

（2）传播途径：粪-口传播。被虫卵污染的土壤和饮食等是主要媒介。

（3）易感人群：人群普遍易感，农村人群感染率高于城市，儿童高于成人，男女感染率相近。多次感染后产生一定的免疫力，是成人感染率较低的重要原因。

（4）流行特征：全球 22% 人口感染蛔虫。蛔虫病主要流行于温带、热带及亚热带，尤其是经济不发达、温暖潮湿或卫生条件较差的国家、地区。目前，我国多数地区农村人群的感染率仍高达 60%～90%。

2. 蛔虫病的临床类型

（1）蛔虫蚴移行症。

（2）肠蛔虫症。

（3）异位蛔虫症：常见的有以下几种。

1）胆道蛔虫症。

2）阑尾蛔虫症。

3）胰管蛔虫症。

4）其他器官蛔虫症。

3. 确诊依据 病原学检查：粪便直接涂片方法可检出蛔虫卵，是目前诊断肠道蛔虫病的主要方法。饱和盐水漂浮法或改良加藤法（Kato-katz）可提高虫卵检出率。肺蛔虫症或蛔虫蚴移行症患者痰中可检出蛔虫幼虫，有时腔镜检查或外科手术可直接找到虫体。

习题精选

8-18 导致蛔虫病广泛流行的因素中除外（　　）
　　A. 蛔虫生活史简单，卵在外界环境中直接发育为感染期虫卵
　　B. 粪便管理不当，不良的个人卫生和饮食习惯
　　C. 蛔虫产卵量大，每天每条雌虫产卵约 20 万个
　　D. 虫卵对外界环境的抵抗力强
　　E. 感染期虫卵可经多种途径进入人体

8-19 人感染蛔虫病是因为（　　）
　　A. 吃了沾有蛔虫卵的食物或喝了带有蛔虫卵的生水
　　B. 吃了不干净的食物
　　C. 喝了不干净的水
　　D. 蛔虫卵的幼虫钻入人的皮肤进入人体

8-20 健康的检验员进行新鲜粪便检查操作时，不慎食入蛔虫卵，3 个月后出现阵发性右季肋绞榨样疼痛，下列诊断可能性大的是（　　）

A. 急性胃肠炎　　　　　B. 中毒性肝炎

C. 胆道蛔虫症　　　　　D. 胆道结石

E. 胸膜炎

8-21 患者，女性，25 岁。低热、乏力及轻咳，有蛔虫病史。X 线见左肺尖淡片状阴影，抗结核治疗 1 周阴影消失，而在肺部其他部位又出现类似阴影，可能性最大的疾病是（　　）

A. 过敏性肺炎　　　　　B. 肺结核

C. 葡萄球菌性肺炎　　　D. 支原体肺炎

E. 真菌性肺炎

8-22 蛔虫所致并发症中最常见的是（　　）

A. 肠穿孔　　　　　　　B. 肠梗阻

C. 胆道蛔虫症　　　　　D. 阑尾炎

E. 胰腺炎

8-23 胆道蛔虫症的临床特点是（　　）

A. 突发上腹部疼痛

B. 恶心呕吐明显

C. 疼痛可反复发作

D. 可诱发胰腺炎

E. 临床症状重而体征轻

8-24 胆道蛔虫症最常见的并发症是（　　）

A. 胆汁性肝硬化　　　　B. 肝胆管结石

C. 胆囊结石　　　　　　D. 慢性胰腺炎

E. 均不是

8-25 胆道蛔虫病手术治疗指征应除外（　　）

A. 钻顶样疼痛剧烈

B. 积极治疗 5 天症状无缓解

C. 蛔虫与结石并存

D. 胆囊蛔虫病

E. 合并肝脓肿等并发症

8-26 治疗蛔虫病首选药物是（　　）

A. 哌嗪　　　　　　　　B. 阿苯达唑

C. 乙胺嘧啶　　　　　　D. 乙胺嗪

E. 吡喹酮

（林　锋　刘　明）

第五节　蛲　虫　病

重要知识点

掌握蛲虫病的分类、传播途径、临床表现及诊断和鉴别诊断；重点了解蛲虫病治疗药物选择；建立对临床出现蛲虫病症状的患者进行相应的针对性检查并做出诊断的思路。

案例 8-5

患儿，女性，5 岁。因"反复外阴瘙痒 1 年"入院。

患儿无明显诱因反复主诉外阴瘙痒，抓挠局部皮肤，夜间瘙痒加剧，曾在当地医院诊断为"外阴炎"，经对症治疗无效，且尿道口出现少许黄色分泌物。先后在多家医院诊断为外"阴炎、泌尿系统感染"，给予多种抗生素及消毒剂等外用药治疗，效果欠佳。患儿自发病以来无发热、尿频、尿急、尿痛症状，既往史及家族史无特殊。父母否认冶游史。

体格检查：T 36 ℃，P 90 次 / 分，R 22 次 / 分。心肺腹检查无特殊。外阴发育正常，舟状窝轻微潮红，阴道口闭，未见异常分泌物及赘生物。

[问题]

1. 该患儿最可能的诊断是什么？

2. 需进一步做何检查？

3. 应如何治疗？

蛲虫病（enterobiasis）是蠕形住肠线虫（*Enterobius vermicularis*）感染人体后而引起的传染病。该病广泛分布于世界各地，儿童是主要的感染人群，临床表现以肛门及会阴部皮肤瘙痒为主。

【病原学】

蛲虫成虫形体细小，如棉线头，呈乳白色。雌虫体长 8 ～ 13mm，雄虫体长 2 ～ 5mm。虫卵形态两侧不对称，一侧偏扁，一侧稍凸起，无色透明。

卵自虫体排出时，部分卵已发育至蝌蚪期，在适宜环境下可发育为含幼虫的感染性虫卵。

蛲虫的生活史表现出自身感染的特征（图 8-5-1）。成虫主要寄生于人体回盲部，严重感染时也可寄生于小肠上段甚至胃及食管等部位。虫体头部吸附于肠黏膜上或在肠腔中游离，以肠内容物、组织或血液为食。交配后雄虫死亡，雌虫在盲肠发育成熟后向宿主肠腔下段移行至直肠，待宿主入睡后移行至肛门产卵，每条雌虫可以产卵 5000 ～ 17 000 个，产卵后的雌虫大多干瘪死亡。少数可爬回肛门或进入阴道、尿道、膀胱等处，引起异位损害。

黏附在肛门附近的虫卵，在人体肛门周围温度、湿度情况下，约 6 小时即可发育成含杆状蚴的感染期虫卵。虫卵可经患者的手和被污染的食物，甚至黏附于灰尘等途径再次进入人体肠道发育为成虫，即其特征性的自体感染，也是蛲虫驱虫需多次治疗的原因。

虫卵不耐受高温、苯酚、甲酚等处理。

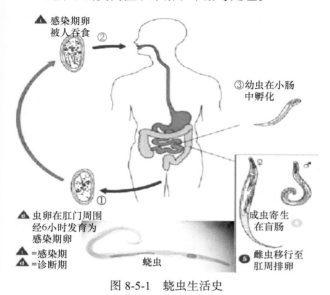

图 8-5-1　蛲虫生活史

【流行病学】

蛲虫病是世界性的人体寄生虫病，寒带和温带地区感染率较热带地区高，尤以居住环境拥挤、卫生条件差的地区多见。感染率一般有城市高于农村、儿童高于成人、集体生活群体高的特点。蛲虫病以儿童为主要感染人群。

1. 传染源　人是蛲虫唯一的终宿主，蛲虫感染者和蛲虫病患者是本病传染源。

2. 传播途径

（1）粪 - 口途径：为本病主要传播途径。患者用手挠抓肛周皮肤时被蛲虫卵污染，虫卵经手经口进入消化道引起自身重复感染。

（2）间接接触途径感染：虫卵经由污染生活用品或食物感染。

（3）呼吸道感染：部分虫卵可黏附于尘埃并漂浮于空气中，经口鼻吸入随吞咽进入消化道。

（4）逆行感染：部分虫卵可在肛门周围孵化，幼虫经肛门逆行进入肠道发育为成虫。

3. 易感人群　普遍易感，以儿童感染率高，可呈现家庭聚集性、生活集体聚集性。

【发病机制】

蛲虫头部可刺入肠黏膜，偶尔可深及黏膜下层，引起炎症及微小溃疡。虫体附着使局部肠黏膜轻度损伤，可致消化功能紊乱或慢性炎症。蛲虫偶尔可穿破肠壁，侵入腹腔或阑尾，诱发急性或亚急性炎性反应。极少数女性可出现雌虫侵入阴道、子宫、输卵管等后引起相应部位炎症的异位寄生表现。如

在腹腔、腹膜、盆腔、肠壁组织、输卵管等部位寄生，也可引起以虫体或虫卵为中心的肉芽肿病变。此外，在肝、肺、膀胱、输尿管、前列腺等处，也曾有异位性损害的报道。雌虫在肛周爬行、产卵可致局部瘙痒，长期慢性刺激及抓挠可导致局部皮肤损伤、出血、继发感染。

【临床表现】

1. 肠道寄生　雌虫的产卵活动所引起的肛门和会阴部皮肤瘙痒及继发性炎症是蛲虫病的主要症状。儿童患者可伴有遗尿、噩梦、夜间磨牙、夜惊、失眠、烦躁不安、食欲缺乏等临床表现。部分患者可出现肠道黏膜炎症、溃疡，表现出恶心、呕吐、腹痛、腹泻、粪便中黏液增多等临床症状，也可出现嗜酸粒细胞性小肠结肠炎以及出现肠壁组织中蛲虫性肉芽肿病变。严重感染患者可出现神经功能和心理行为的异常，甚至可表现为异嗜症等。

2. 异位寄生　因蛲虫侵入阑尾组织引起蛲虫性阑尾炎，或因侵入尿道、女性外阴进入生殖系统各脏器引起蛲虫性尿道炎、外阴炎、阴道炎、宫颈炎、子宫内膜炎和输卵管炎等，可表现出相应组织器官临床症状，轻度感染者可无明显症状，卫生习惯良好者可自愈，有时蛲虫性肉芽肿可被误诊成肿瘤。

【实验室检查】

1. 成虫检查　患者入睡后 1～3 小时可在其肛周、会阴、内衣等处找到成虫（图 8-5-2），因蛲虫未必每晚都爬出产卵，需连续观察 3～5 天方可考虑阴性诊断。

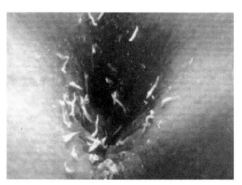

图 8-5-2　肛周蛲虫

2. 虫卵检查　常用棉签拭子法、透明胶纸粘贴法，于清晨解便前或洗澡前检查肛周，连续检查 3～5 天，检出率可接近 100%。

因雌虫一般不在肠道内产卵，故粪便虫卵检出率低于 50%。

案例 8-5[临床特点]

（1）幼童，女性，主诉外阴瘙痒，夜间瘙痒加剧。

（2）病程长，反复使用抗生素无效，无发热或尿频等膀胱刺激征。

（3）体格检查无特殊，父母否认冶游史。

初步诊断：幼儿外阴瘙痒（外阴蛲虫症？阴道炎？）

需进一步完善肛周蛲虫卵、肛周或内衣查虫体、阴道分泌物培养等检查。

【诊断】

依据流行病学史、临床表现及实验室检查结果诊断。凡有肛门及会阴部皮肤瘙痒者均应考虑本病，以找到成虫或虫卵为确诊依据。

有明确流行病学史及典型临床表现者可诊断为临床疑似病例。

鉴别诊断主要为肛周皮炎、湿疹以及妇科常见的阴道炎如滴虫性阴道炎、真菌性阴道炎等。

【治疗】

驱虫治疗可快速有效治愈。结合传染途径及蛲虫生活史需重复治疗 1 ～ 2 次。

1. 内服用药

（1）阿苯达唑：儿童患者 200mg 顿服，2 周后重复一次，治愈率接近 100%。

（2）甲苯咪唑：100mg/d，连服 3 天，治愈率达 95% 以上。

（3）噻嘧啶、双羟萘酸噻嘧啶：小儿 30mg/kg，成人每次 1.2 ～ 1.5g，睡前顿服，治愈率在 80% 以上。2 周重复一次。

联合用药效果更好，甲苯咪唑与噻乙吡啶或噻嘧啶与甲苯咪唑一次服用，治愈率可达 98% 左右。

2. 外用药 主要为蛲虫膏、2% 氯化氨基汞膏等外涂于肛周，可杀虫止痒，迫使雌虫不能外出肛周产卵。

治愈标准：经彻底治疗后，1 个月内不发生临床症状或体征以及实验室检查无虫卵即为治愈。

案例 8-5[诊断与治疗]

（1）查血白细胞 $8.4×10^9$/L，中性粒细胞 0.73，淋巴细胞 0.25；尿常规、便常规均正常；中段尿培养阴性；阴道分泌物培养阴性。

（2）连续 3 天在患儿入睡 1 ～ 2 小时后检查肛周，找到蛲虫成虫。

患儿父母否认冶游史，无类似症状。患儿体格检查无外阴发育不良或皮疹等皮肤改变，局部未见异常赘生物、脓性分泌物，阴道分泌物送检未见细菌、真菌生长，肛周检查找到蛲虫成虫。

[诊断] 蛲虫性外阴炎。

治疗上予阿苯达唑 200mg 顿服，1 周后患儿主诉瘙痒症状消失，2 周时复诊未找到蛲虫成虫或虫卵，予第二次阿苯达唑 200mg 顿服，随访未再发现蛲虫感染证据。

【预防】

因本病特殊、多样的传播途径，宜采取综合措施，以防止相互感染和自身反复感染。

1. 控制传染源 对有流行病学史的生活集体或家庭进行普查普治，并于 1 ～ 2 周后复查，阳性者再次进行治疗。

2. 切断传播途径 讲究公共卫生、家庭卫生和个人卫生，做到饭前便后洗手、勤剪指甲，定期进行环境清洁。

复习要点

1. 蛲虫成虫形态特点 蛲虫成虫形体细小，如棉线头，呈乳白色。雌虫体长 8 ～ 13mm，雄虫体长 2 ～ 5mm。虫卵形态两侧不对称，一侧偏扁，一侧稍凸起，无色透明。

2. 蛲虫病的流行病学特点 蛲虫病是世界性的人体寄生虫病，寒带和温带地区感染率较热带地区高，尤以居住环境拥挤、卫生条件差的地区多见。感染率一般有城市高于农村、儿童高于成人、集体生活群体高的特点。蛲虫病以儿童为主要感染人群。

3. 实验室检查

（1）成虫检查：患者入睡后 1 ～ 3 小时可在其肛周、会阴、内衣等处找到成虫，因蛲虫未必每晚都爬出产卵，需连续观察 3 ～ 5 天方可考虑阴性诊断。

（2）虫卵检查：常用棉签拭子法、透明胶纸粘贴法，于清晨解便前或洗澡前检查肛周，连续检查 3 ～ 5 天，检出率可接近 100%。

因雌虫一般不在肠道内产卵，粪便虫卵检出率低于 50%。

4. 诊断依据 依据流行病学史、临床表现及实验室检查结果诊断。凡有肛门及会阴部皮肤瘙痒者均应考虑本病，以找到成虫或虫卵为确诊依据。

习题精选

8-27 蛲虫病最常发生于（　　）
A. 胎儿　　　　　　　B. 儿童
C. 青年　　　　　　　D. 老年人
E. 发生率无年龄差异

8-28 不属于蛲虫病传播途径的是（　　）
A. 直接感染　　　　　B. 间接感染
C. 通过血液、体液感染　D. 逆行感染
E. 通过呼吸道感染

8-29 关于蛲虫病的叙述错误的是（　　）
A. 人蛲虫寄生于盲肠
B. 蛲虫卵可在肛门附近孵化，并造成逆行感染
C. 感染性虫卵经口感染后在十二指肠内孵出幼虫
D. 产出的虫卵经两周即可发育为含杆状蚴的感染性虫卵
E. 粪检阳性率极低

8-30 蛲虫病的主要特征是（　　）
A. 阵发性腹痛　　　　B. 夜寐磨牙
C. 夜间肛门奇痒　　　D. 腹部有移动包块
E. 食欲异常

8-31 关于蛲虫病的临床表现叙述错误的是（　　）
A. 有时出现食欲缺乏、腹痛等症状
B. 轻度感染可引起畏寒、发热
C. 主要症状为肛周及会阴部奇痒，尤其夜间为甚
D. 偶尔侵入肛门邻近器官，引起异位并发症
E. 偶尔成虫可经子宫侵入盆腔形成肉芽肿，易被误诊为肿瘤

8-32 关于蛲虫病的实验室诊断方法叙述错误的是（　　）
A. 晚间入睡后 1～3 小时从肛周找成虫
B. 透明胶纸肛拭法找虫卵
C. 粪便浓缩孵化找幼虫
D. 饱和盐水漂浮法找虫卵
E. 湿拭法找虫卵

8-33 为防止蛲虫病患儿再感染，应当采取的措施是（　　）
A. 隔离患病儿童　　　B. 温水清洁肛门
C. 预防性药物治疗　　D. 内衣裤煮沸消毒
E. 局部涂抹驱虫药

（林　锋　刘　明）

第六节　绦　虫　病

重要知识点

掌握绦虫病的分类、传播途径，各型绦虫病的临床表现及诊断和鉴别诊断；重点了解绦虫病治疗药物选择；建立对临床出现绦虫病症状的患者进行相应的针对性检查并做出诊断的思路。

绦虫病（cestodiasis）是由各种绦虫（cestode, tapeworm）不同生活史阶段寄生于人体各组织器官引起相应临床表现的总称。我国的绦虫感染以猪带绦虫（*Taenia solium*）和牛带绦虫（*Taenia saginata*）最为常见，表现为肠绦虫病（intestinal cestodiasis）和囊虫病（cysticercosis）。

案例 8-6

患者，女性，18 岁。因"反复头痛、抽搐 2 年"入院。

患者 2 年来无诱因反复出现头部胀痛，脸部肌肉抽动，四肢抽动，以左侧肢体抽搐为常见，呈间歇性发作，平均每月发作 2～3 次，每次持续 1～2 分钟，大发作时意识不清，伴双眼上翻，口吐白沫，可自行缓解。在外院查头颅 MRI 示右侧额叶多发结节、顶叶异常信号，诊断"颅内多发病变待查；继发性癫痫"，予以卡马西平治疗但症状无明显改善。入院前于门诊查囊虫抗体 IgG 阳性。遂入院诊治。有生食猪脑史，否认结核病史，既往史及家族史无特殊。

体格检查：生命体征平稳无异常。体表未见明显皮下结节。心肺腹及神经系统检查无特殊。

[问题]
1. 该患者最可能的诊断是什么？
2. 需进一步做何检查？
3. 应如何治疗？

【病原学】

寄生于人体的绦虫可分为四大类，即带绦虫（*Taenia sp*）、膜壳绦虫（*Hymenolepis sp*）、棘球绦虫（*Echinococcus sp*）、裂头绦虫（*Diphyllobothrium sp*）。绦虫雌雄同体，人是猪带绦虫、牛带绦虫和短膜壳绦虫的终宿主。

绦虫虫体一般可分为头节（scolex）、颈部（neck）和链体（strobilus）。头节上有附着器（holdfast），颈部一般比头节细，不分节，具有生发细胞（germinal cell)。链体的节片（proglottid）即由此向后芽生（budding）。链体由前后相连的节片构成。靠近颈部的节片较细小，其内的生殖器官尚未发育成熟，称为未成熟节片（幼节）。往后至链体中部节片逐渐增大，其内的生殖器官逐渐发育，越向后则越成熟。生殖器官发育成熟的节片称为成熟节片（成节）。在链体后部，子宫中已有虫卵的节片称为妊娠节片（孕节）。末端的孕节体积最大，仅保留了储满虫卵的子宫，孕节间的纤维可逐渐退化，末端孕节可从链体上脱落或裂解并随宿主消化道排泄物排出，新的节片又不断从颈部长出。

绦虫孕节或虫卵感染中间宿主后在中间宿主体内发育阶段称为中绦期（metacestode）。猪带绦虫和牛带绦虫的中间宿主为猪或牛，虫卵经小肠消化液作用 1～3 天后可孵出六钩蚴，六钩蚴钻破肠壁随血液、淋巴散布全身，主要在骨骼肌中经 60～72 天发育成囊尾蚴（cysticerci）。人通过进食含活囊尾蚴的猪肉或牛肉感染，囊尾蚴在人体内经 72～90 天发育为成虫。猪带绦虫的中间宿主还可包括人，引起囊虫病。因人对牛带绦虫六钩蚴存在自然免疫，牛带绦虫六钩蚴感染人体的病例鲜有报道。猪带绦虫可在人体存活 25 年以上，牛带绦虫则可达 30～60 年以上（表 8-6-1）。

🍁 **温馨提示**

类似囊虫病的绦虫中绦期引起的人体疾病，常见的还有棘球绦虫的棘球蚴导致的棘球蚴病，又称包虫病，主要分布于世界各大牧区。

表 8-6-1　猪带绦虫和牛带绦虫病原学特点

区别点	猪带绦虫	牛带绦虫
虫体长	2～4m	4～8m
节片	700～1000节，较薄、略透明	1000～2000节，较厚、不透明
头节	球形，直径约1mm，具顶突和2圈小钩，25～50个	略呈方形，直径1.5～2.0mm，无顶突及小钩
成节	卵巢分左右两叶和中央小叶	卵巢只分2叶，子宫前端常可见短小的分支
孕节	子宫分支不整齐、每侧为7～13支	子宫分支较整齐、每侧15～30支，支端多有分叉
囊尾蚴	头节具顶突和小钩，可寄生人体引起囊尾蚴病	头节无顶突及小钩，一般不寄生于人体

【流行病学】

1. 传染源　绦虫病患者粪便中排出的虫卵对人体普遍具有传染性，可使易感的中间宿主感染而患有囊尾蚴病，猪带绦虫囊尾蚴感染在人体内则称为囊虫病。

2. 传播途径　人进食生的或未熟的含活囊尾蚴的猪肉或牛肉可导致感染（图 8-6-1）。具体形式可包括直接生食或吃未熟透肉片、因生熟食炊具不分而致熟肉被活囊尾蚴污染等。

囊尾蚴病可因虫卵经由被污染的媒介入口，包括不洁饮食及患者自身手指等，甚至可因患者呕吐导致虫卵或孕节逆流，并在胃液、胆汁等作用下孵出六钩蚴，出现内源性自身感染。

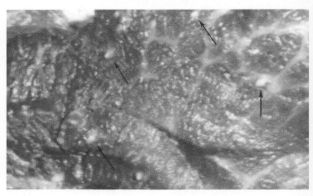

图 8-6-1　米猪肉

3. 人群易感性　普遍易感，猪带绦虫病或牛带绦虫病以从事农务劳动的青壮年农民居多。

4. 流行情况　本病在世界范围内流行，在我国分布较广，猪带绦虫病散发于北方，在云南可出现地方性流行；牛带绦虫病在各牧区或以牛畜为主要家畜的地区可出现地方性流行。

【发病机制】

成虫寄生一般临床症状轻微。成虫头节吸附于小肠黏膜上引起黏膜损伤、局部亚急性炎症反应。因猪带绦虫同时还可以顶突、小钩配合吸盘吸附于肠黏膜并缓慢变换吸附部位，可引起比牛带绦虫更重的黏膜损伤，少数可能会穿透肠壁引起腹膜炎。多条成虫虫体缠结可造成部分性肠梗阻。

猪带绦虫卵经消化液与胆汁作用后，孵出六钩蚴。六钩蚴钻破肠壁进入循环系统到达身体各组织器官，并引起局部组织炎症反应，大量中性粒细胞、嗜酸粒细胞浸润，继而出现淋巴细胞聚集，纤维组织增生，局部出现以嗜酸粒细胞和淋巴细胞浸润为主的结节样病灶，经 60～72 天后可渐发育为囊尾蚴。囊尾蚴在人体寄生部位广泛，数量各不相同。囊尾蚴寄生于人体的肌肉、皮下、组织、脑和眼，其次为心、舌、口、肝、肺、腹膜、上唇、乳房、子宫、神经鞘、骨等部位。囊尾蚴在生长过程中与宿主争夺组织中的糖分、蛋白质等营养物质，造成机体营养缺乏，影响正常发育。另外，囊尾蚴发育过程中体积逐渐增大对周围组织产生压迫作用，对周围组织排泄代谢产物及释放如溶解酶等物质，影响周围组织正常功能，造成局部组织溶解、炎症反应加重。部分囊尾蚴在机体炎症反应中死亡，囊体钙化，也有部分虫体长期存活，一般囊尾蚴形成过程为 10 ～ 20 年。

囊尾蚴寄生在颅内和眼部引起的炎症反应容易引起临床表现。在脑组织中多见于灰质与白质交接处，以额叶、颞叶、顶叶、枕叶居多，可引起癫痫发作。在脑室中可因炎症反应和局部堵塞脑脊液循环导致脑室扩大、脑积水、脑疝。颅底的葡萄状囊尾蚴易破裂引起脑膜炎、脑膜粘连，继发脑积水等改变。囊尾蚴囊液中大量的异体蛋白可引起局部明显的炎症反应，导致脓肿并在脑内形成石灰小体（calcareous body）。弥漫性的脑囊尾蚴病可因广泛脑组织破坏与炎性改变，出现颅内压升高和器质性精神病与痴呆。在眼部的囊尾蚴常寄生在视网膜、玻璃体、眼肌、眼结膜下甚至眼周结缔组织等处引起相应病变与功能失常。

【临床表现】

1. 肠绦虫病 猪或牛带绦虫自囊尾蚴被吞食至粪便中出现虫体节片或虫卵需 8 ～ 12 周的潜伏期。一般临床症状轻微，多以粪便中出现绦虫白色带状孕节为唯一症状，牛带绦虫孕节蠕动能力强，常自患者肛门自行逸出，引起患者肛周瘙痒，多数患者因发现绦虫节片前来就诊。约半数患者有上腹或脐周腹痛，可伴有恶心、呕吐、腹泻、食欲改变等消化系统症状，偶见失眠、磨牙、癫痫样发作等神经精神系统症状。牛带绦虫感染易因多条虫体缠结引发肠梗阻或阻塞阑尾引起阑尾炎表现。猪带绦虫除了类似的并发症外，还可因自体感染并发囊尾蚴病。

2. 囊尾蚴病 潜伏期为 3 个月至 5 年。临床表现因囊尾蚴寄生部位不同而不同，多数感染者无明显临床症状。根据感染部位，主要分为以下三类：

（1）皮下及肌肉囊尾蚴病：超过半数囊尾蚴病患者可有皮下囊尾蚴结节，在皮下呈圆形或椭圆形，直径 0.5 ～ 1.5cm，质地偏硬，手可触及，与皮下组织无粘连，无压痛，无炎症反应及色素沉着。常分批出现，并可自行逐渐消失。数目从 1 个至数千个不等，以躯干和头部较多，四肢较少。感染轻时可无症状，寄生数量多时，可有肌肉酸痛无力、发胀、麻木或因慢性炎症刺激引起假性肌肥大症。

（2）脑囊尾蚴病：60% ～ 90% 囊尾蚴病患者表现为脑囊尾蚴病，临床表现轻重不一，病程缓慢，

可全无症状，也可引起猝死。癫痫发作、颅内压增高和精神症状是脑囊尾蚴病的三大主要症状，以癫痫发作最多见。脑囊尾蚴病合并脑疝、严重的脑炎可致死。因临床表现不同可将本病分为如下五型：

1）癫痫型：最为常见，囊尾蚴多寄生于脑实质、灰质与白质交界。以反复发作各类型癫痫为特征。患者可表现为癫痫单纯大发作的单一症状，也可出现幻觉、幻嗅、精神运动性兴奋及各种局限性抽搐、感觉异常。癫痫单纯大发作出现频率较低，两次发作间隔可在 3 个月甚至数年以上。

2）颅内压增高型：较为常见，以急性加重或进行性加重的颅内压升高为特征，囊尾蚴多寄生于脑室、脑实质。可有头痛、头晕、恶心、呕吐等颅内高压症状或出现继发性视神经萎缩、听力下降。突发脑疝患者可死亡。

🌸 温馨提示

布伦斯综合征（Bruns syndrome）：囊尾蚴悬于脑室壁，呈活瓣状，在患者头位急速改变时囊尾蚴突然堵塞脑脊液通道引起颅内压骤升，患者可短时间出现眩晕、头痛、呕吐等颅内高压表现，甚至因呼吸、循环障碍猝死。

3）脑膜炎型：以急性或亚急性脑膜刺激征为特点，囊尾蚴多寄生于脑室、蛛网膜下隙或出现囊液释放。可有发热、头痛、听力及视物障碍、运动感觉异常、脑神经受累如面神经麻痹等表现。可急性起病发作或长期持续、反复发作。脑脊液检查呈炎性反应，易被误诊为其他感染性脑膜炎。

4）痴呆型：以进行性加剧的精神异常及认知障碍为特点，囊尾蚴多寄生于脑实质。多数患者脑中可发现广泛而密集的囊尾蚴包囊，可能与囊尾蚴引起广泛的脑组织破坏及脑皮质萎缩有关。

5）脊髓型：较少见，因囊尾蚴侵入椎管压迫脊髓发病，可表现为截瘫、感觉障碍及大小便潴留等。

（3）眼囊尾蚴病：占囊尾蚴病的 1.8% ～ 15%，囊尾蚴可寄生在眼的任何部位，绝大多数分布于眼球深部，在玻璃体及视网膜下寄生。多累及单眼，也可双眼同时有囊尾蚴寄生。症状轻者表现为视物障碍、视物时有飘动性黑影，裂隙灯或检眼镜检查有时可见玻璃体内、视网膜下头节蠕动。眼内囊尾蚴存活时，症状轻微。但若囊尾蚴死亡，虫体的分解物可产生强烈刺激，造成眼内组织变性，引起视网膜炎、脉络膜炎、化脓性全眼炎等，导致玻璃体混浊，视网膜脱离，视神经萎缩，并发白内障，继发青光眼、细菌性眼内炎等，最终致眼球萎缩失明。

【实验室检查】

1. 血常规 多正常，嗜酸粒细胞疾病早期可出现轻度升高。

2. 虫卵、孕节检查 多用于肠绦虫病检查。多数患者粪便中可检出虫卵。检出虫卵可确诊肠绦虫病，对孕节进行压片检查节片内子宫分支数目及形状可辅助鉴别虫种。

3. 头节检查 驱虫治疗后24小时留取全部粪便检查头节，可辅助判断疗效和鉴别虫种，若查见头节说明治疗较为彻底。

4. 免疫学检查 可用于肠绦虫病、囊虫病检查。使用虫体匀浆或虫体蛋白进行皮内试验、环状沉淀实验、补体结合试验或乳胶凝集试验可检测体内抗体，阳性率为70%～99%，敏感性高，但特异性不强，需注意假阳性，临床多用于初筛或流行病学调查。酶联免疫吸附试验（ELISA）、间接血凝试验（IHA）、酶免疫测定（EIA）的敏感性、特异性均较高，临床上用于检测血清、脑脊液中特异性抗原来辅助诊断和评估疗效。ELISA可检测宿主粪便中特异性抗原，阳性率达100%。

5. 分子生物学检查 DNA-DNA斑点印迹法用于检测绦虫卵。聚合酶链反应（PCR）可通过扩增虫卵或虫体的种特异性DNA来检测人体内的猪或牛带绦虫成虫。

6. 影像学检查 用于囊虫病检查。

（1）头颅CT、MRI检查：CT检查对脑囊虫病诊断阳性率可达80%～90%（图8-6-2），通过增强对比可发现病灶周围的炎性水肿区及包膜，对钙化灶的敏感性比MRI高。MRI检查对存活囊尾蚴检出率明显高于CT（图8-6-3），更易发现脑室及脑室孔处病灶，临床常用于高度怀疑脑囊尾蚴病但CT表现不典型的患者，并用于复查时疗效的评估。

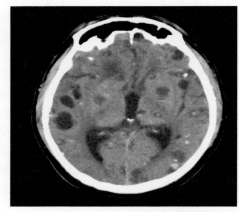

图 8-6-2 头颅 CT 脑囊虫多发结节

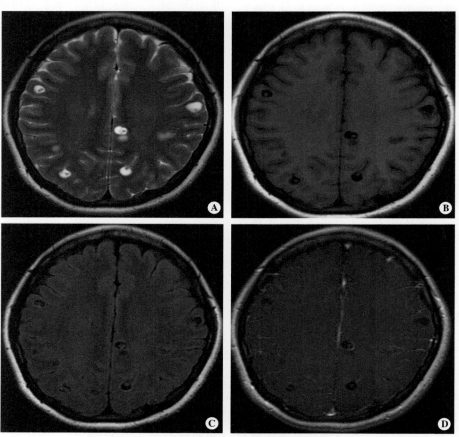

图 8-6-3 头颅 MRI 脑囊虫病灶

（2）检眼镜、裂隙灯、B超检查：可用于疑诊眼囊尾蚴病患者确诊或驱虫治疗前眼部囊尾蚴病灶的排查。若发现视网膜下或玻璃体内囊尾蚴蠕动则可明确诊断。B超检查同时还可以对皮下及肌肉囊尾蚴的数量、大小进行检测判断。

7. 病理检查　用于囊虫病检查（图8-6-4）。皮下大结节或多结节病变常规需进行活组织检查，见到囊腔中囊尾蚴头节可确诊。

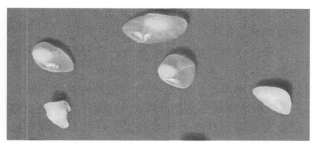

图 8-6-4　手术摘除的囊虫包囊

案例 8-6[临床特点]

（1）患者为青年女性，主诉头痛及反复癫痫发作，有生食猪脑史，既往史及家族史无特殊。

（2）病程长，给予卡马西平维持对症治疗无明显效果，外院头颅 MRI 提示颅内多发结节样占位，院前查囊虫抗体 IgG 阳性。

（3）体格检查无特殊。

初步诊断：脑囊虫病；继发性癫痫。

需进一步行血常规、生化、PPD、便常规、尿常规、大便查寄生虫卵、脑电图、腹部 B 超等检查，治疗前需完善眼底检查、眼部 B 超、胸部影像学检查，必要时再次复查头颅 MRI 以评估颅内病灶状态。

【诊断】

1. 肠绦虫病

（1）来自流行地区或有与猪、牛等畜类密切接触史，生活环境中有本病患者，有生食或半生食猪、牛肉史者，在出现恶心、食欲缺乏、腹痛、磨牙、癫痫样发作或不明原因肠梗阻等临床症状时均应注意排查本病。

（2）曾呕吐或粪便排出白色带状节片者或实验室检查发现绦虫卵可诊断本病。

2. 囊虫病

（1）流行病史：来自流行地区或有与猪、牛等畜类密切接触史，生活环境中有本病患者，有生食或半生食猪、牛肉史者，既往有肠绦虫病史者。

（2）临床表现：不明皮下结节或局部肌肉胀痛、肌肥大，不明原因出现视力受损、反复葡萄膜炎，

甚至化脓性全眼炎应注意排查本病。凡有癫痫样发作、颅内压升高表现或精神神经系统症状者，应考虑本病。

（3）实验室检查：免疫学检查可辅助诊断。皮下组织和肌肉囊尾蚴病经 B 超、CT 等影像学检查可辅助诊断，经病理学活检可确诊。眼囊尾蚴病经检眼镜、裂隙灯等检查可发现蠕动虫体确诊或经球周影像学排查。脑囊尾蚴病经头颅 CT、MRI 检查并结合免疫学检查可确诊。

【鉴别诊断】

肠绦虫病需与普通胃肠炎、阑尾炎、腹腔占位等鉴别，在诊断后需通过分析脱落的孕节等对虫种进行鉴别。

囊虫病依据寄生部位不同，与相应部位、系统常见病相鉴别。

【治疗】

1. 病原治疗　常用吡喹酮和苯咪达唑类药物。

（1）吡喹酮：为广谱驱虫药物，绦虫病首选药物，杀虫效果强烈而迅速。其可破坏虫体表层细胞，使虫体抗原暴露于机体免疫前，并能导致虫体表膜对钙离子通透性增加，引起虫体肌肉麻痹与痉挛，还可通过继发性葡萄糖摄取障碍引起虫体内源性糖原枯竭进而代谢活动终止。肠绦虫病剂量为 15 ～ 20mg/kg，清晨顿服有效率可达 95% 以上。囊虫病总剂量因寄生部位不同而不同。皮下 - 肌肉型囊虫病每疗程剂量为 120mg/kg，以 3 ～ 5 天为一疗程，每天量分 3 次口服。脑囊虫病每疗程剂量为 200mg/kg，以 9 ～ 10 天为一疗程，每天量分 3 次口服。因杀虫效果强烈，可因虫体死亡破裂出现囊尾蚴寄生部位炎性反应加重，颅内压升高甚至突发脑疝死亡，因此在治疗囊虫病前应排查全身病灶并在综合评估后用药，用药过程加强生命体征及颅内压监测，配合使用降颅内压药物和皮质激素缓解炎性反应。药物本身不良反应可有头痛、恶心、呕吐、皮疹、精神异常、心电活动异常、一过性肝氨基转移酶升高等，停药后自行缓解。

（2）苯咪达唑类：以阿苯达唑为首选，通过抑制虫体摄取葡萄糖起到驱杀作用，但因有致畸作用，孕妇不宜使用。肠绦虫病剂量为每天 8mg/kg，疗程为 3 天，少有不良反应。因疗效良好，作用没有吡喹酮强烈，目前已成为重型脑囊尾蚴病首选药物。囊虫病每天剂量为 15 ～ 20mg/kg，分 2 次服用，10 天为一疗程。停药 15 ～ 20 天后，可行第二疗程治疗，一般需进行 2 ～ 3 个疗程，必要时重复治疗。不良反应包括头痛、低热、视物障碍等，个别患者可因

虫体死亡炎性反应加重出现脑疝或过敏性休克。杀虫后反应可出现于服药后 2 ～ 7 天，持续 2 ～ 3 天，部分患者可延迟至第一疗程结束后 1 周才出现反应。

2. 对症治疗 囊虫病患者，尤其是脑囊虫病伴随颅内压升高者，应注意进行降颅内压治疗，可先给予 20% 甘露醇 250ml 快速静脉滴注，配合使用地塞米松 5 ～ 10mg，连用 3 天后再进行病原治疗。药物治疗过程中应常规使用降颅内压药物和地塞米松，必要时手术开颅减压。发生严重过敏反应致过敏性休克时可用 0.1% 肾上腺素 1mg 皮下注射，同时使用氢化可的松 200 ～ 300mg 配合葡糖糖液静脉滴注缓解病情。其他症状如癫痫频繁发作，可对应地酌情使用地西泮、苯妥英钠等。

3. 手术治疗 眼囊尾蚴寄生应给予安排手术摘除眼内囊体。皮下 - 肌肉型囊虫寄生若部位表浅且数量较少时可采用手术摘除。脑囊尾蚴病患者颅内压过高（超过 400mmH$_2$O）、易出现或已出现脑室通道梗阻时，应给予手术开窗减压等处理后再行驱虫药物治疗。

🍁 **温馨提示**

（1）囊虫病驱虫必须住院进行。

（2）眼囊尾蚴病禁止用药驱虫。

（3）脑囊尾蚴寄生于脑室可能导致脑室孔堵塞者应先选择手术开颅减压。

（4）有痴呆、幻觉和性格改变者多为晚期脑囊虫病患者，疗效差，易出现严重并发症，应优选阿苯达唑治疗。

（5）驱虫时应配合降颅内压药物治疗。

（6）驱虫治疗时出现严重炎性反应时应适时应用肾上腺皮质激素缓解病情。

【预后】

肠绦虫病一般预后良好。囊虫病预后与寄生部位、数量、大小、接受治疗时机等密切相关，一般预后较好。少数脑囊尾蚴病患者颅内病变广泛，并伴有痴呆、严重精神异常时治疗预后不佳。疾病治疗过程中出现严重并发症或对治疗药物过敏者预后不佳。

案例 8-6[诊断与治疗]

（1）查血常规、生化、PPD、便常规和尿常规均正常，大便未找到寄生虫虫卵。

（2）查眼底、眶周 B 超无眼囊虫提示。腹部 B 超无异常。胸部 CT 无异常。头颅 MRI 增强示右额叶、顶叶多发结节，可见强化，脑室未见明显占位。

患者为青年女性，因反复癫痫发作和颅内占位就诊，查血囊虫抗体阳性，头颅 MRI 增强示多发颅内结节样占位，可强化，考虑诊断脑囊虫病明确。完善胸部影像等检查排除结核、肺部感染灶；眼部检查排除眼囊虫病。

[诊断] 脑囊虫病；继发性癫痫。

治疗上给予阿苯达唑 400mg，每天 3 次口服，疗程 9 天，配合 20% 甘露醇 125ml 快速静脉滴注，每天 2 次、地塞米松 10mg 静脉滴注，每天 1 次，并维持卡马西平口服抗癫痫治疗。

治疗过程患者无癫痫发作，疗程结束后安排出院，口服卡马西平、泼尼松治疗，每个月复诊再次行驱虫治疗。第 2、3 疗程前院外共发作癫痫 2 次，程度较前无差异。第 3 疗程前复查头颅 MRI 增强提示颅内结节无明显增多，强化灶、结节周围水肿带减少，部分病灶缩小。规律治疗 13 个疗程后监测偶有癫痫发作，头颅 CT 示病灶数量无明显变化，基本转为钙化灶，停用驱虫治疗，长期卡马西平维持。

【预防】

1. 控制传染源 在流行区进行普查，彻底治疗肠绦虫病患者，对流行区的猪、牛畜进行驱虫治疗，加强人粪管理。

2. 切断传播途径 加强健康宣传教育工作，倡导卫生生活方式，不吃生或未熟透畜肉。加强对屠宰场等场所的管理及卫生检疫工作，防止带囊尾蚴肉类上市。对粪便进行无害化处理，改善畜类饲养方式。

3. 保护易感人群 研究提示囊尾蚴病疫苗可极大增强免疫动物对六钩蚴等幼年阶段虫体的免疫力，但目前尚未应用于人体。

复习要点

1. 绦虫病原学特点

猪带绦虫和牛带绦虫病原学特点

区别点	猪带绦虫	牛带绦虫
虫体长	2 ～ 4m	4 ～ 8m
节片	700 ～ 1000 节，较薄略透明	1000 ～ 2000 节，较厚、不透明
头节	球形，直径约 1mm，具顶突和 2 圈小钩 25 ～ 50 个	略呈方形，直径 1.5 ～ 2.0mm，无顶突及小钩
成节	卵巢分左右两叶和中央小叶	卵巢只分两叶，子宫前端常可见短小的分支

续表

区别点	猪带绦虫	牛带绦虫
孕节	子宫分支不整齐，每侧为7～13支	子宫分支较整齐，每侧15～30支，支端多有分叉
囊尾蚴	头节具顶突和小钩、可寄生人体引起囊尾蚴病	头节无顶突及小钩，一般不寄生于人体

2. 绦虫病传播途径 人进食生的或未熟的含活囊尾蚴的猪肉或牛肉可导致感染。具体形式可包括直接生食或吃未熟透肉片、因生熟食炊具不分而致熟肉被活囊尾蚴污染等。囊尾蚴病可因虫卵经由被污染的媒介入口，包括不洁饮食及患者自身手指等。甚至可因患者呕吐导致虫卵或孕节逆流，并在胃液、胆汁等作用下孵出六钩蚴，出现内源性自身感染。

3. 绦虫病临床类型

（1）肠绦虫病。

（2）囊尾蚴病：主要分为以下三类。

1）皮下及肌肉囊尾蚴病。

2）脑囊尾蚴病：①癫痫型；②颅内压升高型；③脑膜炎型；④痴呆型；⑤脊髓型。

3）眼囊尾蚴病。

4. 绦虫病病原学检查

（1）虫卵、孕节检查：多用于肠绦虫病检查。多数患者粪便中可检出虫卵。检出虫卵可确诊肠绦虫病，对孕节进行压片检查节片内子宫分支数目及形状可辅助鉴别虫种。

（2）头节检查：驱虫治疗后24小时留取全部粪便检查头节，可辅助判断疗效和鉴别虫种，若查见头节说明治疗较为彻底。

（3）免疫学检查：可用于肠绦虫病、囊虫病检查。使用虫体匀浆或虫体蛋白进行皮内试验、环状沉淀实验、补体结合试验或乳胶凝集试验可检测体内抗体，阳性率为70%～99%，敏感性高，但特异性不强，需注意假阳性，临床多用于初筛或流行病学调查。酶联免疫吸附试验（ELISA）、间接血凝试验（IHA）、酶免疫测定（EIA）的敏感性、特异性均较高，临床上用于检测血清、脑脊液中特异性抗原来辅助诊断和评估疗效。ELISA可检测宿主粪便中特异性抗原，阳性率达100%。

5. 脑囊虫病头颅CT、MRI特征 CT检查对脑囊虫病检查诊断阳性率可达80%～90%，通过增强对比可发现病灶周围的炎性水肿区及包膜，对钙化灶的敏感性比MRI高。MRI检查对存活囊尾蚴检出率明显高于CT，更易发现脑室及脑室孔处病灶，临床常用于高度怀疑脑囊尾蚴病但CT表现不典型的患者，并用于复查时疗效评估。

6. 囊虫病治疗

（1）病原治疗：常用吡喹酮和苯咪达唑类药物。

（2）对症治疗。

（3）手术治疗。

习题精选

8-34 猪带绦虫对人体的危害比牛带绦虫大的主要原因是（　　）
A. 头节具顶突和小钩
B. 常伴有囊虫病
C. 虫体大
D. 寄生的虫数多
E. 成虫的毒素作用强

8-35 猪带绦虫与牛带绦虫的不同点在于（　　）
A. 均属于圆叶目
B. 虫体有头节和孕节
C. 孕节的形态
D. 粪便中可找到虫卵
E. 成虫均寄生于人的肠道

8-36 猪带绦虫病确诊的依据是（　　）
A. 粪便中查到带绦虫卵
B. 粪便中发现链状带绦虫孕节
C. 皮下触到囊虫结节
D. 血清中检出绦虫抗体
E. 肛门拭子法查虫卵

8-37 治疗肠绦虫病的首选药物为（　　）
A. 甲苯达唑　　　　B. 甲硝唑
C. 吡喹酮　　　　　D. 乙胺嗪
E. 罗红霉素

8-38 囊虫病的唯一传染源为（　　）
A. 囊虫病患者　　　B. 猪
C. 牛　　　　　　　D. 猪带绦虫病患者
E. 牛带绦虫病患者

8-39 确诊脑囊虫病最有效的方法是（　　）
A. 脑电图
B. 脑室造影
C. X线扫描
D. 脑脊液的免疫学试验
E. 脑CT或磁共振造影

8-40 患者，女性，33岁。大便排出白色条状节片2次，右上臂皮下结节4个，首先应做下列有助于诊断的检查是（　　）
A. 血清猪囊虫抗体检查
B. 头颅CT
C. 大便沉淀法做寄生虫虫卵检查
D. 脑脊液常规生化

E. 皮下结节活检做病理检查

8-41 患者，男性，27 岁。发现皮下结节两年，近半年来皮下结节增多，近两周来发作癫痫 4 次。体格检查：背部、头皮下、四肢皮下可及多个 1cm 左右的圆形结节，无红、肿、痛、热，与四周无粘连。

(1) 追问病史时应重点了解（　　）

A. 个人卫生习惯及饮食习惯

B. 癫痫的发作情况

C. 有无家族史

D. 大便中有无排节片史

E. 有无自身免疫病史

(2) 此例患者最可能诊断为（　　）

A. 原发性癫痫　　　　　　B. 脑神经胶质瘤

C. 囊虫病　　　　　　　　D. 结核病

E. 末梢神经纤维瘤

(3) 进一步首先必须做的检查是（　　）

A. X 线胸片　　　　　　　B. 脑血管造影

C. 胸腹部 CT　　　　　　 D. 脑脊液检查

E. 头颅 CT 或磁共振

(4) 患者确诊的主要依据为（　　）

A. OT 试验

B. 脑电图

C. 脑脊液中找癌细胞

D. 皮下结节活检做病理检查

E. X 线胸片

（林　锋　刘　明）

参 考 答 案

第一章

1-1.D　1-2.B　1-3.B　1-4.A　1-5.B

第二章

2-1.(1)B　(2)C　(3)D　(4)C　2-2.(1)B　(2)D　(3)D　(4)E　2-3.A　2-4.(1)D　(2)C　(3)C　(4)C　(5)D　2-5.(1)B　(2)D　(3)C　(4)C　2-6.A　2-7.(1)B　(2)B　(3)B　(4)C　(5)E　2-8.(1)C　(2)B　(3)C　(4)E　2-9.D　2-10.(1)C　(2)D　(3)A　(4)C　(5)B　2-11.(1)D　(2)A　(3)E　(4)A　2-12.B　2-13.(1)C　(2)E　2-14.E　2-15.E　2-16.A　2-17.E　2-18.A　2-19.D　2-20.B　2-21.E　2-22.D　2-23.A　2-24.B　2-25.B　2-26.E　2-27.E　2-28.D　2-29.(1)A　(2)A　2-30.(1)D　(2)A　2-31.D　2-32.(1)B　(2)C　(3)A　(4)D　(5)A　2-33.D　2-34.D　2-35.C　2-36.B　2-37.A　2-38.A　2-39.C　2-40A.　2-41.B　2-42.B　2-43.C　2-44.D　2-45.A　2-46.(1)B　(2)C　(3)A　(4)D　(5)E　2-47.(1)E　(2)C　(3)B　(4)E　2-48.B　2-49.(1)D　(2)B　(3)C　(4)E　(5)D　2-50.(1)D　(2)E　(3)C　(4)A　2-51.(1)C　(2)B　(3)A　(4)C　2-52.(1)ADE　(2)CE　2-53.C　2-54.A　2-55.D　2-56.B　2-57.D　2-58.C　2-59.C　2-60.D　2-61.B

第三章

3-1.A　3-2.E　3-3.C　3-4.C　3-5.E　3-6.(1)D　(2)A　(3)C　3-7.(1)C　(2)C　(3)A　3-8.(1)B　(2)C　(3)E　3-9.(1)C　(2)A　(3)D　3-10.C　3-11.D　3-12.D　3-13.C　3-14.E　3-15.A　3-16.B　3-17.B　3-18.A　3-19.A　3-20.D　3-21.E　3-22.B　3-23.A　3-24.C　3-25.C　3-26.D　3-27.B　3-28.(1)C　(2)D　3-29.(1)B　(2)D　(3)A　3-30.A　3-31.B　3-32.C　3-33.A　3-34.A　3-35.E　3-36.C　3-37.B　3-38.D　3-39.B　3-40.B　3-41.E　3-42.D　3-43.E　3-44.D　3-45.D　3-46.A　3-47.A　3-48.D　3-49.B　3-50.B　3-51.D　3-52.C　3-53.D　3-54.A　3-55.B　3-56.A　3-57.E　3-58.E　3-59.A　3-60.B　3-61.(1)A　(2)A　(3)C　(4)D　3-62.C　3-63.A　3-64.D　3-65.C　3-66.E

第四章

4-1.D　4-2.D　4-3.E　4-4.D　4-5.D　4-6.D　4-7.A　4-8.D

第五章

5-1.A　5-2.B　5-3.C　5-4.D　5-5.E　5-6.C　5-7.A　5-8.A　5-9.A　5-10.A　5-11.A　5-12.C　5-13.C　5-14.E　5-15.B　5-16.C　5-17.A　5-18.A　5-19.D　5-20.E　5-21.E　5-22.C　5-23.E　5-24.B　5-25.(1)D　(2)E　(3)A　5-26.(1)D　(2)E　(3)C　(4)C

第六章

6-1.B　6-2.E　6-3.D　6-4.C　6-5.D　6-6.D　6-7.B　6-8.B　6-9.A　6-10.C　6-11.E　6-12.D　6-13.(1)C　(2)E　6-14.B　6-15.D　6-16.C　6-17.D　6-18.D　6-19.E　6-20.A　6-21.D　6-22.C　6-23.E　6-24.B　6-25.D　6-26.E

第七章

7-1.B　7-2.A　7-3.C　7-4.D　7-5.D　7-6.(1)D　(2)C　(3)B　7-7.A　7-8.(1)B　(2)C　(3)A　7-9.ABCD　7-10.BD　7-11.(1)D　(2)C　(3)D　(4)A　7-12.E　7-13.D　7-14.E　7-15.C　7-16.(1)D

(2)C　(3)B　7-17.D　7-18.C　7-19.B　7-20.E　7-21.B　7-22.D

第八章

8-1.E　8-2.C　8-3.D　8-4.C　8-5.B　8-6.C　8-7.A　8-8.B　8-9.B　8-10.D　8-11.B　8-12.D　8-13.D
8-14.E　8-15.C　8-16.B　8-17.E　8-18.A　8-19.A　8-20.D　8-21.A　8-22.C　8-23.E　8-24.E　8-25.A
8-26.B　8-27.B　8-28.C　8-29.D　8-30.C　8-31.B　8-32.C　8-33.D　8-34.B　8-35.C　8-36.B　8-37.C　8-38.D
8-39.E　8-40.A　8-41(1)A　(2)C　(3)E　(4)D